U0258932

新编临床护理丛书

OPERATION PROCESS AND ASSESSMENT GUIDE
OF CLINICAL NURSING TECHNOLOGY

临床护理技术
操作流程及考核指南

第②版

主编　于卫华　潘爱红

中国科学技术大学出版社

内 容 简 介

本书分别对基础护理、内科、外科、妇产科、儿科、急危重、手术室、中医、居家、康复科、伤口、造口、失禁、灾害等护理操作技术的流程、考核细则及评分标准进行了系统的规定,对每项操作技术的程序、方法以及相关知识点进行了详细的阐述和规范,并给出了每项护理内容的考核方式及考核标准。本书可作为广大临床护理工作者、护理管理者、护理教育者等护理专业人员的工具书,也可供各级医疗单位作为护理技术考核参考书。

图书在版编目(CIP)数据

临床护理技术操作流程及考核指南/于卫华,潘爱红主编. —2 版. —合肥:中国科学技术大学出版社,2022.4

ISBN 978-7-312-05384-9

Ⅰ. 临⋯　Ⅱ. ①于⋯ ②潘⋯　Ⅲ. 护理—技术操作规程—指南　Ⅳ. R472-65

中国版本图书馆 CIP 数据核字(2022)第 049692 号

临床护理技术操作流程及考核指南

LINCHUANG HULI JISHU CAOZUO LIUCHENG JI KAOHE ZHINAN

出版	中国科学技术大学出版社
	安徽省合肥市金寨路 96 号,230026
	http://press.ustc.edu.cn
	https://zgkxjsdxcbs.tmall.com
印刷	合肥华星印务有限责任公司
发行	中国科学技术大学出版社
开本	787 mm×1092 mm　1/16
印张	43.25
字数	1107 千
版次	2017 年 5 月第 1 版　2022 年 4 月第 2 版
印次	2022 年 4 月第 2 次印刷
定价	75.00 元

编　委　会

主　编　于卫华　潘爱红

副主编　余　梅　魏道琳　何　蕾　周晓隆　李桂平　陈　霞
　　　　　党爱林

编　委　龚存华　苏晓军　王素真　邹　蓉　尹建华　陆　云
　　　　　文　静　陆　宏　柳海燕　孙　云　赵士琴　罗　俊
　　　　　王海燕　周秀荣　李业桂　王　琎　温　洁　董　玲
　　　　　贾金丽　施茹萍　余新颜　熊丽丽　李　燕　程惠敏
　　　　　张　颖　刘　荆　程　茹　裴　华　刘克琼　耿蕾芳
　　　　　郑国华　王胜琴　赵　方　吴宝玉　方文萍　王小梅
　　　　　王坤昌　王梅娟　王　荣　朱以敏　刘　敏　刘媛媛
　　　　　刘蕾蕾　高蓓蓓　高明珠　汤　丽　孙洪峰　李　慎
　　　　　陈晓菊　李　云　杨亚婷　杨　敏②　吴旭峰　吕　利
　　　　　吴寿梅　吴　闽　张　丽①　张　莹③　张　静③　张　静④
　　　　　徐芳芳　张春秀　周桂花　鲁　园　胡玉萍　耿春花
　　　　　程　琳　黄淑红　唐月美　陶　园　姚晶晶　崔巍巍
　　　　　周慧慧　娄海林　翟丛芳　彭潇潇　彭　敏　戴　玲
　　　　　席红梅　王　健

———————————
①内镜中心；②甲乳外科；③眼科；④妇科。

序

　　护理技术是落实患者各项治疗的重要保障,是医院诊疗工作的重要组成部分。护理操作技能是执业护士的核心能力之一,也是临床护士的基本技能。护理操作技能的评价标准是:患者在最小不适下,得到安全有效的护理操作。如何提高护理操作技术水平,是医院护理管理者需要重点思考和研究的问题。

　　合肥市第一人民医院于卫华、潘爱红等同志遵循科学、实用、严谨的原则,结合目前优质护理服务理念以及临床护理技术发展需要,依据国家卫健委和中华护理学会陆续发布的相关护理行业标准,从护理操作程序出发,借鉴、参考了大量文献资料,较为系统地制定了基础及专科护理技术的操作流程及相应的考核标准,并以此为基础编写了该书。该书将护理技术与护理程序相结合,注重流程优化、人文关怀、解释沟通、预防操作并发症及操作效果评价,对临床实践具有专业指导性,是一本全新的基于提升护理技能操作理念的工具书。

　　该书内容充实,涵盖面广,条理清晰,可操作性强,是编者博采众长、融会贯通、辛勤劳动的成果,对护理实践具有参考价值。可为临床护士执行护理操作提供指引,为"护生"在实习时提供标准化指导,也可作为开展护理教育的参考资料。

同济大学护理学院院长
上海市护理质控中心主任

2022 年 4 月

前　言

  当今,随着医疗设备和技术的进步,越来越多的新技术被应用于临床,这对传统的护理技术操作规程提出了新的挑战。制定相应的护理技术操作流程和考核指南,已成为广大护理工作者迫切需要探索的课题。

  护理技能是护士的"看家本领",这要求广大护理人员不但要熟练掌握各种护理操作技术,还要力求实现操作的规范化、标准化、人文化,在无菌、安全、最小痛苦的前提下,为患者实施从评估、解释、沟通到无并发症操作的规范流程。鉴于此,合肥市第一人民医院组织了一批临床一线的资深护理人员,在查阅国内外最新文献的基础上,结合临床护理技术实际工作经验编写了本书。

  全书分为两大部分:第一部分为基础篇,第二部分为专科篇,包括基础护理操作技术及内科、外科、妇产科、儿科、急危重、手术室、中医科、居家、康复科、伤口、造口、失禁、灾害等护理操作技术流程、考核细则及评分标准。本书对每项操作的技术程序、方法、评价标准以及相关知识点都进行了详细的阐述,是一部值得广大临床护理工作者、护理管理者以及护理教育者等借鉴的必备工具书。

  在编写过程中,我们淡化了对非原则性的操作细节的叙述,贯穿了最大限度地满足患者对舒适、安全的需求以及人文沟通等原则。本书第1版受到了广大读者的欢迎,相信第2版对提高临床护理操作更有指导作用。在此衷心地希望得到广大读者和同行的批评指正。

  在2022年"5·12"国际护士节来临之际,向全国的护士朋友致以节日的祝福!

编　者

2022 年 4 月

目　录

序 ……………………………………………………………………………… （001）

前言 …………………………………………………………………………… （003）

基　础　篇

第一章　备用床操作流程及评分标准 ………………………………… （003）

1. 备用床操作流程 ………………………………………………… （003）

2. 备用床操作考核细则及评分标准 ……………………………… （004）

3. 暂空床操作流程 ………………………………………………… （006）

4. 暂空床操作考核细则及评分标准 ……………………………… （007）

5. 麻醉床操作流程 ………………………………………………… （009）

6. 麻醉床操作考核细则及评分标准 ……………………………… （010）

7. 卧床患者更换床单法操作流程 ………………………………… （011）

8. 卧床患者更换床单法操作考核细则及评分标准 ……………… （012）

第二章　搬运法操作流程及评分标准 ………………………………… （013）

1. 轮椅运送患者法操作流程 ……………………………………… （013）

2. 轮椅运送患者法考核细则及评分标准 ………………………… （014）

3. 平车运送患者法操作流程 ……………………………………… （015）

4. 平车运送患者法考核细则及评分标准 ………………………… （016）

5. 担架运送患者法操作流程 ……………………………………… （017）

6. 担架运送患者法考核细则及评分标准 ………………………… （018）

7. 协助患者移向床头操作流程 …………………………………… （019）

8. 协助患者移向床头法操作考核细则及评分标准 ……………… （020）

9. 协助患者翻身侧卧法操作流程 ………………………………… （021）

10. 协助患者翻身侧卧法考核操作细则及评分标准 …………… （022）

11. 轴线翻身法操作流程 ………………………………………… （023）

12. 轴线翻身法考核操作细则及评分标准 ……………………… （024）

第三章　舒适安全护理技术操作流程及评分标准 …………………… （025）

1. 各种卧位操作流程 ……………………………………………… （025）

2. 各种卧位操作考核细则及评分标准 …………………………… （026）

3. 保护具应用操作流程 …………………………………………… （027）

4. 保护具应用操作考核细则及评分标准 ……………………………………… (028)

5. 口腔护理操作流程 …………………………………………………………… (029)

6. 口腔护理操作考核细则及评分标准 …………………………………………… (030)

7. 床上洗头操作流程 …………………………………………………………… (031)

8. 床上洗头操作考核细则及评分标准 …………………………………………… (032)

9. 床上梳头操作流程 …………………………………………………………… (033)

10. 床上梳头操作考核细则及评分标准 ………………………………………… (034)

11. 床上擦浴护理操作流程 ……………………………………………………… (035)

12. 床上擦浴护理操作考核细则及评分标准 …………………………………… (036)

13. 背部按摩操作流程 …………………………………………………………… (037)

14. 背部按摩操作考核细则及评分标准 ………………………………………… (038)

第四章　清洁、无菌、隔离技术操作流程及评分标准 …………………… (039)

1. 洗手技术操作流程 …………………………………………………………… (039)

2. 洗手技术操作考核细则及评分标准 …………………………………………… (040)

3. 无菌技术操作流程 …………………………………………………………… (041)

4. 无菌技术操作考核细则及评分标准 …………………………………………… (042)

5. 穿脱隔离衣操作流程 ………………………………………………………… (043)

6. 穿脱隔离衣操作考核细则及评分标准 ………………………………………… (044)

7. 穿脱防护服操作流程 ………………………………………………………… (045)

8. 穿脱防护服考核细则及评分标准 ……………………………………………… (046)

第五章　生命体征测量法操作流程及评分标准 …………………………… (047)

1. 体温测量操作流程 …………………………………………………………… (047)

2. 体温测量操作考核细则及评分标准 …………………………………………… (048)

3. 脉搏测量操作流程 …………………………………………………………… (049)

4. 脉搏测量操作考核细则及评分标准 …………………………………………… (050)

5. 血压测量操作流程 …………………………………………………………… (051)

6. 血压测量操作考核细则及评分标准 …………………………………………… (052)

7. 呼吸测量操作流程 …………………………………………………………… (054)

8. 呼吸测量操作考核细则及评分标准 …………………………………………… (055)

9. 疼痛评估操作流程 …………………………………………………………… (056)

10. 疼痛评估操作考核细则及评分标准 ………………………………………… (057)

第六章　常用急救护理技术操作流程及评分标准 ………………………… (058)

1. 口鼻吸痰操作流程 …………………………………………………………… (058)

2. 口鼻吸痰操作考核细则及评分标准 …………………………………………… (059)

3. 氧疗操作流程 ………………………………………………………………… (061)

4. 氧疗操作考核细则及评分标准 ………………………………………………… (062)

5. 自动洗胃机操作流程 ………………………………………………………… (063)

6. 自动洗胃机操作考核细则及评分标准 ………………………………………… (064)

7. 股静脉穿刺操作流程 ·· (065)

8. 股静脉穿刺考核操作考核细则及评分标准 ··················· (066)

第七章 冷、热疗法操作流程及评分标准 ···················· (067)

1. 冰袋、冰囊使用操作流程 ··· (067)

2. 冰袋、冰囊使用操作考核细则及评分标准 ··················· (068)

3. 冰帽使用操作流程 ··· (069)

4. 冰帽使用操作考核细则及评分标准 ···························· (070)

5. 温水擦浴操作流程 ··· (071)

6. 温水擦浴操作考核细则及评分标准 ···························· (072)

7. 乙醇擦浴操作流程 ··· (073)

8. 乙醇擦浴操作考核细则及评分标准 ···························· (074)

9. 红外线治疗仪使用操作流程 ······································ (075)

10. 红外线治疗仪使用操作考核细则及评分标准 ················ (076)

11. 热湿敷法操作流程 ··· (077)

12. 热湿敷法操作考核细则及评分标准 ··························· (078)

13. 温水浸泡法操作流程 ··· (079)

14. 温水浸泡法操作流程考核细则及评分标准 ··················· (080)

第八章 特殊饮食护理技术操作流程及评分标准 ··············· (081)

1. 鼻饲法操作流程 ·· (081)

2. 鼻饲法操作考核细则及评分标准 ································ (083)

第九章 排泄护理技术操作流程及评分标准 ····················· (085)

1. 男患者导尿术操作流程 ··· (085)

2. 男患者导尿术操作考核细则及评分标准 ······················ (086)

3. 女患者导尿术操作流程 ··· (087)

4. 女患者导尿术操作考核细则及评分标准 ······················ (088)

5. 大量不保留灌肠法操作流程 ······································ (089)

6. 大量不保留灌肠法操作考核细则及评分标准 ·················· (090)

7. 小量不保留灌肠法操作流程 ······································ (091)

8. 小量不保留灌肠法操作考核细则及评分标准 ·················· (092)

9. 肛管排气法操作流程 ·· (093)

10. 肛管排气法操作考核细则及评分标准 ························· (094)

第十章 各种给药法护理技术操作流程及评分标准 ············· (095)

1. 口服给药法操作流程 ·· (095)

2. 口服给药法操作考核细则及评分标准 ·························· (096)

3. 超声雾化吸入法操作流程 ··· (097)

4. 超声雾化吸入法操作考核细则及评分标准 ···················· (098)

5. 氧气雾化吸入法操作流程 ··· (099)

6. 氧气雾化吸入法操作考核细则及评分标准 ……………………………… (100)
7. 手压式雾化器雾化吸入法操作流程 ……………………………………… (101)
8. 手压式雾化器雾化吸入法操作考核细则及评分标准 …………………… (102)
9. 皮内注射操作流程 ………………………………………………………… (103)
10. 皮内注射操作考核细则及评分标准 ……………………………………… (104)
11. 皮下注射操作流程 ………………………………………………………… (105)
12. 皮下注射操作考核细则及评分标准 ……………………………………… (106)
13. 肌肉注射操作流程 ………………………………………………………… (107)
14. 肌肉注射操作考核细则及评分标准 ……………………………………… (108)
15. 直肠栓剂插入法操作流程 ………………………………………………… (109)
16. 直肠栓剂插入法操作考核细则及评分标准 ……………………………… (110)
17. 阴道栓剂置入法操作流程 ………………………………………………… (111)
18. 阴道栓剂置入法操作考核细则及评分标准 ……………………………… (112)
19. 静脉注射操作流程 ………………………………………………………… (113)
20. 静脉注射操作考核细则及评分标准 ……………………………………… (114)
21. 诺和笔注射操作流程 ……………………………………………………… (115)
22. 诺和笔注射操作考核细则及评分标准 …………………………………… (116)

第十一章 静脉输液、输血操作流程及评分标准 ………………………… (117)
1. 小儿头皮静脉输液操作流程 ……………………………………………… (117)
2. 小儿头皮静脉输液操作考核细则及评分标准 …………………………… (118)
3. 静脉输液操作流程 ………………………………………………………… (119)
4. 静脉输液操作考核细则及评分标准 ……………………………………… (120)
5. 静脉输血操作流程 ………………………………………………………… (121)
6. 静脉输血操作考核细则及评分标准 ……………………………………… (122)
7. 留置针静脉输液操作流程 ………………………………………………… (123)
8. 留置针静脉输液操作考核细则及评分标准 ……………………………… (124)

第十二章 标本采集操作流程及评分标准 ………………………………… (126)
1. 痰标本采集操作流程 ……………………………………………………… (126)
2. 痰标本采集操作考核细则及评分标准 …………………………………… (127)
3. 咽拭子标本采集操作流程 ………………………………………………… (128)
4. 咽拭子标本采集操作考核细则及评分标准 ……………………………… (129)
5. 静脉血液标本采集操作流程 ……………………………………………… (130)
6. 静脉血液标本采集操作考核细则及评分标准 …………………………… (131)
7. 尿标本采集操作流程 ……………………………………………………… (132)
8. 尿标本采集操作考核细则及评分标准 …………………………………… (133)
9. 粪标本采集操作流程 ……………………………………………………… (134)
10. 粪标本采集操作考核细则及评分标准 …………………………………… (135)

第十三章　死亡患者护理操作流程及评分标准 ················ (136)

　　1. 尸体料理操作流程 ······································· (136)

　　2. 尸体料理操作考核细则及评分标准 ···················· (137)

　　基础护理技术操作流程知识点 ······························ (138)

专　科　篇

第十四章　内科护理技术操作流程及评分标准 ················ (163)

　　1. 胃镜检查配合操作流程 ································· (163)

　　2. 胃镜检查配合操作考核细则及评分标准 ················ (164)

　　3. 肠镜检查配合操作流程 ································· (165)

　　4. 肠镜检查配合操作考核细则及评分标准 ················ (166)

　　5. 支气管镜检查配合操作流程 ···························· (167)

　　6. 支气管镜检查配合操作考核细则及评分标准 ············ (168)

　　7. 经支气管镜氩气刀治疗术配合操作流程 ················ (169)

　　8. 经支气管镜氩气刀治疗术配合操作考核细则及评分标准 ··· (170)

　　9. 支气管镜肺泡灌洗术配合操作流程 ···················· (171)

　　10. 支气管镜肺泡灌洗术配合操作考核细则及评分标准 ······ (172)

　　11. 经内镜逆行胰胆管造影术配合操作流程 ················ (173)

　　12. 经内镜逆行胰胆管造影术配合操作考核细则及评分标准 ··· (174)

　　13. 胶囊内镜检查配合操作流程 ··························· (175)

　　14. 胶囊内镜检查配合操作考核细则及评分标准 ············ (176)

　　15. 消化道息肉治疗配合操作流程 ························· (177)

　　16. 消化道息肉治疗配合操作考核细则及评分标准 ·········· (178)

　　17. 喉镜检查配合操作流程 ······························· (179)

　　18. 喉镜检查配合操作考核细则及评分标准 ················ (180)

　　19. 软式内镜清洗消毒操作流程 ··························· (181)

　　20. 软式内镜清洗消毒操作考核细则及评分标准 ············ (182)

　　21. 超声内镜检查配合操作流程 ··························· (184)

　　22. 超声内镜检查配合操作考核细则及评分标准 ············ (185)

　　23. 振动排痰操作流程 ··································· (186)

　　24. 振动排痰操作流程考核细则及评分标准 ················ (187)

　　25. PICC 维护操作流程 ·································· (188)

　　26. PICC 维护操作考核细则及评分标准 ··················· (189)

　　27. 静脉输液港使用与维护操作流程 ······················ (191)

　　28. 静脉输液港使用与维护操作考核细则及评分标准 ········ (193)

　　29. 疼痛评估操作流程 ··································· (195)

　　30. 疼痛评估操作考核细则及评分标准 ···················· (196)

　　31. 急诊内镜止血术配合操作流程 ························· (197)

32. 急诊内镜止血术配合操作考核细则及评分标准 …………………………………… (198)

33. 急诊内镜异物取出术配合操作流程 ……………………………………………… (199)

34. 急诊内镜异物取出术配合操作考核细则及评分标准 ……………………………… (200)

35. 食道静脉曲张套扎及硬化治疗术配合操作流程 …………………………………… (201)

36. 食道静脉曲张套扎及硬化治疗术配合操作考核细则及评分标准 ………………… (202)

37. 食道狭窄扩张术配合操作流程 …………………………………………………… (203)

38. 食道狭窄扩张术配合操作考核细则及评分标准 …………………………………… (204)

39. 食道支架置放术配合操作流程 …………………………………………………… (205)

40. 食道支架置放术配合操作考核细则及评分标准 …………………………………… (206)

41. 经胃镜空肠营养管置入术配合操作流程 ………………………………………… (207)

42. 经胃镜空肠营养管置入术配合操作考核细则及评分标准 ………………………… (208)

43. 腹膜透析操作流程 ………………………………………………………………… (209)

44. 腹膜透析操作考核细则及评分标准 ……………………………………………… (210)

45. 血液透析操作流程 ………………………………………………………………… (211)

46. 血液透析操作考核细则及评分标准 ……………………………………………… (212)

47. 血液滤过操作流程 ………………………………………………………………… (214)

48. 血液滤过操作考核细则及评分标准 ……………………………………………… (215)

49. 腹膜平衡试验操作流程 …………………………………………………………… (217)

50. 腹膜平衡试验考核细则及评分标准 ……………………………………………… (218)

51. 更换腹膜透析外接短管操作流程 ………………………………………………… (219)

52. 更换腹膜透析外接短管考核细则及评分标准 …………………………………… (220)

53. 微量血糖监测操作流程 …………………………………………………………… (221)

54. 微量血糖监测操作考核细则及评分标准 ………………………………………… (222)

55. 口服葡萄糖耐量试验操作流程 …………………………………………………… (223)

56. 口服葡萄糖耐量试验操作考核细则及评分标准 ………………………………… (224)

57. 胰岛素(低血糖)兴奋生长激素实验操作流程 …………………………………… (225)

58. 胰岛素(低血糖)兴奋生长激素实验操作考核细则及评分标准 ………………… (226)

59. 动态血糖监测系统操作流程 ……………………………………………………… (227)

60. 动态血糖监测系统操作考核细则及评分标准 …………………………………… (228)

61. 胰岛素泵使用安装操作流程 ……………………………………………………… (229)

62. 胰岛素泵使用安装操作考核细则及评分标准 …………………………………… (230)

63. 胰岛素释放试验操作流程 ………………………………………………………… (231)

64. 胰岛素释放试验操作考核细则及评分标准 ……………………………………… (232)

65. 葡萄糖抑制生长激素实验操作流程 ……………………………………………… (233)

66. 葡萄糖抑制生长激素实验操作考核细则及评分标准 …………………………… (234)

67. 促甲状腺激素释放激素兴奋垂体泌乳素试验操作流程 ………………………… (235)

68. 促甲状腺激素释放激素兴奋垂体泌乳素试验操作考核细则及评分标准 ……… (236)

69. 禁饮血管紧张素胺联合试验操作流程 …………………………………………… (237)

70. 禁饮血管紧张素胺联合试验操作考核细则及评分标准 ………………………… (238)

71. 地塞米松抑制试验操作流程 ……………………………………………………… (239)

72. 地塞米松抑制试验操作考核细则及评分标准 ……………………………… (240)

73. 促肾上腺皮质激素兴奋试验操作流程 …………………………………… (241)

74. 促肾上腺皮质激素兴奋试验操作考核细则及评分标准 ………………… (242)

75. 呋塞米激发试验操作流程 ………………………………………………… (243)

76. 呋塞米激发试验操作考核细则及评分标准 ……………………………… (244)

77. 螺内酯试验操作流程 ……………………………………………………… (245)

78. 螺内酯试验操作考核细则及评分标准 …………………………………… (246)

79. 胰高血糖素激发试验操作流程 …………………………………………… (247)

80. 胰高血糖素激发试验操作考核细则及评分标准 ………………………… (248)

81. 人绒毛膜促性腺激素兴奋试验操作流程 ………………………………… (249)

82. 人绒毛膜促性腺激素兴奋试验操作考核细则及评分标准 ……………… (250)

83. 瞬感血糖监测系统操作流程 ……………………………………………… (251)

84. 瞬感血糖监测系统操作考核细则及评分标准 …………………………… (252)

85. 胰岛素笔注射操作流程 …………………………………………………… (253)

86. 胰岛素笔注射操作考核细则及评分标准 ………………………………… (254)

87. 洼田饮水试验操作流程 …………………………………………………… (256)

88. 洼田饮水试验操作考核细则及评分标准 ………………………………… (257)

89. 瞳孔观察操作流程 ………………………………………………………… (258)

90. 瞳孔观察操作考核细则及评分标准 ……………………………………… (259)

91. 偏瘫患者体位转移(卧位→坐位)操作流程 …………………………… (260)

92. 偏瘫患者体位转移(卧位→坐位)操作考核细则及评分标准 ………… (261)

93. 冲吸式口护吸痰管口腔护理操作流程 …………………………………… (263)

94. 冲吸式口护吸痰管口腔护理操作考核细则及评分标准 ………………… (264)

95. 气压治疗仪操作流程 ……………………………………………………… (266)

96. 气压治疗仪操作考核细则及评分标准 …………………………………… (267)

97. 永久起搏器(单、双腔、三腔)植入术配合操作流程 ………………… (268)

98. 永久起搏器(单、双腔、三腔)植入术配合操作考核细则及评分标准 …… (269)

99. 冠状动脉造影及冠状动脉支架植入术配合操作流程 …………………… (270)

100. 冠状动脉造影及冠状动脉支架植入术配合操作考核细则及评分标准 …… (271)

101. 各类心律失常行射频消融术配合操作流程 …………………………… (272)

102. 各类心律失常行射频消融术配合操作考核细则及评分标准 ………… (273)

103. 先心封堵术配合操作流程 ……………………………………………… (274)

104. 先心封堵术配合操作考核细则及评分标准 …………………………… (275)

105. 主动脉球囊反搏术配合操作流程 ……………………………………… (276)

106. 主动脉球囊反搏术配合操作考核细则及评分标准 …………………… (277)

107. 经鼻高流量湿化氧疗技术(HFNC)操作流程 ……………………… (278)

108. 经鼻高流量湿化氧疗技术(HFNC)操作考核细则及评分标准 …… (279)

109. 高压氧舱治疗配合操作流程 …………………………………………… (280)

110. 高压氧舱治疗配合操作考核细则及评分标准 ………………………… (281)

内科护理技术操作流程知识点 ………………………………………… (282)

第十五章　外科护理技术操作流程及评分标准 ················ (297)

1. 备皮法操作流程 ·· (297)
2. 备皮法操作考核细则及评分标准 ····························· (298)
3. 胃肠减压操作流程 ·· (299)
4. 胃肠减压操作考核细则及评分标准 ························· (300)
5. T 形管引流护理操作流程 ······································ (301)
6. T 形管引流护理操作考核细则及评分标准 ················ (302)
7. 胸腔闭式引流护理操作流程 ·································· (303)
8. 胸腔闭式引流护理操作考核细则及评分标准 ············ (304)
9. 脑室引流护理操作流程 ·· (305)
10. 脑室引流护理操作考核细则及评分标准 ················· (306)
11. 膀胱冲洗操作流程 ··· (307)
12. 膀胱冲洗操作考核细则及评分标准 ······················ (308)
13. ZD 系列多功能超声药物熏洗治疗机操作流程 ········· (309)
14. ZD 系列多功能超声药物熏洗治疗机操作考核细则及评分标准 ··· (310)
15. 光子治疗仪操作流程 ·· (311)
16. 光子治疗仪操作考核细则及评分标准 ··················· (312)
17. 皮肤牵引护理操作流程 ······································· (313)
18. 皮肤牵引护理操作考核细则及评分标准 ················· (314)
19. 关节持续被动活动器(CPM 机)操作流程 ··············· (315)
20. 关节持续被动活动器(CPM 机)操作考核细则及评分标准 ··· (316)
21. 关节腔持续冲洗操作流程 ···································· (317)
22. 关节腔持续冲洗操作考核细则及评分标准 ·············· (318)
23. 翻身床护理操作流程 ·· (319)
24. 翻身床护理操作考核细则及评分标准 ··················· (320)
25. 骨牵引针护理操作流程 ······································· (321)
26. 骨牵引针护理操作考核细则及评分标准 ················· (322)
27. 负压封闭引流操作流程 ······································· (323)
28. 负压封闭引流操作考核细则及评分标准 ················· (324)
29. 轴线翻身法操作流程 ·· (325)
30. 轴线翻身法操作考核细则及评分标准 ··················· (326)
31. 股四头肌功能锻炼操作流程 ································· (327)
32. 股四头肌功能锻炼操作考核细则评分标准 ·············· (328)
33. 踝泵锻炼操作流程 ··· (329)
34. 踝泵锻炼操作考核细则及评分标准 ······················ (330)
35. 结膜囊冲洗操作流程 ·· (331)
36. 结膜囊冲洗操作考核细则及评分标准 ··················· (332)
37. 滴眼药水操作流程 ··· (333)
38. 滴眼药水操作考核细则及评分标准 ······················ (334)
39. 泪道冲洗操作流程 ··· (335)

40. 泪道冲洗操作考核细则及评分标准 ……………………………………………… (336)

41. 涂眼药膏操作流程 ……………………………………………………………… (337)

42. 涂眼药膏操作考核细则及评分标准 …………………………………………… (338)

43. 外耳道清洁操作流程 …………………………………………………………… (339)

44. 外耳道清洁操作考核细则及评分标准 ………………………………………… (340)

45. 外耳道滴药液操作流程 ………………………………………………………… (341)

46. 外耳道滴药液操作考核细则及评分标准 ……………………………………… (342)

47. 鼻腔冲洗药操作流程 …………………………………………………………… (343)

48. 鼻腔冲洗操作考核细则及评分标准 …………………………………………… (344)

49. 鼻腔滴药操作流程 ……………………………………………………………… (345)

50. 鼻腔滴药操作考核细则及评分标准 …………………………………………… (346)

51. 剪鼻毛操作流程 ………………………………………………………………… (347)

52. 剪鼻毛操作考核细则及评分标准 ……………………………………………… (348)

外科护理技术操作流程知识点 ……………………………………………………… (349)

第十六章 妇产科护理技术操作流程及评分标准 ………………………………… (354)

1. 坐浴操作流程 …………………………………………………………………… (354)

2. 坐浴操作考核细则及评分标准 ………………………………………………… (355)

3. 阴道灌洗操作流程 ……………………………………………………………… (356)

4. 阴道灌洗操作考核细则及评分标准 …………………………………………… (357)

5. 测量宫高、腹围操作流程 ……………………………………………………… (358)

6. 测量宫高、腹围操作考核细则及评分标准 …………………………………… (359)

7. 听诊胎心音操作流程 …………………………………………………………… (360)

8. 听诊胎心音操作考核细则及评分标准 ………………………………………… (361)

9. 子宫按摩术操作流程 …………………………………………………………… (362)

10. 子宫按摩术操作考核细则及评分标准 ………………………………………… (363)

11. 产后外阴擦洗操作流程 ………………………………………………………… (364)

12. 产后外阴擦洗操作考核细则及评分标准 ……………………………………… (365)

13. 外阴湿热敷操作流程 …………………………………………………………… (366)

14. 外阴湿热敷操作考核细则及评分标准 ………………………………………… (367)

15. 盆底筛查操作流程 ……………………………………………………………… (368)

16. 盆底筛查操作考核细则及评分标准 …………………………………………… (369)

17. 挤奶操作流程 …………………………………………………………………… (370)

18. 挤奶操作考核细则及评分标准 ………………………………………………… (371)

19. 产时外阴冲洗消毒操作流程 …………………………………………………… (372)

20. 产时外阴冲洗消毒操作考核细则及评分标准 ………………………………… (373)

21. 铺产台操作流程 ………………………………………………………………… (374)

22. 铺产台操作考核细则及评分标准 ……………………………………………… (375)

23. 剖宫产时新生儿护理操作流程 ………………………………………………… (376)

24. 剖宫产时新生儿护理操作考核细则及评分标准 ……………………………… (377)

25. 胎心外监护操作流程 ……………………………………………………（378）

26. 胎心外监护操作考核细则及评分标准 …………………………………（379）

27. 平产接生操作流程 ………………………………………………………（380）

28. 平产接生操作考核细则及评分标准 ……………………………………（381）

29. 会阴切开缝合术操作流程 ………………………………………………（383）

30. 会阴切开缝合术操作考核细则及评分标准 ……………………………（384）

31. 乙肝疫苗接种操作流程 …………………………………………………（386）

32. 乙肝疫苗接种操作考核细则及评分标准 ………………………………（387）

33. 卡介苗接种操作流程 ……………………………………………………（388）

34. 卡介苗接种操作考核细则及评分标准 …………………………………（389）

35. 新生儿脐部护理操作流程 ………………………………………………（390）

36. 新生儿脐部护理操作考核细则及评分标准 ……………………………（391）

37. 新生儿臀部护理操作流程 ………………………………………………（392）

38. 新生儿臀部护理操作考核细则及评分标准 ……………………………（393）

39. 新生儿沐浴操作流程 ……………………………………………………（394）

40. 新生儿沐浴操作考核细则及评分标准 …………………………………（395）

41. 新生儿复苏操作流程 ……………………………………………………（396）

42. 新生儿复苏操作考核细则及评分标准 …………………………………（397）

43. 母乳喂养操作流程 ………………………………………………………（398）

44. 母乳喂养操作考核细则及评分标准 ……………………………………（399）

45. 人工喂养——奶瓶喂养操作流程 ………………………………………（400）

46. 人工喂养——奶瓶喂养操作考核细则及评分标准 ……………………（401）

47. 新生儿抚触操作流程 ……………………………………………………（402）

48. 新生儿抚触操作考核细则及评分标准 …………………………………（403）

妇产科护理技术操作流程知识点 ……………………………………………（404）

第十七章　儿科护理技术操作流程及评分标准 ………………………………（408）

1. 小儿静脉留置针穿刺技术操作流程 ……………………………………（408）

2. 小儿静脉留置针穿刺技术操作考核细则及评分标准 …………………（409）

3. 小儿单人心肺复苏操作流程 ……………………………………………（411）

4. 小儿单人心肺复苏操作考核细则及评分标准 …………………………（412）

5. 小儿呼吸机操作流程 ……………………………………………………（414）

6. 小儿呼吸机操作考核细则及评分标准 …………………………………（415）

7. 气管内吸痰操作流程 ……………………………………………………（416）

8. 气管内吸痰操作考核细则及评分标准 …………………………………（417）

9. 口鼻腔吸痰操作流程 ……………………………………………………（419）

10. 口鼻腔吸痰操作考核细则及评分标准 …………………………………（420）

11. 小儿洗胃操作流程 ………………………………………………………（422）

12. 小儿洗胃操作考核细则及评分标准 ……………………………………（423）

13. 保留灌肠操作流程 ………………………………………………………（425）

14. 保留灌肠操作考核细则及评分标准 ·· (426)

15. 简易人工复苏气囊操作流程 ·· (428)

16. 简易人工复苏气囊操作考核细则及评分标准 ······························ (429)

17. 光照疗法操作流程 ··· (430)

18. 光照疗法操作考核细则及评分标准 ··· (431)

19. 新生儿经外周中心静脉置管操作流程 ·· (433)

20. 新生儿经外周中心静脉置管操作考核细则及评分标准 ················· (435)

21. 新生儿胃肠管管饲操作流程 ·· (437)

22. 新生儿胃肠管管饲操作考核细则及评分标准 ······························ (438)

23. 早产儿暖箱应用操作流程 ··· (440)

24. 早产儿暖箱应用操作考核细则及评分标准 ··································· (441)

儿科护理技术操作流程知识点 ··· (442)

第十八章　急危重症护理技术操作流程及评分标准 ·································· (444)

1. 心电监护操作流程 ··· (444)

2. 心电监护考核细则及评分标准 ·· (445)

3. 心电图操作流程 ·· (446)

4. 心电图操作考核细则及评分标准 ··· (447)

5. 单人心肺复苏操作流程 ·· (448)

6. 单人心肺复苏操作考核细则及评分标准 ······································· (449)

7. 成人双人心肺复苏操作流程 ·· (451)

8. 成人双人心肺复苏操作考核细则及评分标准 ······························· (452)

9. 止血、包扎、固定、搬运操作流程 ··· (454)

10. 止血、包扎、固定、搬运操作考核细则及评分标准 ···················· (455)

11. 心电监护操作流程 ··· (456)

12. 心电监护操作考核细则及评分标准 ·· (457)

13. 有创呼吸机使用操作流程 ·· (458)

14. 有创呼吸机使用操作考核细则及评分标准 ·································· (459)

15. 无创呼吸机使用操作流程 ·· (460)

16. 无创呼吸机使用操作考核细则及评分标准 ·································· (461)

17. 使用呼吸机患者吸痰操作流程 ··· (462)

18. 使用呼吸机患者吸痰操作考核细则及评分标准 ··························· (463)

19. 气管切开套管内吸痰操作流程 ··· (464)

20. 气管切开套管内吸痰操作考核细则及评分标准 ··························· (465)

21. 非同步电除颤操作流程 ··· (466)

22. 非同步电除颤操作考核细则及评分标准 ······································ (467)

23. 中心静脉压（CVP）监测流程 ·· (468)

24. 中心静脉压（CVP）监测操作考核细则及评分标准 ······················· (469)

25. 输液泵操作流程 ·· (470)

26. 输液泵操作考核细则及评分标准 ·· (471)

27. 微量泵操作流程 …………………………………………………………… (472)

28. 微量泵操作考核细则及评分标准 ………………………………………… (473)

29. 动脉置管采血操作流程 …………………………………………………… (474)

30. 动脉置管采血操作考核细则及评分标准 ………………………………… (475)

31. 动脉采血操作流程 ………………………………………………………… (476)

32. 动脉采血操作考核细则及评分标准 ……………………………………… (477)

33. GCS 昏迷评分操作流程 …………………………………………………… (478)

34. GCS 昏迷评分操作考核细则及评分标准 ………………………………… (479)

35. 肺部物理治疗操作流程 …………………………………………………… (480)

36. 肺部物理治疗操作考核细则及评分标准 ………………………………… (481)

37. 连续性血液净化操作流程 ………………………………………………… (482)

38. 连续性血液净化操作考核细则及评分标准 ……………………………… (483)

39. 危重患者抢救操作流程 …………………………………………………… (484)

40. 危重患者抢救操作考核细则及评分标准 ………………………………… (485)

41. 心电定位超声引导下联合 MST-三向瓣膜式 PICC 置管操作流程 …… (486)

42. 心电定位超声引导下联合 MST-三向瓣膜式 PICC 置管操作考核细则及
    评分标准 …………………………………………………………………… (488)

43. 简易呼吸气囊操作流程 …………………………………………………… (490)

44. 简易呼吸气囊操作考核细则及评分标准 ………………………………… (491)

45. 中心静脉置管维护操作流程 ……………………………………………… (492)

46. 中心静脉置管维护操作考核细则及评分标准 …………………………… (493)

47. 呼吸末二氧化碳分压监测操作流程 ……………………………………… (494)

48. 呼吸末二氧化碳分压监测操作考核细则及评分标准 …………………… (495)

49. 气管插管口腔护理操作流程 ……………………………………………… (496)

50. 气管插管口腔护理操作考核细则及评分标准 …………………………… (497)

51. 膀胱压监测操作流程 ……………………………………………………… (499)

52. 膀胱压监测操作考核细则及评分标准 …………………………………… (500)

53. 危重昏迷患者眼部护理操作流程 ………………………………………… (501)

54. 危重昏迷患者眼部护理操作考核细则及评分标准 ……………………… (502)

55. 危重患者肠内营养护理操作流程 ………………………………………… (503)

56. 危重患者肠内营养护理操作考核细则及评分标准 ……………………… (504)

57. 自动心肺复苏仪操作流程 ………………………………………………… (505)

58. 自动心肺复苏仪操作考核的细则及评分标准 …………………………… (506)

急危重症护理技术操作流程知识点 ………………………………………… (507)

第十九章 手术室护理技术操作流程及评分标准 ………………………… (513)

1. 外科手消毒操作流程 ……………………………………………………… (513)

2. 外科手消毒操作考核细则及评分标准 …………………………………… (514)

3. 电刀操作流程 ……………………………………………………………… (516)

4. 电刀操作考核细则及评分标准 …………………………………………… (517)

5. 滴水双极电凝操作流程 ……………………………………………………… (518)

6. 滴水双极电凝操作考核细则及评分标准 ……………………………………… (519)

7. 电动气压止血仪操作流程 …………………………………………………… (520)

8. 电动气压止血仪操作考核细则及评分标准 …………………………………… (521)

9. 显微镜操作流程 ……………………………………………………………… (522)

10. 显微镜操作考核细则及评分标准 …………………………………………… (523)

第二十章　老年科护理技术操作流程及评分标准 ……………………………… (524)

1. 沐浴操作流程 ………………………………………………………………… (524)

2. 沐浴操作考核细则及评分标准 ……………………………………………… (525)

3. 足部清洁操作流程 …………………………………………………………… (526)

4. 足部清洁操作考核细则及评分标准 ………………………………………… (527)

5. 面部、手部清洁和梳头操作流程 …………………………………………… (528)

6. 面部、手部清洁和梳头操作考核细则及评分标准 ………………………… (529)

7. 协助患者进食、水操作流程 ………………………………………………… (530)

8. 协助患者进食、水操作考核细则及评分标准 ……………………………… (531)

9. 指/趾甲护理操作流程 ……………………………………………………… (532)

10. 指/趾甲护理操作考核细则及评分标准 …………………………………… (533)

11. 空气压力波治疗仪操作流程 ……………………………………………… (534)

12. 空气压力波治疗仪操作考核细则及评分标准 …………………………… (535)

13. 红外线治疗仪操作流程 …………………………………………………… (536)

14. 红外线治疗仪操作考核细则及评分标准 ………………………………… (537)

15. 鼻肠管喂饲法操作流程 …………………………………………………… (538)

16. 鼻肠管喂饲法操作考核细则及评分标准 ………………………………… (539)

17. 肠内营养泵操作流程 ……………………………………………………… (541)

18. 肠内营养泵操作考核细则及评分标准 …………………………………… (542)

19. 排便护理操作流程 ………………………………………………………… (543)

20. 排便护理操作考核细则及评分标准 ……………………………………… (544)

21. 会阴护理操作流程 ………………………………………………………… (545)

22. 会阴护理操作考核细则及评分标准 ……………………………………… (546)

23. 协助患者翻身拍背操作流程 ……………………………………………… (547)

24. 协助患者翻身拍背操作考核细则及评分标准 …………………………… (548)

25. 辅助偏瘫患者起床与下床移动操作流程 ………………………………… (549)

26. 辅助偏瘫患者起床与下床移动操作考核细则及评分标准 ……………… (550)

27. 人工取便操作流程 ………………………………………………………… (551)

28. 人工取便操作考核细则及评分标准 ……………………………………… (552)

29. 指/趾关节挛缩清洁维护操作流程 ………………………………………… (553)

30. 指/趾关节挛缩清洁维护操作考核细则及评分标准 ……………………… (554)

31. 海姆立克急救手法操作流程 ……………………………………………… (556)

32. 海姆立克急救手法操作考核细则及评分标准 …………………………… (557)

第二十一章　中医护理技术操作流程及评分标准 ·················· (558)

1. 艾条灸法操作流程 ·················· (558)
2. 艾条灸法操作考核细则及评分标准 ·················· (559)
3. 拔罐法操作流程 ·················· (560)
4. 拔罐法操作考核细则及评分标准 ·················· (561)
5. 中药熏洗法操作流程 ·················· (562)
6. 中药熏洗法操作考核细则及评分标准 ·················· (563)
7. 中药熏蒸疗法(电脑中药多功能治疗机式)操作流程 ·················· (564)
8. 中药熏蒸疗法(电脑中药多功能治疗机式)操作考核细则及评分标准 ·················· (565)
9. 火龙罐综合灸疗法操作流程 ·················· (566)
10. 火龙罐综合灸疗法操作考核细则及评分标准 ·················· (567)
11. 刮痧操作流程 ·················· (568)
12. 刮痧操作考核细则及评分标准 ·················· (569)
13. 中药坐浴操作流程 ·················· (570)
14. 中药坐浴操作考核细则及评分标准 ·················· (571)
15. 耳穴埋籽操作流程 ·················· (572)
16. 耳穴埋籽操作考核细则及评分标准 ·················· (573)

第二十二章　居家护理技术操作流程及评分标准 ·················· (574)

1. 居家服务流程 ·················· (574)
2. 居家女患者留置导尿术操作流程 ·················· (575)
3. 居家女患者留置导尿术操作考核细则及评分标准 ·················· (576)
4. 居家皮下或肌肉注射法操作流程 ·················· (578)
5. 居家皮下或肌肉注射法操作考核细则及评分标准 ·················· (579)
6. 居家伤口或造口护理操作流程 ·················· (580)
7. 居家伤口或造口护理操作考核细则及评分标准 ·················· (581)
8. 居家鼻饲操作流程 ·················· (582)
9. 居家鼻饲操作考核细则及评分标准 ·················· (583)
10. 居家静脉血液标本采集操作流程 ·················· (585)
11. 居家静脉血液标本采集操作考核细则及评分标准 ·················· (586)

第二十三章　康复护理操作流程及评分标准 ·················· (588)

1. 抗痉挛体位摆放技术(偏瘫)操作流程 ·················· (588)
2. 抗痉挛体位摆放技术(偏瘫)操作考核细则及评分标准 ·················· (589)
3. 抗痉挛体位摆放技术(截瘫)操作流程 ·················· (590)
4. 抗痉挛体位摆放技术(截瘫)操作考核细则及评分标准 ·················· (591)
5. 床上运动及体位转移技术(偏瘫)操作流程 ·················· (592)
6. 床上运动及体位转移技术(偏瘫)操作考核细则及评分标准 ·················· (593)
7. 床上运动及体位转移技术(截瘫)操作流程 ·················· (594)
8. 床上运动及体位转移技术(截瘫)操作考核细则及评分标准 ·················· (595)
9. 呼吸功能训练技术操作流程 ·················· (596)

10. 呼吸功能训练技术操作考核细则及评分标准 ·································· (597)

11. 体位排痰及有效咳嗽训练操作流程 ·· (598)

12. 体位排痰及有效咳嗽训练考核细则及评分标准 ···························· (599)

13. 清洁间歇导尿操作流程 ·· (600)

14. 清洁间歇导尿操作考核细则及评分标准 ···································· (601)

15. 日常生活活动能力指导训练技术操作流程 ·································· (602)

16. 日常生活活动能力指导训练技术操作考核细则及评分标准 ················ (604)

17. 助行器应用指导训练操作流程 ·· (605)

18. 助行器应用指导训练操作考核细则及评分标准 ···························· (607)

19. 轮椅应用指导训练技术(偏瘫)操作流程 ·································· (609)

20. 轮椅应用指导训练技术(偏瘫)操作考核细则及评分标准 ················ (610)

21. 轮椅应用指导训练技术(截瘫)操作流程 ·································· (612)

22. 轮椅应用指导训练技术(截瘫)操作考核细则及评分标准 ················ (613)

23. 红外线艾灸操作流程 ·· (615)

24. 红外线艾灸操作考核细则及评分标准 ······································ (616)

第二十四章 伤口、造口、失禁操作流程及评分标准 ························ (617)

1. 大便失禁护理操作流程 ·· (617)

2. 大便失禁护理操作考核细则及评分标准 ···································· (618)

3. 小便失禁护理操作流程 ·· (619)

4. 小便失禁护理操作考核细则及评分标准 ···································· (620)

5. 肠造口护理操作流程 ·· (621)

6. 肠造口护理操作考核细则及评分标准 ······································ (622)

7. 清洁伤口换药操作流程 ·· (623)

8. 清洁伤口换药操作考核细则及评分标准 ···································· (624)

9. 污染伤口换药操作流程 ·· (625)

10. 污染伤口换药操作考核细则及评分标准 ···································· (626)

11. 失禁性皮炎护理操作流程 ·· (627)

12. 失禁性皮炎护理操作考核细则及评分标准 ·································· (628)

13. 糖尿病足换药操作流程 ·· (629)

14. 糖尿病足换药操作考核细则及评分标准 ···································· (630)

15. 压力性损伤预防及护理操作流程 ·· (631)

16. 压力性损伤预防及护理操作考核细则及评分标准 ·························· (633)

17. 造口定位操作流程 ·· (635)

18. 造口定位操作考核细则及评分标准 ·· (636)

19. 泌尿造口护理操作流程 ·· (637)

20. 泌尿造口护理操作与考核细则及评分标准 ·································· (638)

21. 急性伤口护理操作流程 ·· (639)

22. 急性伤口护理操作考核细则及评分标准 ···································· (640)

23. 慢性伤口护理操作流程 ·· (641)

24. 慢性伤口处理操作考核细则及评分标准 ……………………………………… (642)

第二十五章 消毒供应中心(CSSD)操作流程及评分标准 …………………… (643)

1. 回收操作流程 …………………………………………………………………… (643)
2. 回收操作考核细则及评分标准 ………………………………………………… (644)
3. 分类操作流程 …………………………………………………………………… (645)
4. 分类操作考核细则及评分标准 ………………………………………………… (646)
5. 清洗(手工)操作流程 …………………………………………………………… (647)
6. 清洗(手工)操作考核细则及评分标准 ………………………………………… (648)
7. 消毒操作流程 …………………………………………………………………… (649)
8. 消毒操作考核细则及评分标准 ………………………………………………… (650)
9. 干燥操作流程 …………………………………………………………………… (651)
10. 干燥操作考核细则及评分标准 ………………………………………………… (652)
11. 器械检查与保养操作流程 ……………………………………………………… (653)
12. 器械检查与保养操作考核细则及评分标准 …………………………………… (654)
13. 包装(闭合式)操作流程 ………………………………………………………… (655)
14. 包装(闭合式)操作考核细则及评分标准 ……………………………………… (656)
15. 灭菌(压力蒸汽)操作流程 ……………………………………………………… (657)
16. 灭菌(压力蒸汽)操作考核细则及评分标准 …………………………………… (658)
17. 储存操作流程 …………………………………………………………………… (659)
18. 储存操作考核细则及评分标准 ………………………………………………… (660)
19. 发放操作流程 …………………………………………………………………… (661)
20. 发放操作考核细则及评分标准 ………………………………………………… (662)

参考文献 ……………………………………………………………………………… (663)

基础篇

第一章　备用床操作流程及评分标准

1. 备用床操作流程

评估 {
环境评估：清洁、通风、安静，便于操作，避开同室患者治疗或进餐时间。
床单位评估：床有无损坏，床单、被套是否符合要求，是否适应季节的需要。
}

准备 {
护士准备：着装整齐，洗手，取下手表，戴口罩。
用物准备：床、床垫、床褥、枕芯、棉胎或毛毯、大单、枕套、被套（按使用顺序备好用物）、床刷及刷套、污衣袋。
}

操作过程 {

携用物至床边，核对床号，检查床垫。

移动床旁桌椅，移开床旁桌，离床约 20 cm；移椅至床尾正中，离床尾约 15 cm；将用物置于床尾椅上。

刷床垫或根据需要翻转床垫，铺床褥，将床褥齐床头平铺在床垫上。

将大单放于床褥上，大单的中缝对齐床中线，大单分别向床头床尾散开。

先铺近侧的床头大单：一手托起床垫一角，一手伸过床头中心将大单折入床垫下，在距床头约 30 cm 处，向上提起大单边缘，使大单头端呈等边三角形，然后再将两底角分别塞入床垫下；同法铺床尾大单。

两手将大单中部边缘拉紧，塞入床垫下。

护士转至对侧，同法铺好对侧大单。

"S"形套被套 {
① 被套正面向外放在铺好的大单上，中线与床中线对齐。
② 将被套尾部开口端的上层打开到 1/3 处。
③ 将"S"形折叠的棉胎放入被套尾端的开口处，底边与被套开口边缘对齐。
④ 拉棉胎上缘至被套的封口端，对好两上角，展开棉胎，平铺于被套内，至床沿向内折至与床沿平齐，盖被尾端开口用系带系好。
⑤ 盖被上端与床头相距 15 cm，两侧边缘向内折至与床沿平齐，尾端塞于床垫下内折至与床尾平齐。
}

卷筒式套被套 {
① 将被套正面向内平铺于床上，开口端向床尾。
② 将棉胎或毛毯平铺在被套上，上缘与被套封口边对齐。
③ 将棉胎与被套上层一起从床尾卷至床头或从床头卷至床尾，至开口处翻转，拉平，系带。
④ 同"S"形套被套的步骤⑤。
}

将枕套套于枕芯上，拍松整理枕头，横放于床头盖被上，开口端背门。移回床旁桌椅。

}

整理 {
用物处理：整理用物，污物处置符合院感要求。
洗手，记录。
}

2. 备用床操作考核细则及评分标准

项目	分值	评分细则	扣分标准	扣分	得分
评估 （5分）	5	床有无损坏；环境清洁、通风、安静，便于操作；避开同室患者治疗或进餐时间	一项不符合扣1分，未评估扣2分		
操作前准备 （10分）	5	护士准备：着装整齐，仪表端庄，洗手	一项不符合扣1分		
	5	用物准备：备齐用物	少一物扣1分，多一物扣0.5分		
操作过程 （60分）	2	按使用顺序备好用物并携带至床旁，核对床号	一项不符合扣1分		
	3	移开床旁桌，离床约20 cm；移椅至床尾正中，离床约15 cm；将用物置于床尾椅上	一项不符合扣1分		
	3	检查床垫，刷床垫，翻转床垫，将床褥齐床头平铺在床垫上	不符合要求不得分		
	2	正确放置大单	位置不合理扣1分，打开后发现各边不对称不得分		
	2	大单中缝与床中缝对齐	按偏离程度扣分		
	2	大单分别向床头床尾散开	散开不到位、移动脚步各扣1分		
	16	正确铺大单：大单放于床褥上，大单的中缝对齐床中线，分别向床头、床尾散开。先铺近侧的床头大单：一手托起床垫一角，一手伸过床头中心将大单折入床垫下，在距床头约30 cm处，向上提起大单边缘，使大单头端呈等边三角形，然后再将两底角分别塞入床垫下；同法铺床尾大单。两手将大单中部边缘拉紧，塞入床垫下。护士转至对侧，同法铺好对侧大单	托床单垫的手在包床角时松开，床角包得不平，未呈等边三角形，塞时未分别塞入床下，大单中部边缘未拉紧，两侧操作中以上各项扣2分，程序混乱扣2分		
	4	正确放置被套（被套式）	未正面向上，开口方向不对，中线不对齐，以上各项扣2分		
		正确放置被套（卷筒式）	未正面向内，中线未对齐，开口方向不对，以上各项扣2分		
	18	正确套被套（被套式）：① 被套正面向外放在铺好的大单上，中线与床中线对齐；② 将被套尾部开口端的上层打开到1/3处；③ 将"S"形折叠的棉胎放入被套尾端的开口处，底边与被套开口边缘对齐；④ 拉棉胎上缘至被套的封口端，对好两上角，展开棉胎，平铺于被套内，至床沿向内折至与床沿平齐，盖被尾端开口用系带系好；⑤ 盖被上端与床头相距15 cm，两侧边缘向内折至与床沿平齐，尾端塞于床垫下内折至与床尾平齐	被套尾部打开未到1/3处，棉胎"S"形折叠及放置不对，打开棉胎未对齐被套角及各边，盖被尾端系带未系，盖被上端距床头未达15 cm，两侧边缘与床不齐，尾端未塞于床下或不平，以上各项扣2分		

项目	分值	评分细则	扣分标准	扣分	得分
		正确套被套(卷筒式):① 将被套正面向内平铺于床上,开口端向床尾;② 将棉胎或毛毯平铺在被套上,上缘与被套封口边对齐;③ 将棉胎与被套上层一起从床尾卷至床头或从床头卷至床尾,至开口处翻转,拉平,系带;④ 同"S"形套被套的步骤⑤	铺棉胎或毛毯不平,边缘封口未对齐,卷筒时内外较多皱折,距床头非15 cm,被筒不对称,系带未系,两侧边缘与床不齐,床尾未塞于床下或不平,以上各项扣 2 分;被头有虚边,空 3 cm 以内扣1 分,大于 3 cm 扣 3 分		
	4	取枕芯于床尾椅上,套好枕套,四角充实,平置于被头上,枕套口背门放置	一项不符合扣 1 分		
	4	移回床旁桌椅	不符合扣 4 分		
操作后处理(10 分)	8	整理用物,污物处置符合院感要求	一项不符合扣 2 分		
	2	洗手	不洗手不得分		
结果标准(15 分)	15	床单位整洁、美观、平整、舒适;符合备用床要求;动作轻稳,程序流畅,注意节力原则	一项不符合扣 3 分		

基础篇

3. 暂空床操作流程①

评估
- 患者评估及解释:评估患者是否可以暂时离床活动或外出检查。同时向患者解释操作的目的。
- 环境评估:清洁、通风、安静,便于操作,避开同室患者治疗或进餐时间。
- 床单位评估:床有无损坏,床单、被套是否符合要求,是否适应季节的需要。

准备
- 护士准备:着装整齐,洗手,取下手表,戴口罩。
- 用物准备:同备用床,必要时备橡胶单、中单。

操作过程
- 携用物至床旁,核对床号、检查床垫。
- 移动床旁桌椅,移开床旁桌,离床约 20 cm;移椅至床尾正中,离床尾约 15 cm;将用物置于床尾椅上。
- 刷床垫或根据需要翻转床垫,铺床褥,将床褥齐床头平铺在床垫上。
- 将大单放于床褥上,大单的中缝对齐床中线,分别向床头、床尾散开。
- 先铺近侧的床头大单:一手托起床垫一角,一手伸过床头中心将大单折入床垫下,在距床头约 30 cm 处,向上提起大单边缘,使大单头端呈等边三角形,然后再将两底角分别塞入床垫下;同法铺床尾大单。
- 两手将大单中部边缘拉紧,塞入床垫下。
- 护士转至对侧,同法铺好对侧大单。

"S"形套被套
  - ① 被套正面向外放在铺好的大单上,中线与床中线对其齐。
  - ② 将被套尾部开口端的上层打开到 1/3 处。
  - ③ 将"S"形折叠的棉胎放入被套尾端的开口处,底边与被套开口边缘对齐。
  - ④ 拉棉胎上缘至被套的封口端,对好两上角,展开棉胎,平铺于被套内,至床沿向内折至与床沿平齐,盖被尾端开口用系带系好。
  - ⑤ 盖被上端与床头相距 15 cm,两侧边缘向内折至与床沿平齐,尾端塞于床垫下内折至与床尾平齐,将盖被三折于床尾。

卷筒式套被套
  - ① 将被套正面向内平铺于床上,开口端向床尾。
  - ② 将棉胎或毛毯平铺在被套上,上缘与被套封口边对齐。
  - ③ 将棉胎与被套上层一起从床尾卷至床头或从床头卷至床尾,至开口处翻转,拉平,系带。
  - ④ 按"S"形折被筒,将盖被三折于床尾。

- 将枕套套于枕芯上,拍松整理枕头,横放于床头盖被上,开口端背门。移回床旁桌椅。

整理
- 用物处理:整理用物,污物处置符合院感要求。
- 洗手,记录。

---

① 为方便读者在一整面内阅读完一个完整的"操作流程"或"考核细则及评分标准",书中个别"操作流程""考核细则及评分标准"文字的字号大小及行距略做了调整。

4. 暂空床操作考核细则及评分标准

项目	分值	评分细则	扣分标准	扣分	得分
评估 （5分）	5	床有无损坏；环境清洁、通风、安静，便于操作；避开同室患者治疗或进餐时间；患者情况；解释操作目的	一项不符合扣1分，未评估扣2分		
操作前准备 （10分）	5	护士准备：着装整齐，仪表端庄，洗手	一项不符合扣1分		
	5	用物准备：备齐用物	少一物扣1分，多一物扣0.5分		
操作过程 （60分）	2	按使用顺序备好用物并携带至床旁，核对床号	一项不符合扣1分		
	3	移开床旁桌，离床约20 cm；移椅至床尾正中，离床约15 cm；将用物置于床尾椅上	一项不符合扣1分		
	3	检查床垫，刷床垫，翻转床垫，将床褥齐床头平铺在床垫上	不符合要求不得分		
	2	正确放置大单	位置不合理扣1分，打开后发现各边不对称不得分		
	2	大单中缝与床中缝对齐	按偏离程度扣分		
	2	分别向床头床尾散开	散开不到位、移动脚步各扣1分		
	14	正确铺大单：大单放于床褥上，大单的中缝对齐床中线，分别向床头、床尾散开。先铺近侧的床头大单：一手托起床垫一角，一手伸过床头中心将大单折入床垫下，在距床头约30 cm处，向上提起大单边缘，使大单头端呈等边三角形，然后再将两底角分别塞入床垫下；同法铺床尾大单。两手将大单中部边缘拉紧，塞入床垫下。护士转至对侧，同法铺好对侧大单	托床单垫的手在包床角时松开，床角包得不平，未呈等边三角形，塞时未分别塞入床下，大单中部边缘未拉紧，两侧操作中以上各项扣2分，程序混乱扣2分		
	4	正确放置被套	未正面向上，开口方向不对，中线不对齐，以上各项扣2分		
	18	正确套被套（被套式）：① 被套正面向外放在铺好的大单上，中线与床中线对齐；② 将被套尾部开口端的上层打开到1/3处；③ 将"S"形折叠的棉胎放入被套尾端的开口处，底边与被套开口边缘对齐；④ 拉棉胎上缘至被套的封口端，对好两上角，展开棉胎，平铺于被套内，至床沿向内折至与床沿平齐，盖被尾端开口用系带系好；⑤ 盖被上端与床头相距15 cm，两侧边缘向内折至与床沿平齐，尾端塞于床垫下内折至与床尾平齐	被套尾部打开未到1/3处，棉胎"S"形折叠及放置不对，打开棉胎未对齐被套角及各边，盖被尾端系带未系，盖被上端距床头未达15 cm，两侧边缘与床不齐，尾端未塞于床下或不平，以上各项扣2分		

项目	分值	评分细则	扣分标准	扣分	得分
		① 将被套正面向内平铺于床上,开口端向床尾;② 将棉胎或毛毯平铺在被套上,上缘与被套封口边对齐;③ 将棉胎与被套上层一起从床尾卷至床头或从床头卷至床尾,至开口处翻转,拉平,系带;④ 按"S"形折被筒,将盖被三折于床尾	铺棉胎或毛毯不平,边缘封口未对齐,卷筒时内外较多皱折,距床头非15 cm,被筒不对称,系带未系,两侧边缘与床不齐,床尾未塞于床下或不平,以上各项扣 2 分;被头有虚边,空 3 cm 以内扣1 分,大于 3 cm 扣 3 分		
	2	将被套三折叠于床尾	不符合扣 2 分		
	4	取枕芯于床尾椅上,套好枕套,四角充实,平置于被头上,枕套口背门放置	一项不符合扣 1 分		
	2	移回床旁桌椅	不符合扣 2 分		
	2	床单元整齐	不符合扣 2 分		
操作后处理(10 分)	8	整理用物,污物处置符合院感要求	一项不符合扣 2 分		
	2	终末处理恰当,洗手	一项不符合扣 2 分		
结果标准(15 分)	15	床单位整洁、美观、平整、舒适;符合备用床要求;动作轻稳,程序流畅,注意节力原则	一项不符合扣 2 分		

5. 麻醉床操作流程

评估
- 患者评估：核对患者信息（床号、姓名、腕带等），评估患者病情、手术和麻醉方式以及术后需要的抢救或治疗物品是否齐备等。
- 环境评估：清洁、安静、通风，便于操作，避开同室患者治疗或进餐时间。

准备
- 护士准备：着装整齐，修剪指甲，洗手，取下手表，戴口罩。
- 用物准备：
  - (1) 床上用物：床垫、床褥、棉胎或毛毯、枕芯、大单、橡胶单 2 条、被套、枕套，按顺序放置。
  - (2) 麻醉护理盘：① 治疗巾内：开口器、舌钳、通气导管、牙垫、治疗碗、氧气导管或鼻塞管、吸痰管、棉签、压舌板、平镊、纱布；② 治疗巾外：备手电筒、心电监护仪（或血压计、听诊器）、弯盘、胶布、护理记录单、笔。
  - (3) 另备输液架，必要时备好吸痰装置和给氧装置。
- 患者准备：了解操作目的及配合要点。

操作过程
- 携用物至床旁，核对床号、姓名，检查床垫。
- 移动床旁桌椅，移开床旁桌，离床约 20 cm；移椅至床尾正中，离床尾约 15 cm；将用物置于床尾椅上。
- 刷床垫或根据需要翻转床垫，铺床褥，将床褥齐床头平铺在床垫上。
- 将大单放于床褥上，大单的中缝对齐床中线，分别向床头、床尾散开。
- 先铺近侧的床头大单：一手托起床垫一角，一手伸过床头中心将大单折入床垫下，在距床头约 30 cm 处，向上提起大单边缘，使大单头端呈等边三角形，然后再将两底角分别塞入床垫下；将橡胶单或中单于距床头 45—50 cm 处铺好，余下塞床垫下；转至对侧，铺好大单、橡胶单和中单。
- 套被套：方法同"铺备用床法"之套被套步骤。
- 被头充实，距床头 15 cm 铺成被筒，被尾向上折叠，齐床尾，近侧盖被向远侧扇形三折叠，置于床边，开口处向门。将枕套套于枕芯上，四角充实，横立于床头，开口端背门。
- 移回床旁桌椅，置麻醉护理盘于床旁桌上，其他物品按需放置。

整理
- 用物处理：整理用物，污物处置符合院感要求。
- 洗手，记录。

6. 麻醉床操作考核细则及评分标准

项目	分值	评分细则	扣分标准	扣分	得分
评估（5分）	5	核对患者信息,评估病情、手术和麻醉方式;环境适于操作,避开同室患者治疗或进餐时间	一项不符合扣2分		
操作前准备（10分）	2	护士准备:着装整齐,仪表端庄,洗手	一项不符合扣1分		
	3	用物准备:备齐用物	少一物扣1分,多一物扣0.5分		
	5	患者准备:向患者解释操作目的及配合要点,取得配合	一项不符合扣1分		
操作过程（60分）	2	携用物至床旁,核对床号、姓名	一项不符合扣2分		
	3	移动床旁桌,离床约20 cm;移椅至床尾正中,离床约15 cm;将用物放床尾椅上	一项不符合扣2分		
	3	刷床垫,翻转床垫,铺床褥	不符合要求不得分		
	50	铺大单:铺一侧大单,方法同"铺备用床法"之铺大单步骤	托床单垫的手在包床角时松开,床角包得不平,未呈等边三角形,塞时未分别塞入床下,大单中部边缘未拉紧,两侧操作中以上各项扣2分,程序混乱扣2分		
		铺橡胶单和中单	橡胶单、中单放置错误,中线未对齐,铺中单时上端距床头未达45—50 cm的要求,中单未覆盖橡胶单,以上各项扣2分		
		正确套被套:方法同"铺备用床法"之铺大单步骤	被套尾部打开未到1/3处,棉胎"S"形折叠及放置不对,打开棉胎未对齐被套角及各边,盖被尾端系带未系,盖被上端距床头未达15 cm,两侧边缘与床不齐,以上各项扣2分		
		盖被尾端向上折叠与床尾齐,然后盖被三折于一侧床边,开口处向门	尾端未向上折叠与床尾齐,盖被未三折于一侧床边,开口处不向门,以上各项扣2分		
	2	正确套枕套	不符合扣2分		
操作后处理（10分）	8	整理用物,污物处置符合院感要求	一项不符合扣2分		
	2	洗手	不洗手不得分		
结果标准（15分）	15	床单位整洁、美观、平整、舒适;符合麻醉床要求;动作轻稳,程序流畅,注意节力原则	一项不符合扣2分		

7. 卧床患者更换床单法操作流程

评估
- 患者评估:核对患者信息(床号、姓名、腕带等),评估患者病情、有无活动限制、心理反应及合作程度等。
- 环境评估:整洁、便于操作,室内的温度适宜;避开同室患者治疗和进餐时间。酌情关闭门窗,按季节调节室内温度,必要时用屏风遮挡患者。

准备
- 护士准备:护士着装整齐,洗手,取下手表。
- 用物准备:大单、中单、被套、床刷及刷套,必要时备清洁衣裤、便盆。
- 患者准备:了解操作目的及配合要点。

操作过程
- 备齐用物到床边,核对床号,解释操作目的,与患者交流,必要时协助患者排便。
- 移开床旁桌,离床约 20 cm;移椅至床尾,离床约 15 cm;清洁床单按更换顺序放于床尾椅上。
- 换大单:松开床尾盖被,把枕头移向对侧,协助患者移向对侧,背向护士。
- 从床头至床尾松开近侧各层床单,卷中单于患者身下。
- 扫净橡胶单上的渣屑,然后将橡胶单搭与患者身上,再将大单污染面向内翻卷塞入患者身下,扫净床褥,并拉平。
- 铺清洁大单,将对侧一半大单塞入患者身下,按铺床法铺好近侧大单。放下橡胶单,铺清洁中单于橡胶单上,卷对侧中单于患者身下,将近侧橡胶单、中单一起塞入床垫下铺好。
- 协助患者平卧,护士转向对侧,移枕于患者头下,协助患者侧卧于已铺好床单的一侧,背向护士,松开各层床单,取出脏中单放在床尾,扫净橡胶单,搭于患者身上,取下污中单及大单放于护理车下层。
- 从床头至床尾扫净床褥,取下床刷套放于护理车下层,床刷放于护理车上。
- 同法铺好各层床单。
- 协助患者平卧。
- 换被套:铺清洁被套于盖被上,打开被尾端单开口,从污被套里取出棉胎("S"形折叠)放于清洁被套内,将棉胎展平,撤去污被套,放于护理车下层。系被套带,折被筒,嘱患者屈膝,将盖被尾端塞入床垫下。
- 换枕套:更换枕套,将枕头拍松、整理平整,垫于患者枕下,开口背门。将床边桌及椅放回原处。根据天气情况和患者病情,摇起床头和膝下支架,打开门窗。

整理
- 用物处理:整理用物,污物处置符合院感要求。
- 洗手,必要时做记录。

8. 卧床患者更换床单法操作考核细则及评分标准

项目	分值	评分细则	扣分标准	扣分	得分
评估 (5分)	5	核对患者信息,评估患者病情及配合程度等;环境适于操作,避开同室患者治疗或进餐时间	一项不符合扣2分		
操作前准备 (10分)	2	护士准备:着装整齐,仪表端庄,洗手	一项不符合扣1分		
	3	用物准备:备齐用物	少一物扣1分,多一物扣0.5分		
	5	患者准备:向患者解释操作目的及配合要点,取得配合	不符合要求不得分,一项不符合扣1分		
操作过程 (60分)	6	备齐用物到床旁,核对患者信息,解释操作目的,与患者交流,取得配合。移开床旁桌椅,护理车放于床位正中	一项不符合扣2分		
	30	松开床尾盖被,把枕头移向对侧,并协助患者移向对侧,协助患者侧卧,背向护士。从床头至床尾松开近侧各层床单,卷中单于患者身下,扫净橡胶单上的渣屑,然后将橡胶单搭于患者身上,再将大单污染面向内翻卷塞入患者身下,扫净床褥。铺清洁大单,将对侧一半大单塞入患者身下,按铺床法铺好近侧大单。放下橡胶单,铺清洁中单于橡胶单上,卷对侧中单于患者身下,将近侧橡胶单、中单一起塞入床垫下铺好。协助患者平卧,护士转向对侧,移枕于患者头下,协助患者背向护士,侧卧于已铺好床单的一侧,松开各层床单,取出脏中单放在床尾。扫净橡胶单,搭于患者身上,取下污中单及大单放于污物袋内。从床头至床尾扫净床褥,取下床刷套放于护理车下层。同法铺好各层床单	操作程序规范,一项不符合扣2分		
	24	解开被套系带,将清洁被套铺于盖被上,将棉被在污被套内折三折。打开清洁被套至1/3处,置棉胎于清洁被套内,将盖被上缘压在枕下或请患者用双手握住,撤去污被套,放入污衣袋,系好带子,折成被筒,为患者盖好。关心患者,注意保暖。换枕套,开口背门,摆放平整。移回床旁桌椅。根据天气或病情,摇起床头和膝下支架,打开门窗	操作程序规范,两侧被筒齐床沿,被尾整齐,头端不虚边,一项不符合扣2分,被头空3cm扣1分		
操作后处理 (10分)	8	整理用物,污物处置符合院感要求	一项不符合扣2分		
	2	洗手	不洗手不得分		
结果标准 (15分)	15	患者体位适当;护士动作轻柔,有爱伤观念;操作程序流畅,注意节力原则;床单位整齐、平整	一项不符合扣2分		

第二章　搬运法操作流程及评分标准

1. 轮椅运送患者法操作流程

评估
- 患者评估：核对患者信息（床号、姓名、腕带等），评估患者的体重、意识状态、病情、皮肤有无破损、导管、伤口、敷料、肢体活动及合作程度。
- 环境评估：整洁、安静，便于操作。

准备
- 护士准备：移开障碍物，保持环境宽敞，着装整齐，洗手。
- 用物准备：轮椅（性能良好），根据季节可备毛毯、别针，必要时备软枕。
- 患者准备：向患者解释轮椅运送的方法和目的，使患者能够主动配合操作。

操作过程
- 推轮椅到床旁，核对患者信息，与患者交流，取得患者配合。
- 使椅背与床尾平齐，面向床头，翻起脚踏板，将闸制动。
- 需用毛毯保暖时，将毛毯单层的两边平均地直铺在轮椅上，使毛毯上端高过患者颈部 15 cm。
- 协助患者至轮椅：扶患者坐起，协助穿衣及鞋袜，撤盖被至床尾。协助患者坐于床沿，嘱患者以手掌在床面维持坐姿，协助下地。
- 护士站在轮椅背后，用两手臂压住椅背，一只脚踏住椅背下面的闸，以固定轮椅，嘱患者扶着轮椅的扶手，身体置于椅座中部，抬头向后靠，坐稳。
- 对于不能自行下床的患者，可扶患者坐起并移至床边，请患者将双手置于搬运者肩上，搬运者双手环抱患者腰部，协助患者下床，嘱患者用其近轮椅侧的手，扶住轮椅外侧的把手，转身坐入轮椅中。或由搬运者环抱患者，协助患者坐入轮椅中。
- 翻下脚踏板，让患者脱鞋后将双脚置于其上。患者如有下肢水肿、溃疡或关节疼痛，可将脚踏板抬起，垫以软枕，双脚踏于软枕上。
- 将毛毯上端边向外翻折 10 cm，围在患者颈部，用别针固定，并用毛毯围双臂做成两个袖筒，各用别针固定在腕部，再用毛毯围好上身，用毛毯将双下肢和双脚包裹。
- 整理床单位，铺暂空床。
- 观察患者，确定无不适后，松闸，送患者至目的地。
- 协助患者上床：将轮椅推至床尾，将闸制动，翻起脚踏板。
- 护士立于患者前，两腿前后分开，屈膝屈肘，两手置于患者腰部，患者双手放于护士肩上，协助患者站立，慢慢地坐回床沿，协助脱去鞋子和保暖外衣。
- 协助患者取舒适卧位，盖好盖被。

整理
- 用物处理：整理用物，收起轮椅，污物处置符合院感要求。
- 洗手，必要时记录。

2. 轮椅运送患者法考核细则及评分标准

项目	分值	评分细则	扣分标准	扣分	得分
评估 （5分）	5	核对患者信息，评估患者的体重、病情及配合程度；环境适于操作	一项不符合扣2分		
操作前准备 （10分）	2	护士准备：着装整齐，仪表端庄，洗手	一项不符合扣1分		
	3	用物准备：备齐用物，轮椅性能良好	少一物扣1分，多一物扣0.5分		
	5	患者准备：向患者解释操作目的及配合要点，取得配合	一项不符合扣2分		
操作过程 （60分）	4	推轮椅置床旁，核对患者信息，检查轮椅性能；与患者交流，取得配合	一项不符合扣1分		
	4	使椅背与床尾平齐，面向床头，翻起脚踏板，将闸制动	一项不符合扣1分		
	4	需用毛毯保暖时，将毛毯单层的两边平均地直铺在轮椅上，使毛毯上端高过患者颈部15 cm	一项不符合扣1分		
	6	协助患者至轮椅：扶患者坐起，协助穿衣及鞋袜，撤盖被至床尾。协助患者坐于床沿，嘱患者以手掌在床面维持坐姿，协助下地	一项不符合扣1分		
	6	护士站在轮椅背后，用两手臂压住椅背，一只脚踏住椅背下面的闸，以固定轮椅，嘱患者扶着轮椅的扶手，身体置于椅座中部，抬头向后靠，坐稳	一项不符合扣1分		
	10	对于不能自行下床的患者，可扶患者坐起并移至床边，请患者将双手置于搬运者肩上，搬运者双手环抱患者腰部，协助患者下床，嘱患者用其近轮椅侧的手，扶住轮椅外侧的把手，转身坐入轮椅中。或由搬运者环抱患者，协助患者坐入轮椅中	一项不符合扣2分		
	6	翻下脚踏板，让患者脱鞋后将双脚置于其上。患者如有下肢水肿、溃疡或关节疼痛，可将脚踏板抬起，垫以软枕，双脚踏于软枕上	一项不符合扣2分		
	8	将毛毯上端边向外翻折10 cm，围在患者颈部，用别针固定，并用毛毯围双臂做成两个袖筒，各用别针固定在腕部，再用毛毯围好上身，用毛毯将双下肢和双脚包裹	一项不符合扣2分		
	2	整理床单位，铺暂空床	一项不符合扣1分		
	4	观察患者，确定无不适后，松闸，送患者至目的地	一项不符合扣1分		
	2	协助患者上床，动作正确	一项不符合扣1分		
	4	协助患者取舒适卧位，盖好盖被	一项不符合扣2分		
操作后处理 （10分）	8	用物处理：整理用物，收起轮椅	一项不符合扣2分		
	2	洗手，必要时做记录	一项不符合扣1分		
结果标准 （15分）	15	患者体位适当；护士动作轻柔，有爱伤观念；操作程序流畅，注意节力原则	一项不符合扣2分		

3. 平车运送患者法操作流程

评估 {
患者评估：核对患者信息（床号、姓名、腕带等），评估患者的意识状态、体重、病情、皮肤、导管、伤口、敷料、肢体活动及合作程度。
环境评估：整洁、安全、温度适宜，床周无障碍，便于操作。
}

准备 {
护士准备：着装整齐，洗手，戴口罩。
用物准备：平车（性能良好），配备固定装置，根据季节可备被褥和软枕。
患者准备：向患者解释平车运送的方法和目的，使患者能够主动配合操作。
}

操作过程 {
推平车到患者床旁，核对患者信息，与患者或其家属交流，取得患者配合。

挪动法：① 移开床旁桌椅，松开盖被，将平车推至紧靠床边，放下床栏，大轮端靠床头，将闸制动。② 协助患者将其上半身、臀部、下肢依次向平车移动（头部卧于大轮端），将床栏归位。③ 下车回床，先移动下肢，再移动上肢。④ 协助患者躺好，根据患者病情及季节，选择合适的方式保暖。

一人法：① 移床旁桌椅至对侧床尾，将平车推至患者床尾，使平车头端与床尾呈钝角，将闸制动。② 松开盖被，协助患者穿好衣服。③ 搬运者一臂自患者腋下伸入对侧肩部，另一臂在同侧伸入患者臀下，面部偏向一侧；患者双臂交叉于搬运者颈后并双手用力握住搬运者。然后搬运者抱起患者，移步轻轻地放在平车上，使之平卧于平车中央。

二人法：①② 同一人法步骤。③ 操作者甲、乙两人站在床边，将患者上肢交叉于自己胸前。将患者移至床边，甲一手托住患者头、颈、肩部，另一只手托住腰部；乙一手托住患者臀部，另一只手托住患者膝部（腘窝处），两人同时抬起，使患者身体稍向护士倾斜，移步将患者放在平车上。

三人法：①② 同一人法步骤。③ 三人站在床边，将患者移至床边，甲一手托住患者的头、颈、肩部，另一只手臂置胸、背部；乙一手托住患者的背部，另一只手臂置臀下；丙一手托住患者的膝部（腘窝处），另一只手置小腿处，中间人喊口令，三人同时抬起，使患者身体稍向护士倾斜，同时移步将患者放于平车上。

四人法：①② 同一人法步骤。③ 在患者腰、臀下铺帆布兜或中单。搬运者甲、乙分别站于病床首、尾端，分别托住患者的头、颈肩并抬起双腿；搬运者丙、丁分别站于病床及平车两侧，紧紧地抓住帆布兜或中单四角，四人同时抬起，将患者轻放于平车中央。

床栏归位，观察患者，确定无不适后，松开平车制动闸，送患者至目的地（途中注意观察病情），交接患者。
}

整理 {
归位平车，整理用物，污物处置符合院感要求。
洗手，必要时记录。
}

4. 平车运送患者法考核细则及评分标准

项目	分值	评分细则	扣分标准	扣分	得分
评估 (5分)	5	核对患者信息,评估患者的体重、病情及配合程度;环境适于操作	一项不符合扣2分		
操作前准备 (10分)	2	护士准备:着装整齐,仪表端庄,洗手,戴口罩	一项不符合扣1分		
	3	用物准备:备齐用物,平车性能良好	少一物扣1分,多一物扣0.5分		
	5	患者准备:向患者解释操作目的及配合要点,取得配合	一项不符合扣2分		
操作过程 (60分)	8	推平车到床旁,核对患者信息,与患者或其家属交流,取得配合	一项不符合扣2分		
	44	挪动法:① 移开床旁桌椅,松开盖被,将平车推至紧靠床边,大轮端靠床头,将闸制动。② 协助患者将其上半身、臀部、下肢依次向平车移动(头部卧于大轮端)。③ 下车回床,先移动下肢,再移动上肢。④ 协助患者躺好,根据病情及季节,选择合适的方式保暖	一项不符合扣3分		
		一人法:① 移床旁桌椅至对侧床尾,将平车推至患者床尾,使平车头端与床尾呈钝角,将闸制动。② 松开盖被,协助患者穿好衣服。③ 搬运者一臂自患者腋下伸入对侧肩部,另一臂在同侧伸入患者臀下,面部偏向一侧;患者双臂交叉于搬运者颈后并双手用力握住搬运者。然后搬运者抱起患者,移步轻轻地放在平车上,使之平卧于平车中央	一项不符合扣3分		
		二人法:①② 同一人法步骤。③ 操作者甲、乙两人站在床边,将患者上肢交叉于自己胸前。将患者移至床边,甲一手托住患者头、颈、肩部,另一只手托住腰部;乙一手托住患者臀部,另一只手托住患者膝部(腘窝处),两人同时抬起,使患者身体稍向护士倾斜,移步将患者放在平车上	一项不符合扣3分		
		三人法:①② 同一人法步骤。③ 三人站在床边,将患者移至床边,甲一手托住患者的头、颈、肩部,另一只手臂置胸、背部;乙一手托住患者的背部,另一只手臂置臀下;丙一手托住患者的膝部(腘窝处),另一只手置小腿处,中间人喊口令,三人同时抬起,使患者身体稍向护士倾斜,同时移步将患者放于平车上	一项不符合扣3分		
		四人法:①② 同一人法步骤。③ 在患者腰、臀下铺帆布兜或中单。搬运者甲、乙分别站于病床首、尾端,分别托住患者的头、颈肩并抬起双腿;搬运者丙、丁分别站于病床及平车两侧,紧紧地抓住帆布兜或中单四角,四人同时抬起,将患者轻放于平车中央	一项不符合扣3分		
	8	床档归位,观察患者,确定无不适后,松开平车制动闸,送患者至目的地(途中注意观察病情),交接患者	一项不符合扣2分		
操作后处理 (10分)	8	用物整理:清理用物,归位平车	一项不符合扣2分		
	2	洗手,必要时做记录	一项不符合扣1分		
结果标准 (15分)	15	操作程序流畅,注意节力原则;护士动作轻柔,有爱伤观念;患者体位适当;卧位舒适安全	一项不符合扣2分		

5. 担架运送患者法操作流程

评估 ┤
　患者评估:核对患者信息(床号、姓名、腕带等),评估患者的体重、意识、病情、躯体活动能力、病损部位及合作程度。
　环境评估:整洁、安全,便于操作。

准备 ┤
　护士准备:着装整齐,洗手,根据患者情况决定搬运人数。
　用物准备:担架(性能良好),根据季节可备毛毯、软垫、软枕。
　患者准备:向患者解释担架运送的目的及配合要点。

操作过程 ┤

携担架到床旁,核对患者信息,与患者或其家属交流,取得患者配合,安置好患者身上的各种导管。

根据需要,正确选择搬运法。取正确位置,放置担架。

三人搬运法:① 搬运者位于患者同一侧,甲一手托住患者的头、颈、肩部,另一只手臂置胸、背部;乙一手托住患者的背部,另一只手臂置臀下;丙一手托住患者的膝部(腘窝处),另一只手置小腿处。② 中间人喊口令,三人同时抬起,使患者身体稍向护士倾斜,同时移步将患者放于担架上,昏迷患者头偏一侧。

滚动搬运法(适用于胸腰椎损伤者):① 将患者四肢伸直,并拢,向床边移动,将担架放置于患者身旁。② 搬运者位于患者同一侧,甲一手托起患者的头、颈、肩部,另一只手托起患者的腰部,乙、丙分别托起患者的臀部和双下肢。三人同时像卷地毯或滚圆木一样使患者成一整体向担架滚动。③ 使患者位于担架中央,采取仰卧位,盖好盖被,受伤的胸腰椎下垫一约 10 cm 厚的小枕或衣物。

平托法(适用于颈椎损伤者):① 搬运者站在患者和担架的同一侧,将担架放置于患者身旁。② 由一人或两人托起患者的头、颈部,另外两人分别托住患者的胸、腰、臀及上下肢,搬运者将患者水平托起,头部处于中立位,并沿身体纵轴向上略加牵引颈部或由患者自己用双手托起头部,缓慢转移至担架上。③ 患者取仰卧位,颈下垫小枕或衣物,保持头部中立位,头颈两侧应用衣物或沙袋加以固定。

协助患者取舒适卧位,注意保暖。

整理 ┤
　用物处理:整理用物,收起担架。
　洗手,必要时记录。

6. 担架运送患者法考核细则及评分标准

项目	分值	评分细则	扣分标准	扣分	得分
评估 （5分）	5	核对患者信息，评估患者的体重、意识、病情、病损部位、躯体活动能力及合作程度；环境适于操作	一项不符合扣2分		
操作前准备 （10分）	2	护士准备：着装整齐，仪表端庄，洗手，根据患者情况决定搬运人数	一项不符合扣1分		
	3	用物准备：备齐用物，担架性能良好	少一物扣1分，多一物扣0.5分		
	5	患者准备：向患者解释操作目的及配合要点，取得配合	一项不符合扣2分		
操作过程 （60分）	5	携担架到床旁，核对患者信息，与患者或其家属交流，取得配合，安置好患者的各种导管	一项不符合扣2分		
	5	根据需要，正确选择搬运法。取正确位置，放置担架	一项不符合扣2分		
	44	三人搬运法：① 搬运者位于患者同一侧，甲一手托住患者的头、颈、肩部，另一手臂置胸、背部；乙一手托住患者的背部，另一只手臂置臀下；丙一手托住患者的膝部，另一只手置小腿处。② 中间人喊口令，三人同时抬起，使患者身体稍向护士倾斜，同时移步将患者放于担架上，昏迷患者头偏一侧	一项不符合扣3分		
		滚动搬运法（适用于胸腰椎损伤者）：① 将患者四肢伸直，并拢，向床边移动，将担架放置于患者身旁。② 搬运者位于患者同一侧，甲一手托起患者的头、颈、肩部，另一只手托起患者的腰部，乙、丙分别托起患者的臀部和双下肢。三人同时像卷地毯或滚圆木一样使患者成一整体向担架滚动。③ 使患者位于担架中央，采取仰卧位，盖好盖被，受伤的胸腰椎下垫一约10 cm厚的小枕或衣物	一项不符合扣3分		
		平托法（适用于颈椎损伤者）：① 搬运者站在患者和担架的同一侧，将担架放置于患者身旁。② 由一人或两人托起患者的头、颈部，另外两人分别托住患者的胸、腰、臀及上下肢，搬运者将患者水平托起，头部处于中立位，并沿身体纵轴向上略加牵引颈部或由患者自己用双手托起头部，缓慢转移至担架上。③ 患者取仰卧位，颈下垫小枕或衣物，保持头部中立位，头颈两侧应用衣物或沙袋加以固定	一项不符合扣3分		
	6	正确放置患者，注意保持舒适体位，送患者至目的地	一项不符合扣2分		
操作后处理 （10分）	8	用物处理：整理用物，收置担架	一项不符合扣2分		
	2	洗手，必要时做记录	一项不符合扣1分		
结果标准 （15分）	15	操作程序流畅，注意节力原则；护士动作轻柔，有爱伤观念；患者体位适当；卧位舒适安全	一项不符合扣2分		

7. 协助患者移向床头操作流程

评估
- 患者评估：核对患者信息（床号、姓名、腕带等），评估患者体重、病情，损伤部位、管路情况及配合程度。
- 环境评估：整洁、安静，温度适宜，光线充足。

准备
- 护士准备：着装整齐，仪表端庄，洗手，戴口罩。
- 用物准备：可根据需要准备软枕。
- 患者准备：向患者解释操作目的及配合要点。

操作过程
- 视病情放平床头，患者取仰卧屈膝位，将枕头横立于床头。避免撞伤患者。
- 一人协助患者移向床头法：护士一只手伸入患者肩下，另一只手伸入臀部，在托起的同时嘱患者双手握住床头栏杆，两脚蹬床面，同时向上移动。
- 二人协助患者移向床头法：护士两人分别站于床的两侧，交叉托住患者颈肩和臀部，或一人托住颈、肩部及腰部，另一人托住臀部及膝部（腘窝处），两人同时抬起患者移向床头。
- 放回枕头，按需要摇起床头、床尾，整理床铺保持舒适。

整理
- 整理床单位，保持床单位平整、无褶皱。
- 洗手，必要时做记录。

8. 协助患者移向床头法操作考核细则及评分标准

项目	分值	评分细则	扣分标准	扣分	得分
评估（5分）	5	核对患者信息，评估患者体重、病情、损伤部位、管路情况及配合程度等；环境适于操作	一项不符合扣2分		
操作前准备（10分）	2	护士准备：着装整齐，仪表端庄，洗手，戴口罩	一项不符合扣1分		
	3	用物准备：备齐用物	少一物扣1分，多一物扣0.5分		
	5	患者准备：向患者解释操作目的及配合要点，取得配合	一项不符合扣2分		
操作过程（60分）	5	向患者解释操作的目的，取得配合	一项不符合扣2分		
	10	放平床头，患者取仰卧屈膝位，将枕头横立于床头	一项不符合扣2分		
	30	一人协助患者移向床头法：护士一只手伸入患者肩下，另一只手伸入臀部，在托起的同时嘱患者双手握住床头栏杆，两脚蹬床面，同时向上移动	一项不符合扣2分；移动时确保患者安全，避免损伤，未做到不得分		
		二人协助患者移向床头法：护士两人分别站于床的两侧，交叉托住患者颈肩和臀部，或一人托住颈、肩部及腰部，另一人托住臀部及膝部（腘窝处），两人同时抬起患者移向床头	一项不符合扣2分；移动时确保患者安全，避免损伤，未做到不得分		
	5	放回枕头，按需要摇起床头、床尾	一项不符合扣2分		
	10	保持卧位舒适、安全	一项不符合扣2分		
操作后处理（10分）	8	整理好床单位，保持床单平整、无褶皱	一项不符合扣2分		
	2	洗手，必要时做记录	一项不符合扣1分		
结果标准（15分）	15	各种引流、牵引、输液装置效能正常；密切观察病情变化，及时发现异常；动作轻柔，有爱伤观念；操作程序流畅；患者卧位舒适；床单位整齐、平整	一项不符合扣2分		

9. 协助患者翻身侧卧法操作流程

评估
- 患者评估：核对患者信息（床号、姓名、腕带等），评估患者体重、病情、损伤部位、管路情况及配合程度。
- 环境评估：整洁、安静，温度适宜，光线充足。

准备
- 护士准备：着装整齐，仪表端庄，洗手，戴口罩。
- 用物准备：根据患者病情准备软枕数个。
- 患者准备：向患者解释操作目的及配合要点。

操作过程
- 将用物携至床旁，核对患者信息，解释操作目的，取得配合。
- 将各种导管及输液装置安置妥当，帮助患者移去枕头，松开被尾，必要时将盖被折叠至床尾或一侧。
- 患者取仰卧位，两腿屈曲，两手放于腹部。
- 一人协助患者翻身侧卧法：① 先将患者双下肢移向靠近护士侧的床沿，再将患者肩、腰、臀部向护士侧移动。② 一只手托肩，另一只手托膝部（腘窝处），轻轻将患者推向对侧，使其背向护士。
- 二人协助患者翻身侧卧法：① 两名护士站在床的同一侧，一人托住患者颈肩部和腰部，另一人托住臀部和膝部（腘窝处），同时将患者抬起移向近侧。② 两人分别托患者的肩、腰部和臀、膝部，轻推，使患者转向对侧。
- 按照侧卧位的要求，在患者背部、胸部及两膝间放置软枕，使患者安全舒适，必要时使用床栏。
- 检查并安置患者肢体各关节处于功能位置，各种管道保持通畅。

整理
- 整理床单位，保持床单位平整、无褶皱。
- 洗手，记录翻身时间及皮肤状况，做好交接班。

10. 协助患者翻身侧卧法考核操作细则及评分标准

项目	分值	评分细则	扣分标准	扣分	得分
评估 (5分)	5	核对患者信息,评估患者体重、病情、损伤部位、管路情况及配合程度等;环境适于操作	一项不符合扣2分		
操作前准备 (10分)	2	护士准备:着装整齐,仪表端庄,洗手,戴口罩	一项不符合扣1分		
	3	用物准备:备齐用物	少一物扣1分,多一物扣0.5分		
	5	患者准备:向患者解释操作目的及配合要点,取得配合	一项不符合扣2分		
操作过程 (60分)	5	携用物至床旁,核对患者信息,解释操作目的,取得配合	一项不符合扣2分		
	5	将各种导管及输液装置安置妥当,移去枕头,松开被尾,必要时将盖被折叠至床尾或一侧	一项不符合扣2分		
	5	患者取仰卧位,两腿屈曲,两手放于腹部	一项不符合扣2分		
	30	一人协助患者翻身侧卧法:① 先将患者双下肢移向靠近护士侧的床沿,再将患者肩、腰、臀部向护士侧移动。② 一只手托肩,另一只手托膝部(腘窝处),轻轻将患者推向对侧,使其背向护士	一项不符合扣2分		
		二人协助患者翻身侧卧法:① 两名护士站在床的同一侧,一人托住患者颈肩部和腰部,另一人托住臀部和膝部(腘窝处),同时将患者抬起移向近侧。② 两人分别托患者的肩、腰部和臀、膝部,轻推,使患者转向对侧	一项不符合扣2分		
	10	按侧卧位的要求,在患者背部、胸部及两膝间放置软枕,使患者安全舒适,必要时使用床栏	一项不符合扣2分		
	5	检查并安置患者肢体各关节处于功能位置;各种管道保持通畅	一项不符合扣2分		
操作后处理 (10分)	8	整理好床单位及用物,洗手	一项不符合扣2分		
	2	记录翻身时间、体位、皮肤及全身情况	一项不符合扣1分		
结果标准 (15分)	15	各种引流、牵引、输液装置效能正常;密切观察病情变化,及时发现异常;动作轻柔,有爱伤观念;操作程序流畅;患者卧位舒适	一项不符合扣2分		

11. 轴线翻身法操作流程

评估 {
患者评估:核对患者信息(床号、姓名、腕带等),评估患者体重、病情、损伤部位、管路情况及配合程度。

环境评估:整洁、安静,温度适宜,光线充足。
}

准备 {
护士准备:着装整齐,仪表端庄,洗手,戴口罩。

用物准备:根据患者病情准备软枕数个。

患者准备:向患者解释操作目的及配合要点。
}

操作过程 {
将用物携至床旁,核对患者信息,解释操作目的,取得配合。

将各种导管及输液装置安置妥当,帮助患者移去枕头,松开被尾,必要时将盖被折叠至床尾或一侧。

患者取仰卧位。

二人协助患者轴线翻身法。① 移动患者:两名护士站在病床同侧,小心地将大单置于患者身下,分别抓紧靠近患者肩部、腰部、髋部、大腿等处的大单,将患者拉至近侧,拉起床档。② 安置体位:护士绕至对侧,将患者近侧手臂置在头侧,远侧手臂置于胸前,两膝之间放一软枕。③ 协助侧卧:护士双脚前后分开,两手分别抓紧患者肩部、腰部、髋部、大腿等处的远侧大单,由其中一名护士发出口令,两人动作一致,使患者身体以圆滚轴式翻转至侧卧。

三人协助患者轴线翻身法。① 移动患者:由三名护士完成,甲固定患者头部,纵轴向上略加牵引,使头、颈部随躯干一起慢慢移动;乙双手分别置于患者肩、背部;丙双手分别置于患者腰部、臀部,使患者头、颈、腰、髋保持在同一水平线上,移至近侧。② 转向侧卧:翻转至侧卧位,翻转角度不超过60°。

将软枕放于患者背部支撑身体,另一软枕置于两膝间。

检查患者肢体各关节处于功能位置,各种管道保持通畅。
}

整理 {
整理床单位,保持床单位平整、无褶皱。

洗手,记录翻身时间及皮肤状况,做好交接班。
}

12. 轴线翻身法考核操作细则及评分标准

项目	分值	评分细则	扣分标准	扣分	得分
评估 （5分）	5	核对患者信息，评估患者体重、病情、损伤部位、管路情况及配合程度等；环境适于操作	一项不符合扣2分		
操作前准备 （10分）	2	护士准备：着装整齐，仪表端庄，洗手，戴口罩	一项不符合扣1分		
	3	用物准备：备齐用物	少一物扣1分，多一物扣0.5分		
	5	患者准备：向患者解释操作目的及配合要点，取得配合	一项不符合扣2分		
操作过程 （60分）	5	携用物至床旁，核对患者信息，解释操作目的，取得配合	一项不符合扣2分		
	5	将各种导管及输液装置安置妥当，移去枕头，松开被尾，必要时将盖被折叠至床尾或一侧	一项不符合扣2分		
	5	患者取仰卧位	不符合扣5分		
	30	二人协助患者轴线翻身法。① 移动患者：两名护士站在病床同侧，小心地将大单置于患者身下，分别抓紧靠近患者肩部、腰部、髋部、大腿等处的大单，将患者拉至近侧，拉起床栏。② 安置体位：护士绕至对侧，将患者近侧手臂置在头侧，远侧手臂置于胸前，两膝之间放一软枕。③ 协助侧卧：护士双脚前后分开，两手分别抓紧患者肩部、腰部、髋部、大腿等处的远侧大单，由其中一名护士发出口令，两人动作一致，使患者身体以圆滚轴式翻转至侧卧	一项不符合扣2分		
		三人协助患者轴线翻身法：① 移动患者：由三名护士完成，甲固定患者头部，纵轴向上略加牵引，使头、颈部随躯干一起慢慢移动；乙双手分别置于患者肩、背部；丙双手分别置于患者腰部、臀部，使患者头、颈、腰、髋保持在同一水平线上，移至近侧。② 转向侧卧：翻转至侧卧位，翻转角度不超过60°	一项不符合扣2分		
	10	将软枕放于患者背部支撑身体，另一软枕置于两膝间	一项不符合扣2分		
	5	检查患者肢体各关节处于功能位置，各种管道保持通畅	一项不符合扣2分		
操作后处理 （10分）	8	整理好床单位及用物，洗手	一项不符合扣2分		
	2	记录翻身时间、体位、皮肤及全身情况	一项不符合扣1分		
结果标准 （15分）	15	各种引流、牵引、输液装置效能正常；密切观察病情变化，及时发现异常；动作轻柔，有爱伤观念；操作程序流畅；患者卧位舒适	一项不符合扣2分		

第三章 舒适安全护理技术操作流程及评分标准

1. 各种卧位操作流程

评估 { 患者评估:核对患者信息(床号、姓名、腕带等),评估患者的病情、有无活动限制、心理反应及合作程度。
环境评估:整洁、安全,便于操作,室内温度适宜。

准备 { 护士准备:护士着装整齐,洗手,戴口罩。
用物准备:软枕若干。
患者准备:向患者解释操作目的及配合要点。

操作过程 {
备齐用物至床旁,核对患者信息(床号、姓名、腕带等),与患者交流,取得配合。

去枕仰卧位:移患者枕头横放于患者床头,头偏向一侧,两臂放于身体两侧。两腿伸直,自然放置。

中凹卧位:头胸部抬高 10°—20°,下肢抬高 20°—30°(摇床,或垫软枕)。

屈膝仰卧位:患者仰卧,头下垫枕,两臂放于身体两侧,两膝屈起,并稍向外分开。

侧卧位:患者侧卧,两臂屈肘,一手放在枕旁,另一只手放在胸前,下腿伸直,上腿弯曲(在两膝之间、胸腹部、背部可放软枕)。

半坐卧位:床头支架摇高 30°—50°,摇起膝下支架,床尾放一软枕,垫于患者足底(靠背架使用方法:抬高上半身,床褥下放一靠背架,膝下放软枕,用中单固定软枕,两端固定于床沿,床尾足底垫软枕)。

端坐位:扶患者坐起,摇起床头支架或靠背架,将床头抬高 70°—80°,患者身体稍向前倾,床上放小桌,桌上放软枕,患者可伏桌休息,必要时加床栏。

俯卧位:患者俯卧,两臂屈曲放于头的两侧,两腿伸直,头偏向一侧,胸下、髋部、踝部各放一软枕。

头低足高位:患者仰卧,枕头横立于床头,床尾抬高 15—30 cm(用支托物抬高)。

头高足低位:患者仰卧,床头抬高 15—30 cm,床尾横立一枕。

膝胸位:患者跪卧,两小腿平放于床上,稍分开,大腿和床面垂直,胸贴床面,腹部悬空,臀部抬起,头转向一侧,两臂屈肘,放于头两侧。

截石位:患者仰卧于检查台上,两腿分开,放于支架上,臀部齐台边,两手置于身体两侧或胸前。
}

整理 { 整理用物,污物处置符合院感要求。
洗手,必要时做记录。

2. 各种卧位操作考核细则及评分标准

项目	分值	评分细则	扣分标准	扣分	得分
评估(5分)	5	核对患者信息,评估患者病情、有无活动受限、心理反应及配合程度等;环境适于操作	一项不符合扣2分		
操作前准备(10分)	2	护士准备:着装整齐,仪表端庄,洗手	一项不符合扣1分		
	3	用物准备:备齐用物	少一物扣1分,多一物扣0.5分		
	5	患者准备:向患者解释操作目的及配合要点,取得配合	一项不符合扣1分,未执行不得分		
操作方法(60分)	2	携用物至床旁,解释操作目的,与患者交流,取得配合	未执行,不得分		
	2	去枕仰卧位:去患者枕头,枕头横放于患者床头,头偏向一侧,两臂放于身体两侧	一项不符合扣1分		
	4	中凹卧位:头胸部抬高10°—20°,下肢抬高20°—30°(摇床,或垫软枕)	一项不符合扣2分		
	4	屈膝仰卧位:患者仰卧,头下垫枕,两臂放于身体两侧,两膝屈起,并稍向外分开	一项不符合扣2分		
	6	侧卧位:患者侧卧,两臂屈肘,一手放在枕旁,另一只手放在胸前,下腿伸直,上腿弯曲(在两膝之间、胸腹部、背部可放软枕)	一项不符合扣2分		
	6	半坐卧位:床头支架摇高30°—50°,摇起床膝下支架,床尾部放一软枕,垫于患者足底。靠背架:抬高上半身,床褥下置一靠背架,膝下放软枕,用中单固定软枕,两端固定于床沿,床尾足底垫软枕	一项不符合扣2分		
	6	端坐位:扶患者坐起,摇起床头支架或靠背架,将床头抬高70°—80°,患者身体稍向前倾,床上放小桌,桌上放软枕,患者可伏桌休息,必要时加床栏	一项不符合扣2分		
	6	俯卧位:患者俯卧,两臂屈曲放于头的两侧,两腿伸直,头偏向一侧,胸下、髋部、踝部各放一软枕	一项不符合扣2分		
	6	头低足高位:患者仰卧,枕头横立于床头,床尾抬高15—30 cm(用支托物抬高)	一项不符合扣2分		
	6	头高足低位:患者仰卧,床头抬高15—30 cm,床尾横立一枕	一项不符合扣2分		
	6	膝胸位:患者跪卧,两小腿平放于床上,稍分开,大腿和床面垂直,胸贴床面,腹部悬空,臀部抬起,头转向一侧,两臂屈肘,放于头两侧	一项不符合扣2分		
	6	截石位:患者仰卧于检查台上,两腿分开,放于支架上,臀部齐台边,两手置于身体两侧或胸前	一项不符合扣2分		
操作后准备(10分)	8	整理用物,污物处置符合院感要求	一项不符合扣2分		
	2	洗手,必要时做记录	一项不符合扣1分		
结果标准(15分)	15	动作轻稳、程序流畅;有爱伤观念,患者卧位舒适,肢体摆放得当;各种引流管通畅,引流效能良好;各种牵引、输液装置正常;密切观察病情变化,及时发现异常	一项不符合扣2分		

3. 保护具应用操作流程

评估 ┤
- 患者评估：核对患者信息（床号、姓名、腕带等），评估患者生命体征、年龄、意识及家属的配合程度。
- 环境评估：整洁、安静，便于操作。

准备 ┤
- 护士准备：护士着装整齐，洗手。
- 用物准备：① 床拦：根据医院条件，准备多功能床拦或半自动床拦或木杆床拦；② 约束带：根据病情需要准备宽绷带、棉垫、肩部约束带、膝部约束带；③ 支被架：肢体瘫痪或灼伤患者采用暴露疗法需保暖时准备。
- 患者准备：向患者或家属解释操作目的及配合要点。

操作过程 ┤
- 携用物至床旁，核对患者信息，解释操作目的，与患者或其家属交流，取得配合。
- 多功能床拦：使用时拉起床栏、床拦。
- 半自动床拦：可按需升降。
- 肩部约束带：两侧肩部套上袖筒，腋窝衬棉垫；两袖筒上的细带在胸前打结固定，把两条较宽的长带系于床头，必要时将枕横立于床头。
- 肩部大单约束：大单斜折成 33 cm 宽长条，横放在患者背部、双肩，自双侧腋窝各拉出大单的一头，绕至肩部上方，再穿过横在肩下的带子系于床头。
- 膝部约束带：两膝衬棉垫，将约束带横放于两膝上，两头带各缚住一侧膝关节，宽带两端系于床沿。
- 膝部大单约束：大单斜折成 33 cm 宽长条，横放于患者膝下，自两腿间将带提起，将带两端由上而下压盖在膝上，并穿过腿中央横放的宽带，两侧向外拉，系于床侧。
- 宽绷带约束：先用棉垫包裹手腕、足踝，再用宽绷带打成双套结，套在棉垫外，稍微拉紧，使手脚不易脱出，但以不妨碍肢体血液循环为度，将带子系于床栏。
- 支被架：架子罩于防止受伤的部位，盖好盖被。
- 定时松解约束带、更换患者体位，注意观察肢体血运，必要时按摩。

整理 ┤
- 整理用物，污物处置符合院感要求。
- 洗手，记录。

4. 保护具应用操作考核细则及评分标准

项目	分值	评分细则	扣分标准	扣分	得分
评估 5分	5	核对患者信息,评估患者生命体征、年龄、意识及家属的配合程度等	一项不符合扣2分		
操作前准备 (10分)	2	护士准备:着装整齐,仪表端庄,洗手	一项不符合扣1分		
	5	用物准备:备齐用物	少一物扣1分,多一物扣0.5分		
	3	患者准备:向患者解释操作目的及配合要点,取得配合	一项不符合扣1分		
操作过程 (60分)	3	携用物至床边,核对患者信息,解释操作目的,与患者或家属交流,取得配合	一项不符合扣2分		
	2	正确使用床档,熟悉各种床栏的操作	未做到扣2分		
	20	肩部约束带:两侧肩部套上袖筒,腋窝衬棉垫;两袖筒上的细带在胸前打结固定,把两条较宽的长带系于床头,必要时将枕横立于床头。 肩部大单约束:大单斜折成33 cm宽长条,横放在患者背部、双肩,自双侧腋窝各拉出大单的一头,绕至肩部上方,再穿过横在肩下的带子系于床头	一项不符合扣3分		
	20	膝部约束带:两膝衬棉垫,将约束带横放于两膝上,两头带各缚住一侧膝关节,宽带两端系于床沿; 膝部大单约束:大单斜折成33 cm宽长条,横放于患者膝下,自两腿间将带提起,将带两端由上而下压盖在膝上,并穿过腿中央横放的宽带,两侧向外拉,系于床侧	一项不符合扣3分		
	10	宽绷带约束:先用棉垫包裹手腕、足踝,再用宽绷带打成双套结,套在棉垫外,稍微拉紧,使手脚不易脱出,但以不妨碍肢体血液循环为度,将带子系于床栏	一项不符合扣3分		
	2	支被架:架子罩于防止受伤的部位,盖好盖被	未做到不得分		
	3	定时松解约束带、更换患者体位,注意观察肢体血运,必要时按摩	未做到扣3分		
操作后处理 (10分)	8	整理用物,污物处置符合院感要求	一项不符合扣2分		
	2	洗手,记录	一项不符合扣1分		
结果标准 (15分)	15	操作程序流畅;动作轻柔,有爱伤观念;患者体位适当,卧位舒适;床单位整齐、平整;密切观察,定时松解,无并发症	一项不符合扣2分		

5. 口腔护理操作流程

评估
- 患者评估：核对患者信息（床号，姓名，腕带等），评估患者意识、口腔黏膜、舌苔情况，有无义齿，能否配合操作，根据唾液的 pH 选择合适的漱口液等。
- 环境评估：安静、整洁，便于操作。

准备
- 护士准备：着装整齐，仪表端庄，洗手，戴口罩。
- 用物准备：治疗盘、治疗碗、含漱口液的棉球、弯血管钳、镊子、压舌板、弯盘、吸水管、治疗巾、石蜡油、棉签、水杯、手电筒、开口器、锡类散或冰硼散、pH 试纸等。
- 患者准备：向患者解释操作目的及配合要点。

操作过程
- 携用物至床旁，核对患者信息后，解释口腔护理的目的，与患者或其家属交流，并清点棉球。
- 协助患者侧卧或仰卧，头偏向一侧，面向护士。
- 铺治疗巾于颌下，置弯盘于患者口角旁。
- 协助患者用吸水管漱口（昏迷患者禁漱口）。
- 嘱患者张口，护士一只手持手电筒，另一只手持压舌板，观察口腔。昏迷患者可用开口器协助张口，口唇干裂者应先用水润湿，再张口观察。
- 挤干棉球，嘱患者咬合上、下齿，用压舌板轻轻撑开左侧颊部，用弯血管钳夹取含漱口溶液的棉球，擦洗牙齿左外侧面，沿牙齿纵向擦洗，按顺序由内向外洗牙齿。同法擦洗右外侧面。
- 嘱患者张开上、下齿，擦洗牙齿左上内侧面、左上咬合面、左下内侧面、左下咬合面，以弧形擦洗左侧颊部。同法擦洗右侧。
- 擦洗舌面、舌下及硬腭部。
- 协助患者用吸水管吸漱口水漱口，吐入弯盘，擦净口唇及面部（昏迷患者禁漱口）。
- 再次观察口腔，口唇干裂者涂石蜡油或者唇膏，口腔溃疡者根据需要用药，再次清点棉球。

整理
- 整理用物，污物处理符合院感要求。
- 洗手，必要时记录

6. 口腔护理操作考核细则及评分标准

项目	分值	评分细则	扣分标准	扣分	得分
评估 (5分)	5	核对患者信息,评估患者意识、口腔黏膜、舌苔情况,有无义齿及配合程度等,根据唾液的 pH 选择合适的漱口液	一项不符合扣2分		
操作前准备 (10分)	2	护士准备:着装整齐,仪表端庄,洗手	一项不符合扣1分		
	3	用物准备:备齐用物,正确选用漱口液	少一物扣1分,多一物扣0.5分		
	5	患者准备:向患者解释操作目的及配合要点,取得配合	一项不符合扣1分		
操作过程 (60分)	4	携用物至床边,核对患者信息后,解释操作目的,与患者或其家属交流,取得配合,并清点棉球	一项不符合扣2分		
	2	协助患者侧卧或仰卧,头偏向一侧,面向护士,颌下铺治疗巾,弯盘置于患者口角旁	一项不符合扣1分		
	2	检查口腔有无异常,有义齿须取下	一项不符合扣2分		
	2	协助患者漱口,昏迷患者禁漱口	漱口液不正确扣5分		
	2	协助患者张口,口唇干裂者应先用水湿润,再张口观察	一项不符合扣1分		
	3	嘱患者张口,护士一只手持手电筒,另一只手持压舌板,观察口腔。昏迷患者可用开口器	一项不符合扣1分		
	6	挤干棉球,嘱患者咬合上、下齿,用压舌板轻轻撑开左侧颊部,用弯血管钳夹取含漱口溶液的棉球,擦洗牙齿左外侧面,沿牙齿纵向擦洗,按顺序由内向外洗向门齿	棉球过湿或过干,不使用压舌板或不会用,擦洗方法不正确,程序混乱,以上各项扣1分		
	6	同法擦洗右外侧面	一项不符合扣1分		
	8	嘱患者张开上、下齿,擦洗牙齿左上内侧面、左上咬合面、左下内侧面、左下咬合面,以弧形擦洗左侧颊部	一项不符合扣1分		
	8	同法擦洗右侧	一项不符合扣1分		
	3	擦洗舌面、舌下及硬腭部	一项不符合扣1分		
	4	协助患者用吸水管吸漱口水漱口,吐入弯盘,擦净口唇及面部(昏迷患者禁漱口)	一项不符合扣1分		
	5	再次观察口腔,口唇干裂者涂石蜡油或者唇膏,口腔溃疡者根据需要用药,再次清点棉球	一项不符合扣1分		
	5	协助患者取舒适体位,整理床单位	未做到不得分		
操作后处理 (10分)	8	整理用物,污物处置符合院感要求	终末未处理扣2分,特殊感染处理不当扣8分		
	2	洗手,必要时做记录	一项不符合扣1分		
结果标准 (15分)	15	护士操作程序流畅,动作轻柔,有爱伤观念,患者口腔清洁、舒适、无异味,患者卧位舒适,床单位整齐、平整	一项不符合扣2分		

7. 床上洗头操作流程

评估 { 患者评估:核对患者信息(床号、姓名、腕带等,)评估患者病情、头发清洁情况(有无头屑、发虱、蚁)及配合程度等。

环境评估:安静、整洁,室温适宜,便于操作。

准备 { 护士准备:着装整齐,仪表端庄,洗手,戴口罩。

用物准备:水壶(内盛热水)、面盆、大毛巾、小毛巾、别针、棉球 2 只、橡胶单、污水桶、梳子、洗发液、洗脸毛巾、吹风机。根据条件备洗头车或马蹄形垫或搪瓷杯、血管钳、1 m 长的橡胶管等。

患者准备:如病情许可,向患者解释操作目的及配合要点。

操作过程 {

携用物至床边,核对患者信息,向患者解释操作目的,与患者交流,取得配合。

关闭门窗,用屏风遮挡患者,按需给予便盆,移开床旁桌。

移枕于肩下,垫小橡胶单及大毛巾于枕上,松开患者衣领向内反折,将床边一侧大毛巾卷起围在患者颈部,用别针固定。

扣杯法:协助患者仰卧,放面盆,盆底放毛巾 1 块,其上倒扣搪瓷杯,杯上垫四折的毛巾,将患者头部置于毛巾上。盆内放一橡胶管,下方接污水桶。

马蹄形垫法:患者仰卧,移枕于肩下,将头置于马蹄形垫内。马蹄形垫的开口下方处接污水桶。

洗头车法:患者仰卧,头部枕于洗头车的头托上,或将接水盘置于患者头下。

用棉球塞患者两耳,用纱布遮盖患者双眼,梳顺头发。

洗发:试水温,用水壶倒热水湿润头发,将头发均匀涂上洗发液,由发际至脑后部反复揉搓,同时用指腹轻轻按摩头皮。一只手托起头部,另一只手洗净脑后部头发,用温水冲洗头发,直至冲净。

擦干头发:解下颈部毛巾,擦去头发上的水分,取下眼部的纱布和耳中的棉球,用毛巾包好头发,擦干面部。

撤去马蹄形垫和橡胶单等,移患者肩下枕至床头,协助患者取仰卧位。

解下包头的毛巾,用洗脸毛巾擦干头发,用梳子梳理。必要时用电吹风吹干头发,梳理成形。

整理床单位,移回床旁桌,打开门窗。

整理 { 整理并处置用物,符合院感要求。

洗手,必要时做记录。

8. 床上洗头操作考核细则及评分标准

项目	分值	评分细则	扣分标准	扣分	得分
评估 (5分)	5	核对患者信息,评估患者病情、头发清洁情况及配合程度等,环境适于操作	一项不符合扣2分		
操作前准备 (10分)	2	护士准备:着装整齐,洗手,戴口罩	一项不符合扣1分		
	3	用物准备:备齐用物	少一物扣1分,多一物扣0.5分		
	5	患者准备:向患者解释操作目的及配合要点,取得配合	一项不符合扣1分		
操作过程 (60分)	3	备齐用物至床旁,核对患者信息,解释操作目的,与患者或其家属交流,取得配合	一项不符合扣2分		
	3	移开床旁桌椅,关好门窗,嘱患者排尿	一项不符合扣1分		
	12	协助患者仰卧,肩下垫枕头,铺橡胶单及大毛巾于枕上,解开领口,衣领内折,将床边一侧大毛巾卷起围在患者颈部,用别针固定	一项不符合扣1分		
	10	患者体位舒适,使患者头、颈、肩成水平位,按具体条件选用洗头用具	一项不符合扣2分		
	2	患者闭眼,双耳塞棉球,双眼盖纱布	一项不符合扣1分		
	10	水温适宜,先湿润头发,然后用洗发液搓揉,再用清水冲洗,直至冲净	未做到不得分		
	5	盆内污水过多时,扣杯法可用橡胶管排水,利用虹吸原理将污水排出污水桶内	不熟练扣2分,一项不符合扣2分		
	5	注意观察患者病情变化及患者主诉	未做到不得分		
	10	洗毕,移走面盆,取出患者耳内棉球及眼部纱布,擦干脸、耳、颈部及头发,松开颈部大毛巾,将头发吹干、梳顺	一项不符合扣1分		
操作后处理 (10分)	8	整理用物,污物处置符合院感要求	一项不符合扣2分		
	2	洗手,必要时做记录	一项不符合扣1分		
结果标准 (15分)	15	操作程序流畅,动作轻稳,有爱伤观念;患者头发清洁、舒适;密切观察病情,及时发现异常	一项不符合扣2分		

评估
- 患者评估:核对患者信息(床号、姓名、腕带等),评估患者头发长度和清洁度、头皮有无抓痕及擦伤、病情及配合程度。
- 环境评估:病房环境安静、整洁。

准备
- 护士准备:着装整齐,仪表端庄,洗手,戴口罩。
- 用物准备:梳子、治疗巾、纸袋、30%乙醇、发夹。
- 患者准备:向患者解释操作目的及配合要点。

操作过程
- 携用物至床旁,核对患者信息,解释操作目的,与患者交流,取得配合。患者取半卧位或坐位,不能合作者取平卧位。
- 肩上或枕下铺一治疗巾,将患者头发梳理整齐,长发者可用手握住头发上端,由发根梳向发梢,遇有打结不易梳理时,在打结处用30%乙醇湿润,再小心梳理。
- 头发梳理过程中可用指腹按摩头皮。
- 将脱落的头发置于纸袋中,撤下治疗巾。

整理
- 整理用物,污物处置符合院感要求。
- 洗手,必要时做记录。

10. 床上梳头操作考核细则及评分标准

项目	分值	评分细则	扣分标准	扣分	得分
评估 (5分)	5	核对患者信息,评估患者病情、头发清洁情况及配合程度等;环境适于操作	一项不符合扣2分		
操作前 准备 (10分)	2	护士准备:着装整齐,洗手,戴口罩	一项不符合扣1分		
	3	用物准备:备齐用物	少一物扣1分,多一物扣0.5分		
	5	患者准备:向患者解释操作目的及配合要点,取得配合	未做到不得分		
操作 过程 (60分)	5	携用物至患者床边,核对患者信息,解释操作目的,与患者或其家属交流,取得配合	一项不符合扣1分		
	10	患者取坐位或半坐位,不能合作者取平卧位,肩上或枕下铺一治疗巾	一项不符合扣2分		
	20	梳发:长发者可用手握住头发上端,由发根梳向发梢,遇有打结不易梳时,用30%乙醇湿润打结处	一项不符合扣1分		
	10	头发梳理过程中可用指腹按摩头皮	未做到不得分		
	10	将脱落的头发置于纸袋中,撤下治疗巾	一项不符合扣3分		
	5	协助患者取舒适卧位,整理床单位	一项不符合扣3分		
操作后 处理 (10分)	8	整理用物,污物处置恰当	一项不符合扣2分		
	2	洗手,必要时做记录	一项不符合扣1分		
结果 标准 (15分)	15	操作程序流畅,动作轻稳,爱伤观念强;患者头发舒适、美观	一项不符合扣2分		

11. 床上擦浴护理操作流程

评估
- 患者评估：核对患者信息（床号、姓名、腕带等），评估患者年龄，病情，皮肤完整情况，自理能力，有无伤口、导管以及配合程度等。
- 环境评估：安静、整洁，便于操作，室温适宜，保护患者隐私。

准备
- 护士准备：着装整齐，仪表端庄，洗手，戴口罩。
- 用物准备：护理篮内放大毛巾、50%酒精、剪刀、清洁衣裤及被服、护肤品（爽身粉、润肤剂）、面盆2个、脚盆、毛巾2条、浴巾、浴皂或沐浴液、梳子、屏风、水桶2个（一桶盛50—52℃热水，可按年龄、季节和生活习惯增减水温，另一桶接盛污水用）。
- 患者准备：向患者解释操作目的及配合要点。

操作过程

携用物至患者床边，核对患者信息，解释操作目的，与患者交流，取得配合，按需给予便盆。

关闭门窗，用屏风遮挡患者。

将面盆放于床旁桌上，倒入约 2/3 体积的热水，征求患者意愿调节水温。根据病情放平床头及床尾支架，松开床尾盖被，将患者身体移向床沿，尽量靠近护士，避免不必要的伸展。

头颈下垫浴巾（铺在枕头上），将另一条浴巾盖于患者胸前。将患者身体其他部位用棉被盖好。

将浸湿的温水毛巾叠成手套状，包在操作者手上成手套状，先擦洗患者眼部，用毛巾的各面由内眦擦洗至外眦。

尊重患者习惯，使用洗面乳或浴皂，洗脸及颈部，护士用手扶患者头顶部，依次擦洗额部、鼻翼、颊部、耳后直到颏下、颈部，再用清水擦洗，然后用干毛巾依次擦洗一遍。

脱下上衣，先用涂浴皂的湿毛巾擦洗，再用湿毛巾擦净皂液，清洗、拧干毛巾后再擦洗，最后用大浴巾边按摩边擦干。擦洗顺序为先擦洗双上肢，再擦洗胸腹部。上肢由远心端向近心端擦洗；乳房处环形擦洗；腹部以脐为中心，顺结肠走向进行擦洗。

协助患者侧卧，背向护士，纵向垫浴巾于患者身下，依次擦洗后颈、背、臀部。在擦洗时注意对患者肩部和腿部的保暖。

可用 50%酒精做背部皮肤按摩（见背部按摩），根据季节扑爽身粉。

协助患者更换清洁上衣，更换水、盆、毛巾。

协助患者脱下裤子，仍侧卧，将被子盖于会阴部及下肢前侧，将浴巾纵向垫于下肢腿部下，从踝部开始洗至膝关节处、大腿背侧部位，洗净后擦干。

协助患者平卧，更换温水，依次擦洗两下肢、膝关节处、大腿前侧部位。

换水后清洁患者会阴部，最后擦洗净肛门处。为患者换上清洁裤子。

将盆移于患者足下，盆下垫大毛巾或将盆放于床旁椅上，协助患者身体移向近侧床边，托起患者小腿部，将双脚同时或先后浸泡于盆内片刻，清洗双足，擦干双足。

根据情况修剪趾甲，足部干裂者涂润肤用品，为患者梳头。

整理
- 整理床单位，必要时更换床单。
- 整理用物，污物处置符合院感要求。
- 洗手，必要时做记录。

基础篇

12. 床上擦浴护理操作考核细则及评分标准

项目	分值	评分细则	扣分标准	扣分	得分
评估 (5分)	5	核对患者信息,评估患者年龄,病情,皮肤完整情况,自理能力,有无伤口、导管以及配合程度等;环境适于操作	一项不符合扣2分		
操作前准备 (10分)	2	护士准备:着装整齐,洗手,戴口罩	一项不符合扣1分		
	3	用物准备:备齐用物	少一物扣1分,多一物扣0.5分		
	5	患者准备:向患者解释操作目的及配合要点,取得配合	一项不符合扣1分		
操作过程 (60分)	2	备齐用物携至床旁,核对患者信息,与患者交流,取得配合	一项不符合扣2分		
	2	关闭门窗,调节室温,用屏风遮挡	一项不符合扣1分		
	1	按需给予便盆	未做到扣1分		
	2	根据病情放平床头及床尾	一项不符合扣1分		
	1	松开床尾盖被	未做到不得分		
	2	将患者移向床沿,尽量靠近护士	未做到不得分		
	2	头颈下垫浴巾,将另一条浴巾盖于患者胸前	一项不符合扣1分		
	1	将毛巾叠成手套状,以微湿的温毛巾给患者擦洗	一项不符合扣0.5分		
	3	用毛巾各面擦洗眼部(内眦→外眦)	一项不符合扣1分,手法错误扣2分		
	8	使用洗面乳或浴皂按照"额部→鼻翼→颊部→耳后直到颏下→颈部"的顺序擦洗头颈部,再用清水擦洗,然后用干毛巾依次擦干	一项不符合扣1分,少擦洗一遍扣2分		
	8	脱上衣,按照"双上肢→胸腹部→后颈部→背部→臀部"顺序擦洗,再用大毛巾擦干,可用50%酒精做背部皮肤按摩	擦洗顺序乱、一项不符合扣2分		
	8	协助患者更换清洁上衣,换水、盆、毛巾,按照"踝部→膝关节处→大腿背侧部,洗净后擦干	擦洗顺序乱、一项不符合扣2分		
	8	协助患者平卧,更换温水,再擦洗两下肢、膝关节处、大腿前侧部位	擦洗顺序乱、一项不符合扣2分		
	5	换水后为患者清洁会阴部,最后擦净肛门处,为患者换上清洁裤子	一项不符合扣1分		
	5	将盆移于足下,浸泡患者双足片刻,清洗双足并擦干,根据情况修剪趾甲和使用润肤剂	一项不符合扣1分		
	2	为患者梳头,整理床单位,必要时更换床单	一项不符合扣1分		
操作后处理 (10分)	8	整理用物,污物处置符合院感要求	一项不符合扣2分		
	2	洗手,必要时做记录	一项不符合扣1分		
结果标准 (15分)	15	患者体位适当、舒适;护士爱伤观念强;密切观察病情变化,及时发现异常;操作程序熟练、流畅;床单位整齐、平整	一项不符合扣2分		

13. 背部按摩操作流程

评估

患者评估：核对患者信息（床号、姓名、腕带等），评估患者病情，意识状态，皮肤完整性、颜色、温湿度、感觉功能，有无斑点、硬结，有无水肿，配合程度及自理能力等。

环境评估：安静、整洁，便于操作，室温适宜，保护患者隐私。

准备

护士准备：着装整齐，洗手，戴口罩。

用物准备：护理篮内放大毛巾或治疗巾 1 块、50％乙醇或润滑剂、脸盆、毛巾、热水。

患者准备：向患者解释操作目的及配合要点。

操作过程

备齐用物携至患者床旁，核对床号、姓名并解释操作目的，与患者交流，取得配合；关闭门窗，调节室温，保护患者隐私，按需给予便盆。

将盛有温水的脸盆放于床旁桌上或椅上。

协助患者俯卧或侧卧，露出背部。将大浴巾一半铺于患者身下，一半盖于患者上半身。

用温水清洁背部，用小毛巾依次擦洗患者的颈部、肩部、背部及臀部。按摩背部：按摩者斜站于患者右侧，两手掌蘸少许 50％乙醇或润滑剂，以手掌的大小鱼际肌做按摩。

过程全背按摩：从骶尾部上方开始，沿脊柱两旁以环形方式向上按摩。至肩部时，用力稍轻，以环形方式做按摩，再向下至腰部、骶尾部。再用拇指指腹蘸 50％乙醇由骶尾部开始沿脊柱按摩至第 7 颈椎处。如此有节奏地按摩数次。按摩完毕，用大毛巾擦去皮肤上的乙醇或润滑剂，撤去大浴巾。询问患者是否舒适，局部皮肤有无疼痛，观察肌肉紧张度。整理床单位，协助患者取舒适卧位。

整理

整理用物，污物处置符合院感要求。

洗手，记录。

14. 背部按摩操作考核细则及评分标准

项目	分值	评分细则	扣分标准	扣分	得分
评估 (5分)	5	核对患者信息(床号、姓名、腕带等),评估患者病情、意识状态、皮肤完整性、颜色、温湿度、感觉功能,有无斑点、硬结,有无水肿,配合程度及自理能力等	一项不符合扣2分		
操作前准备 (10分)	2	护士准备:着装整齐,洗手,戴口罩	一项不符合扣1分		
	3	用物准备:备齐用物	少一物扣1分,多一物扣0.5分		
	5	患者准备:向患者解释操作目的及配合要点,取得配合	一项不符合扣1分		
操作过程 (60分)	5	备齐用物携至床边,核对患者信息,解释操作目的,与患者交流,取得配合;关闭门窗,调节室温,保护隐私,按需给予便盆	一项不符合扣1分		
	5	根据病情协助患者俯卧或侧卧,露出背部。将大浴巾一半铺于患者身下,另一半盖于患者上半身。勿过度暴露患者	一项不符合扣1分,未注意保护患者隐私扣2分		
	10	水温适宜,用温水擦背部,用小毛巾依次擦净患者的颈部、肩部、背部及臀部	擦拭顺序不正确扣2分		
	10	按摩背部:两手掌蘸少许50%乙醇或润滑剂,以手掌的大小鱼际肌以环形方式做按摩	手法不正确扣5分		
	10	全背按摩:从骶尾部上方开始,沿脊柱两旁以环形方式向上按摩。至肩部时,用力稍轻,以环形方式做按摩,再向下至腰部、骶尾部	顺序不清楚、手法不正确扣5分		
	10	再用拇指指腹蘸50%乙醇由骶尾部开始沿脊柱按摩至第7颈椎处。如此有节奏地按摩数次	未做到不得分		
	3	擦干皮肤,撤去浴巾	一项不符合扣2分		
	2	询问患者是否舒适,局部皮肤有无疼痛,观察肌肉紧张度	一项不符合扣1分		
	5	整理床单位,协助患者取舒适卧位	一项不符合扣2分		
操作后处理 (10分)	8	整理用物,污物处置符合院感要求	一项不符合扣2分		
	2	洗手,记录	未洗手扣1分,未记录或记录不正确扣1分		
结果标准 (15分)	15	动作轻柔,有爱伤观念;操作程序流畅;密切观察病情变化,及时发现异常;患者卧位舒适;床单位整齐、平整	一项不符合扣2分		

第四章　清洁、无菌、隔离技术操作流程及评分标准

1. 洗手技术操作流程

评估 {
评估手部皮肤及指甲情况。

当手部有血液或其他体液等肉眼可见的污染时,评估手部污染程度。

是否接触艰难梭菌、肠道病毒等对速干手消毒液不敏感的病原微生物。
}

准备 {
护士准备:仪表整洁、端庄,修剪指甲,取下首饰、卷袖过肘(必要时)。

用物准备:洗手液、流动水、非手触式水龙头、干手纸。

环境准备:清洁、宽敞,便于操作。
}

操作 {
取下手部饰物,以流动水淋湿双手。

取适量洗手液(肥皂),均匀涂抹至整个手掌、手背、手指和指缝。

认真揉搓双手至少 15 s,清洗双手所有皮肤,包括指背、指尖和指缝,具体揉搓步骤(步骤不分先后):掌心相对,手指并拢,相互揉搓;手心对手背沿指缝相互揉搓,交换进行;掌心相对,双手交叉指缝相互揉搓;弯曲手指使关节在另一手掌心旋转揉搓,交换进行;右手握住左手大拇指旋转揉搓,交换进行;将五个手指尖并拢放在另一手掌心旋转揉搓,交换进行。

在流动水下彻底冲净双手,擦干,取适量护手液护肤。擦干宜使用纸巾。
}

整理 {
工作服不潮湿,周围环境未污染。

用物处理符合院感要求。
}

2. 洗手技术操作考核细则及评分标准

项目	分值	评分细则	扣分标准	扣分	得分
评估 (5分)	5	了解手部污染程度和操作范围、目的,评估手部皮肤及指甲情况	一项不符合扣2分		
操作前准备 (10分)	2	护士准备:洗手前取下手表、首饰,卷袖过肘(必要时)	一项不符合扣1分		
	5	用物准备:备齐用物	少一物扣1分,多一物扣0.5分		
	3	环境准备:洁净、宽敞,便于操作	一项不符合扣1分		
操作过程 (60分)	4	取下手部饰物,以流动水淋湿双手	一项不符合扣3分		
	10	取适量洗手液(肥皂),均匀涂抹至整个手掌、手背、手指和指缝	一项不符合扣2分		
	35	按六步洗手法正确揉搓双手至少15 s:掌心相对,手指并拢,相互揉搓→手心对手背沿指缝相互揉搓,交换进行→掌心相对,双手交叉指缝相互揉搓→弯曲手指使关节在另一手掌心旋转揉搓,交换进行→右手握住左手大拇指旋转揉搓,交换进行→将五个手指尖并拢放在另一手掌心旋转揉搓,交换进行(具体揉搓步骤不分先后)	一项不符合扣5分		
	3	流动水下彻底冲净双手	冲洗不充分不得分		
	8	用擦手纸或毛巾擦干双手,取适量护手液护肤	方法不正确不得分		
操作后处理 (10分)	8	工作服不潮湿,周围环境未污染	一项不符合扣2分		
	2	整理用物,污染处置符合院感要求	一项不符合扣1分		
结果标准 (15分)	15	动作轻稳,操作程序正确、流畅	一项不符合扣3分		

3. 无菌技术操作流程

评估 ⎰ 环境评估:清洁、宽敞、明亮,操作台是清洁、干燥、平坦。
　　　⎱ 无菌物品评估:无菌物品无破损、潮湿、失效;无菌包或容器标签是否清楚、是否失效。

准备 ⎰ 护士准备:着装整齐,仪表端正,剪短指甲,洗手,戴口罩。
　　　⎱ 用物准备:治疗盘、弯盘、无菌储槽(内盛治疗碗)、无菌治疗巾包、无菌持物钳、无菌溶液、无菌手套、棉签、酒精、碘伏等。

操作过程

打开无菌包:手消毒,取无菌包,先检查名称、灭菌日期及灭菌标记,将无菌包放置在清洁、干燥的治疗盘上,打开包布,按原折顺序逐层打开无菌包(如有两层包布的无菌包,则内层需用无菌持物钳打开),取一块治疗巾放在治疗盘内。操作中如疑有污染时,应立即更换无菌包。注明开包日期和时间。

无菌持物钳的使用:检查有效期,将持物钳的容器盖打开,手持无菌持物钳上 1/3 处,闭合钳端,垂直取出,关闭容器盖,保持钳端向下,用后闭合钳端,打开容器盖,垂直放回容器,松开轴节,关闭容器盖。

铺无菌盘:两手握住治疗巾上层的两角外面,轻轻抖开,双折铺于治疗盘上,内面为无菌区,上半幅折成扇形至无菌盘对面,开口边向外。

取无菌物品:检查储槽侧孔及底部气孔是否关严,打开无菌物品储槽,用无菌持物钳从储槽内取出所需物品放在无菌盘内(如换药碗)。

倒无菌溶液:核对溶液名称,检查溶液有效期及液体质量;拧开液体瓶盖,将标签朝手心,先倒出少量溶液冲洗瓶口,再由原处倾倒溶液于容器中,如瓶中尚余溶液,应立即按无菌操作重新盖好,注明开启日期。盖无菌盘。保持无菌巾边缘对齐,先将横边向上反折两次,再将两边向下反折一次,铺盖平整。

戴无菌手套:手消毒后,核对手套型号、有效期,检查手套有无漏气、破损等,一只手掀开手套袋开口处,另一只手捏住一只手套的反折部分,取出手套,对准五指戴上。同法戴另一只手套,翻手套包裹衣袖。

整理 ⎰ 用物处理符合院感要求。
　　　⎱ 操作后物归原处,洗手,必要时做记录。

4. 无菌技术操作考核细则及评分标准

项目	分值	评分细则	扣分标准	扣分	得分
评估 （5分）	5	无菌物品无破损、潮湿、失效，环境整洁、宽敞，操作台干燥、清洁、平坦	一项不符合扣2分		
操作前准备 （10分）	5	护士准备：着装整齐，剪短指甲，洗手，戴口罩	一项不符合扣1分		
	5	用物准备：备齐用物	少一物扣1分，多一物扣0.5分		
操作过程 （60分）	10	正确打开无菌包：手消毒，检查无菌包，逐层打开无菌包（如有两层包布的无菌包，则内层需用无菌持物钳打开），取一块治疗巾放在治疗盘内。包好无菌包，注明开包日期和时间	跨越无菌区、程序乱、一项不符合扣2分		
	5	无菌持物钳的使用：检查有效期，将无菌持物钳的容器盖打开，手持无菌持物钳上1/3处，闭合钳端，垂直取出，关闭容器盖，保持钳端向下，用后闭合钳端，打开容器盖，垂直放回容器，松开轴节，关闭容器盖	一项未做到不得分		
	10	铺无菌盘：双手握住治疗巾上层的两角外面，轻轻抖开，双折铺于治疗盘上，内面为无菌区，上半幅折成扇形至无菌盘对面，开口边向外	跨越无菌区、程序乱、一项不符合扣2分		
	10	取无菌物品：检查储槽侧孔及底部气孔是否关严，打开无菌物品储槽，用无菌持物钳从储槽内取出所需物品放在无菌盘内（如换药碗）	一项不符合扣2分		
	10	倒无菌溶液：核对溶液名称，检查溶液有效期及液体质量；拧开液体瓶盖，将标签朝手心，先倒出少量溶液冲洗瓶口，再由原处倾倒溶液于容器中，如瓶中尚余溶液，应立即按无菌操作重新盖好，注明开启日期。盖好无菌盘	未常规消毒、程序乱、一项不符合扣2分		
	10	戴无菌手套：手消毒后，核对手套型号、有效期，检查手套有无漏气、破损等，一只手掀开手套袋开口处，另一只手捏住一只手套的反折部分，取出手套，对准五指戴上。同法戴另一只手套，翻手套包裹衣袖	未常规消毒、程序乱、一项不符合扣2分		
	5	脱手套符合要求	未做到不得分		
操作后处理 （10分）	8	整理用物，污物处置符合院感要求	一项不符合扣2分		
	2	洗手	未洗手不得分		
结果标准 （15分）	15	动作轻稳，操作程序流畅，注意节力原则，无菌观念强	无菌观念不强扣5分，违反无菌技术操作原则不得分		

5. 穿脱隔离衣操作流程

评估 { 环境评估:污染区隔离衣污染面朝外,半污染区隔离衣清洁面朝外。环境宽敞、明亮,便于操作。

准备 { 护士准备:戴圆帽、口罩,取下手表。
用物准备:隔离衣、衣架、消毒手用物。

操作过程 {
穿隔离衣:

右手持隔离衣衣领,取下隔离衣,两手将衣领的两端向外展开,清洁面向自己,露出袖筒内口。

右手持衣领,左手伸入袖内,并将衣领向上拉至颈部,露出左手。左手持衣领,同法右手伸入袖内,注意勿触及面部。

两手由领子中央顺着领边向后系好领带,扎好袖口。

将一侧隔离衣的后襟向前拉,见到衣边捏住,同法捏住对侧衣边。两手在背后将两侧边对齐,向一侧折叠,一手按住折叠处,另一手将腰带拉至背后压住折叠处,使两侧腰带在背后交叉,再回到前面系带打一活结。

脱隔离衣:

解开腰带在前面打一活结。

解开袖带,塞入袖袢内,使袖口稍向上翘起,露出双手,进行手消毒。

解开领带,右手伸入左手腕部袖内,拉下袖子过手,用遮盖着的左手拉下右侧衣袖过手。两手在袖内将腰带活结打开。

双手轻轻握住袖子,依次自袖筒中退出,再用右手握住两肩缝撤出左手,随即用左手握住领子的外面,再脱出右手,对齐衣边挂好,再次手消毒。

整理 { 用物处理,污物处理符合院感要求。
操作后物归原处,洗手,必要时做记录。

6. 穿脱隔离衣操作考核细则及评分标准

项目	分值	评分细则	扣分标准	扣分	得分
评估 (5分)	5	污染区隔离衣污染面朝外,半污染区隔离衣清洁面朝外,环境宽敞、明亮,便于操作	一项不符合扣2分		
操作前准备 (10分)	5	护士准备:戴圆帽、口罩,取下手表	一项不符合扣1分		
	5	用物准备:备齐用物	少一物扣1分,多一物扣0.5分		
操作过程 (60分)	5	穿隔离衣前,取下手表,评估隔离衣大小	一项不符合扣2分		
	5	取下隔离衣,使清洁的一面向自己	一项不符合扣2分		
	10	正确穿好衣袖,并系好领带、袖带	穿衣服顺序颠倒,未系好领带、袖带,触及面部,以上各项扣2分		
	10	对齐隔离衣后襟手法正确,将腰带在背后交叉,回到前面打一活结。工作服完全被遮盖	后襟对齐及捏住两侧衣边方法不正确,腰带打结不规范,工作服未完全遮盖,以上各项扣2分		
	10	脱隔离衣:解开腰带,在前面打一活结。解开袖带,分别向上拉,塞在折叠衣袖处,使袖口稍向上翘起	一项不符合扣2分,程序颠倒扣2分		
	10	消毒双手,解开领口系带	一项不符合扣2分		
	10	正确脱下衣袖,按所在区域正确挂好	脱隔离衣顺序颠倒,手受到污染,未将腰带活结打开,隔离衣两边未对齐,未将隔离衣挂好,以上各项扣2分		
操作后处理 (10分)	8	整理并处置用物,污物处理符合院感要求	一项不符合扣2分		
	2	洗手,记录	一项不符合扣1分		
结果标准 (15分)	15	动作轻稳,操作程序流畅,符合隔离要求	一项不符合扣2分		

7. 穿脱防护服操作流程

评估 { 环境评估：环境宽敞、明亮，符合院感消毒隔离要求，便于操作。

准备 {
护士准备：检查手部无伤口，指甲符合要求（指甲长度不能超过指尖），束好头发，摘除首饰（戒指、手表、手镯、耳环、项链等），穿室内服，佩戴医用防护口罩、一次性医用帽子。

用物准备：快速手消毒液、一次性防护服、防护面屏/护目镜、鞋套/靴套、手套、医疗垃圾桶、穿衣镜。

操作
过程 {
穿防护服（清洁穿衣区内）：选择合适型号防护服，检查防护服的有效期及完好性。

穿防护服：将连体防护服拉链拉至底端，防护服勿触及地面，先穿下衣，再穿上衣，然后戴好帽子（防护服帽子要完全盖住一次性医用帽子），拉上拉链，贴上门襟胶条（注意防护服的颈部不能遮挡医用防护口罩）。

佩戴防护面屏或护目镜、手套、鞋套/靴套，在穿衣镜前检查穿戴完整性，做抬手、下蹲等动作以检查防护服的延展性，是否有利于开展工作。

脱防护服：进入一脱区内，戴橡胶手套的手进行手卫生。

摘防护面屏或护目镜。

揭开门襟胶条，注意手勿触及面部。

从上到下将拉链拉到底。

双手抓住头顶后部向上提拉帽子，使帽子脱离头部，双手抓住双肩后翻脱出双肩，双手从背后抓住帽子外表面从内旋转，一边旋转一边脱下，将污染面裹在内部；之后抓住防护服内面继续旋转，将防护服以及鞋套完全脱下；裹至袖子末端时，连同手套一起脱下放入医疗废物容器内（注意从内向外向下反卷，动作轻柔，防护服、手套、鞋套/靴套一并脱除）。

再次进行手卫生。

进入二脱区内，进行手卫生，脱医用防护口罩、一次性医用帽子，投入医疗废物容器内，最后再进行手卫生，佩戴一次性外科口罩离开二脱区。

整理 { 用物处理：污物处置符合院感要求。

8. 穿脱防护服考核细则及评分标准

项目	分值	评分细则	扣分标准	扣分	得分
评估 （5分）	5	环境宽敞、明亮，符合院感消毒隔离要求，便于操作	一项不符合扣2分		
操作前准备 （10分）	5	护士准备：举止端庄，着装符合要求，洗手	一项不符合扣1分		
	5	用物准备：备齐用物	少一物扣1分，多一物扣0.5分		
操作过程 （60分）	5	选择合适型号防护服，检查防护服的有效期及完好性	一项不符合扣2分		
	10	将连体防护服拉链拉至底端，防护服勿触及地面，先穿下衣，再穿上衣，然后戴好帽子（防护服帽子要完全盖住一次性医用帽子），拉上拉链，贴上门襟胶条（注意防护服的颈部不能遮挡医用防护口罩）	一项不符合扣2分，顺序不对扣3分		
	5	佩戴防护面屏或护目镜、手套、鞋套/靴套，在穿衣镜前检查穿戴完整性，做抬手、下蹲等动作以检查防护服穿戴是否符合规范要求，进入污染区工作	一项不符合扣2分		
	5	脱防护服：进入一脱区内，戴橡胶手套的手进行手卫生	一项不符合扣2分		
	5	揭开门襟胶条，注意手勿触及面部	一项不符合扣2分		
	20	正确脱下防护服，连同手套一起脱下放入医疗废物容器内（注意从内向外向下反卷，动作轻柔，防护服、手套、鞋套/靴套一并脱除）。再次进行手卫生	一项不符合扣2分，顺序不对扣3分		
	10	进入二脱区内，进行手卫生，脱医用防护口罩、一次性医用帽子，投入医疗废物容器内，最后再进行手卫生，佩戴一次性外科口罩离开二脱区	一项不符合扣2分		
操作后处理 （10分）	10	整理并处置用物，污物处理符合院感要求	一项不符合扣2分		
结果标准 （15分）	15	操作过程熟悉、流畅、准确、规范；隔离观念强，操作者、环境及物品无污染	操作不熟练、不规范，一项不符合各扣1分，污染3次以上不得分		

第五章　生命体征测量法操作流程及评分标准

1. 体温测量操作流程

评估
- 患者评估:核对患者信息(床号、姓名、腕带等),评估患者病情,在 30 min 内有无进食、剧烈运动、冷热敷、冷热饮、洗澡、坐浴、灌肠等影响体温的因素存在。
- 环境评估:整洁、安静,室温适宜,光线充足,便于操作。

准备
- 护士准备:着装整齐,修剪指甲,洗手,戴口罩。
- 用物准备:测温盘内备容器 2 个(一个盛放已消毒的在 35 ℃ 以下的体温表,另一个盛放测温后的体温表)、消毒纱布、弯盘(内垫纱布)、秒表、笔、记录本,若测肛温另备润滑油、棉签、卫生纸、手消毒液。
- 患者准备:向患者解释操作目的及配合要点,取合适体位。

操作过程
- 携用物至床旁,向患者解释操作目的,与患者交流,取得配合。
- 根据病情选择测温部位。
- ① 口腔测温:口表水银端斜放于患者舌下热窝,闭口勿咬,用鼻呼吸,3 min 后取出。
- ② 直肠测温:取侧卧、俯卧、屈膝仰卧位,暴露测温部位,肛表用棉签蘸取润滑油润滑,水银端插入肛门 3—4 cm(婴儿 1.25 cm,幼儿 2.5 cm),并握住肛表用手掌根部和手指将双臀轻轻捏拢,固定,3 min 后取出。
- ③ 腋下测温:先擦干腋窝下汗液,体温计水银端放在腋窝正中并紧贴皮肤,屈臂过胸,夹紧体温表,10 min 后取出。
- 取表:用消毒纱布擦拭体温表(肛表测温用卫生纸擦净患者肛门处)。
- 检视读数,将体温计汞柱甩至 35 ℃ 以下,放于弯盘中。
- 记录,整理床单位,患者体位舒适。

整理
- 用物处理:消毒体温计后用冷开水冲洗,用消毒纱布擦干备用。
- 洗手,记录。

2. 体温测量操作考核细则及评分标准

项目	分值	评分细则	扣分标准	扣分	得分
评估 (5分)	5	核对患者信息,评估患者病情,在 30 min 内有无进食、剧烈运动、冷热敷、冷热饮、洗澡、坐浴、灌肠等影响体温的因素存在。患者配合程度;环境适于操作	一项不符合扣 1 分		
操作前准备 (10分)	2	护士准备:着装整齐,修剪指甲,洗手,戴口罩	一项不符合扣 1 分		
	3	用物准备:备齐用物	少一物扣 1 分,多一物扣 0.5 分		
	5	患者准备:向患者解释操作目的及配合要点,取得配合	一项不符合扣 1 分		
操作过程 (60分)	5	携用物至床旁,向患者解释操作目的,与患者交流,取得配合	一项不符合扣 2 分		
	5	检查体温计完好性及是否在 35 ℃以下	一项不符合扣 2 分		
	5	患者自进食、剧烈运动、冷热敷、冷热饮、洗澡、坐浴、灌肠等后嘱咐 30 min 后再测体温	一项不符合扣 2 分		
	5	根据病情选择测温部位	选择部位错不得分		
	25	口腔测温:口表水银端斜放于患者舌下热窝,闭口勿咬,用鼻呼吸,3 min 后取出	一项不符合扣 4 分		
		直肠测温:取侧卧、俯卧、屈膝仰卧位,暴露测温部位,肛表用棉签蘸取润滑油润滑,水银端插入肛门 3—4 cm(婴儿 1.25 cm,幼儿 2.5 cm),并握住肛表用手掌根部和手指将双臀轻轻捏拢,固定,3 min 后取出	一项不符合扣 4 分		
		腋下测温:先擦干腋窝下汗液,体温计水银端放在腋窝正中并紧贴皮肤,屈臂过胸,夹紧体温表,10 min 后取出	一项不符合扣 4 分		
	10	用消毒纱布擦拭体温表(肛表测温用卫生纸擦净患者肛门处),检视读数,将体温计汞柱甩至 35 ℃以下,放于弯盘中	一项不符合扣 2 分		
	5	记录,整理床单位,患者体位舒适	一项不符合扣 2 分		
操作后处理 (10分)	8	消毒体温计后用冷开水冲洗,用消毒纱布擦干备用	消毒不正确扣 2 分,未擦干备用扣 3 分		
	2	洗手,记录	一项不符合扣 1 分		
结果标准 (15分)	15	患者卧位舒适;动作轻柔;爱伤观念强;床单位整齐、平整;操作程序流畅	一项不符合扣 2 分		

3. 脉搏测量操作流程

评估 {
患者评估：核对患者信息（床号、姓名、腕带等），评估患者、病情、年龄、治疗情况、心理状态及合作程度，患者在 30 min 内有无剧烈运动、情绪波动等影响脉搏的因素存在。

环境评估：整洁、安静，室温适宜，光线充足，便于操作。
}

准备 {
护士准备：着装整齐，修剪指甲，洗手、戴口罩。

用物准备：带秒针的表、记录本、笔、听诊器（必要时）、手消毒液。

患者准备：向患者解释操作目的及配合要点，取得配合。
}

操作过程 {
携用物至床旁，核对患者信息，与患者交流，告知注意事项，取得配合。

协助患者取坐位或卧位，手腕伸展，手臂放于舒适体位，以食指、中指和无名指的指端，用适度压力放于桡动脉处，按压力量适中，以能清楚测得脉搏搏动为宜。

数脉搏 30 s，结果乘以 2 即得脉率（异常脉搏和危重患者须检测 1 min），脉搏短绌者，应由两位护士同时测量，一人听心率，另一人测脉搏，由听心率者发出"起"或"停"口令，计时 1 min。

整理床单位，安置患者于舒适卧位。
}

整理 {
整理用物，污物处置符合院感要求。

洗手，记录。
}

4. 脉搏测量操作考核细则及评分标准

项目	分值	评分细则	扣分标准	扣分	得分
评估 （5分）	5	核对患者信息，评估患者年龄、病情、治疗情况、心理状态及合作程度，在 30 min 内有无剧烈运动、情绪波动等影响脉搏的因素存在。环境适于操作	一项不符合扣 1 分		
操作前准备 （10分）	2	护士准备：着装整齐，修剪指甲，洗手，戴口罩	一项不符合扣 1 分		
	3	用物准备：备齐用物	少一物扣 1 分，多一物扣 0.5 分		
	5	患者准备：向患者解释操作目的及配合要点，取得配合	一项不符合扣 1 分		
操作过程 （60分）	5	携用物至床旁，核对患者信息，与患者交流，告知注意事项，取得配合	一项不符合扣 2 分		
	10	协助患者取坐位或卧位，手腕伸展，手臂放于舒适体位	一项不符合扣 3 分		
	20	以食指、中指和无名指的指端，用适度压力放于桡动脉处，按压力量适中，以能清楚测得脉搏搏动为宜	一项不符合扣 5 分		
	20	数脉搏 30 s，结果乘以 2 即得脉率（异常脉搏和危重患者须检测 1 min），脉搏短绌者，应由两位护士同时测量，一人听心率，另一人测脉搏，由听心率者发出"起"或"停"口令，计时 1 min	计数方法不正确扣 20 分		
	5	整理床单位，安置患者于舒适卧位	一项不符合扣 2 分		
操作后处理 （10分）	8	整理用物，污物处置符合院感要求	一项不符合扣 2 分		
	2	洗手，记录	一项不符合扣 2 分		
结果标准 （15分）	15	患者卧位舒适；动作轻柔；爱伤观念强；床单位整齐、平整；操作程序流畅	一项不符合扣 2 分		

5. 血压测量操作流程

评估 {
　患者评估:核对患者信息(床号、姓名、腕带等),评估患者年龄、病情、治疗情况、既往血压情况、服药情况、心理状态及合作程度,患者在 30 min 内有无吸烟、剧烈运动、情绪波动等影响血压的因素存在。

　环境评估:整洁、安静,室温适宜,光线充足,便于操作。
}

准备 {
　护士准备:着装整齐,修剪指甲,洗手,戴口罩。

　用物准备:血压计、听诊器、记录本、笔。

　患者准备:向患者解释操作目的及配合要点。
}

操作过程 {
　携用物至床旁,核对患者信息,与患者交流,取得配合。

　选择测量部位,取合适体位,测量血压。

　肱动脉:

　① 患者取坐位或者仰卧位,手臂位置(肱动脉)与心脏在同一水平。坐位:平第四肋;仰卧位:平腋中线;

　② 放平血压计,驱尽袖带内空气,开启水银槽开关,平整地缠于上臂中部,下缘距肘 2—3 cm,松紧适宜,以能插入一指为宜;

　③ 将听诊器胸件放在肱动脉搏动最明显的地方并固定。

　腘动脉:

　① 患者取仰位或俯卧、侧卧位,卷裤或脱裤,卧位舒适;

　② 袖带缠于大腿下部,其下缘距腘窝 3—5 cm;

　③ 将听诊器胸件放在腘动脉搏动最明显处。

　注气:向袖带内充气,至动脉搏动音消失,再加压使压力升高 20—30 mmHg(2.66—3.99 kPa)。

　缓慢放气:使水银柱以 4 mmHg/s(0.53 kPa/s)的速度缓慢下降。

　判断:当听到第一声搏动音,水银柱所指刻度为收缩压,继续放气,当搏动音突然变弱或消失,水银柱所指刻度为舒张压。

　取下袖带,排尽空气,整理后放入盒内;血压计盒盖右倾 45°,使水银全部流回槽内,关闭水银槽开关,盖上盒盖,平稳放置。

　安置患者于舒适卧位,整理床单位。
}

整理 {
　整理用物,污物处置符合院感要求。

　洗手,记录。
}

6. 血压测量操作考核细则及评分标准

项目	分值	评分细则	扣分标准	扣分	得分
评估 （5分）	5	核对患者信息，评估患者年龄、病情、治疗情况、既往血压状况、服药情况、心理状态及合作程度，患者在 30 min 内有无吸烟、剧烈运动、情绪波动等影响血压的因素存在。环境适于操作	一项不符合扣 1 分		
操作前准备 （10分）	2	护士准备：着装整齐，修剪指甲，洗手，戴口罩	一项不符合扣 1 分		
	3	用物准备：备齐用物	少一物扣 1 分，多一物扣 0.5 分		
	5	患者准备：向患者解释操作目的及配合要点，取得配合	一项不符合扣 1 分		
操作过程 （60分）	5	携用物至床旁，核对患者信息，与患者交流，取得配合	一项不符合扣 2 分		
	5	选择测量部位，取合适体位，使测量部位与心脏在同一水平。坐位：平第四肋；仰卧位：平腋中线	一项不符合扣 3 分		
	5	放平血压计，驱尽袖带内空气，开启水银槽开关，平整地缠于测量处	一项不符合扣 3 分		
	20	肱动脉：① 患者取坐位或者仰卧位，手臂位置（肱动脉）与心脏在同一水平。② 放平血压计，驱尽袖带内空气，开启水银槽开关，平整地缠于上臂中部，下缘距肘 2—3 cm，松紧适宜，以能插入一指为宜；③ 将听诊器胸件放在肱动脉搏动最明显的地方并固定。 腘动脉：① 患者取仰卧位或俯卧、侧卧位，卷裤或脱裤，卧位舒适；② 袖带缠于大腿下部，其下缘距腘窝 3—5 cm；③ 将听诊器胸件放在腘动脉搏动最明显处	一项不符合扣 5 分		
	5	注气：向袖带内充气，至动脉搏动音消失，再加压使压力升高 20—30 mmHg(2.66—3.99 kPa)	一项不符合扣 3 分		
	5	缓慢放气：使水银柱以 4 mmHg/s(0.53 kPa/s) 的速度缓慢下降	一项不符合扣 3 分		
	5	当听到第一声搏动音，水银柱所指刻度为收缩压，继续放气，当搏动音突然变弱或消失，水银柱所指刻度为舒张压	一项不符合扣 2 分		
	5	取下袖带，排尽空气，整理后放入盒内；血压计盒盖右倾 45°，使水银全部流回槽内，关闭水银槽开关，盖上盒盖，平稳放置	一项不符合扣 2 分		
	5	安置患者于舒适卧位，整理床单位	一项不符合扣 2 分		

项目	分值	评分细则	扣分标准	扣分	得分
操作后处理（10 分）	8	整理用物，污物处置符合院感要求	一项不符合扣 2 分		
	2	洗手，记录	一项不符合扣 1 分		
结果标准（15 分）	15	动作轻柔；爱伤观念强；床单位整齐、平整；操作程序流畅	一项不符合扣 2 分		

基础篇

7. 呼吸测量操作流程

评估
- 患者评估：核对患者信息（床号、姓名、腕带等），评估患者、病情、年龄、治疗情况、心理状态及合作程度，患者在 30 min 内有无剧烈运动、情绪波动等影响呼吸的因素存在。
- 环境评估：整洁、安静，便于操作。

准备
- 护士准备：着装整齐，修剪指甲，洗手，戴口罩。
- 用物准备：带秒针的表、记录本、笔、棉花（必要时）。
- 患者准备：向患者解释操作目的及配合要点，取得配合。

操作过程
- 携用物至床旁，核对患者信息，解释操作目的，协助患者取合适体位。
- 护士将手放于患者的诊脉部位似诊脉状，观察患者的胸部或腹部起伏状况；以一起一伏为 1 次呼吸。
- 计数 30 s，所得结果乘以 2 即得呼吸频率（异常呼吸患者或婴儿应测 1 min；危重患者呼吸微弱时，将少量棉花置于患者鼻孔前，观察棉花被吹动次数，计数 1 min）。
- 观察呼吸的深度、节律、音响、形态及有无特殊气味、呼吸困难等。
- 整理床单位，安置患者于舒适卧位。

整理
- 整理用物，污物处置符合院感要求。
- 洗手，记录。

8. 呼吸测量操作考核细则及评分标准

项目	分值	评分细则	扣分标准	扣分	得分
评估 (5分)	5	核对患者信息,评估患者年龄、病情、治疗情况、心理状态及合作程度,患者在 30 min 内有无剧烈运动、情绪波动等影响脉搏的因素存在。环境适于操作	一项不符合扣 1 分		
操作前准备 (10分)	2	护士准备:着装整齐,修剪指甲,洗手,戴口罩	一项不符合扣 1 分		
	3	用物准备:备齐用物	少一物扣 1 分,多一物扣 0.5 分		
	5	患者准备:向患者解释操作目的及配合要点,取得配合	一项不符合扣 1 分		
操作过程 (60分)	10	协助患者取合适体位	未协助患者扣 10 分		
	10	护士将手放于患者的诊脉部位似诊脉状,观察患者的胸部或腹部起伏状况	一项不符合扣 5 分		
	20	以一起一伏为 1 次呼吸。计数 30 s,所得结果乘以 2 即得呼吸频率(异常呼吸患者或婴儿应测 1 min;危重患者呼吸微弱时,将少量棉花置于患者鼻孔前,观察棉花被吹动次数,计数 1 min)	一项不符合扣 3 分		
	15	观察呼吸的深度、节律、音响、形态及有无特殊气味、呼吸困难等	一项不符合扣 3 分		
	5	整理床单位,安置患者于舒适卧位	一项不符合扣 2 分		
操作后处理 (10分)	8	整理用物,污物处置符合院感要求	一项不符合扣 2 分		
	2	洗手,记录	一项不符合扣 1 分		
结果标准 (15分)	15	操作过程流畅;动作轻柔;爱伤观念强;患者卧位舒适;床单位整齐、平整	一项不符合扣 2 分		

9. 疼痛评估操作流程

评估 {
　患者评估：核对患者信息（床号、姓名、腕带等），评估患者病情、既往史、年龄、意识状态、认知能力、表达能力及配合程度等。

　环境评估：整洁、安静，便于操作。
}

准备 {
　护士准备：着装整洁，洗手，戴口罩。

　用物准备：患者病历资料、疼痛评估工具、疼痛记录表。

　患者准备：向患者解释操作目的及配合要点，取得配合。
}

操作过程 {
　携用物至床边，核对患者信息，解释操作目的，与患者交流，取得配合，协助患者取舒适体位。

　根据患者情况正确选择疼痛评估工具（一般情况下选用数字分级法、语言描述法。如表达能力、认知能力欠缺以及婴幼儿等不能正确表达者应用面部表情分级法进行量化评估）。

　教会患者使用疼痛评估工具和如何自我感受疼痛程度。

　疼痛经历和病史评估：疼痛的性质、程度、部位、时间、伴随症状、加重和缓解因素、疼痛发生时的表达方式、目前处理方式和疗效等；病史评估包括既往诊断、既往所患的慢性疼痛情况、既往镇痛治疗及减轻疼痛的方法等。

　疼痛社会-心理因素评估：患者痛苦情况、精神病史和精神状态、家属和他人的支持情况、镇痛药物滥用或转换的危险因素、疼痛治疗不充分的危险因素等。

　将评估结果通知医生，并给予相应处理。

　观察止痛效果及药物不良反应，并记录。

　进行相应的健康教育。
}

整理 {
　整理用物。

　洗手，正确记录疼痛评估结果及患者疼痛处理经过。
}

10. 疼痛评估操作考核细则及评分标准

项目	分值	评分细则	扣分标准	扣分	得分
评估 (5分)	5	核对患者信息,评估患者病情、既往史、年龄、意识状态、认知能力、表达能力及配合程度等	一项未评估扣1分		
操作前 准备 (10分)	2	护士准备:着装整洁,洗手,戴口罩	一项做不到扣1分		
	3	用物准备:备齐用物	少一物扣1分,多一物扣0.5		
	3	患者准备:向患者解释操作目的及配合要点,取得配合	未做到不得分		
	2	环境准备,整洁、安静,便于操作	一项不符合扣1分		
操作 过程 (60分)	3	携用物到床边,核对患者信息,解释操作目的,与患者交流,取得配合	一项不符合扣1分		
	2	协患者取舒适体位	未做到不得分		
	5	根据患者情况正确选择疼痛评估工具	评估工具选择错误不得分		
	5	教会患者使用疼痛评估工具和如何自我感受疼痛程度	一项不符合扣2分		
	15	疼痛经历和病史评估:疼痛的性质、程度、部位、时间、伴随症状、加重和缓解因素、疼痛发生时的表达方式、目前处理方式和疗效等;病史评估包括既往诊断、既往所患的慢性疼痛情况、既往镇痛治疗及减轻疼痛的方法等	评估工具应用不正确扣5分,一项未评估扣2分		
	15	疼痛社会-心理因素评估:患者痛苦情况、精神病史和精神状态、家属和他人的支持情况、镇痛药物滥用或转换的危险因素、疼痛治疗不充分的危险因素等	一项未评估扣2分		
	5	将评估结果通医生,并给予相应处理	一项不符合扣2分		
	5	观察止痛效果及药物不良反应,并记录	一项不符合扣2分		
	5	进行相应的健康教育	一项不符合扣2分		
操作后 处理 (10分)	8	整理用物	一项不符合扣2分		
	2	洗手,记录	一项不符合扣1分		
结果 标准 (15分)	15	疼痛评估正确,有爱伤观念,操作熟练,程序流畅	一项不符合扣2分		

第六章 常用急救护理技术操作流程及评分标准

1. 口鼻吸痰操作流程

评估
- 患者评估：核对患者信息(床号、姓名、腕带等)，评估患者的神志、年龄、病情、呼吸状况及有无呼吸困难、有无痰鸣音、咳痰能力、口鼻腔黏膜完整性、有无义齿、生命体征、缺氧程度、有无鼻中隔偏曲、心理状态及合作程度等。
- 环境评估：整洁、安静，便于操作。

准备
- 护士准备：着装整齐，洗手，戴口罩。
- 用物准备：电动吸引器或中心负压装置，无菌治疗盘(内备盖罐2只：一只盛无菌生理盐水，另一只盛压舌板和无菌纱布)、弯盘、一次性无菌吸痰管、护理记录单、无菌治疗巾、无菌手套，必要时备开口器、舌钳、手电筒、电插板等。
- 患者准备：向患者解释操作目的及配合要点，取得配合；体位舒适，情绪稳定。

操作过程
- 携用物到床旁，核对患者信息，解释操作目的，告知注意事项，取得配合。
- 接通电源，打开开关，检查机器性能，调节负压，一般成人40.0—53.3 kPa(300—400 mmHg)，儿童<40 kPa，建议根据病情吸痰30—60 s，向儿童和成人提供100%的氧。
- 检查患者的口、鼻腔，取下活动义齿，患者头偏向操作者，检查并打开无菌吸痰包，取出无菌治疗巾并打开，将治疗巾置于下颌处，右手戴无菌手套，右手持吸痰管，连接吸痰管并试吸是否通畅。湿润吸痰管前端，观察患者生命体征。
- 左手反折吸痰管末端，右手戴手套持吸痰管先吸口腔内浅部分泌物，后插入咽部10—15 cm，遇到阻力或患者出现呛咳时，向上提1 cm，开始吸引时松开反折吸痰管，轻柔、迅速地左右旋转上提吸痰管吸痰(每次抽吸时间不超过15 s，如需再次吸痰应间隔2—3 min)；先吸口咽部的分泌物，用生理盐水抽吸、冲洗吸痰管并卸下，更换吸痰管；再吸鼻腔分泌物，冲管。
- 吸痰过程中观察气道是否通畅及患者的反应，如面色、呼吸、心率、血压等。
- 冲洗负压管道，吸痰管置于医用垃圾储存器，根据患者病情提高氧流量2 min，洗手。
- 吸痰完毕，观察患者的面色、呼吸是否改善，黏膜有无损伤及吸出物的性状、颜色、量等。肺部听诊，评价吸痰效果，恢复吸痰前吸氧浓度。
- 及时擦净患者面部分泌物并置于舒适体位，再次观察患者的反应。
- 整理床单位，交代注意事项。

整理
- 整理用物，污物处置符合院感要求。
- 洗手，记录。

2. 口鼻吸痰操作考核细则及评分标准

项目	分值	评分细则	扣分标准	扣分	得分
评估 (5分)	5	核对患者信息,评估患者的神志、年龄、病情、呼吸状况及有无呼吸困难、有无痰鸣音、咳痰能力、口鼻腔黏膜完整性、有无义齿、生命体征、缺氧程度有无鼻中隔偏曲、心理状态及合作程度等;环境适于操作	一项不符合扣1分		
操作前 准备 (10分)	2	护士准备:着装整齐,洗手,戴口罩	一项不符合扣1分		
	3	用物准备:备齐用物	少一物扣1分,多一物扣0.5分		
	5	患者准备:向患者解释操作目的及配合要点,取得配合;体位舒适,情绪稳定	一项不符合扣2分		
操作 过程 (60分)	5	携用物到床旁,核对患者信息,解释操作目的,告知注意事项,取得配合	一项不符合扣1分		
	5	接通电源,打开开关,检查机器性能,调节负压,一般成人40.0—53.3 kPa(300—400 mmHg),儿童<40 kPa,建议根据病情吸痰30—60 s,向儿童和成人提供100%的氧	一项不符合扣1分		
	10	检查患者的口、鼻腔,取下活动义齿,患者头偏向操作者,检查并打开无菌吸痰包,取出无菌治疗巾并打开,将治疗巾置于下颌处,右手戴无菌手套,右手持吸痰管,连接吸痰管并试吸是否通畅。湿润吸痰管前端,观察患者生命体征	一项不符合扣1分		
	15	左手反折吸痰管末端,右手戴手套持吸痰管插入口腔,先吸口腔浅部分泌物,后插入口咽部10—15 cm,遇到阻力或患者出现呛咳时,向上提1 cm;开始吸引时松开反折吸痰管,轻柔、迅速地左右旋转上提吸痰管吸痰(每次抽吸时间不超过15 s,如需再次吸痰应间隔2—3 min);先吸口咽部的分泌物,用生理盐水抽吸、冲洗吸痰管并卸下,更换吸痰管;再吸鼻腔分泌物,冲管	一项不符合扣2分,负压插管扣5分,旋转提吸未做到扣5分,每次超过15 s扣5分		
	5	吸痰过程中观察气道是否通畅及患者的反应,如面色、呼吸、心率、血压等	一项不符合扣1分		
	5	冲洗负压管道,吸痰管置于医用垃圾储存器,根据患者病情提高氧流量2 min,洗手	一项不符合扣2分		
	6	吸痰完毕,观察患者的面色、呼吸是否改善,黏膜有无损伤及吸出物的性状、颜色、量等。肺部听诊,评价吸痰效果,恢复吸痰前吸氧浓度	一项不符合扣2分		

基础篇

项目	分值	评分细则	扣分标准	扣分	得分
	5	及时擦净患者面部分泌物并置于舒适体位；再次观察患者的反应	一项不符合扣2分		
	4	整理床单位，交代注意事项	一项不符合扣2分		
操作后处理（10分）	8	用物整理：清理用物，污物处置符合院感要求	一项不符合扣2分		
	2	洗手，记录痰液的量、颜色及性质	一项不符合扣1分		
结果标准（15分）	15	动作轻柔，有爱伤观念；操作程序流畅；患者体位适当；床单位整齐、平整	一项不符合扣2分		

3. 氧疗操作流程

评估 {
患者评估:核对患者信息(床号、姓名、腕带等),评估患者的意识、年龄、病情、缺氧状况或血气分析的结果、鼻腔有无分泌物和鼻中隔偏曲、心理状态及合作程度等。

环境评估:整洁、安静、便于操作。

准备 {
护士准备:着装整齐,洗手,戴口罩。

用物准备:氧气装置一套(氧气筒或中心供氧装备、流量表、湿化瓶、一次性吸氧长管)、一次性鼻导管或鼻塞、棉签、纱布、小药杯(内盛冷开水)、胶布、弯盘、氧气记录卡、扳手、笔。

患者准备:向患者解释操作目的及配合要点,取得配合;体位舒适。

操作过程 {
携用物到床旁,核对患者信息,解释操作目的,告知注意事项,取得配合。

中心供氧装置:

关紧流量开关,将流量表与中心供氧装置连接,装湿化瓶,连接一次性吸氧长管,打开流量表流量开关,确定氧气流出通畅、无漏气,关上流量表开关。

选择鼻腔,用湿棉签清洁双侧鼻腔并检查。接鼻导管或鼻塞,前端浸入小水杯内试气并湿润。

自一侧鼻孔轻轻插入鼻导管至鼻咽部(长度为鼻尖至耳垂的2/3),或使用鼻塞插入患者鼻孔 1 cm,用胶布固定于鼻翼及面颊部,或将导管环绕患者耳后,向下放置并调节松紧度。

记录给氧时间、氧流量,签名。观察缺氧症状、实验室指标、有无氧疗不良反应,确认氧气装置无漏气并通畅,交代注意事项。

停用氧前,评估缺氧改善情况。先取下鼻导管,再关闭流量表开关。

去除胶布痕迹,记录停氧时间及效果,及时整理床单位并安置患者于舒适体位。

整理 {
整理用物,污物处置符合院感要求。

洗手,记录。

4. 氧疗操作考核细则及评分标准

项目	分值	评分细则	扣分标准	扣分	得分
评估 (5分)	5	核对患者信息,评估患者的意识、年龄、病情、缺氧状况或血气分析的结果、鼻腔有无分泌物和鼻中隔偏曲、心理状态及合作程度等;环境适于操作	一项不符合扣1分		
操作前准备 (10分)	2	护士准备:着装整齐,洗手,戴口罩	一项不符合扣1分		
	3	用物准备:备齐用物	少一物扣1分,多一物扣0.5分		
	5	患者准备:向患者解释操作目的及配合要点,取得配合	一项不符合扣2分		
操作过程 (60分)	5	携用物到床旁,核对患者信息,解释操作目的,取得配合;体位舒适	一项不符合扣1分		
	15	关紧流量开关,将流量表与中心供氧装置连接,装湿化瓶,连接一次性吸氧长管,打开流量表流量开关,确定氧气流出通畅、无漏气,关上流量表开关	一项不符合扣2分,顺序颠倒扣5分		
	5	选择鼻腔,用湿棉签清洁双侧鼻腔并检查。接鼻导管或鼻塞,前端浸入小水杯内试气并湿润	一项不符合扣1分		
	10	自一侧鼻孔轻轻插入鼻导管至鼻咽部(长度为鼻尖至耳垂的2/3),或使用鼻塞插入患者鼻孔1 cm,用胶布固定于鼻翼及面颊部,或将导管环绕患者耳后,向下放置并调节松紧度	一项不符合扣3分		
	10	记录给氧时间、氧流量,签名。观察缺氧症状、实验室指标、有无氧疗不良反应等,确认氧气装置无漏气并通畅,交代注意事项	一项不符合扣2分		
	10	停用氧前,评估缺氧改善情况。先取下鼻导管,再关闭流量表开关	一项不符合扣2分,顺序颠倒扣5分		
	5	去除胶布痕迹,记录停氧时间及效果,及时整理床单位并安置患者于舒适体位	一项不符合扣1分		
操作后处理 (10分)	8	用物整理:清理用物,污物处置符合院感要求	一项不符合扣2分		
	2	洗手,记录	一项不符合扣1分		
结果标准 (15分)	15	氧疗装置安全,氧疗效果适应病情需要;动作轻柔,有爱伤观念;操作程序流畅;患者体位适当,卧位舒适;床单位整齐、平整	一项不符合扣2分		

5. 自动洗胃机操作流程

评估

患者评估：核对患者信息（床号、姓名、腕带等），评估患者的年龄、病情、意识状况、既往史、口鼻腔黏膜完整性及合作程度，服用毒物的名称、剂量、服用时间，有无洗胃禁忌证。

环境评估：整洁、安静，便于操作。

准备

护士准备：着装整齐，洗手，戴口罩。

用物准备：洗胃液（35—38 ℃）、水温计、自动洗胃机、胃管、开口器、压舌板、50 mL 注射器、听诊器、石蜡油、手套、纱布、棉签、胶布、橡胶单、治疗巾、弯盘、桶 2 只、标本容器，必要时备拉舌钳、手电筒。

患者准备：交流、解释，取得配合（急诊抢救除外）。

操作过程

携用物到床边，核对患者信息，解释操作目的，告知注意事项，取得配合。

协助患者取舒适体位，中毒较重者取左侧卧位，昏迷者取平卧位，头偏向一侧，有义齿须取下，头下、胸前铺橡胶单、治疗巾，口角置弯盘。

接电源，正确连接管道，检查机器性能，开机试运转，排除管道空气。

戴手套，测量实际应插入胃内长度，润滑胃管。

插胃管：长度以 45—55 cm 为宜。利用三种方法验证胃管在胃内。

固定胃管，将胃管与洗胃机紧密连接，启动开关，先吸出胃内溶液，必要时留取标本，再自动洗胃，洗胃过程中密切观察，动态评估，及时处理。

反复灌洗，每次进液量 300—500 mL，直至洗出液无色、无味、澄清为止。

洗胃过程中密切观察洗出液的性质、颜色、气味、量，动态评估患者病情变化，及时处理。洗毕，先吸出胃内容物，再反折胃管拔出。

协助患者漱口、洗脸，必要时更衣。

整理床单位，协助患者取舒适体位。

整理

整理用物，污物处置符合院感要求，洗胃机清洗及消毒程序正确。

洗手，记录。

6. 自动洗胃机操作考核细则及评分标准

项目	分值	评分细则	扣分标准	扣分	得分
评估 (5分)	5	核对患者信息(床号、姓名、腕带等),评估患者的年龄、病情、意识状况、既往史、口鼻腔黏膜完整性及合作程度,服用毒物的名称、剂量、服用时间,有无洗胃禁忌证等;环境适于操作	一项不符合扣1分		
操作前准备 (10分)	2	护士准备:着装整齐,洗手,戴口罩	一项不符合扣1分		
	3	用物准备:备齐用物	少一物扣1分,多一物扣0.5分		
	5	患者准备:向患者解释操作目的及配合要点,取得配合	一项不符合扣2分		
操作过程 (60分)	10	携用物到床旁,核对患者信息,解释操作目的,取得配合。协助患者取舒适体位,中毒较重者取左侧卧位,昏迷者取平卧位,头偏向一侧,有义齿须取下,头下、胸前铺橡胶单、治疗巾,口角置弯盘	一项不符合扣1分		
	5	接电源,正确连接管道,检查机器性能,开机试运转,排除管道空气	一项不符合扣2分		
	15	戴手套,测量实际应插入胃内长度,润滑胃管。插胃管:长度以45—55 cm为宜。利用三种方法验证胃管在胃内	一项不符合扣3分		
	10	固定胃管,将胃管与洗胃机紧密连接,启动开关,先吸出胃内溶液,必要时留取标本,再自动洗胃,洗胃过程中密切观察,动态评估,及时处理	一项不符合扣3分		
	5	反复灌洗,每次进液量300—500 mL,直至洗出液无色、无味、澄清为止	一项不符合扣2分		
	10	洗胃过程中密切注意洗出液的性质、颜色、气味、量,动态评估患者病情变化,及时处理。洗毕,先吸出胃内容物,再反折胃管拔出	一项不符合扣2分,顺序颠倒扣5分		
	5	协助患者漱口、洗脸,必要时更衣,整理床单位,协助患者取舒适体位	一项不符合扣1分		
操作后处理 (10分)	8	整理用物,污物处置符合院感要求,洗胃机清洗及消毒程序正确	一项不符合扣2分		
	2	洗手,记录	一项不符合扣1分		
结果标准 (15分)	15	动作轻柔,有爱伤观念;操作程序流畅;患者体位适当,卧位舒适	一项不符合扣2分		

7. 股静脉穿刺操作流程

评估 { 患者评估：核对患者信息（床号、姓名、腕带等），评估患者病情、穿刺部位皮肤情况、动脉搏动情况、肢体活动度及配合程度等。

环境评估：整洁、安静，便于操作。

准备 { 护士准备：着装整齐，洗手，戴口罩。

用物准备：常规治疗盘内置 5 mL 注射器、无菌纱布一块、标本容器，必要时备酒精灯、打火机等。

患者准备：向患者解释穿刺目的及注意事项。

操作过程 {

按医嘱准备试管。

携用物至床旁，核对患者信息，解释操作目的，取得配合。

体位：患者仰卧，下肢伸直，略外展。于腹股沟区扪及股动脉搏动最明显处定位，常规消毒，待干。

消毒操作者左手食指和中指，于腹股沟区扪及股动脉搏动最明显处定位，右手持注射器，针头和皮肤成直角在股动脉内侧 0.5 cm 处刺入。

见抽出呈暗红色血，示已达到股静脉，抽取血液至所需量。快速拔针，用干棉签按压 3—5 min（如注入股动脉，应立即拔针，用无菌纱布按压 5—10 min，直至无出血为止）。

将血液注入对应标本容器。

按标本要求，轻轻摇匀，避免震荡。

交代注意事项，协助患者取舒适体位，整理床单位。

血标本分类及时送检。

整理 { 整理用物，污物处置符合院感要求。

洗手，记录。

8. 股静脉穿刺考核操作考核细则及评分标准

项目	分值	评分细则	扣分标准	扣分	得分
评估 （5分）	5	核对患者信息,评估患者病情及配合程度等;环境适宜操作	一项不符合扣2分		
操作前准备 （10分）	2	护士准备:着装整齐,洗手,戴口罩	一项不符合扣1分		
	3	用物准备:备齐用物	少一物扣1分,多一物扣0.5分		
	5	患者准备:向患者解释操作目的及配合要点,取得配合	一项不符合扣2分		
操作过程 （60分）	5	按医嘱准备试管	未做到不得分,一项不完善扣1分		
	5	携用物至床旁,核对患者信息,解释操作目的,取得配合	一项不符合扣2分		
	5	体位:患者仰卧,下肢伸直,略外展	体位不正确扣5分		
	15	定位,消毒,待干。消毒操作者左手食指和中指,左手食指和中指于腹股沟区扪及股脉动脉搏动最明显处,右手持注射器,针头和皮肤成直角在股动脉内侧0.5 cm处刺入	一项不符合扣3分		
	15	见抽出呈暗红色血,抽取血液至所需量。快速拔针,按压	一项不符合扣3分		
	5	将血液注入对应标本容器。按标本要求,轻轻摇匀,避免震荡	一项不符合扣2分		
	5	交代注意事项,协助患者取舒适体位,整理床单位	一项不符合扣2分		
	5	再次核对血标本分类,及时送检	一项不符合扣2分		
操作后处理 （10分）	8	整理用物,污物处置符合院感要求	一项不符合扣2分		
	2	洗手,记录	一项不符合扣1分		
结果标准 （15分）	15	动作轻柔,有爱伤观念;操作程序流畅,符合无菌原则;无股静脉穿刺并发症;患者体位适当,卧位舒适	一项不符合扣2分		

第七章　冷、热疗法操作流程及评分标准

1. 冰袋、冰囊使用操作流程

评估
- 患者评估：核对患者信息（床号、姓名、腕带），评估患者的年龄、病情、体温、意识、治疗状况、合作程度及心理状态、局部皮肤状况、有无感觉障碍及是否对冷过敏等。
- 环境评估：整洁、安静、安全、舒适。室温适宜，避开对流风。

准备
- 护士准备：洗手，戴口罩、帽子，衣着整齐。
- 用物准备：冰袋、布套、木槌、帆布袋、冰块、脸盆、冷水、毛巾、勺、手消毒液。
- 患者准备：向清醒患者解释操作目的及配合要点，对于烦躁患者可适当给予镇静剂。

操作准备
- 携用物至床旁，核对患者信息，解释操作目的，说明注意事项，取得配合。
- 将冰块装入帆布袋，用木槌敲碎成小块，放入盆内用水冲去棱角，检查冰袋有无破损，将小冰块装袋至1/2—2/3容积，排尽空气，夹紧袋口，擦干冰袋或冰囊，倒提，确定无漏水后，装入布套。
- 置冰袋于所需部位，高热降温置于前额、头顶部和体表大血管流经处，如颈部两侧、腋下、腹股沟等；扁桃体摘除术后将冰囊置于颈前颌下。观察冷疗效果与患者反应，观察局部皮肤情况，严格执行交接班制度。
- 治疗时间不超过30 min。如为降温，使用后30 min测体温，体温降至39 ℃以下时，取下冰袋。

整理
- 用物按院感要求处理，将冰袋或冰囊内的水倒净，清洁后倒挂，晾干后吹气，旋紧塞子备用。
- 洗手，记录。

2. 冰袋、冰囊使用操作考核细则及评分标准

项目	分值	评分细则	扣分标准	扣分	得分
评估 （5分）	5	核对患者信息,评估患者病情及配合程度等;环境适于操作	一项不符合扣2分		
操作前准备 （10分）	2	护士准备:着装整齐,洗手	一项不符合扣1分		
	3	用物准备:备齐用物	少一物扣1分,多一物扣0.5分		
	5	患者准备:向患者解释操作目的及配合要点,取得配合	一项不符合扣1分		
操作过程 （60分）	2	携用物至床旁,核对患者信息,解释操作目的,取得配合	一项不符合扣1分		
	8	将冰块装入帆布袋,用木槌敲碎成小块,放入盆内用水冲去棱角	一项不符合扣2分		
	10	检查冰袋有无破损,将小冰块装袋至1/2—2/3容积,排尽空气,夹紧袋口	一项不符合扣2分		
	5	擦干冰袋或冰囊,倒提,确定无漏水后,装入布套	一项不符合扣2分		
	15	置冰袋于所需部位,高热降温置于前额、头顶部和体表大血管流经处,如颈部两侧、腋下、腹股沟等;扁桃体摘除术后将冰囊置于颈前颌下	一项不符合扣3分		
	10	观察冷疗效果与患者反应、局部皮肤情况,严格执行交接班制度	一项不符合扣3分		
	10	治疗时间不超过30 min。如为降温,使用后30 min测体温,体温降至39 ℃以下时,取下冰袋	一项不符合扣2分		
操作后处理 （10分）	8	整理用物,按院感要求处理用物	一项不符合扣2分		
	2	洗手,记录	一项不符合扣1分		
结果标准 （15分）	15	动作轻柔,有爱伤观念;操作程序流畅、规范、无并发症;患者体位适当,卧位舒适;床单位整齐、平整	一项不符合扣2分		

3. 冰帽使用操作流程

评估
- 患者评估：核对患者信息（床号、姓名、腕带等），评估患者的年龄、病情、体温、意识、合作程度、治疗等状况，患者局部皮肤情况，有无感觉障碍及对冷过敏等。
- 环境评估：整洁、安静，安全、舒适、室温适宜，避开对流风。

准备
- 护士准备：着装整齐，洗手。
- 用物准备：冰帽或冰槽、布套、木槌、帆布袋、冰块、脸盆、冷水、毛巾、勺、海绵3块、肛表、手消毒液，另备水桶。若使用冰槽降温，备不脱脂棉球及凡士林纱布2块。
- 患者准备：向患者解释操作目的及配合要点，取得配合（昏迷患者除外）。

操作准备
- 携用物至床旁，核对患者信息，解释操作目的，交代注意事项（昏迷患者除外）。
- 将冰块装入帆布袋，用木槌敲成小碎块，放入盆内用水冲去棱角，检查冰帽有无破损，将小冰块装袋至1/2—2/3容积，排尽空气，夹紧帽口，擦干，倒提，确定无漏水后，装入布套。
- 将患者头部置于冰帽中，后颈部、双耳郭垫海绵，排水管放水桶内；若使用冰槽降温，双耳塞不脱脂棉球，双眼覆盖凡士林纱布。
- 观察冷疗效果与患者反应，每30 min测体温一次，维持肛温在33 ℃左右。
- 观察患者病情、生命体征变化及局部皮肤情况，严格执行交接班制度。

整理
- 用物按院感要求处理。
- 洗手，记录时间、效果、患者反应等。

4. 冰帽使用操作考核细则及评分标准

项目	分值	评分细则	扣分标准	扣分	得分
评估 (5分)	5	核对患者信息,评估患者病情及配合程度等;环境适于操作,避开对流风	一项不符合扣2分		
操作前准备 (10分)	2	护士准备:着装整洁,洗手	一项不符合扣1分		
	3	用物准备:备齐用物	少一物扣1分,多一物扣0.5分		
	5	患者准备:向患者解释操作目的及配合要点,取得配合	一项不符合扣1分		
操作过程 (60分)	2	携用物至床旁,核对患者信息,解释操作目的,交代注意事项(昏迷患者除外)	一项不符合扣1分		
	8	将冰块装入帆布袋,用木槌敲碎成小块,放入盆内用水冲去棱角	一项不符合扣2分		
	10	检查冰帽有无破损,将小冰块装袋至1/2—2/3容积,排尽空气,夹紧帽口	一项不符合扣2分		
	10	擦干冰帽,倒提,确定无漏水后,装入布套	一项不符合扣2分		
	20	将患者头部置于冰帽中,后颈部、双耳郭垫海绵,排水管放水桶内;若使用冰槽降温,双耳塞不脱脂棉球,双眼覆盖凡士林纱布	一项不符合扣3分		
	10	观察冷疗效果与患者反应、局部皮肤情况,病情及生命体征变化。每30 min测体温一次,维持肛温在33 ℃左右,严格执行交接班制度	一项不符合扣3分		
操作后处理 (10分)	8	将冰帽内的水倒净,清洁后倒挂,晾干后吹气,旋紧塞子备用;将冰槽冰水倒空以备用	一项不符合扣2分		
	2	洗手,记录时间、效果、患者反应等	一项不符合扣1分		
结果标准 (15分)	15	操作程序流畅、规范,无并发症;动作轻柔;爱伤观念强;患者体位适当,卧位舒适;床单位整齐、平整	一项不符合扣2分		

5. 温水擦浴操作流程

评估 {
患者评估:核对患者信息(床号、姓名、腕带等),评估患者的年龄、病情、体温、意识、治疗情况、局部皮肤状况、活动能力及合作程度等。

环境评估:整洁、安静、安全、舒适。室温适宜,关闭门窗,必要时以床帘或屏风遮挡。
}

准备 {
护士准备:着装整齐,洗手,戴口罩。

用物准备:小盆(内放 32—34 ℃温水至 2/3 容积,或根据年龄、季节和个人习惯调节水温)、大毛巾、小毛巾 2 块、热水袋及布套、冰袋及布套、清洁衣裤、便器、屏风。

患者准备:向患者解释操作目的及配合要点,取得配合。
}

操作准备 {
携用物至床边,核对患者信息,解释操作目的,交代注意事项。

关闭门窗,用屏风遮挡,松开盖被,按需给予便器;置冰袋于患者头部,置热水袋于患者足底部;将大毛巾垫于擦拭部位下,将浸有温水的小毛巾拧至半干呈手套式缠在手上,以离心方向进行擦拭,两块小毛巾交替使用;每侧部位可擦拭 3 min,全过程控制在 20 min 以内。

脱衣,擦拭双上肢:

① 颈外侧→肩→肩上臂外侧→前臂外侧→手背。

② 侧胸→腋窝→上臂内侧→前臂内侧→手心。

依次擦洗后颈部、背部至臀部,穿衣。

脱裤,擦拭双下肢:

① 依次擦洗踝部、膝关节、大腿,由远心端向近心端擦洗,促进静脉回流。

② 移盆于足下,盆下垫浴巾,一手托起患者小腿部,将足部轻轻置于盆内,浸泡后擦洗足部,根据情况修剪趾甲,使用润肤剂。

观察患者有无寒战、面色苍白、脉搏及有无呼吸异常等。

擦拭完毕,用大毛巾擦干皮肤,取下热水袋,根据需要更换干净衣裤,协助患者取舒适体位,整理床单位,开窗,拉开床帘或撤去屏风。
}

整理 {
整理用物,擦浴 30 min 后测体温,若 39 ℃以下则取下头部冰袋。

洗手,记录时间、效果、患者反应等。
}

6. 温水擦浴操作考核细则及评分标准

项目	分值	评分细则	扣分标准	扣分	得分
评估 (5分)	5	核对患者信息,评估患者病情及配合程度等;环境适于操作	一项不符合扣2分		
操作前准备 (10分)	2	护士准备:着装整齐,洗手,戴口罩	一项不符合扣1分		
	3	用物准备:备齐用物	少一物扣1分,多一物扣0.5分		
	5	患者准备:向患者解释操作目的及配合要点,取得配合	一项不符合扣1分		
操作过程 (60分)	2	携用物至床边,核对患者信息,解释操作目的,交代注意事项	一项不符合扣1分		
	3	关闭门窗,用屏风遮挡,松开盖被,给予便器	一项不符合扣2分		
	10	置冰袋于患者头部,置热水袋于患者足底部	一项不符合扣5分		
	15	将大毛巾垫于擦拭部位下,将浸有温水的小毛巾拧至半干呈手套式缠在手上,以离心方向进行擦拭,两块小毛巾交替操作使用,每侧部位可擦拭3 min,全过程控制在20 min以内	一项不符合扣3分		
	10	脱衣,擦拭双上肢:颈外侧→肩→肩上臂外侧→前臂外侧→手背;侧胸→腋窝→上臂内侧→前臂内侧→手心	一项不符合扣2分,顺序错误扣3分		
	15	依次擦洗后颈部、背部至臀部,穿衣。脱裤,擦拭双下肢:① 依次擦洗踝部、膝关节、大腿,由远心端向近心端擦洗,促进静脉回流。② 移盆于足下,盆下垫浴巾,一手托起患者小腿部,将足部轻轻置于盆内,浸泡擦洗足部,根据情况修剪趾甲,使用润肤剂	一项不符合扣2分,顺序错误扣3分		
	5	擦拭完毕,用大毛巾擦干皮肤,取下热水袋。整理床单位	一项不符合扣2分		
操作后处理 (10分)	8	整理用物,擦浴30 min后测体温,若39 ℃以下则取下头部冰袋	一项不符合扣2分		
	2	洗手,记录时间、效果、患者反应等	一项不符合扣1分		
结果标准 (15分)	15	密切观察病情变化,及时发现异常;操作程序流畅、规范;动作轻柔,有爱伤观念;患者体位适当、卧位舒适;床单位整齐、平整	一项不符合扣2分		

7. 乙醇擦浴操作流程

评估
- 患者评估：核对患者信息（床号、姓名、腕带等），评估患者的病情、体温、局部皮肤状况、有无乙醇过敏史。
- 环境评估：室温适宜，遮挡患者，关门窗，按需给予便器。

准备
- 护士准备：着装清洁、整齐，洗手，戴口罩。
- 用物准备：25％—35％乙醇溶液，大、小毛巾，冰袋和热水袋等。
- 患者准备：向患者解释操作目的及配合要点，取得配合。

操作准备
- 携用物至床旁，核对患者信息，解析操作目的，按需给予便器。头部置冰袋，足下置热水袋。

- 脱衣，大毛巾垫于擦拭部位下，小毛巾浸入乙醇溶液中，拧至半干缠于手上呈手套状，以离心方式擦拭，每侧部位可擦拭 3 min（腹股沟、腘窝、腋窝、肘窝处稍用力并延长停留时间），擦拭毕，用大毛巾擦干皮肤、穿衣。

- 两上肢：

  ① 颈外侧→肩→肩上臂外侧→前臂外侧→手背。

  ② 侧胸→腋窝→上臂内侧→前臂内侧→手心。

- 两下肢：

  ① 依次擦洗踝部、膝关节、大腿，由远心端向近心端擦洗，促进静脉回流。

  ② 移盆于足下，盆下垫浴巾，一手托起患者小腿部，将足部轻轻置于盆内，浸泡擦洗足部，根据情况修剪趾甲，使用润肤剂。

- 观察患者有无寒战、面色苍白，脉搏、有无呼吸异常等。

- 取出足下热水袋。

- 擦浴 30 min 后测体温并记录。

- 体温降至 39 ℃以下，可取下头部冰袋。

整理
- 用物按院感要求处理。
- 洗手，记录。

8. 乙醇擦浴操作考核细则及评分标准

项目	分值	评分细则	扣分标准	扣分	得分
评估 （5分）	5	核对患者信息,评估患者病情及配合程度等;环境适于操作	一项不符合扣2分		
操作前准备 （10分）	2	护士准备:着装整齐,洗手,戴口罩	一项不符合扣1分		
	3	用物准备:备齐用物	少一物扣1分,多一物扣0.5分一项		
	5	患者准备:向患者解释操作目的及配合要点,取得配合	一项不符合扣1分		
操作过程 （60分）	5	携用物至床旁,核对患者信息,解释操作目的,按需给予便器	一项不符合扣2分		
	5	头部置冰袋,足下置热水袋	一项不符合扣2分		
	15	依次脱衣裤,大毛巾垫于擦拭部位下,小毛巾浸入乙醇溶液中,拧至半干缠于手上呈手套状,以离心方式擦拭,每侧部位可擦拭3 min,擦拭毕,用大毛巾擦干皮肤,穿衣裤	顺序乱、漏部位,每侧部位擦拭时间不符合,以上各项扣2分		
	10	两上肢: ① 颈外侧→肩→肩上臂外侧→前臂外侧→手背。 ② 侧胸→腋窝→上臂内侧→前臂内侧→手心	一处未擦到扣2分,顺序错一处扣1分,时间不符合扣2分		
	15	两下肢: ① 依次擦洗踝部、膝关节、大腿,由远心端向近心端擦洗,促进静脉回流。 ② 移盆于足下,盆下垫浴巾,一手托起患者小腿部,将足部轻轻置于盆内,浸泡擦洗足部,根据情况修剪趾甲,使用润肤剂	一处未擦到扣2分,顺序错一处扣1分,时间不符合扣2分		
	10	取出足下热水袋,擦浴30 min后测体温并记录。体温降至39 ℃以下,可取下头部冰袋	一项不符合扣2分		
操作后处理 （10分）	8	整理用物,污物处置符合院感要求	一项不符合扣2分		
	2	洗手,记录	一项不符合扣1分		
结果标准 （15分）	15	密切观察病情变化,及时发现异常;动作轻柔,有爱伤观念;操作程序流畅、规范;床单位整齐、平整;患者卧位舒适	一项不符合扣2分		

9. 红外线治疗仪使用操作流程

评估 ｛

患者评估：核对患者信息（床号、姓名、腕带），评估患者病情、年龄、体温、意识、治疗情况、局部皮肤状况、热敏感情况、活动能力、合作程度及心理状态。

环境评估：整洁、安静、安全、舒适，便于操作，调节室温，酌情关闭门窗，必要时以屏风或床帘遮挡。

准备 ｛

护士准备：衣帽整洁、整齐，修剪指甲，洗手，戴口罩。

用物准备：红外线治疗仪、手消毒液，必要时备有色眼镜、屏风等。

患者准备：向患者解释操作目的及配合要点；患者体位舒适。

操作 ｛

携用物至床旁，核对患者信息，解释操作目的，取得配合。

暴露患处，体位舒适，清洁局部治疗部位。必要时屏风或床帘遮挡，维护患者隐私。

调节灯距、温度，一般灯距为 30—50 cm，通电预热 5—10 min，温热为宜（以手试温），防止烫伤。

照射 20—30 min，注意保护局部皮肤。照射前胸、面颈时应戴有色眼镜或用纱布遮盖，以保护眼睛，以防产生继发效应。

每 5 min 观察治疗效果与患者反应。观察有无过热、心慌、头昏感觉及皮肤情况，如出现则停止使用，并报告医生，照射过程中以温热舒适为宜。

取舒适体位，交代注意事项。

整理 ｛

协助患者取舒适体位，整理床单位，将烤灯或红外线灯擦拭、整理备用。

洗手，记录部位、时间、效果、患者反应等。

10. 红外线治疗仪使用操作考核细则及评分标准

项目	分值	评分细则	扣分标准	扣分	得分
评估 (5分)	5	核对患者信息,评估患者病情、年龄、体温、意识、治疗情况、局部皮肤状况、热敏感情况、活动能力、合作程度及心理状态;环境安静舒适,适宜操作	一项不符合扣2分		
操作前准备 (10分)	2	护士准备:衣帽整洁、整齐,修剪指甲,洗手,戴口罩	一项不符合扣1分		
	3	用物准备:备齐用物	少一物扣1分,多一物扣0.5分		
	5	患者准备:向患者解释操作目的及配合要点,取得配合	一项不符合扣1分		
操作过程 (60分)	5	暴露患处,体位舒适,清洁局部治疗部位	未做到不得分		
	5	用屏风遮挡,保护患者隐私	未遮挡扣5分		
	10	调节灯距:灯距一般为30—50 cm	灯距不符合不得分		
	10	调节温度:通电预热5—10 min,以手试温,温热为宜	一项不符合扣5分		
	10	注意保护:照射前胸、面颈时应戴有色眼镜	一项不符合扣5分		
	10	照射时间以20—30 min为宜	照射时间过长或不够不得分		
	5	每5 min观察治疗效果与患者反应,有无过热、心慌、头昏等异常及皮肤情况,照射过程中以温热舒适为宜	未做到不得分		
	5	取舒适体位,交代注意事项	未做到不得分		
操作后处理 (10分)	8	按院感要求整理用物,整理床单位	一项不符合扣2分		
	2	洗手,记录	一项不符合扣1分		
结果标准 (15分)	15	红外线治疗仪照射部位、距离正确;无并发症;动作轻柔,有爱伤观念;操作程序流畅;患者体位适当,卧位舒适;床单位整齐、平整	一项不符合扣2分		

11. 热湿敷法操作流程

评估
- 患者评估：核对患者信息（床号、姓名、腕带），评估患者病情、年龄、意识、治疗情况、局部皮肤及伤口、活动能力、合作程度及心理状态。
- 环境评估：整洁、安静、安全、舒适，便于操作，调节室温，酌情关闭门窗。

准备
- 护士准备：着装清洁、整齐，洗手，戴口罩。
- 用物准备：治疗盘内备敷布 2 块、凡士林、纱布、棉签、一次性治疗巾、棉垫、水温计、手套。另备热水瓶、脸盆（内盛放热水）、手消毒液。必要时备大毛巾、热水袋、换药用物。
- 患者准备：向患者解释操作目的及配合要点，取得配合；患者体位舒适。

操作过程
- 携用物至床旁，核对患者信息，解释操作目的，取得配合。
- 患处准备：暴露患处，垫一次性治疗巾于受敷部位下，受敷部位涂凡士林，上盖一层纱布。必要时以屏风或窗帘遮挡，维护患者隐私。
- 热湿敷：① 戴手套，将敷布浸入热水中后拧至半干（水温 50—60 ℃，拧至不滴水，放在手腕内侧试温，以不烫手为宜）。② 抖开并折叠敷布敷于患处，上盖棉垫（及时更换盆内热水维持水温，若患者感觉过热，可掀起敷布一角散热；若热敷部位有伤口，须按无菌技术处理伤口）。③ 每 3—5 min 更换一次敷布，持续 15—20 min。
- 观察患者皮肤颜色、全身情况，以防烫伤。
- 敷毕，轻轻拭干热敷部位（勿用摩擦方法擦干），脱去手套。

整理
- 协助患者取舒适体位，整理床单位，用物按院感要求进行处理。
- 洗手，记录部位、时间、效果及患者反应。

12. 热湿敷法操作考核细则及评分标准

项目	分值	评分细则	扣分标准	扣分	得分
评估（5分）	5	核对患者信息，评估患者病情、年龄、意识、治疗情况、局部皮肤及伤口状况、活动能力、合作程度及心理状态；环境安静舒适，适宜操作	一项不符合扣2分		
操作前准备（10分）	2	护士准备：衣帽整洁，洗手，戴口罩	一项不符合扣1分		
	5	用物准备：备齐用物	少一物扣1分，多一物扣0.5分		
	3	患者准备：向患者解释操作目的及配合要点，取得配合	一项不符合扣1分		
操作过程（60分）	5	携用物至床旁，核对患者信息，解释操作目的，取得配合	一项不符合扣3分		
	5	暴露患处，垫一次性治疗巾于受敷部位下，受敷部位涂凡士林	受敷部位未涂凡士林扣3分		
	5	受敷部位上盖一层纱布	未盖纱布扣5分		
	5	戴手套，敷布浸于50—60 ℃热水中，将敷布浸入热水中后拧至半干	水温过高、不足均不得分		
	5	拧至不滴水	敷布太湿、太干均不得分		
	5	放在手腕内侧试温（以不烫手为宜）	试温方法错或未试温不得分		
	5	抖开并折叠敷布敷于患处	敷布敷于患处不平整扣3分		
	10	上盖棉垫（及时更换盆内热水维持水温，若患者感觉过热，可掀起敷布一角散热；若热敷部位有伤口，须按无菌技术处理伤口）	感觉过热不处理扣5分；热敷部位的伤口未按无菌技术处理扣5分		
	5	每3—5 min更换一次敷布	未及时更换敷布扣5分		
	5	持续15—20 min	时间太长或不足各扣2分		
	3	观察患者皮肤颜色、全身情况	未做到不得分		
	2	轻轻拭干热敷部位，脱去手套	未做到不得分		
操作后处理（10分）	8	整理床单位，用物按院感要求处理	一项不符合扣2分		
	2	洗手，记录热湿敷部位、时间、效果及患者反应等	一项不符合扣1分		
结果标准（15分）	15	热湿敷效果良好，无并发症；动作轻柔，有爱伤观念；操作程序流畅；患者体位适当，卧位舒适；床单位整齐、平整	一项不符合扣2分		

13. 温水浸泡法操作流程

评估
- 患者评估：核对患者信息（床号、姓名、腕带），评估患者病情、年龄、意识、治疗情况、局部皮肤及伤口状况、活动能力、合作程度及心理状态。
- 环境评估：整洁、安静、安全、舒适，便于操作，调节室温，酌情关闭门窗。

准备
- 护士准备：衣帽整洁，修剪指甲，洗手，戴口罩。
- 用物准备：治疗盘内备长镊子、纱布、药液（遵医嘱配制）。另备热水瓶、浸泡盆（根据浸泡部位选择）、手消毒液。必要时备换药用物。
- 患者准备：向患者解释操作目的及配合要点，取得配合；患者坐姿舒适。

操作过程
- 携用物至床旁，核对患者信息，解释操作目的，取得配合。
- 遵医嘱配制药液置于浴盆内，药液量为浴盆容积的 1/2，调节水温至 43—46 ℃。
- 暴露患处，取舒适体位，便于操作。
- 将肢体慢慢放入浸泡盆，使患者逐渐适应。必要时用长镊子夹纱布轻擦创面，使之清洁。
- 持续 30 min。
- 观察效果与患者反应（局部皮肤有无发红、疼痛等；如水温不足，应先移开肢体后加热水，以免烫伤）。
- 浸泡毕擦干浸泡部位，撤去治疗用物，如有伤口应按无菌技术进行处理。

整理
- 协助患者取舒适体位，整理床单位，用物按院感要求进行处理。
- 洗手，记录浸泡的时间、药液、效果、患者反应等。

14. 温水浸泡法操作流程考核细则及评分标准

项目	分值	评分细则	扣分标准	扣分	得分
评估 (5分)	5	核对患者信息,评估患者病情、年龄、意识、治疗情况、局部皮肤及伤口状况、活动能力、合作程度及心理状态;环境安静舒适,适宜操作	一项不符合扣2分		
操作前准备 (10分)	2	护士准备:衣帽整洁,洗手,戴口罩	一项不符合扣1分		
	5	用物准备:备齐用物	少一物扣1分,多一物扣0.5分		
	3	患者准备:向患者解释操作目的及配合要点,取得配合	一项不符合扣1分		
操作过程 (60分)	5	携用物至床旁,核对患者信息,解释操作目的,取得配合	一项不符合扣2分		
	5	配制药液置于浴盆内,药液的量为浴盆容积的1/2	浸泡盆内药液不足或过满扣3分		
	5	调节水温至43—46℃	水温不符合扣5分		
	5	暴露患处,取舒适体位	患处暴露不佳,体位不符合扣3分		
	10	将肢体慢慢放入浸泡盆	肢体未按要求放入浸泡盆不得分		
	10	用长镊子夹纱布轻擦创面,使之清洁	轻擦创面方法错误扣5分		
	10	持续30 min	操作时间太长或不足各扣5分		
	5	观察效果与患者反应,局部有无发红、疼痛等	一项不符合扣2分		
	5	浸泡毕擦干浸泡部位,置患者于舒适卧位,交代注意事项	一项不符合扣2分		
操作后处理 (10分)	8	整理床单位,用物按院感要求处理	一项不符合扣2分		
	2	洗手,记录浸泡的时间、药液、效果、患者反应等	一项不符合扣1分		
结果标准 (15分)	15	动作轻柔,有爱伤观念;操作程序流畅;患者体位适当,卧位舒适;床单位整齐、平整	一项不符合扣2分		

第八章　特殊饮食护理技术操作流程及评分标准

1. 鼻饲法操作流程

评估 {
患者评估：核对患者信息（床号、姓名、腕带），评估患者病情、适应证、有无插胃管禁忌证、年龄、营养状况、吞咽能力、鼻腔通畅性、口鼻腔分泌物情况、意识、合作程度、心理状态、既往插管经历等。

环境评估：温湿度适宜，安静，整洁，光线适中，无异味，适宜操作。
}

准备 {
护士准备：着装整齐，洗手，戴口罩。

用物准备：① 无菌盘内置石蜡油纱布1块、纱布2块、压舌板、治疗巾、30 mL注射器1个、胃管1根。② 治疗盘内置棉签、胶布、弯盘、别针、手套、夹子或橡皮筋、听诊器、手电筒、温度计、温开水适量、鼻饲流质（38—40 ℃）、快速手消毒液，如用滴瓶灌注则备输液装置1套及输液架。③ 拔胃管另备治疗巾、纱布2块、漱口杯（内盛温开水）、吸管、弯盘，按需要备松节油、吸引装置、约束用具。
}

操作准备 {
携用物至病床旁，核对床头卡及患者腕带，解释操作目的，取得配合。

协助患者取半卧位或坐位；打开无菌盘，将治疗巾取出围于患者颌下，弯盘放在便于取用处。

选择一侧通畅鼻腔，用棉签清洁鼻腔。戴手套。

检查胃管情况，测试胃管是否通畅。

测量并确定胃管插入长度，并标记。

取石蜡油纱布润滑胃管前端。

左手持纱布托住胃管，右手持胃管前端，沿选定侧鼻孔轻轻插入。

胃管插至10—15 cm（咽喉部）时，对于清醒患者：嘱患者做吞咽动作，顺势将胃管向前推进至标记长度；对于昏迷患者：左手将患者头部托起，使下颌骨靠近胸骨柄将胃管缓慢插入至标记长度。

用压舌板检查胃管是否盘曲在口腔。

验证胃管是否在胃内：① 胃管末端连接注射器抽吸，能抽出胃液；② 将胃管末端置于温开水中，无气泡逸出；③ 置听诊器于胃部，用注射器快速经胃管向胃内注入10 mL空气，可听见气过水声。

脱手套，洗手。

固定胃管于鼻翼及颊部。

测量鼻饲液温度。

将胃管末端接注射器，回抽见有胃液抽出。
}

先缓慢注入少量温开水,再灌注鼻饲液或药液。

灌注完毕后,再注入少量温开水,冲净胃管。

将胃管末端盖上塞子,用别针固定在枕边、大单或患者衣领处。

协助患者清洁口鼻部,整理床单位,使患者维持半卧位 20—30 min。

整理用物,洗手,记录。

操作准备	拔管前准备:铺治疗巾在患者颌下,置弯盘,夹紧胃管末端,轻轻揭去固定的胶布。
	拔出胃管:用纱布包裹近鼻孔处的胃管,嘱患者深呼吸,在患者呼气时拔管,到咽喉处快速拔出,边拔边用纱布擦胃管。
	将胃管放入弯盘,移出患者视线,清洁患者口鼻、面部,去除胶布痕迹,协助清醒患者漱口。
	整理床单位,取舒适卧位。
整理	整理用物,用物按院感要求处理。
	洗手,记录。

2. 鼻饲法操作考核细则及评分标准

项目	分值	评分细则	扣分标准	扣分	得分
操作前准备（15分）	6	核对患者信息，了解患者病情、适应证、有无插胃管禁忌证、年龄、营养状况、吞咽能力、鼻腔的通畅性、口鼻腔分泌物情况、意识、患者合作程度、心理状态、既往插管经历等	一项不符合扣1分		
	2	环境评估：温湿度适宜，安静整洁，无异味，光线适中，适宜操作	一项做不到扣1分		
	2	护士准备：着装整齐，洗手，戴口罩	一项做不到扣1分		
	5	用物准备：备齐用物	少一物扣1分，多一物扣0.5分		
操作过程（70分）	2	携用物至病床旁，核对床头卡及患者腕带、解释操作目的，取得配合	一项做不到扣1分		
	4	协助患者取取半卧位或坐位；打开无菌盘，将治疗巾取出围于患者颌下，弯盘放在便于取用处	体位不当扣2分，未铺治疗巾扣2分		
	2	选择一侧通畅鼻腔，用棉签清洁鼻腔	一项做不到扣1分		
	1	戴手套	操作不正确不得分		
	2	检查胃管是否通畅	未检查扣1分		
	2	测量并确定胃管插入长度，并标记	做不到不得分		
	2	取石蜡油纱布润滑胃管前端	未做到不得分		
	4	左手持纱布托住胃管，右手持胃管前端，沿选定侧鼻孔轻轻插入	一项不符合扣2分		
	5	插至10—15 cm（咽喉部）时，对于清醒患者：嘱患者做吞咽动作，顺势将胃管向前推进至标记长度；对于昏迷患者：左手将患者头部托起，使下颌骨靠近胸骨柄将胃管缓慢插入至标记长度	一项不符合扣2分		
	2	用压舌板检查胃管是否盘曲在口腔	未做到扣2分		
	9	验证胃管是否在胃内：① 胃管末端连接注射器抽吸，能抽出胃液；② 将胃管末端置于温开水中，无气泡逸出；③ 置听诊器于胃部，用注射器快速经胃管向胃内注入10 mL空气，可听见气过水声	未检查不得分，一项方法不正确扣3分		
	2	脱手套，洗手	一项不符合扣1分		
	2	固定胃管于鼻翼及颊部	未固定不得分		
	1	测量鼻饲液温度	不测温度不得分		
	2	将胃管末端接注射器，回抽见有胃液抽出	未做到不得分		

临床护理技术操作流程及考核指南

项目	分值	评分细则	扣分标准	扣分	得分
	4	先缓慢注入少量温开水,再灌注鼻饲液或药液	一项不符合扣2分		
	2	灌注完毕后,再注入少量温开水,冲净胃管	未做到扣2分		
	2	将胃管末端盖上塞子,用别针固定在枕边、大单或患者衣领处	一项不符合扣1分		
	4	协助患者清洁口鼻部,整理床单位,使患者维持半卧位20—30 min	一项做不到扣2分		
	2	整理用物,洗手,记录	一项做不到扣1分		
	4	拔管前准备:铺治疗巾在患者颌下,置弯盘,夹紧胃管末端,轻轻揭去固定的胶布	一项做不到1分		
	4	拔出胃管,用纱布包裹近鼻孔处的胃管,嘱患者深呼吸,在患者呼气时拔管,到咽喉处快速拔出,边拔边用纱布擦胃管	一项做不到1分		
	4	将胃管放入弯盘,移出患者视线,清洁患者口鼻、面部,去除胶布痕迹,协助清醒患者漱口	一项做不到1分		
	2	整理床单位,协助患者取舒适卧位	一项做不到1分		
操作后处理(5分)	5	整理用物,用物按院感要求处理;洗手,记录	一项做不到扣1分		
结果标准(10分)	10	操作熟练,动作轻稳,程序流畅,体现爱伤观念	较熟练扣3分,不熟练扣5分,无爱伤观念扣3分		

第九章　排泄护理技术操作流程及评分标准

1. 男患者导尿术操作流程

评估 {
患者评估:核对患者信息(床号、姓名、腕带等),评估患者病情、意识、配合程度、心理状态、生活自理能力、导尿目的、膀胱充盈度、会阴部情况、有无前列腺疾病。根据患者的自理能力,嘱其清洁外阴。

环境评估:以围帘遮挡,关闭门窗,室温合适,光线明亮。
}

准备 {
护士准备:着装整齐,洗手,戴口罩。

用物准备:治疗盘内备一次性无菌导尿包、一次性中单、弯盘、治疗巾、浴巾、手消毒液、便器,必要时备屏风。

患者准备:向患者解释操作目的及配合要点,患者清洁外阴,做好导尿准备。
}

操作过程 {
携用物至床旁,核对患者信息,解释操作目的,取得配合。

准备:松开床尾盖被,帮助患者脱去对侧裤腿,盖在近侧腿部,并盖上浴巾,对侧腿用盖被遮盖;协助患者取屈膝仰卧位,两腿略外展,暴露外阴。将一次性中单和治疗巾垫于患者臀下,弯盘置于近外阴处。

初步消毒:消毒双手,核对、检查导尿包,取出初步消毒用物,操作者戴上手套,将消毒液棉球倒入小方盘内。一只手持镊用消毒液棉球消毒,消毒顺序依次为阴阜、阴茎、阴囊;另一只手用无菌纱布裹住阴茎,将包皮向后推,暴露尿道口,自尿道口向外向后旋转擦拭尿道口、阴茎头、冠状沟。棉球每个只用一次,污棉球、纱布置弯盘内;撤用物于治疗车下层,脱手套,洗手。

再次消毒:置导尿包于两腿之间,打开导尿包,戴无菌手套,铺孔巾,按操作顺序整理好用物,选择合适的导尿管,检查气囊,润滑导尿管前端。一只手用无菌纱布裹住阴茎,将包皮向后推,暴露尿道口,另一只手持镊用消毒液棉球再次消毒尿道口、阴茎头及冠状沟,棉球每个只用一次,撤用物于床尾。

置管:左手用无菌纱布固定阴茎并提起,使之与腹壁成60°角,置弯盘于孔巾口旁,嘱患者张口呼吸,右手持镊子夹持导尿管对准尿道口轻轻插入 20—22 cm,见尿后再插入 1—2 cm,将尿液引入弯盘。当弯盘内盛 2/3 体积的尿液时,夹闭导尿管尾端,将尿液倒入便器内,再打开导尿管继续放尿。注意询问患者感觉,观察患者反应。留取尿标本,夹紧尿管,用无菌标本瓶接取尿液,盖好,放置合适处。

导尿毕,轻拔出导尿管,撤下洞巾,擦净外阴。收拾导尿用物,撤去一次性中单和治疗巾。脱去手套,洗手。协助患者穿好裤子。

置患者舒适体位,整理床单位,交代注意事项。
}

整理 {
整理用物,污物处置符合院感要求,尿标本及时送检。

洗手,记录。
}

2. 男患者导尿术操作考核细则及评分标准

项目	分值	评分细则	扣分标准	扣分	得分
评估 （5分）	5	核对患者信息，评估患者病情、意识、配合程度、心理状态、生活自理能力、导尿目的、膀胱充盈度、会阴部情况、有无前列腺疾病；环境适于操作，以围帘遮挡	一项不符合扣2分		
操作前准备 （10分）	2	护士准备：着装整齐，洗手，戴口罩	一项不符合扣1分		
	3	用物准备：备齐用物	少一物扣1分		
	5	患者准备：向患者解释操作目的及配合要点，取得配合	一项不符合扣1分		
操作过程 （60分）	2	携用物至床旁，核对患者信息，解释操作目的，取得配合	一项不符合扣1分		
	3	取屈膝仰卧位，两腿略外展，暴露外阴	卧位不当、外阴暴露欠佳扣3分		
	3	垫一次性中单，治疗巾于臀下，置弯盘	一项不符合扣1分		
	5	洗手，初步消毒外阴，依次为阴阜、阴茎、阴囊，由外向内擦洗外阴。暴露尿道口，自尿道口向外向后旋转擦拭尿道口、阴茎头、冠状沟	一项不符合扣1分，外阴清洁不彻底扣3分		
	5	棉球每个只用一次，污棉球、纱布置弯盘内；撤用物于治疗车下层，脱手套，洗手	一项不符合扣1分		
	5	置导尿包于两腿之间，打开导尿包，取出手套	一项不符合扣1分		
	4	戴手套，铺孔巾，按操作顺序整理好用物	一项不符合扣1分		
	4	选择合适的导尿管，检查气囊	一项不符合扣2分		
	2	润滑尿管前端	润滑不合要求扣2分		
	8	暴露尿道口，再次消毒尿道口、龟头及冠状沟，每个棉球用一次，撤用物于治疗车下层	一项不符合扣2分		
	4	持尿管方法正确，无污染	一项不符合扣2分，污染尿管不得分		
	5	插管准确，深度适宜，询问患者感觉，观察有无不适	一项不符合扣2分		
	5	正确留取尿标本，导尿毕，拔管，撤下洞巾，擦净外阴	一项不符合扣2分		
	5	收拾导尿用物，撤去一次性中单和治疗巾。脱去手套，洗手。协助患者穿好裤子	一项不符合扣1分		
操作后处理 （10分）	8	整理用物，污物处置符合院感要求，尿标本及时送检	一项不符合扣2分		
	2	洗手，记录	一项不符合扣1分		
结果标准 （15分）	15	动作轻柔，有爱伤观念；操作程序流畅，符合无菌原则，患者体位适当，卧位舒适，床单位整齐、平整	一项不符合扣2分		

3. 女患者导尿术操作流程

评估
- 患者评估:核对患者信息(床号、姓名、腕带等),评估患者病情、意识、配合程度、心理状态、生活自理能力、导尿目的、膀胱充盈度、会阴部情况。根据患者的自理能力,嘱其清洁外阴。
- 环境评估:以围帘遮挡,关闭门窗,室温合适,光线明亮。

准备
- 护士准备:着装整齐,洗手,戴口罩。
- 用物准备:治疗盘内备一次性无菌导尿包、一次性中单、弯盘、治疗巾、浴巾、手消毒液、便器,必要时备屏风。
- 患者准备:向患者解释操作目的及配合要点,取得配合,患者清洁外阴,做好导尿准备。

操作过程
- 携用物至床旁,核对患者信息,解释操作目的,取得配合。
- 准备:松开床尾盖被,帮助患者脱去对侧裤腿,盖在近侧腿部,并盖上浴巾,对侧腿用盖被遮盖;协助患者取屈膝仰卧位,两腿略外展,暴露外阴。将一次性中单和治疗巾垫于患者臀下,弯盘置于近外阴处。
- 初步消毒:消毒双手,核对检查导尿包,取出初步消毒用物,操作者戴上手套,将消毒液棉球倒入小方盘内。一只手持镊取消毒液棉球初步消毒阴阜、大阴唇,另一只手分开大阴唇,消毒小阴唇和尿道口;污棉球、纱布置弯盘内;撤用物于治疗车下层,脱手套,洗手。
- 再次消毒:置导尿包于两腿之间,打开导尿包,戴无菌手套,铺孔巾,按操作顺序整理好用物,选择合适的导尿管,检查气囊,润滑导尿管前端。左手分开并固定小阴唇,右手持镊用消毒液棉球消毒尿道口及小阴唇,棉球每个只用一次,撤用物于床尾。
- 置管:左手继续固定小阴唇,嘱患者张口呼吸,右手持镊子夹持导尿管对准尿道口轻轻插入 4—6 cm,见尿后再插入 1—2 cm,松开固定小阴唇的手,固定尿管,将尿液引入弯盘内。当弯盘内盛 2/3 体积的尿液,夹闭导尿管尾端,将尿液倒入便器内,再打开导尿管继续放尿。注意询问患者感觉,观察患者反应。留取尿标本,夹紧尿管,用无菌标本瓶接取尿液,盖好,放置合适处。
- 导尿毕,轻拔出导尿管,撤下洞巾,擦净外阴。收拾导尿用物,撤去一次性中单和治疗巾。脱去手套,洗手。协助患者穿好裤子。
- 置患者舒适体位,整理床单位,交代注意事项。

整理
- 整理用物,污物处置符合院感要求,尿标本及时送检。
- 洗手,记录。

4. 女患者导尿术操作考核细则及评分标准

项目	分值	评分细则	扣分标准	扣分	得分
评估 (5分)	5	核对患者信息,评估患者病情、意识、配合程度、心理状态、生活自理能力、膀胱充盈度、会阴部情况;环境适于操作,以围帘遮挡	一项不符合扣2分		
操作前准备 (10分)	2	护士准备:着装整齐,洗手,戴口罩	一项不符合扣1分		
	3	用药准备:备齐用物	少一物扣1分		
	5	患者准备:向患者解释操作目的及配合要点,取得配合	一项不符合扣1分		
操作过程 (60分)	2	携用物至床旁,核对患者信息,解释操作目的,取得配合	一项不符合扣1分		
	3	取屈膝仰卧位,两腿略外展,暴露外阴	卧位不当、外阴暴露欠佳扣3分		
	3	垫一次性中单,治疗巾于臀下,置弯盘	一项不符合扣1分		
	5	洗手,核对检查导尿包,取出初步消毒用物,初步消毒;分开大阴唇,由上向下、由外向内擦洗外阴	一项不符合扣1分,外阴清洁不彻底扣3分		
	5	棉球每个只用一次,污棉球、纱布置弯盘内;撤用物于治疗车下层,脱手套,洗手,撤用物于治疗车下层,脱手套,洗手	一项不符合扣1分		
	5	置导尿包于两腿之间,打开导尿包,取出手套	一项不符合扣1分		
	4	戴手套,铺孔巾,按操作顺序整理好用物	一项不符合扣1分		
	4	选择合适的导尿管,检查气囊	一项不符合扣2分		
	2	润滑尿管前端	润滑不合要求扣2分		
	8	暴露尿道口,再次消毒尿道口及小阴唇,尿道口(由内向外、自上而下),每个棉球只用一次,撤用物于治疗车下层	一项不符合扣2分		
	4	持尿管方法正确,无污染	一项不符合扣2分,污染尿管不得分		
	5	插管准确,深度适宜,询问患者感觉,观察有无不适	一项不符合扣2分		
	5	正确留取尿标本,导尿毕,拔管,撤下洞巾,擦净外阴	一项不符合扣2分		
	5	收拾导尿用物,撤去一次性中单和治疗巾。脱去手套,洗手。协助患者穿好裤子	一项不符合扣1分		
操作后处理 (10分)	8	整理用物,污物处置符合院感要求,尿标本及时送检	一项不符合扣2分		
	2	洗手,记录	一项不符合扣1分		
结果标准 (15分)	15	动作轻柔,有爱伤观念;操作程序流畅,符合无菌原则,患者体位适当,卧位舒适,床单位整齐、平整	一项不符合扣2分		

5. 大量不保留灌肠法操作流程

评估
- 患者评估：核对患者信息（床号、姓名、腕带等），评估患者病情及合作程度，是否需要排便等。
- 环境评估：环境安静、整洁，关闭门窗，以屏风遮挡。
- 护士准备：着装整齐，洗手，戴口罩。

准备
- 用物准备：治疗盘内置一次性灌肠包、石蜡油、卫生纸、血管钳一把、弯盘、水温计、一次性中单、治疗巾、输液架、便盆、灌肠液（0.1％—0.2％肥皂溶液，温度 39—41 ℃）、免洗手消毒凝胶。另备垃圾桶、记录单。
- 患者准备：向患者解释操作的目的及配合要点。

操作过程
- 携用物至床旁，核对患者信息，解释操作目的，取得配合。
- 卧位：协助患者取左侧卧位，双腿屈曲，脱裤至膝，臀部移至床沿，臀下垫一次性中单、治疗巾，置弯盘于臀边。
- 灌注：戴手套，挂灌肠包于输液架上，液面距肛门 40—60 cm，润滑肛管前端，排尽管内气体，用血管钳夹住，左手分开臀裂，暴露肛门，右手将肛管轻轻插入 7—10 cm，左手固定肛管，右手放开血管钳，使液体慢慢流入。
- 观察：密切观察液面下降情况及患者反应，交代可能出现的情况及配合要点。
- 拔管：待液体流尽时夹管，反折，用卫生纸包裹肛管轻轻拔出，弃于医用垃圾桶内，擦净肛门，取下手套，洗手，协助患者平卧。
- 告知：嘱患者尽量保留灌肠液 5—10 min 再排便，协助能下床患者上厕所。不能下床者将便器置于易取处，观察大便性状等，，必要时留取标本送检。
- 撤除中单，整理床单位。

整理
- 整理用物，污物处置符合院感要求。
- 洗手，记录。

6. 大量不保留灌肠法操作考核细则及评分标准

项目	分值	评分细则	扣分标准	扣分	得分
评估 （5分）	5	核对患者信息，评估患者病情及配合程度等；环境适于操作	一项不符合扣 2 分		
操作前 准备 （10分）	2	护士准备：着装整齐，洗手，戴口罩	一项不符合扣 1 分		
	3	用物准备：备齐用物	少一物扣 1 分，多一物扣 0.5 分		
	5	患者准备：向患者解释操作目的及配合要点，取得配合	一项不符合扣 1 分		
操作 过程 （60）分	2	携用物至床旁，核对患者信息，解释操作目的，取得配合	一项不符合扣 2 分		
	10	卧位：取左侧卧位，双腿屈曲，脱裤至膝，臀部移至床沿。臀下垫一次性中单、治疗巾，置弯盘于臀边	一项不符合扣 2 分，顺序颠倒扣 1 分		
	18	灌注：戴手套，挂灌肠包于输液架上，液面距肛门 40—60 cm，润滑肛管前端，排尽气体，夹管。暴露肛门，插管 7—10 cm。固定肛管，放开血管钳，液体慢慢流入	液面高度不正确扣 3 分，程序颠倒扣 1 分，插管深度不正确扣 3 分，其余一项不符合扣 2 分		
	10	观察液面下降程度及患者反应，交代可能出现的情况及配合要点	一项不符合扣 3 分		
	10	拔管：待液体流尽时夹管，用卫生纸包裹肛管轻轻拔出，擦净肛门，用物弃于医用垃圾桶内，取下手套，洗手，协助患者平卧	一项不符合扣 2 分		
	8	嘱患者保留灌肠液 5—10 min 再排便，协助能下床患者上厕所。观察大便性状等必要时留取标本送检	一项不符合扣 3 分		
	2	撤除用物，整理床单位	一项不符合扣 2 分		
操作后 处理 （10分）	8	整理用物，污物处置符合院感要求	一项不符合扣 2 分		
	2	洗手，记录	一项不符合扣 1 分		
结果 标准 （15分）	15	动作轻柔，有爱伤观念；操作程序流畅，符合规范要求；患者体位适当，卧位舒适；床单位整齐、平整	一项不符合扣 2 分		

7. 小量不保留灌肠法操作流程

评估
- 患者评估：核对患者信息（床号、姓名、腕带等），评估患者病情及合作程度，是否排尿。
- 环境评估：环境安静、整洁，关闭门窗，屏风遮挡。

准备
- 护士准备：着装整齐，洗手，戴口罩。
- 用物准备：灌肠盘内置 50 mL 注射器（或注洗器）、量杯（内盛"1、2、3"溶液，温度 38 ℃）、肛管、治疗碗（内盛温开水 5—10 mL）、弯盘、卫生纸、一次性中单、治疗巾、石蜡油、棉签、血管钳。另备便盆、屏风、手套、免洗手消毒凝胶、垃圾桶、记录单。
- 患者准备：向患者解释操作的目的及配合要点。

操作过程
- 将用物携至床边，核对患者信息，解释操作目的，取得配合。
- 卧位：协助取左侧卧位，双腿屈曲，脱裤至膝，臀部移至床沿，臀下垫橡胶单、治疗巾，置弯盘于臀旁。
- 灌注：戴手套→润滑肛管前端→取注射器抽吸药液→连接肛管→排气→以血管钳夹闭肛管→左手分开臀裂，暴露肛门→嘱患者深呼吸→右手将肛管轻轻插入 7—10 cm→左手固定肛管，右手放开血管钳，缓慢注入灌肠液，注液完毕，夹闭肛管，重新抽取灌肠液，如此反复直至将灌肠液注完。注液过程中，询问患者有无不适，观察患者反应。
- 冲管：最后注入温开水 5—10 mL，抬高肛管末端，将肛管内溶液全部注入肛门。
- 拔管：血管钳夹闭肛管末端，反折，用卫生纸包裹肛管，轻轻拔出，弃于医用垃圾桶内，擦净肛门，脱手套，洗手。协助患者取舒适卧位，嘱患者尽量忍耐 10—20 min，以利粪便软化。
- 协助排便，观察大便性状等，整理床单位。

整理
- 整理用物，污物处置符合院感要求。
- 洗手，记录。

8. 小量不保留灌肠法操作考核细则及评分标准

项目	分值	评分细则	扣分标准	扣分	得分
评估 (5分)	5	核对患者信息,评估患者病情及配合程度等;环境适于操作	一项不符合扣2分		
操作前准备 (10分)	2	护士准备:着装整齐,洗手,戴口罩	一项不符合扣1分		
	3	用物准备:备齐用物	少一物扣1分,多一物扣0.5分		
	5	患者准备:向患者解释操作目的及配合要点,取得配合	一项不符合扣1分		
操作过程 (60分)	2	携用物至床旁,核对患者信息,解释操作目的,取得配合	一项不符合扣1分		
	10	卧位:协助取左侧卧位,移臀,垫一次性中单、治疗巾,置弯盘于臀边	一项不符合扣2分,顺序颠倒扣3分		
	23	灌注:戴手套,润滑肛管。抽吸药液,连接肛管,排气,夹管,暴露肛门,将肛管插入7—10 cm,固定肛管,松钳,注液。夹管,重新抽取灌肠液,直至灌肠液注完	未戴手套扣1分,未润滑肛管扣2分,未排气扣3分,插管深度不正确扣5分,注液方法不正确扣5分,未观察患者反应扣3分		
	10	冲管:注入温开水5—10 mL,抬高肛管末端,将肛管内溶液全部注入肛门	未冲管不得分,未抬高肛管扣2分		
	10	拔管:夹紧肛门末端,用卫生纸包裹肛管,轻轻拔出,弃于医用垃圾桶内,脱手套,洗手,擦净肛门,协助患者取舒适卧位,嘱患者尽量忍耐10—20 min,以利粪便软化	一项不符合扣2分		
	5	协助排便,观察大便性状等,整理床单位	一项不符合扣2分		
操作后处理 (10分)	8	整理用物,污物处置符合院感要求	一项不符合扣2分		
	2	洗手,记录	一项不符合扣1分		
结果标准 (15分)	15	动作轻柔,有爱伤观念;操作程序流畅,符合规范要求;患者体位适当,卧位舒适;床单位整齐、平整	一项不符合扣2分		

9. 肛管排气法操作流程

评估
- 患者评估:核对患者信息(床号、姓名、腕带等),评估患者病情、腹胀程度及配合程度。
- 环境评估:整洁、安静,便于操作,私密性良好。

准备
- 护士准备:着装整齐,洗手,戴口罩。
- 用物准备:治疗盘内置弯盘、肛管、玻璃接管、引流管、引流瓶(内盛水至 3/4 容积)。另备液状石蜡、棉签、胶布、别针、一次性中单、治疗巾、屏风、手套 1 只、卫生纸、免洗手消毒凝胶、垃圾桶、记录单。
- 患者准备:向患者解释操作的目的及配合要点。

操作过程
- 将用物携至床边,核对患者信息,解释操作目的,取得配合。
- 卧位:协助患者取左侧卧位,双腿屈曲,脱裤至膝,臀部移至床沿,臀下垫橡胶单、治疗巾,置弯盘于臀边。
- 连接引流装置:将引流瓶系于床沿,引流管一端连接肛管,另一端置于瓶中水面下。
- 置管:戴手套,润滑肛管前端,左手分开臀裂,暴露肛门,嘱患者张口深呼吸,将肛管缓缓插入 15—18 cm,用胶布固定肛管于一侧肛门旁,用别针固定橡胶管于大单上,告知患者注意事项。
- 观察:观察排气情况,如排气不畅,可在患者腹部按结肠解剖位置做离心按摩或帮助患者转换体位,以助气体排出。
- 拔管:保留约 20 min 取下别针,除去胶布,用卫生纸包裹肛管轻轻拔出,弃于医用垃圾桶内,擦净肛门,撤除用物,取下手套,洗手,协助患者取舒适体位。

整理
- 整理用物,污物处置符合院感要求。
- 洗手,记录。

10. 肛管排气法操作考核细则及评分标准

项目	分值	评分细则	扣分标准	扣分	得分
评估 （5分）	5	核对患者信息,评估患者病情及配合程度等;环境适于操作	一项不符合扣2分		
操作前准备 （10分）	2	护士准备:着装整齐,洗手,戴口罩	一项不符合扣1分		
	3	用物准备:备齐用物	少一物扣1分,多一物扣0.5分		
	5	患者准备:向患者解释操作目的及配合要点,取得配合	一项不符合扣1分		
操作过程 （60分）	2	携用物至床旁,核对患者信息,解释操作目的,取得配合	一项不符合扣2分		
	10	取正确卧位,按顺序放置一次性中单、治疗巾及弯盘	一项不符合扣2分,顺序颠倒扣3分		
	15	连接顺序正确,妥善固定引流瓶,引流管一端置于液面下	一项不符合扣3分		
	15	插管动作轻柔,插管深度正确,妥善固定,告知注意事项	动作不轻柔扣3分,深度不正确扣3分,未固定扣2分,未交代注意事项扣2分		
	10	观察排气情况,排气不畅时处理正确	一项不符合扣2分		
	8	拔管方法正确,撤除用物,脱手套,洗手,协助患者取舒适卧位	一项不符合扣2分		
操作后处理 （10分）	8	整理用物,污物处置符合院感要求	一项不符合扣2分		
	2	洗手,记录	一项不符合扣1分		
结果标准 （15分）	15	排气效果良好;动作轻柔,有爱伤观念;操作程序流畅;患者体位正确;床单位整齐、平整	一项不符合扣2分		

第十章 各种给药法护理技术操作流程及评分标准

1. 口服给药法操作流程

评估
- 患者评估：核对患者信息（床号、姓名、腕带等），评估患者病情、自理能力、吞咽情况、依从性、药物过敏史、对药物相关知识的知晓程度、心理状态及合作程度。
- 环境评估：整洁、安静、宽敞、安全。

准备
- 护士准备：着装整齐，洗手，戴口罩。
- 用物准备：药盘或发药车、PDA、服药单、药物、水壶（备有温开水）、饮水管。
- 患者准备：向患者解释操作目的及配合要点，取得配合。

操作过程
- 核对：服药单——姓名、床号、住院号、腕带信息、药名、剂量、浓度、时间、用法、药品质量、药物有效期。
- 发药：按医嘱时间，携带 PDA、服药单、水壶、药物到床边，用两种以上方法核对患者身份信息无误后给药。
- 根据药物性质及服用要求协助患者服药，看服到口：① 对于自理能力缺陷者应协助服药；② 对于吞咽能力差者应防误吸，对于剧烈呕吐不能服药者应及时报告医生；③ 特殊药物的服用按要求和遵循注意事项；④ 对于鼻饲管给药者，按鼻饲喂药要求进行；⑤ 患者不在时将药物带回护士站并交班，留温馨提示卡在患者床头，待患者回病房后再发药，并交代注意事项。
- 再次核对：再次核对患者姓名、床号、住院号、服药单，如患者对服药提出疑问，应及时重新核查。
- 观察用药后的效果及不良反应，及时发现，如有异常，正确处置。

整理
- 在服药单上签名。
- 整理用物，及时清洁发药盘。
- 洗手，记录。

2. 口服给药法操作考核细则及评分标准

项目	分值		评分细则	扣分标准	扣分	得分
评估 (5分)	3		核对患者信息,评估患者病情、自理能力、吞咽情况、依从性、药物过敏史、对药物相关知识的知晓程度	未评估扣3分		
	2		环境整洁、安静、宽敞、安全	一项不符合扣1分		
操作前准备 (10分)	2		护士准备:着装整齐,洗手,戴口罩	一项不符合扣1分		
	3		用物准备:备齐用物	少一物扣1分,摆放乱扣1分		
	5		患者准备:向患者解释操作目的及配合要点,取得配合	一项不符合扣2分		
操作过程 (60分)	15	核对	服药单:姓名、床号、住院号、腕带信息、药名、剂量、浓度、时间、用法、药品质量、药物有效期	一项不符合扣2分,药物标签信息与服药单不符未发现扣5分		
	30	发药	按医嘱时间,携带PDA、服药单、药物到床边,用两种以上方法核对	一项不符合扣3分,未按时发药扣5分		
			协助患者服药,看服到口,交代注意事项	未做到看服到口扣5分,未交代注意事项扣5分		
			患者不在时将药物带回护士站并交班,留温馨提示卡在患者床头,患者回病房后再发药	患者不在时,药放在床头桌上扣10分		
	15	再次核对	再次核对患者姓名、床号、服药单及腕带信息	未再次核对患者信息扣5分		
			如患者对服药提出疑问,应及时重新核查	患者有疑问时,没有查证或不耐烦扣10分		
操作后处理 (10分)	8		及时清洁发药盘,在服药单上签名	一项不符合扣2分,未在服药单上签字扣5分		
	2		洗手,记录	一项不符合扣1分		
结果标准 (15分)	15		计划性强,有较强的沟通能力;协助患者正确服药(不能自理者协助口服);特殊用药按要求使用;用药知识宣教到位	一项不符合扣5分		

3. 超声雾化吸入法操作流程

评估
- 患者评估：核对患者信息（床号、姓名、腕带等），评估患者病情及合作程度，咳痰与痰液情况，呼吸道是否感染、通畅，有无支气管痉挛、黏膜水肿，面部及口腔黏膜有无感染、溃疡等。
- 环境评估：整洁、安静，便于操作，有电源插座。

准备
- 护士准备：着装整齐，洗手，戴口罩。
- 用物准备：超声雾化器、口含器或面罩、螺纹管、注射器、药物、生理盐水、蒸馏水、水温计、治疗巾、治疗单等。
- 患者准备：向患者解释操作目的及配合要点。
- 机器准备：准备连接雾化器各部件，水槽内加入冷蒸馏水约 250 mL，浸没雾化罐底部透声膜，确保设备性能完好。
- 配置药液：将所需药物与治疗单核对，将药液用生理盐水稀释至 30—50 mL，倒入雾化罐内，将盖拧紧。

操作过程
- 携用物至床旁，核对患者信息，解释操作目的，取得配合，协助患者取合适体位，铺治疗巾。
- 调节雾量：接通电源，打开电源开关，预热 3 min，根据需要调节雾量，药液呈雾状喷出。
- 雾化：协助患者将口含器或面罩放置好，指导患者做深呼吸。吸入时间为 15—20 min。若水温＞50 ℃或水量不足，应关机，更换或加入冷蒸馏水。
- 治疗完毕：取下口含器或面罩，关闭电源，协助患者擦洗面部，取舒适体位，必要时指导并协助背部叩击。连续使用雾化器时须间隔 30 min。
- 观察用药后的效果及不良反应，及时发现，如有异常，正确处置。

整理
- 在治疗单上签名。
- 整理用物，污物处置符合院感要求。
- 洗手，观察并记录治疗效果。

4. 超声雾化吸入法操作考核细则及评分标准

项目	分值	评分细则	扣分标准	扣分	得分
评估 (5分)	5	核对患者信息,评估患者病情及配合程度等;环境适于操作	一项不符合扣2分		
操作前 准备 (10分)	2	护士准备:着装整齐,洗手,戴口罩	一项不符合扣1分		
	3	用物准备:备齐用物	少一物扣1分,多一物扣0.5分		
	5	患者准备:向患者解释操作目的及配合要点,取得配合	一项不符合扣1分		
操作 过程 (60分)	5	正确连接雾化器各部件	未做到不得分		
	2	动作轻柔,以免损坏水槽底部的电极片及雾化罐底的透声膜	未做到扣1分		
	2	水槽内保持有足够的冷蒸馏水,浸没透声膜	未做到扣2分		
	6	正确稀释和加入药液	一项不符合扣2分		
	5	携用物至床旁,核对患者信息,解释操作目的,取得配合	一项不符合扣2分		
	5	协助患者取舒适体位,铺治疗巾	未做到不得分		
	10	根据患者需要,调节雾量。开关自左向右分3挡:大挡雾量3 mL/min,中挡2 mL/min,小挡1 mL/min。一般用中挡	雾量不符合要求扣5分		
	15	患者掌握雾化要领,吸入时间为15—20 min。若水温>50 ℃或水量不足,应关机,更换或加入冷蒸馏水	一项不符合扣3分		
	10	治疗完毕:取下口含器或面罩,关闭电源,协助患者擦洗面部,取舒适体位。必要时指导并协助背部叩击。连续使用雾化器时须间隔30 min	一项不符合扣2分		
操作后 处理 (10分)	8	用物处理,污物处置符合院感要求	一项不符合扣2分		
	2	洗手,观察并记录治疗效果	一项不符合扣1分		
结果 标准 (15分)	15	用药目的解释清楚;动作轻柔,有爱伤观念;操作程序流畅;患者体位正确,卧位舒适	一项不符合扣2分		

5. 氧气雾化吸入法操作流程

评估 {
患者评估:核对患者信息(床号、姓名、腕带等),评估患者病情及合作程度,查看颜面口唇有无紫绀,查看鼻腔情况,有无药物过敏,呼吸道是否感染、通畅,有无支气管痉挛、黏膜水肿,面部及口腔黏膜有无感染、溃疡等。

环境评估:整洁、安静,便于操作,周围无烟火易燃品。
}

准备 {
护士准备:着装整齐,洗手,戴口罩。

用物准备:氧气雾化吸入装置1套(根据需要选择口含嘴式或面罩式)、注射器、治疗巾或毛巾、药液、棉签、胶布、用氧记录单、笔、弯盘、治疗单等。

患者准备:向患者解释操作目的及配合要点。
}

操作过程 {
携用物至床旁,核对患者信息,解释操作目的,取得配合,协助患者取合适体位,颈下放治疗巾或患者毛巾。

将雾化器的接气口与氧气装置连接,调节氧流量至6—8 L/min,指导患者手持雾化器,将吸嘴放入口中嘱其紧闭口唇深吸气,屏气1—2 s,用鼻呼气,直至药液吸完为止。应用面罩式雾化器时协助患者戴面罩。

雾化结束,取下口含器或面罩,关闭氧气,协助患者漱口,擦洗面部,取舒适体位,必要时指导并协助叩击背部促进排痰。

观察用药后的效果及不良反应,及时发现,如有异常,正确处置。
}

整理 {
在治疗单上签名。

整理用物,污物处置符合院感要求。

洗手,观察并记录治疗效果。
}

6. 氧气雾化吸入法操作考核细则及评分标准

项目	分值	评分细则	扣分标准	扣分	得分
评估 (5分)	5	核对患者信息,评估患者病情、呼吸、痰液、鼻腔情况、配合程度等;环境适于操作	一项不符合扣2分		
操作前准备 (10分)	2	护士准备:着装整齐,洗手,戴口罩	一项不符合扣1分		
	3	用物准备:备齐用物	少一物扣1分,多一物扣0.5分		
	5	患者准备:向患者解释操作目的及配合要点,取得配合	一项不符合扣1分		
操作过程 (60分)	3	按医嘱配置药液,并注入雾化器的药杯内	未做到扣3分		
	2	携用物至床旁,核对患者信息,解释操作目的,取得配合	未做到扣2分		
	5	协助患者取舒适体位,颈下放治疗巾或患者毛巾	未做到扣5分		
	10	将雾化器的接口与氧气装置连接	连接不正确不得分		
	30	调节氧流量至6—8 L/min,口含雾化器喷出口,指导患者手持雾化器,将吸嘴放入口中,指导其紧闭口唇,深吸气,屏气1—2 s,用鼻呼气。如此反复,将药物全部吸完。应用面罩式雾化器时协助患者戴面罩	一项不符合扣5分		
	10	雾化结束,取下口含器或面罩,关闭氧气,协助患者漱口,擦洗面部。取舒适体位,必要时协助叩击背部	一项不符合扣3分		
操作后处理 (10分)	8	用物处理,污物处置符合院感要求	一项不符合扣2分		
	2	洗手,观察并记录治疗效果	一项不符合扣1分		
结果标准 (15分)	15	用药目的解释清楚;动作轻柔,有爱伤观念;操作程序流畅;患者体位正确,卧位舒适	一项不符合扣2分		

7. 手压式雾化器雾化吸入法操作流程

评估
- 患者评估：核对患者信息（床号、姓名、腕带等），评估患者病情及合作程度，查看颜面口唇有无紫绀，查看鼻腔情况，有无药物过敏，呼吸道是否感染、通畅，有无支气管痉挛、黏膜水肿，面部及口腔黏膜有无感染、溃疡等。
- 环境评估：整洁、安静，便于操作，有电源。

准备
- 护士准备：着装整齐，洗手，戴口罩。
- 用物准备：手压式雾化器、治疗单等，设备性能良好。
- 患者准备：向患者解释操作目的及配合要点，取得配合。

操作过程
- 核对治疗单与手压式雾化器是否相符，检查手压式雾化器的有效期和药物质量，检查能否使用。按医嘱准备手压式雾化器（内含药液）。
- 携用物至床旁，核对患者信息，解释操作目的，取得配合，协助患者取合适体位。
- 取下雾化器保护盖，充分摇匀药液，将雾化器倒置，接口端放入患者双唇间，嘱患者平静呼气，在吸气开始时，按压气雾瓶顶部，使之喷药。嘱患者深吸气、屏气，尽量坚持 10 s 左右，呼气。反复喷 1—2 次。治疗完毕协助患者漱口，取舒适体位。
- 观察用药后的效果及不良反应，及时发现，如有异常，正确处置。

整理
- 在治疗单上签名。
- 整理用物，污物处置符合院感要求。
- 洗手，观察并记录治疗效果。

8. 手压式雾化器雾化吸入法操作考核细则及评分标准

项目	分值	评分细则	扣分标准	扣分	得分
评估 （5分）	5	核对患者信息,评估患者病情、配合程度等;环境适于操作	一项不符合扣2分		
操作前准备 （10分）	2	护士准备:着装整齐,洗手,戴口罩	一项不符合扣1分		
	3	用物准备:备齐用物	少一物扣1分,多一物扣0.5分		
	5	患者准备:向患者解释操作目的及配合要点,取得配合	一项不符合扣1分		
操作过程 （60分）	10	核对治疗单,按医嘱准备手压式雾化器,检查雾化器有效期和药物质量	一项不符合扣3分		
	2	携用物至床旁,核对患者信息,解释操作目的,取得配合	一项不符合扣2分		
	5	协助患者取舒适体位	未做到扣5分		
	14	患者吸气时喷药	未做到扣10分		
	14	喷药后屏气,尽量保持10 s,然后呼气	未做到扣10分		
	10	反复喷1—2次,两次使用间隔时间不少于3 h	一项不符合扣5分		
	2	告知患者用药可能产生的不良反应	未做到扣2分		
	3	告知用药注意事项	未做到扣3分		
操作后处理 （10分）	8	整理用物,污物处置符合院感要求。喷雾器使用后放在阴凉处(30 ℃以下)保存,其塑料外壳应定期使用温水清洁	一项不符合扣2分		
	2	洗手,观察并记录治疗效果	一项不符合扣1分		
结果标准 （15分）	15	用药目的解释清楚;动作轻柔,有爱伤观念;操作程序流畅;患者体位正确,卧位舒适	一项不符合扣2分		

9. 皮内注射操作流程

评估 {
患者评估：携治疗单,核对患者信息(床号、姓名、腕带等),评估患者病情、意识,有无药物过敏史、用药史、家族史,注射部位皮肤情况,是否空腹、饮酒以及患者的合作程度。

环境评估：整洁安静,光线明亮,便于操作。
}

准备 {
护士准备：着装整洁、洗手、戴口罩。

用物准备：治疗盘内放置一次性注射器(1 mL、5 mL)、药物(盐酸肾上腺素、地塞米松)、75%酒精、棉签、弯盘、注射单等。

患者准备：向患者解释操作目的及配合要点,取得配合。
}

操作过程 {
检查药品效期和质量,按医嘱配制皮内注射液。

携用物至床旁,核对患者信息,解释操作目的,取得配合。

正确选择注射部位：前臂中下 1/3 处内侧为注射部位,避开瘢痕和血管,以75%酒精消毒皮肤后待干,消毒范围大于 5 cm×5 cm。

再次核对,排尽空气,固定针头。

左手紧握前臂中下 1/3 处,拇指紧绷掌侧皮肤,右手持针,针尖斜面向上与皮肤成 5°角进针,针尖斜面全部进入后放平注射器,固定针栓,缓慢推入药液 0.1 mL,致局部隆起呈半球状皮丘。

注射完毕,快速拔针,勿按压,注意观察患者反应。记录时间,向患者交代注意事项。

15—20 min 后由 2 名护士观察结果：阴性——皮丘无改变,周围无红肿、无伪足;阳性——皮丘直径大于 1 cm,局部皮丘红肿,或有伪足。严重者可发生过敏性休克。
}

整理 {
整理用物,污物处置符合院感要求。

洗手,记录。
}

10. 皮内注射操作考核细则及评分标准

项目	分值	评分细则	扣分标准	扣分	得分
评估 （5分）	5	核对患者信息，评估患者病情及配合程度等；环境适于操作	一项不符合扣2分		
操作前 准备 （25分）	2	护士准备：着装整洁，洗手，戴口罩	一项不符合扣1分		
	3	用物准备：备齐用物	少一物扣1分，多一物扣0.5分		
	10	患者准备：向患者解释操作目的及配合要点，取得配合	一项不符合扣5分，扣完为止		
	10	检查药物，正确配置皮试液，无菌技术操作规范	一项不符合扣3分		
操作 过程 （45分）	5	携用物至床旁，核对患者信息，解释操作目的，取得配合	一项不符合扣2分		
	5	选择注射部位正确，消毒皮肤范围正确	注射部位不正确扣2分，消毒范围小、不规范扣3分		
	5	固定针栓，再次核对，排尽空气	未固定针栓，未核对、排气方法不正确、浪费药液各扣2分		
	5	左手紧握前臂中下1/3处，拇指紧绷掌侧皮肤，持针正确，进针角度、深度适宜	一项不符合扣2分		
	10	注射剂量准确，皮丘符合要求，观察患者反应	一项不符合扣3分		
	5	拔针迅速，不按揉局部，再次核对。记录时间，向患者交代注意事项	一项不符合扣1分		
	10	15—20 min后观察结果	等待时间及判断不正确各扣5分		
操作后 处理 （10分）	8	整理用物，污物处置符合院感要求	一项不符合扣2分		
	2	洗手，记录	一项不符合扣1分		
结果 标准 （15分）	15	患者应急抢救措施完备；定位正确，操作程序流畅，符合无菌原则；动作轻稳，有爱伤观念；患者体位正确，卧位舒适；床单位整齐、平整	一项不符合扣2分		

评估
- 患者评估：核对医嘱、患者信息（床号、姓名、腕带等），评估患者的病情、用药史、家族史、不良反应、注射部位皮肤情况、肢体活动能力及合作程度等。
- 环境评估：整洁、安静，光线明亮，便于操作。

准备
- 护士准备：着装整洁，洗手，戴口罩。
- 用物准备：PDA，治疗盘内放置一次性注射器（2 mL）、药物、75％酒精、棉签、弯盘、注射单、快速手消毒剂等。
- 患者准备：向患者解释操作目的及配合要点，取得配合。
- 检查药品效期和质量，按医嘱抽吸药物。

操作过程
- 携用物至床旁，核对患者信息，解释操作目的，告知患者注意事项，取得配合。
- 协助患者取合适体位，正确选择注射部位：常选上臂三角肌下缘、两侧腹壁、后背、大腿外侧，避开瘢痕和血管处。消毒皮肤后待干。
- 再次核对，排尽空气，固定针头。
- 左手拇指绷紧局部皮肤，右手持注射器，针尖斜面向上与皮肤成 30°—40°角快速进针，进针深度为针梗的 1/2—2/3（过度消瘦者可将皮肤捏起再进针）。
- 右手固定针栓，左手回抽无回血后方可推注药液。
- 缓慢注射药液，快速拔针，用无菌干棉签按压穿刺点至无出血为止（有出血倾向的患者需延长按压时间），注意观察患者反应。
- 再次核对，协助患者取舒适体位。向患者或家属交代注意事项。记录时间并签名。

整理
- 整理用物，污物处置符合院感要求。
- 洗手，记录。

12. 皮下注射操作考核细则及评分标准

项目	分值	评分细则	扣分标准	扣分	得分
评估 (5分)	5	核对患者信息,评估患者病情及配合程度等;环境适于操作	一项不符合扣2分		
操作前准备 (20分)	2	护士准备:着装整洁,洗手,戴口罩	一项不符合扣1分		
	3	用物准备:备齐用物	少一物扣1分,多一物扣0.5分		
	5	患者准备:向患者解释操作目的及配合要点,取得配合	一项不符合扣1分		
	10	检查药物,正确配置注射液,无菌技术操作规范	一项不符合扣3分		
操作过程 (50分)	5	携用物至床旁,核对患者信息,解释操作目的,告知患者注意事项,取得配合	一项不符合扣2分		
	5	选择注射部位正确,消毒皮肤范围正确	一项不符合扣2分		
	5	再次核对,排尽空气,固定针头	未核对、未固定针头、排气方法不正确、浪费药液各扣2分		
	10	绷紧皮肤,持针正确,进针角度、深度适宜	一项不符合扣2分		
	10	右手固定针栓,注射前抽回血	一项不符合扣3分		
	5	缓慢注射药液,关爱患者,密切观察患者反应	推药过快扣2分,未观察患者反应扣2分		
	5	迅速拔针,按压进针点	一项不符合扣2分		
	5	再次核对,协助患者取舒适体位。交代注意事项,记录时间并签名	一项不符合扣2分		
操作后处理 (10分)	8	整理用物,污物处置符合院感要求	一项不符合扣2分		
	2	洗手,记录	一项不符合扣1分		
结果标准 (15分)	15	操作熟练,动作轻稳,程序流畅,做到"二快一慢";体现爱伤观念;患者卧位舒适;床单位整齐、平整	一项不符合扣2分		

13. 肌肉注射操作流程

评估 {
患者评估：核对医嘱、患者信息（床号、姓名、腕带等），评估患者的病情、意识、药物过敏史、用药史、注射部位皮肤情况、肢体活动能力及合作程度等。

环境评估：整洁、安静，光线明亮，便于操作，私密性良好。
}

准备 {
护士准备：着装整洁、洗手、戴口罩。

用物准备：PDA，治疗盘内置一次性注射器（2 mL、5 mL）、药物、碘伏消毒液、棉签、弯盘、注射单、快速手消毒液等。

患者准备：向患者解释操作目的及配合要点，取得配合，患者暴露注射部位。

检查药品效期和质量，按医嘱正确配置药液。
}

操作过程 {
携用物至床旁，核对患者信息，解释操作目的，告知患者注意事项，取得患者配合，适当遮挡患者。

协助患者取合适体位，正确选择注射部位：

臀大肌注射定位法：① 十字法——从臀裂顶点向左或向右划一水平线，从髂嵴最高点作一垂直线，将一侧臀部分成四个象限，其外上象限为注射区，并避开内角。② 连线法——从髂前上棘至尾骨作一连线，其外上 1/3 处为注射区。

臀中肌、臀小肌注射定位法：① 以食指尖和中指尖分别置于髂前上棘和髂嵴下缘处，在髂嵴、食指、中指之间构成一个三角区域，其食指和中指构成的内角为注射区。② 髂前上棘外侧三横指处（以患者的手指宽度为准）。

股外侧肌注射定位法：大腿中段外侧，一般成人可取髋关节下 10 cm 至膝关节的范围。

上臂三角肌注射定位法：上臂外侧、肩峰下 2—3 横指处。避开瘢痕和血管处，消毒皮肤后待干，消毒范围直径≥5 cm。

再次核对，排尽空气，固定针头。

左手拇指、食指绷紧局部皮肤，右手持注射器，并固定针栓，针头垂直刺入皮肤，深度约针梗的 2/3。回抽无回血后缓慢推注药液。

注射完毕，快速拔针，用无菌干棉签按压穿刺点（有出血倾向的患者需延长按压时间），注意观察患者反应。

再次核对，协助患者取舒适体位。向患者或家属交代注意事项。记录时间并签名。
}

整理 {
整理用物，污物处置符合院感要求。

洗手，记录。
}

14. 肌肉注射操作考核细则及评分标准

项目	分值	评分细则	扣分标准	扣分	得分
评估 （5分）	5	核对患者信息，评估患者病情及配合程度等；环境适于操作	一项不符合扣2分		
操作前 准备 （20分）	2	护士准备：着装整洁，洗手、戴口罩	一项不符合扣1分		
	3	用物准备：备齐用物	少一物扣1分，多一物扣0.5分		
	5	患者准备：向患者解释操作目的及配合要点，取得配合	一项不符合扣1分		
	10	检查药物，正确配置注射溶液，无菌技术操作规范	一项不符合扣3分		
操作 过程 （50分）	5	携用物至床旁，核对患者信息，解释操作目的，告知患者注意事项，取得配合，适当遮挡患者	一项不符合扣2分		
	5	选择注射部位正确、消毒皮肤范围正确	一项不符合扣2分		
	5	再次核对，排尽空气，固定针头	未核对、未固定针头、排气方法不正确、浪费药液各扣2分		
	10	绷紧皮肤，持针正确，进针角度深度适宜	一项不符合扣2分		
	10	右手固定针栓，注射前抽回血	一项不符合扣5分		
	5	缓慢注射药液，关爱患者，密切观察患者反应	推药过快扣2分，未观察患者反应扣2分		
	5	迅速拔针，按压进针点	一项不符合扣2分		
	5	再次核对、协助患者穿衣，取舒适体位。记录时间并签名，交代注意事项	一项不符合扣2分		
操作后 处理 （10分）	8	整理用物，污物处置符合院感要求	一项不符合扣2分		
	2	洗手，记录	一项不符合扣1分		
结果 标准 （15分）	15	患者卧位正确、舒适、做到无痛注射；护士操作熟练，动作轻稳，程序流畅；关爱患者	一项不符合扣2分		

15. 直肠栓剂插入法操作流程

评估
- 患者评估:核对患者信息(床号、姓名、腕带等),评估患者对有关用药评估知识的知晓程度。
- 环境评估:整洁、安静,便于操作,私密性良好。

准备
- 护士准备:着装整齐,洗手,戴口罩(指甲长者需剪指甲)。
- 用物准备:直肠栓剂、指套或手套、手纸、屏风。
- 患者准备:向患者解释操作目的及配合要点,取得配合,取舒适卧位,暴露部位。

操作过程
- 携用物至床旁,核对患者信息,解释操作目的,取得配合,嘱排尿、排便。
- 协助患者取左侧卧位,膝部弯曲,暴露出肛门。
- 护士戴手套。
- 将栓剂插入肛门,并以食指或棉棒将栓剂自肛门推入 6—7 cm(沿直肠壁朝脐部方向送入),推入时嘱患者深呼吸(或张口呼吸,尽量放松),以减轻肠道压力。
- 置入药物后,嘱患者维持原姿势(侧卧位)15 min,以防药物栓滑脱或融化后渗出肛门外。
- 观察是否产生预期药效,若栓剂滑脱出肛门外,应予重新插入。

整理
- 整理用物,污物处置符合院感要求。若为解除便秘,则需观察大便;如为退热,则需测体温。
- 洗手,记录。

16. 直肠栓剂插入法操作考核细则及评分标准

项目	分值	评分细则	扣分标准	扣分	得分
评估 (5分)	5	核对患者信息,评估患者病情及配合程度等;环境适于操作	一项不符合扣2分		
操作前 准备 (10分)	2	护士准备:着装整齐,洗手,戴口罩	一项不符合扣1分		
	3	用物准备:备齐用物	少一物扣1分,多一物扣0.5分		
	5	患者准备:向患者解释操作目的及配合要点,取得配合	未做到不得分		
操作 过程 (60分)	10	核对患者信息,解释操作目的,取得配合。核对医嘱,药物剂量、用法	少核对一项扣2分		
	5	必要时用屏风遮挡,拉好窗帘	一项不符合扣1分		
	10	嘱患者排尿、排便	嘱患者排尿、排便,一项不符合扣2分		
	5	协助患者取左侧卧位,膝部弯曲,暴露出肛门	体位不符合要求扣3分		
	10	护士戴手套,将栓剂插入肛门,并以食指或棉棒将栓剂自肛门推入6—7 cm(沿直肠壁朝脐部方向送入),推入时嘱患者深呼吸(或张口呼吸,尽量放松),以减轻肠道压力	栓剂自肛门推入深度不够扣2分,未沿直肠壁朝脐部方向送入扣2分,未嘱患者深呼吸扣2分		
	10	置入药物后,嘱患者维持原姿势(侧卧位)15 min,以防药物栓滑脱或融化后渗出肛门外	一项不符合扣2分		
	5	若栓剂滑脱出肛门外,应予重新插入	未做到不得分		
	5	观察是否产生预期药效	未观察药效扣2分		
操作后 处理 (10分)	8	整理用物,污物处置符合院感要求	一项不符合扣2分		
	2	洗手,记录	一项不符合扣1分		
结果 标准 (15分)	15	药物融化后未渗出肛门外;动作轻柔,有爱伤观念;操作程序流畅;患者体位适当,卧位舒适;床单位整齐、平整	一项不符合扣2分		

17. 阴道栓剂置入法操作流程

评估
- 患者评估：核对患者信息（床号、姓名、腕带等），评估患者病情、对隐私部位用药的接受程度和配合情况、用药的自理能力。
- 环境评估：整洁、安静，便于操作，私密性良好。

准备
- 护士准备：着装整齐，洗手，戴口罩（指甲长者需剪指甲）。
- 用物准备：阴道栓剂、栓剂置入器或手套、卫生棉垫、屏风。
- 患者准备：向患者解释操作目的及配合要点，取得配合。

操作过程
- 携用物至床旁，核对患者信息，解释操作目的，取得配合。嘱患者排尿、排便。
- 嘱患者取仰卧位，双腿分开，屈膝或卧于检查床上，臀下垫橡胶单、中单或一次性垫巾，支起双腿。
- 利用置入器或戴上手套将阴道栓剂尖端部向阴道塞入，并以向下向前的方向轻轻推入阴道深处，达阴道穹窿。
- 置入药物后，保持仰卧姿势，嘱患者至少平卧 15—20 min，以利于药物扩散至整个阴道组织和利于药物吸收；为避免药物或阴道渗出物污染内裤，可使用卫生棉垫。在给药后 1—2 h 内尽量不要排尿，以免影响药效。应于入睡前给药，以便药物充分吸收，并可避免药物遇热融化后外流。
- 指导患者治疗期间避免性交，观察是否产生预期药效。

整理
- 整理用物，污物处置符合院感要求。
- 洗手，记录。

基础篇

18. 阴道栓剂置入法操作考核细则及评分标准

项目	分值	评分细则	扣分标准	扣分	得分
评估 （5分）	5	核对患者信息，评估患者病情、对隐私部位用药的接受程度和配合情况、用药的自理能力等；环境适于操作	一项不符合扣2分		
操作前准备 （10分）	2	护士准备：着装整齐，洗手，戴口罩	一项不符合扣1分		
	3	用物准备：备齐用物	少一物扣1分，多一物扣0.5分		
	5	患者准备：向患者解释操作目的及配合要点，取得配合	一项不符合扣1分		
操作过程 （60分）	10	携用物至床旁，核对患者信息，药物剂量、用法等	少核对一项扣2分		
	5	向患者解释操作目的，取得配合	未解释扣2分		
	5	必要时用屏风遮挡，拉好窗帘	未做到不得分		
	5	嘱患者排尿、排便	一项不符合扣2分		
	10	嘱患者取仰卧位，双腿分开，脱去一裤腿屈膝或卧于检查床上，支起双腿，暴露会阴部，臀下垫橡胶单、中单或一次性垫巾	一项不符合扣2分		
	15	利用置入器或戴上手套将阴道栓剂尖端部向阴道塞入，并用以下向前的方向轻轻推入阴道深处，达阴道穹隆	一项不符合扣5分		
	10	置入药物后，保持仰卧姿势，嘱患者至少平卧15—20 min，以利于药物扩散至整个阴道组织和利于药物吸收	未做到不得分		
操作后处理 （10分）	8	整理用物，污物处置符合院感要求	一项不符合扣2分		
	2	洗手，记录	一项不符合扣1分		
结果标准 （15分）	15	药物置入后未渗出；动作轻柔，有爱伤观念；操作程序流畅；患者体位适当，卧位舒适；床单位整齐、平整	一项不符合扣2分		

19. 静脉注射操作流程

评估
- 患者评估：核对患者信息（床号、姓名、腕带等），评估患者意识、心功能状况、既往史、肢体活动能力、用药目的、注射部位皮肤及血管情况及合作程度。
- 环境评估：整洁、安静，便于操作。

准备
- 护士准备：着装整齐，洗手，戴口罩。
- 用物准备：治疗盘内置注射器、6—9 号针头或头皮针、止血带、胶布、注射用小垫枕、药物、注射卡。
- 患者准备：向患者解释操作目的及配合要点，取得配合。
- 严格执行查对制度，检查注射用具是否完好，按医嘱抽吸药物，必要时铺无菌盘。

操作过程
- 携用物至床旁，核对患者信息，解释操作目的，与患者交流，取得患者配合。
- 选择合适的静脉，以手指探明静脉走向及深浅，在穿刺部位下方垫小垫枕。在穿刺部位的上方（近心端）约 6 cm 处扎紧止血带，常规消毒皮肤，以注射点为中心向外螺旋涂擦直径 5 cm 以上的区域，待干至少 30 s。
- 嘱患者握拳，再次核对，排尽空气，以一只手拇指绷紧静脉下端皮肤，使其固定，另一只手持注射器或头皮针，针头斜面向上与皮肤约成 15°—30°角进针，见回血后降低角度再进针少许，松止血带。嘱患者松拳，轻轻旋转针柄至左侧后固定（如为头皮针，应用胶布固定）缓慢注入药液。观察患者反应。
- 注射完，将干棉签放于穿刺点上方，快速拔出针头，按压片刻。
- 交代患者注意事项。
- 再次核对，整理床单位，患者取舒适卧位。

整理
- 整理用物，污物处置符合院感要求。
- 洗手，记录。

20. 静脉注射操作考核细则及评分标准

项目	分值	评分细则	扣分标准	扣分	得分
评估 （5分）	5	核对患者信息，评估患者病情及配合程度等；环境适于操作	一项不符合扣2分		
操作前准备 （10分）	2	护士准备：着装整齐，洗手，戴口罩	一项不符合扣1分		
	3	用物准备：备齐用物	少一物扣1分，多一物扣0.5分		
	5	患者准备：向患者解释操作目的及配合要点，取得配合	一项不符合扣1分		
操作过程 （60分）	15	严格执行查对制度，正确抽吸药液，无菌技术操作规范	一项不符合扣3分		
	5	携用物至床旁，核对患者信息，解释操作目的，告知患者注意事项，取得配合	一项不符合扣2分		
	5	选择合适的静脉，垫小枕，在穿刺部位的上方（近心端）约6 cm处扎紧止血带	一项不符合扣3分		
	5	常规消毒皮肤，待干至少30 s	消毒范围小、不规范扣5分		
	2	嘱患者握拳使静脉充盈	未嘱患者握拳不得分		
	8	再次查对，穿刺方法正确	一项不符合扣3分		
	5	松开止血带，嘱患者松拳，固定针头，缓慢地注射药液	一项不符合扣2分		
	5	密切观察注射部位局部变化及患者反应	一项不符合扣2分		
	5	注射完毕用消毒棉签按压穿刺点，迅速拔出针头，按压片刻。交代患者注意事项	一项不符合扣2分		
	5	再次核对，协助患者取舒适体位	一项不符合扣2分		
操作后处理 （10分）	8	整理用物，污物处置符合院感要求	一项不符合扣2分		
	2	洗手，记录	一项不符合扣1分		
结果标准 （15分）	15	做到"无痛注射"；爱伤观念强；操作熟练，动作轻稳，程序流畅；患者体位舒适；床单位整洁	一项不符合扣2分		

21. 诺和笔注射操作流程

评估 {
患者评估:核对患者信息(床号、姓名、腕带等),评估患者的血糖及进餐时间、配合程度及皮肤状况。

环境评估:整洁、安静,光线明亮,便于操作。
}

准备 {
护士准备:着装整齐,洗手,戴口罩。

用物准备:治疗盘内置 75% 酒精、无菌棉签、弯盘、诺和笔、笔芯、针头、治疗单、手表、锐器盒、速干手消毒液。

患者准备:向患者解释操作目的及配合要点,取得配合。
}

操作过程 {
携用物至床旁,核对患者信息,解释操作目的,告知患者注意事项,取得配合,解释胰岛素注射的作用。

安装诺和笔笔芯,摇匀,以 75% 酒精消毒笔芯前端橡皮膜,正确安装胰岛素针头,竖直向上排气,见一滴药液从针头溢出即可,遵医嘱调节剂量。

按注射目的选择注射部位,消毒注射部位。

选择合适的注射部位:腹部(耻骨联合以上约 1 cm、最低肋缘以下约 1 cm、脐周半径 2.5 cm 外的双侧腹部)、上臂(上臂外侧中段 1/3 处)、大腿(前外侧上 1/3 处)、臀部(双侧臀部外上侧),以 75% 酒精消毒,待干。

再次核对,一只手握笔法或持笔法,正常及肥胖患者 90° 进针,极度消瘦者 45° 进针或者捏起皮肤 90° 进针,另一只手推注药液,直至刻度为 0 并继续保持 10—15 s 以上。

操作完毕,禁止回套小针帽,套上外针帽,卸下针头,废弃针头扔锐器盒。

交代患者注意事项。

再次核对,整理床单位,患者取舒适体位。
}

整理 {
整理用物,污物处置符合院感要求。

洗手,记录。
}

22. 诺和笔注射操作考核细则及评分标准

项目	分值	评分细则	扣分标准	扣分	得分
评估 （5分）	5	核对患者信息，评估血糖、进餐时间及配合程度等；环境适于操作	一项不符合扣2分		
操作前准备 （10分）	2	护士准备：着装整齐，洗手，戴口罩	一项不符合扣1分		
	3	用物准备：备齐用物	少一物扣1分，多一物扣0.5分		
	5	患者准备：向患者解释操作目的及配合要点，取得配合	一项不符合扣1分		
操作过程 （60分）	15	携用物至床旁，核对患者信息，解释操作目的，告知患者注意事项，安装诺和笔笔芯，注明开启时间，预混胰岛素，充分摇匀药液，安装针头，排净空气	一项不符合扣2分		
	15	按皮下注射要求嘱患者摆好体位，评估患者皮肤情况，避开硬结和瘢痕，距上次注射部位1 cm以上，用酒精消毒皮肤，摇匀药液，遵医嘱将刻度旋转至所需处	未评估皮肤不得分，一项不规范扣2分		
	15	再次核对床号、姓名，按皮下注射手法右手持针，以30°—40°角或者90°角进针，左手拇指推注诺和笔末端的活塞直至刻度为0并继续保持10 s以上	未核对不得分，推注剂量不准确不得分，一项不规范扣2分		
	15	拔针后用棉签轻压穿刺处，避免按揉，再次核对，记录时间，嘱患者按时进餐	未准确及时记录时间不得分，一项不规范扣2分		
操作后处理 （10分）	8	整理用物，污物处置符合院感要求	一项不符合扣2分		
	2	洗手，记录	一项不符合扣1分		
结果标准 （15分）	15	动作轻柔；爱伤观念强；操作程序流畅，符合无菌原则；患者体位适当，沟通有效	一项不符合扣2分		

第十一章　静脉输液、输血操作流程及评分标准

1. 小儿头皮静脉输液操作流程

评估 {
患儿评估：评估患儿年龄、病情、心肺功能、药物性质、过敏史、不良反应史、自理能力、配合程度、选用血管状况、穿刺部位皮肤有无红肿、硬结及瘢痕。

环境评估：安全、安静、清洁，必要时以屏风遮挡，请无关人员回避。
}

准备 {
护士准备：着装整洁，洗手，戴口罩。

用物准备：治疗盘、无菌治疗巾、无菌棉签、一次性输液器、一次性注射器、手消毒液、输液胶贴、理发器、输液卡、弯盘、小枕头、利器盒。按医嘱备药和液体。

患儿准备：向患儿及家属解释操作目的及配合要点，取得配合。
}

操作过程 {
核对患儿信息和治疗信息，解释操作目的，取得配合。核对患儿药物信息（药名、浓度、剂量、方法和时间），并查对药物有效期、包装完整度、药物性质等。检查药液，连接药液和输液器，注射器抽取生理盐水接上头皮针，排尽空气，输液器插入输液瓶至根部，携用物至患儿床边。穿刺前安抚患儿，消除恐惧感，分散其注意力以减少哭闹。患儿仰卧或侧卧，头垫小枕，助手站于患儿足端，固定其肢体、头部。必要时采用全身约束法。再次核对患儿信息。

排尽注射器及头皮针内空气，操作者立于患儿头端，必要时剃去局部头发，选择合适头皮静脉。用安多碘棉签消毒皮肤，螺旋式由内至外，消毒范围为直径 5 cm，以左手拇指、食指分别固定静脉两端皮肤，右手持针，在距静脉最清晰点向后 0.3 cm 处将针头近似平行刺入头皮，然后沿静脉向心方向穿刺。

当针头刺入静脉时阻力减小，有落空感同时有回血时，再进针少许。血管细小或充盈不全时常无回血，可用注射器轻轻抽吸，也可推入少量液体，若无局部隆起，推之畅通无阻，即证实穿刺成功，缓慢推注液体。对于不配合治疗的幼儿，应用夹板和绷带固定穿刺部位；对于哭闹或者出汗多的患儿，可采用环绕头皮固定法，将头皮针管固定于外耳郭上，可起到缓冲外力的作用。

再次核对患儿信息和药物信息，连接输液器和头皮针。观察患儿情况，记录输液巡视卡，挂于输液架上。小儿哭闹易使成功穿刺的头皮静脉外渗，应指导家长妥善看护，以防不必要的血管损伤和破坏。根据患儿病情、年龄、药物性质调节速度。

告知患儿家长注意事项：强调不要自行调节输液速度；穿刺部位肢体避免用力过度或剧烈活动。协助患儿平躺舒适，整理床单位。
}

整理 {
用物处理符合院感要求。

洗手，记录。
}

2. 小儿头皮静脉输液操作考核细则及评分标准

项目	分值	评分细则	扣分标准	扣分	得分
评估 (5分)	5	评估患儿年龄、病情、心肺功能、药物性质、过敏史、不良反应史、自理能力、配合程度,选用血管状况,穿刺部位皮肤有无红肿、硬结及瘢痕	一项不符合扣1分		
操作前准备 20分	3	护士准备:着装整洁、洗手、戴口罩	一项不符合扣1分		
	2	患儿准备:向患儿及家属解释操作目的及配合要点,取得配合	一项不符合扣1分		
	5	用物准备:备齐用物	少一物扣1分,多一物扣0.5分		
	5	环境准备:安全、安静、清洁,必要时以屏风遮挡,请无关人员回避	一项不符合扣2分		
操作过程 (60分)	5	将用物推至患儿床旁,核对患儿信息,解释操作目的	一项不符合扣1分		
	5	告知患儿家长输液的目的、用药、方法及配合要点;取得患儿家长合作	一项不符合扣2分		
	5	协助患儿取舒适卧位,放小枕头	一项不符合扣1分		
	5	选择头皮静脉,评估穿刺部位,剃去周围毛发	一项不符合扣2分		
	5	再次核对输液卡,挂输液瓶于输液架上	未核对不得分		
	5	一次性排净输液管内空气,调节器阻断液体,将输液管末端放入输液器包装袋内,置于治疗盘中	一次排气不成功扣3分		
	5	用75%酒精或安多福两次消毒穿刺部位的皮肤,消毒范围为直径5 cm,待干	一项不符合扣2分		
	5	检查输液管下端有无气泡,确定无气泡后排出少许液体(排液入弯盘);取下护针帽	一项不符合扣2分		
	5	再次查对,左手拇指、食指分别固定静脉两端,右手持针沿静脉向心方向平行刺入	一项不符合扣2分		
	5	推进回血无肿胀及发白,打开开关,固定	一项不符合扣2分		
	5	根据年龄、病情、药物性质调节滴速	未调节滴速不得分		
	5	再次查对,签名;观察患儿全身情况。整理患儿衣被,取安全、相对舒适体位	一项不符合扣2分		
操作后处理 (10分)	5	向家属或年长儿童交代注意事项;根据情况进行健康教育;处理用物	一项不符合扣2分		
	5	洗手,正确记录护理单	一项不符合扣3分		
结果标准 (10分)	5	无菌观念强,无污染,符合无菌技术操作原则,滴速符合要求,输入通畅,局部无肿胀、渗透	一项不符合扣2分		
	5	动作敏捷,操作细心准确,操作过程中能做到关心患儿,家属或年长儿对操作满意	一项不符合扣2分		

3. 静脉输液操作流程

评估 {
患者评估：核对患者信息（床号、姓名、腕带等），评估患者病情、年龄、意识、心肺功能、自理能力、药物性质、过敏史、用药目的、肢体活动状况、注射部位血管情况及合作程度等。

环境评估：整洁、安静，便于操作。
}

准备 {
护士准备：衣帽整洁，洗手，戴口罩。

用物准备：常规注射盘 1 套、药物、药液、输液器、瓶套、输液贴、棉签、止血带、垫枕、输液架、手表，必要时备夹板及绷带等。

患者准备：向患者解释操作目的及配合要点，取得配合，排空大小便，取舒适体位。

按医嘱填写输液卡，配置药物。

加药：查对后打开输液瓶瓶盖中心部分，常规消毒瓶口、瓶塞。选择合适注射器（检查有效期、是否漏气），正确抽取药液后加入溶液中，摇匀，再检查有无浑浊、沉淀。贴输液卡于输液瓶上。消毒瓶口，插入输液皮条。
}

操作过程 {
携用物至床旁，核对患者信息，解释输液目的，取得配合。

挂输液瓶于输液架上，一次排气成功，待用，备胶布。

选择血管，垫枕，在穿刺点上方 6—8 cm 处扎止血带，嘱患者握拳，暴露穿刺血管部位，以穿刺点为中心向外旋转消毒两遍，直径大于 5 cm 的范围，消毒皮肤待干。

再次核对，进针，见回血后，再平行送入少许，松止血带，松拳，打开调节夹，用输液贴固定刺点、针翼、头皮针软管，撤垫枕止血带，调滴数（成人：40—60 滴/min，老人、儿童：20—40 滴/min，根据病情、年龄、药物、医嘱调节速度），做到"四看"。必要时用夹板固定关节。

再次核对，并交代注意事项。填写输液巡视卡，挂于输液架上。

整理床单位及用物。

协助患者取舒适体位，将"呼叫器"放至患者易取处。

观察：经常巡视，观察患者局部及全身反应。

确认全部液体输入结束后关闭调节器，取下胶布，拔针，按压 2—3 min 至不出血。

询问并解决患者需要，交代注意事项，协助患者取舒适体位。
}

整理 {
整理用物，污物处置符合院感要求。

洗手，记录。
}

4. 静脉输液操作考核细则及评分标准

项目	分值	评分细则	扣分标准	扣分	得分
评估 （5分）	5	核对患者信息，评估患者病情及配合程度等；环境适于操作	一项不符合扣2分		
操作前准备 （20分）	2	护士准备：着装整洁，洗手，戴口罩	一项不符合扣1分		
	3	用物准备：备齐用物	少一物扣1分，多一物扣0.5分		
	5	患者准备：向患者解释操作目的及配合要点，取得配合	一项不符合扣2分		
	10	药液准备：核对医嘱、输液卡；检查输液器和药液；取用的输液器、注射器、针头不污染；药瓶或安瓿消毒正确，不污染；抽药、加药剂量准确；连接输液器方法正确，不污染	查对不合格扣5分，消毒不合格扣5分，污染一次扣5分；抽吸剂量误差大于0.5 mL扣3分		
操作过程 （50分）	5	携用物至床旁，核对患者信息，解释操作目的，取得配合	一项不符合扣1分		
	5	挂输液瓶于输液架上，一次排气成功	一次排气不成功扣2分		
	10	选择血管方法正确，尊重患者意愿，取舒适体位，系止血带部位适当	一项不符合扣2分		
	5	消毒皮肤规范、方法正确	消毒不合格或污染一次扣2分		
	15	再次核对，进针稳准，一针见血，穿刺后及时"三松"（止血带、拳、调节夹），固定针头，调节滴速，观察患者反应，做到"四看"，再次查对患者床号、姓名，药物药名、剂量、浓度、用药时间、用法	一项不符合扣2分		
	5	整理衣被，再次核对，交代注意事项，询问患者需求	一项不符合扣1分		
	5	输液毕，关闭调节器，拔针按压	一项不符合扣1分		
操作后处理 （10分）	8	整理用物，污物处置符合院感要求	一项不符合扣2分		
	2	洗手，记录	一项不符合扣1分		
结果标准 （15分）	15	动作轻柔，做到"无痛注射"，爱伤观念强；操作程序流畅，符合无菌原则；患者体位适当，卧位舒适；床单位整齐、平整	一项不符合扣2分		

5. 静脉输血操作流程

评估 { 患者评估:核对患者信息(床号、姓名、腕带等),评估患者年龄、意识状态、局部皮肤及血管情况、病情、自理情况、合作程度、输血史、过敏史、血型、生命体征。

环境评估:整洁、安静,便于操作。

准备 { 护士准备:衣帽整洁,洗手,戴口罩。

用物准备:注射盘、生理盐水、血液及配血单、一次性输血器、垫枕、棉签、输液贴、止血带、输液卡、输液架、手表、药物(根据需要)、病历、一次性手套,必要时备夹板及绷带。

核对医嘱:取血回科室后两人"三查"(血液有效期、血液质量、输血装置)、"八对"(床号、姓名、住院号、血袋号、血型、交叉配血试验结果、血液种类和剂量)。

患者准备:向患者解释操作目的及配合要点,取得配合;患者排空大小便,取舒适体位,签署知情同意书。

操作过程 { 携物至床旁,双人床边"三查八对"。

按医嘱给药。

有静脉通道者:接输血器按静脉输液法先输入少量生理盐水。

无静脉通道者:按静脉输液流程进行(输血前输入少量生理盐水)。

再次双人核对。

摇匀血液(以腕旋转动作将血袋内血液轻轻摇匀),戴手套,打开血袋输注口,常规消毒血袋开口处塑料管,将输血器针头平行插入。

将血袋挂于输液架上。

再次双人核对。

控制调节滴速:先慢后快(前 15 min 为 15—20 滴/min),床边观察 15 min,无不良反应后,根据病情及输血成分调节滴速(成人一般 40—60 滴/min,儿童、重度贫血、血功能不全者酌减)。

在临时医嘱(输血单)及输血卡上签名。

向患者交代相关注意事项,密切观察患者反应。整理用物,协助患者取舒适体位。

输血 15 min 后,再次测量患者生命体征。

输血结束后,再次输入少量生理盐水,使输液管中血液全部输入体内,再次测量患者生命体征。

有静脉通道者:取 5 mL 生理盐水进行冲封管。无静脉通道者:关闭调节器,拔针,按压至不出血为止。

协助患者取舒适体位。整理床单位。

整理 { 整理用物,分类处置,空血袋低温保存 24 h 后,送回输血科按医疗废物处理。

洗手,记录。

6. 静脉输血操作考核细则及评分标准

项目	分值	评分细则	扣分标准	扣分	得分
评估 (5分)	5	核对患者信息,评估患者病情及配合程度等;环境适于操作	一项不符合扣2分		
操作前准备 (10分)	2	护士准备:着装整齐,洗手,戴口罩	一项不符合扣1分		
	3	用物准备:备齐用物	少一物扣1分,多一物扣0.5分		
	5	患者准备:向患者解释操作目的及配合要点,取得配合	一项不符合扣1分		
操作过程 (60分)	5	备齐用物,携至患者床旁,再次核对患者信息等	未核对扣5分		
	5	按密闭式输液操作为患者建立静脉通道,输入生理盐水	一项不符合扣1分		
	5	两名护士再次核对,严格执行查对制度	未核对扣5分		
	5	将血袋以手腕旋转动作轻轻转动数次,使血液均匀。戴手套,打开患者血袋封口,常规消毒	一项不符合扣2分		
	8	以无菌技术将密闭输血器针头平行插入血袋输注口,挂血袋于输液架上	一项不符合扣3分		
	7	调节速度,缓慢滴入,观察15 min,无不良反应后将滴速调至40—60滴/min(老人、儿童:20—40滴/min),滴速可因患者而异	未调滴速或调速不对各扣5分		
	10	两名护士再次核对,向患者交代相关注意事项,密切观察患者反应	未核对扣5分,未交代注意事项扣2分,未观察患者反应扣2分		
	10	输血结束时,继续滴入少量生理盐水,使输液器中余血全部输入体内,拔针后,局部按压片刻	未输注生理盐水扣5分,未按压扣2分		
	5	再次向患者交代相关注意事项,观察患者输血后的反应	未再次交代注意事项扣2分,未观察输血后反应扣2分		
操作后处理 (10分)	8	整理用物,分类处置,空血袋低温处保存24 h后,按医疗废物处理	一项不合扣2分		
	2	洗手,记录	一项不符合扣1分		
结果标准 (15分)	15	动作轻柔,有爱伤观念;操作程序流畅,符合无菌原则;患者体位适当,卧位舒适;床单位整齐、平整	一项不符合扣2分		

7. 留置针静脉输液操作流程

评估 {
　患者评估:核对患者信息(床号、姓名、腕带),评估患者年龄、病情、意识状态、治疗方案、药物性质、过敏史、用药史、穿刺部位皮肤情况、血管情况、心肺功能、自理能力、合作程度、是否排便排尿等。
　环境评估:整洁、安静、安全、光线明亮。
}

准备 {
　护士准备:衣帽整洁,修剪指甲,洗手,戴口罩。
　用物准备:配制好的药液、注射盘(内盛输液卡、医嘱单、瓶签、0.5%碘伏、无菌棉签、胶布、输液器、延长管、输液接头、留置针、透明敷贴、消毒棉片、预冲式导管冲洗器、生理盐水)、其他物品(弯盘、小垫枕、止血带、治疗巾、速干手消毒液、小号利器盒、生活及医疗垃圾放置桶)。
　准备药液:核对药液信息,确定药液无混浊、沉淀、变色,瓶身无裂痕,拉环完好,贴输液瓶签,瓶口用碘伏消毒两遍,将输液器插入配好的药液瓶(袋)中。
}

操作过程 {
　核对:携用物至病床旁,核对患者信息、输注药物信息,解释操作目的,取得配合,协助患者取舒适体位。
　排气:悬挂输液瓶(袋),将输液器、输液接头、留置针连接后,一次性排气成功,关闭调节器备用。
　选择静脉:置小垫枕、治疗巾于穿刺肢体下,选择穿刺静脉。
　消毒皮肤:以穿刺点为中心环形消毒两遍,直径大于 8 cm,待干,准备无菌透明敷贴。再次核对。
　静脉穿刺:① 在进针点上方 10 cm 处扎止血带;② 排气:根据需要嘱患者半握拳,调节针头斜面;③ 再次核对患者信息;④ 穿刺:与皮肤成 15°—30°角进针,见回血后压低角度 5°—15°,顺静脉平行再继续进针约 2 mm,询问患者有无不适;⑤ 送入:一只手固定针翼,另一只手退出针芯约 2 mm,持针座将软管及针芯一起送入血管,一次性穿刺成功;⑥ 三松:嘱松拳,松开止血带,松开调节器,观察输液是否通畅;⑦ 抽出金属针芯,弃于利器盒。
　固定:透明敷贴作密闭式无张力固定,U 形固定延长管,用胶条注明穿刺日期、时间、穿刺者姓名,贴于透明敷贴下缘。
　调节滴速:根据患者病情、年龄、药物性质调节滴速。再次核对患者床号、姓名及输注药液。
　安置患者:撤去治疗用物,整理床单位,协助患者取舒适卧位,将呼叫器放置于患者易取处并宣教呼叫器的使用方法,交代输液注意事项。填写输液巡视卡,挂于输液架上。清理用物,洗手,记录。
　输液巡视:巡视时须做到"四看",观察有无输液反应。 冲、封管(临时停止输液):① 携治疗盘至患者床旁,核对床号、姓名、腕带信息,向患者解释操作目的,取得配合,观察局部皮肤有无红、肿、热、痛等;② 快速消毒手,消毒液棉签(或棉片)反复擦拭消毒输液接头 15 s,自然待干;③ 将预冲式导管冲洗器,排气后连接输液接头,以脉冲方式冲洗导管。 ④ 以正压封管方法封管;⑤ 分类处理用物,洗手,记录。
　拔管(停止输液):① 携治疗盘至患者床旁,核对床号、姓名、腕带信息,向患者解释,取得配合,观察局部皮肤有无红、肿、热、痛等异常情况;② 快速消毒手,零张力揭除透明敷贴,关闭调节器,迅速拔针,按压穿刺点 3—5 min 至不出血,查看导管完整性;③ 安置患者于舒适体位,交代注意事项;④ 分类处理用物。
}

整理 {
　整理用物,污物处置符合院感要求。
　洗手,记录。
}

8. 留置针静脉输液操作考核细则及评分标准

项目	分值	评分细则	扣分标准	扣分	得分
评估 (5分)	5	核对患者信息,评估患者病情及配合程度;环境适于操作	一项不符合扣2分		
操作前 准备 (20分)	2	护士准备:① 衣帽整洁,修剪指甲,洗手,戴口罩;② 核对医嘱	一项不符合扣0.5分,未核对扣1分		
	5	用物准备:备齐用物	未查有效期扣0.5分;用物多一物或少一物扣0.5分		
	8	患者准备:向患者解释操作目的及配合要点,取得配合	不符合要求扣2分		
操作 过程 (70分)	1	洗手(至少15 s)	不符合扣1分		
	4	准备药液:核对医嘱、将输液器插入配好的药瓶(袋)中备用	一项不符合扣2分		
	3	核对:携用物至病床旁,核对患者信息、输注药物信息,解释操作目的,取得配合,协助患者取舒适体位	少核对一项扣0.5分,体位不适扣1分		
	4	排气:悬挂输液瓶(袋),将输液器、输液接头、留置针连接后,一次性排气成功,关闭调节器备用	排气一次不成功扣2分,未排尽空气扣1分,浪费药液扣1分		
	2	选择静脉:置小垫枕、治疗巾于穿刺肢体下,选择穿刺静脉	未垫枕扣0.5分,静脉选择不当扣1分		
	2	消毒皮肤:以穿刺点为中心,环形消毒两遍,直径大于8 cm,待干,准备无菌透明敷贴	一项不符合扣1分		
	2	再次核对	未再次核对扣2分		
	18	静脉穿刺: ① 扎止血带,嘱患者半握拳,调节针头斜面。 ② 穿刺:与皮肤成15°—30°角进针,见回血后压低角度5°—15°,顺静脉平行再继续进针约2 mm,询问患者有无不适; ③ 送入:一手固定针翼,另一只手退出针芯约2 mm,持针座将软管及针芯一起送入血管,一次性穿刺成功; ④ 三松:嘱松拳,松开止血带,松开调节器,观察输液是否通畅; ⑤ 抽出金属针芯,弃于利器盒	扎止血带不符要求扣1分,未调节针头斜面扣0.5分,未嘱握拳扣0.5分,未再次排气扣1分,穿刺手法不正确扣2分,退针一次扣1分,未询问患者扣1分,穿刺失败扣2分,"三松"少一项扣0.5分,未观察扣1分,未放利器盒扣1分		
	5	固定:透明敷贴作密闭式无张力固定,U形固定延长管,用胶条注明穿刺日期、时间、穿刺者姓名,贴于透明敷贴下缘	敷贴使用不正确扣1分,延长管固定不正确扣1分,胶布标注内容少一项扣0.5分,胶布位置不正确扣0.5分		

项目	分值	评分细则	扣分标准	扣分	得分
	5	调节滴速:根据患者病情、年龄、药物性质调节滴速	未根据患者情况调节扣3分,滴速(上下调节不超过10滴)不符合要求扣2分		
	2	再次核对患者床号、姓名及输注药液	未核对扣2分,少核对一项扣0.5分		
	2	安置患者:撤去治疗用物,整理床单位,协助患者取舒适卧位,将呼叫器放置于患者易取处并宣教呼叫器的使用方法,交代输液注意事项,填写输液巡视卡,挂于输液架上	一项不符合扣0.5分		
	2	清理用物,洗手,记录	一项不符合扣0.5分		
	2	输液巡视:巡视时需做到"四看",观察患者有无输液反应	一项不符合扣0.5分		
	10	冲、封管(临时停止输液): ① 携治疗盘至患者床旁,核对床号、姓名、腕带信息,向患者解释,取得配合,观察局部皮肤有无红、肿、热、痛等异常情况; ② 快速手消毒,消毒液棉签(或棉片)反复擦拭消毒输液接头15 s,自然待干; ③ 将预冲式导管冲洗器排气后连接输液接头,以脉冲方式冲洗导管; ④ 正压封管方法封管; ⑤ 分类处理用物,洗手,记录	脉冲方法不正确扣1分,正压冲管不正确扣2分,一处未做到扣0.5分		
	8	拔管(停止输液): ① 携治疗盘至患者床旁,核对床号、姓名、腕带信息,向患者解释,取得配合,观察局部皮肤有无红、肿、热、痛等; ② 快速消毒手,零张力揭除透明敷贴,关闭调节器,迅速拔针,按压穿刺点3—5 min至不出血;查看导管完整性; ③ 安置患者于舒适体位,交代注意事项; ④ 分类处理用物,洗手,记录	一处未做到扣0.5分,未消毒扣0.5分,揭除敷贴方法不正确扣0.5分,按压时间不够扣0.5分,未检查导管完整性扣0.5分,一项不符合扣1分		
结果标准(10分)	10	① 关爱患者,体现以患者为中心的服务理念; ② 操作熟练,动作规范,严格无菌技术操作; ③ 有效沟通,关爱患者不够酌情扣分	操作不熟练酌情扣2分,违反无菌操作原则扣2分,不能有效沟通扣1—3分		

第十二章 标本采集操作流程及评分标准

1. 痰标本采集操作流程

评估
- 患者评估：核对患者信息（床号、姓名、腕带等），评估患者病情、年龄、治疗、排痰情况、口腔黏膜有无异常及合作程度等。
- 环境评估：整洁、安静，便于操作。

准备
- 护士准备：着装整齐，洗手，戴口罩。
- 用物准备：
  - ① 常规标本：痰盒、医嘱、化验条形码、PDA。
  - ② 培养标本：无菌集痰器、漱口液 200 mL。
  - ③ 24 h 痰标本：一容量约 500 mL 的清洁广口集痰器。
  - ④ 对于不能自行排痰的患者准备吸痰用物（痰液收集器）。
- 患者准备：向患者解释标本采集的目的、方法和注意事项。

操作过程
- 携用物至床旁，核对患者信息，解释操作目的，取得配合。
- 根据检验目的，检查选择的容器是否适当、标本容器有无破损。
- 容器上贴好化验条形码，核对信息无误。
- 能自行留痰者：
  - ① 清晨醒来用冷开水漱口。
  - ② 深呼吸数次后用力咳出呼吸道深处的痰液，标本量不少于 1 mL，痰量少或无痰者可采用 3‰盐水雾化吸入后，将痰液咳出。
  - ③ 将痰液收集于痰盒中。
- 无力咳痰或不能配合者：
  - ① 协助患者取合适卧位，叩背以使痰液松脱。
  - ② 用无菌方法连接吸引管及吸痰器。
  - ③ 按吸痰法将痰液吸入集痰器内，嘱送检标本。

整理
- 整理用物，污物处置符合院感要求。
- 洗手，记录。

2. 痰标本采集操作考核细则及评分标准

项目	分值	评分细则	扣分标准	扣分	得分
评估 (5分)	5	评估患者病情、有无活动受限、心理反应及配合程度等；环境适于操作	一项不符合扣2分		
操作前准备 (10分)	2	护士准备：着装整齐，洗手，戴口罩	一项不符合扣1分		
	3	用物准备：备齐用物	少一物扣1分，多一物扣0.5分		
	5	患者准备：向患者解释操作目的及配合要点，取得配合	一项不符合扣2分		
操作过程 (60分)	5	携用物至床旁，核对化验单，解释操作目的，取得配合	一项不符合扣2分		
	10	根据检验目的，选择适当器皿，标本器皿无破损	一项不符合扣2分		
	10	将采集痰液的器皿贴好化验条形码，核对无误后交给患者，并说明标本留取方法及注意事项	一项不符合扣2分		
	20 (根据需要任选一项)	自行咳痰者一：患者晨起用冷开水漱口后，深呼吸数次后用力咳出深处痰液留于容器内	留取方法不符合要求扣5分，未交代注意事项扣5分		
		自行咳痰者二：给予雾化吸入后，指导咳痰，留取痰液	留取方法不符合要求扣5分，未交代注意事项扣5分		
		无力咳痰者或不能配合者，患者取合适卧位后给予叩背，用无菌方法连接吸引管及吸痰器，按吸痰方将痰液吸入集痰器内	留取方法不符合要求扣10分，污染容器扣5分		
	10	留取的标本核对后及时送检	不及时送检不得分		
	5	告知用药注意事项	未做到扣3分		
操作后处理 (10分)	8	整理用物，污物处置符合院感要求	一项不符合扣2分		
	2	洗手，记录	一项不符合扣1分		
结果标准 (15分)	15	患者卧位舒适；密切观察病情变化，及时发现异常；有爱伤观念；动作轻稳，程序流畅	一项不符合扣2分		

3. 咽拭子标本采集操作流程

评估 { 患者评估：核对患者信息（床号、姓名、腕带等），评估患者病情、口腔黏膜和咽部有无异常及合作程度。

环境评估：整洁、安静、宽敞、安全。

准备 { 护士准备：着装整齐，洗手，戴口罩。

用物准备：无菌咽拭子培养管、无菌手套、压舌板、医嘱、化验条形码、PDA、温开水等。

患者准备：向患者解释采集标本的目的、方法，取得患者配合。

操作过程 { 携用物至床旁，核对患者信息，解释操作目的，交代配合要点。

无菌咽拭子培养管上贴好化验条形码，并再次核对条形码上患者信息无误（至少使用2种方式核对）。

协助患者漱口。

消毒双手，戴手套。

协助患者取合适体位，取出无菌拭子。让患者张口发"啊"音，必要时使用压舌板轻压舌部，暴露咽喉。

用2根无菌拭子轻柔、快速地擦拭咽后壁、侧壁及扁桃体隐窝等处，反复擦拭3—5次，轻轻取出拭子，避免触及舌头、悬垂体、口腔黏膜和唾液。

咽拭子取出后，插入培养管中，折断高出采样管的拭子杆，拧紧管盖。

再次查对。

及时送检标本。

整理 { 整理用物，污物处置符合院感要求。

洗手，记录。

4. 咽拭子标本采集操作考核细则及评分标准

项目	分值	评分细则	扣分标准	扣分	得分
评估 (5分)	5	核对患者信息,评估患者病情及配合程度等;环境适于操作	一项不符合扣2分		
操作前准备 (10分)	2	护士准备:着装整齐,洗手,戴口罩	一项不符合扣1分		
	3	用物准备:备齐用物	少一物扣1分,多一物扣0.5分		
	5	患者准备:向患者解释操作目的及配合要点,取得配合	一项不符合扣2分		
操作过程 (60分)	5	携用物至床旁,核对患者信息,解释操作目的,交代配合要点	一项不符合扣2分		
	5	消毒双手,戴手套	操作方法不符合扣5分		
	10	嘱患者漱口,张口发"啊"音,必要时使用压舌板	一项不符合扣5分		
	30	取2根无菌拭子轻柔、快速地擦拭咽后壁、侧壁及扁桃体隐窝等处,反复擦拭3—5次,轻轻取出拭子,避免触及舌头、悬垂体、口腔黏膜和唾液	操作方法不正确扣10分,少部位一处扣5分		
	10	拭子插入试管中,将盖子拧紧,再次核对信息无误后及时送检	一项不符合扣5分		
操作后处理 (10分)	8	整理用物,污物处置符合院感要求	一项不符合扣2分		
	2	洗手,记录	一项不符合扣1分		
结果标准 (15分)	15	标本采取符合要求;动作轻柔,有爱伤观念;操作程序流畅;患者体位适当	一项不符合扣2分		

5. 静脉血液标本采集操作流程

评估 {
患者评估:核对患者信息(床号、姓名、腕带等),评估患者的病情、采血部位皮肤情况、肢体活动度、血管情况、意识及配合程度,须空腹者了解其是否空腹。

环境评估:整洁、安静,便于操作。
}

准备 {
护士准备:着装整齐,洗手,戴口罩,戴橡胶手套。

用物准备:治疗盘、皮肤消毒剂(0.5%碘伏,或2.5%碘酒,或75%酒精)、棉签、止血带、采血针头、真空采血管(按需要备抗凝管或血培养瓶)、化验单、利器盒、弯盘,核对医嘱,粘贴化验单于标本容器上。

患者准备:向患者解释采集标本的目的、方法和注意事项。
}

操作过程 {
备齐用物,携至床旁,床边核对患者信息,解释操作目的,取得配合。

协助患者取合适体位,暴露穿刺部位。

选择合适静脉,在穿刺点的上方约6 cm处系止血带,常规消毒皮肤,嘱患者握拳。

按静脉穿刺法穿刺血管,见回血后,将采血针头插入真空标本容器,抽取所需血量。

松开止血带,嘱患者松拳,迅速拔出针头。

用棉签按压穿刺点3—5 min。

取下针头置于利器盒,根据采血目的,如需抗凝,须缓缓摇动试管。再次核对。

协助患者穿好衣服并取舒适卧位,整理床单位。

连同化验单按要求及时送检。
}

整理 {
整理用物,污物处置符合院感要求。

将血标本连同化验单及时送检。

洗手,记录。
}

6. 静脉血液标本采集操作考核细则及评分标准

项目	分值	评分细则	扣分标准	扣分	得分
评估 (5分)	5	核对患者信息,评估患者病情及配合程度等;环境适于操作	一项不符合扣2分		
操作前准备 (10分)	2	护士准备:着装整齐,洗手,戴口罩,戴橡胶手套	一项不符合扣1分		
	3	用物准备:备齐用物	少一物扣1分,多一物扣0.5分		
	5	患者准备:向患者解释操作目的及配合要点,取得配合	一项不符合扣2分		
操作过程 (60分)	5	携用物至床旁,核对患者信息,解释操作目的,取得配合	未查对、未解释扣3分		
	5	选取合适静脉	选择不当扣3分		
	5	在穿刺点的上方约6 cm处系止血带	止血带系法、部位不对各扣3分		
	5	消毒皮肤,消毒范围直径在5 cm以上	无菌观念不强,消毒不严扣3分		
	20	按静脉穿刺法穿刺血管抽血,见回血后,将采血针头插入真空标本容器,抽取所需血量	未抽出扣5分,量不正确扣3分,手法不正确扣3分		
	10	按压穿刺点,取下针头置于利器盒,根据采血目的,如需抗凝,须缓缓摇动试管	未按压穿刺点扣2分,有气泡扣2分		
	5	协助患者穿好衣服并取舒适卧位,整理床单位	一项不符合扣2分		
	5	连同检验单按要求及时送检	未按要求及时送检扣2分		
操作后处理 (10分)	8	整理用物,污物处置符合院感要求	一项不符合扣2分		
	2	洗手,记录	一项不符合扣1分		
结果标准 (15分)	15	血标本留取符合质量要求;动作轻柔,有爱伤观念;操作程序流畅,符合无菌原则;患者体位适当;床单位整齐、平整	一项不符合扣2分		

7. 尿标本采集操作流程

评估 {
患者评估：核对患者信息（床号、姓名、腕带等），评估患者的病情及合作程度等。了解女性患者是否在月经期。

环境评估：整洁、安静，便于操作。
}

准备 {
护士准备：着装整齐，洗手，戴口罩。

用物准备：

① 常规标本：100 mL 或 10 mL 的清洁玻璃瓶、医嘱、化验单。

② 12 h 或 24 h 尿标本：另备 3000—5000 mL 清洁的大口容器、防腐剂。

③ 尿培养标本：有盖尿标本培养试管、无菌纱布、无菌棉签、便器、火柴、酒精灯、无菌手套、消毒液。

患者准备：向患者说明尿标本的采集目的、留取方法和注意事项。
}

操作过程 {
携用物至床旁，核对患者信息，解释操作目的，取得配合。

卧床患者给便盆，能如厕的患者嘱其如厕。

常规标本：嘱患者清晨起第一次尿液的中段尿留取于标本容器内（尿比重留 100 mL，其他留取 10 mL）。

24 h 或 12 h 尿标本：

① 将有盖容器贴好化验单，注明起止日期、时间。

② 嘱患者清晨 7 时排净尿液弃之。

③ 开始留取第一次小便后放入防腐剂，至次日清晨 7 时留完最后一次尿，将容器内尿液摇匀后取 10 mL 送检。

④ 12 h 尿液应从 19 时至次日晨 7 时，方法同 24 h 标本的采集。

中段尿：

① 按导尿术清洁、消毒外阴。

② 嘱患者排尿，弃去前段尿，留取中段尿 10 mL 在无菌碗内。

③ 点燃酒精灯，打开无菌试管，在酒精灯上消毒试管口。

④ 用无菌注射器抽取 5 mL 尿液注入无菌试管内。

⑤ 再次用燃烧法消毒试管管口和盖子，随即塞好管口。

⑥ 粘贴好化验单副联。

尿管尿液：尿潴留者用导尿管弃去前段后，留取 10—15 mL 尿液置于灭菌容器内送检；留置导尿管患者，应先夹闭尿管 30 s 后消毒尿管外部及尿管口，用注射器通过导尿管抽取尿液，防止带入消毒剂；长期留置尿管者，应在更新尿管后留取尿标本。

协助患者穿好衣裤，取舒适卧位。标本及时送检。
}

整理 {
整理用物，污物处置符合院感要求。

洗手，记录。
}

8. 尿标本采集操作考核细则及评分标准

项目	分值	评分细则	扣分标准	扣分	得分
评估 （5分）	5	核对患者信息，评估患者病情及配合程度等，环境适于操作	一项不符合扣2分		
操作前 准备 （10分）	2	护士准备：着装整齐，洗手，戴口罩	一项不符合扣1分		
	3	用物准备：备齐用物	少一物扣1分，多一物扣0.5分		
	5	患者准备：向患者解释操作目的及配合要点，取得配合	不符合要求扣2分		
操作 过程 （60分）	10	携用物至床旁，核对患者信息，解释操作目的，取得配合	一项不符合扣2分		
	10	根据检验目的，选择适当器皿、标本，器皿无破损	一项不符合扣2分		
	10	将采集尿液的器皿贴好患者信息标签后，查对无误交予患者，并说明检验目的及标本留取方法	一项不符合扣2分		
	20 根据 需要 任选 一项	常规标本：嘱患者清晨起第一次中段尿留取于标本容器内（尿比重留100 mL，其他留10 mL）	一项不符合扣2分		
		24 h或12 h尿标本：将有盖容器贴好化验单，注明起止日期、时间。嘱患者清晨7时排净尿液弃之。开始留取第一次小便后放入防腐剂，至次日清晨7时留完最后一次尿，将容器内尿液摇匀后取10 mL送检（12 h尿液应从19时至次日晨7时，方法同24 h标本的采集）	一项不符合扣2分		
		根据中段尿：按导尿术清洁、消毒外阴。嘱患者排尿，弃去前段尿，将中段任选尿留取在无菌碗内。燃好酒精灯，打开无菌试管，在酒精灯上消毒试管口。用无菌注射器抽取5 mL尿液注入无菌试管内。再次用燃烧法消毒试管管口和盖子，随即塞好管口	一项不规范扣2分	．	
		导尿术：尿潴留者用导尿管弃去前段后，留取10—15 mL尿液置于灭菌容器内送检；留置导尿患者应先夹闭尿管30 s后消毒尿管外部及尿管口，用注射器通过导尿管抽取尿液，防止带入消毒剂；长期留置尿管者，应在更新尿管后留取尿标本	一项不符合扣2分		
	10	协助患者穿好衣裤，标本及时送检	一项不符合扣2分		
操作后 处理 （10分）	8	整理用物，污物处置符合院感要求	一项不符合扣2分		
	2	洗手，记录	一项不符合扣1分		
结果 标准 （15分）	15	有爱伤观念；动作轻稳，程序流畅；患者卧位舒适	一项不符合扣2分		

9. 粪标本采集操作流程

评估 { 患者评估：核对患者信息（床号、姓名、腕带等），评估患者病情、治疗排便情况及合作程度等。了解女性患者是否在月经期。

环境评估：环境整洁，光线明亮，适宜操作。

准备 { 护士准备：着装整齐，洗手，戴口罩。

用物准备：盛标本容器（标本盒、无菌试管、标本培养器），在容器外贴上标签（注明科别、床号、姓名、医嘱化验单）；棉签；便盒；卧床患者准备便盆；一次性手套。

患者准备：向清醒患者解释操作目的、方法和注意事项，对于烦躁患者可适当给予镇静剂。

操作过程 {

携用物至床旁，核对患者信息，解释操作目的，取得配合。

卧床患者给便盆，能如厕者嘱其如厕。

戴一次性手套，按检查目的选择粪标本采集方法。

粪便常规检查：用棉签采集少量粪便（5 g 左右）放于标本盒内，如腹泻患者应取粪便中脓血或黏液部分，水样大便应盛于器中。粪便细菌培养：嘱患者排便于便盆内。用消毒棉签采取粪便的异常部分置于标本盒或无菌试管内。如患者无便意时，可用肠拭子蘸等渗盐水，由肛门插入直肠 6—7 cm处，轻轻转动，取出粪便少许，放入无菌培养试管内，盖好。

粪便寄生虫及虫卵检查：检查寄生虫卵时，从不同部位取带血及黏液的粪便标本 5—10 g。检查蛲虫卵，应在夜晚 12 点左右，病者感觉肛门周围有瘙痒感时，用无菌棉签蘸生理盐水，自肛门周围皱襞处拭取，然后插入试管内，盖好管口送检，或清晨排便前由肛门口周围拭取。检查阿米巴原虫：收集标本前，应先将便器加温后再排便。便后连同便盆立即送检。查寄生虫体：患者服驱虫药后，应将大便排于清洁便盆中，留取全部粪便，检查蛔虫、钩虫、蛲虫的数目。检查血吸虫毛蚴：留取粪便 50 g（核桃大小），必要时留取 24 h 大便，及时送检。

协助患者取舒适卧位。

整理 { 整理用物，污物处置符合院感要求。

洗手，记录。

10. 粪标本采集操作考核细则及评分标准

项目	分值	评分细则	扣分标准	扣分	得分
评估 (5分)	5	评估患者病情、有无活动受限、心理反应及配合程度等;环境适于操作	一项不符合扣2分		
操作前准备 (10分)	2	护士准备:着装整齐,洗手,戴口罩	一项不符合扣1分		
	3	用物准备:备齐用物	少一物扣1分,多一物扣0.5分		
	5	患者准备:向患者解释操作目的及配合要点,取得配合	未解释不得分		
操作过程 (60分)	10	携用物至床旁,核对患者信息,解释操作目的,取得配合	一项不符合扣2分		
	10	根据检验目的,选择适当器皿,标本器皿无破损	一项不符合扣2分		
	10	将采集粪便的器皿贴好患者信息标签后,查对无误交予患者,并说明检验目的及标本留取方法	一项不符合扣2分		
	20 (根据需要任选一项)	粪便常规检查:卧床患者给便盆,如能如厕的患者嘱其如厕。戴一次性手套,用棉签采集少量粪便(5 g左右)放于标本盒内,如腹泻患者应取粪便中脓血或黏液部分,水样大便应盛于容器中	留取方法不符合要求扣5分		
		粪便细菌培养:嘱患者排便于便盆内。用消毒棉签采取粪便的异常部分于标本盒或无菌试管内。如患者无便意时,可用肠拭子蘸等渗盐水采集	留取方法不符合要求扣5分,污染容器扣5分,一项不规范扣2分		
		粪便寄生虫及虫卵检查:查寄生虫卵时,从不同部位取带血及黏液的便标本。根据检查目的的不同,采取不同的采集方法	留取方法一项不符合要求扣5分,一项做得不完善扣2分		
	10	协助患者舒适卧位,标本送放指定地点,及时送检	一项不符合扣2分		
操作后处理 (10分)	8	整理用物,污物处置符合院感要求	一项不符合扣2分		
	2	洗手,记录	未洗手扣1分,未记录扣1分		
结果标准 (15分)	15	密切观察病情变化,及时发现异常;动作轻稳,程序流畅;有爱伤观念	一项不符合扣2分		

第十三章　死亡患者护理操作流程及评分标准

1. 尸体料理操作流程

评估 {
尸体清洁程度及死者家属态度评估。
环境评估:清洁、安静、肃穆,适当遮挡,便于操作。
}

准备 {
护士准备:洗手,戴口罩,填写尸体识别卡。
用物准备:治疗盘内备衣裤、尸单、血管钳、不脱脂棉球、剪刀、梳子、绷带、尸体识别卡3张。擦洗用具,有伤口者备清洁敷料,必要时备隔离衣及手套,屏风、平车等。
患者准备:停止死者的一切治疗与护理。
}

操作过程 {
将用物携至床边,请家属暂时离开,以屏风遮挡。

停止治疗:拔除输液,鼻饲导尿等各种导管,如有引流管拔出,应缝合伤口或用蝶型胶布封闭,避免体液漏出。

合适卧位:放平床架,尸体仰卧,置枕于头下,洗脸,按摩眼睑使闭合。有义齿者戴上,轻揉下颌使闭合或用四头带脱起。

擦净尸体:撤去棉被,留被套遮盖尸体。脱去衣裤,擦净尸体表面,拭去胶布和药物痕迹。有伤口者更换敷料,将头发梳理整齐。

填塞孔道:用弯钳将棉球填塞鼻、口、耳、肛门及女性阴道,棉球不可外漏。

固定尸体:穿衣裤,第一张尸体识别卡别于胸前,斜铺尸单于平车上,尸单上、下两角遮盖头部和脚,左、右两角包严尸体,用绷带在胸部、腰部、踝部固定。第二张识别卡系在尸单上。

安慰家属:对家属做好心理疏导,尽量满足家属对尸体料理的要求。

运送尸体:将尸体移至平车,盖上大单,送至太平间。第三张识别卡放在鉴别牌处。
}

整理 {
整理用物,床单位及病室终末处理符合院感要求。
洗手,整理病历,完成各项记录。
}

2. 尸体料理操作考核细则及评分标准

项目	分值	评分细则	扣分标准	扣分	得分
评估 (5分)	5	核对患者信息,评估尸体清洁程度及死亡家属态度,停止患者一切治疗和护理;环境安静、肃静,清除无关人员,以屏风遮挡	一项不符合扣2分		
操作前准备 (10分)	2	护士准备:着装整洁,洗手,戴口罩	一项做不到扣1分		
	3	用物准备:备齐用物	少一物扣1分,多一物扣0.5分		
	5	患者准备:停止死者的一切治疗与护理	不符合不得分		
操作过程 (60分)	5	将用物携至床边,请家属暂时离开,以屏风遮挡	一项不符合扣2分		
	5	停止治疗:拔除各导管,有引流管拔除后应处理伤口	一项不符合扣2分		
	10	合适卧位:置枕于头下,洗脸,装上义齿,使眼睑和下颌闭合	一项不符合扣2分		
	10	清洁身体:拭去胶布和药物痕迹,有伤口者更换敷料,头发梳理整齐	未遮盖尸体、未拭去胶布和药物痕迹,头发没有梳理,一项不符合扣2分		
	10	堵塞孔道:用弯钳将棉球分别填塞鼻、口、耳、肛门及女性阴道,棉球不可外露	一项不符合扣2分		
	13	穿衣裤,第一张尸体识别卡别于胸前,斜铺尸单于平车上,尸单上、下两角遮盖头部和脚,左、右两角包严尸体,用绷带在胸部、腰部、踝部固定。第二张识别卡系在尸单上	未穿衣、未用绷带固定、识别卡放置的位置不正确、全身及头部未遮盖严密,一项不符合扣2分		
	2	给予家属心理疏导	未做到扣2分		
	5	将尸体移至平车,盖上大单,正确放置第三张尸体识别卡	一项不符合扣2分		
操作后处理 (10分)	8	整理用物,床单位及病室终末处理符合院感要求	一项不符合扣2分		
	2	洗手,整理病历,完成记录	一项不符合扣2分		
结果标准 (15分)	15	尸体外观良好,易于辨认;动作轻稳,有爱伤观念;操作程序流畅	一项不符合扣2分		

基础护理技术操作流程知识点

1. 简述基础护理的概念。

基础护理是指对各专科和各系统疾病的患者及健康人群进行的具有共性的生活护理和技术护理服务。它是护理工作中最基本的技术操作,又是患者及健康人群最需要的护理活动。

2. 良好的医院环境应具备哪些特点?

(1)服务的专业性:在医院环境中工作的对象是患者,而患者是十分复杂的生命机体。因此,护理工作专业素质要求也不断提高,应具有全面的理论知识、熟练的操作能力和丰富的临床经验,科学地照护患者的生活,提供专业的生活护理、精神护理、营养指导等服务,并在新技术、新专业不断发展的同时,进一步满足患者需求。

(2)安全舒适性:医院是患者治疗病痛、恢复健康的场所,应在治疗性安全、生态环境安全和医患、护患关系和谐方面都满足患者安全的需要。

(3)管理统一性:医院根据具体情况制定相关规定、统一管理,保护患者及医院工作人员的安全,提高工作效率和质量。

(4)文化特殊性:适宜的医院文化是影响构建和谐医患关系的必要条件。构建医院文化正在日益由表层的物质文化向深层的精神文化渗透。将"以患者为中心"的服务理念融入到医院管理中,是促进组织文化建设的关键。

3. 简述特级护理的适用对象及护理内容。

适用对象:病情危重,随时可能发生病情变化需要进行抢救的患者;重症监护患者;各种复杂手术或者大手术后患者;使用呼吸机辅助呼吸,并需要严密监护病情的患者;实施连续性肾脏替代治疗(CRRT),并需要严密监护生活体征的患者;其他有生命危险,并需要严密监护生命体征的患者。

护理内容:

(1)严密观察患者病情变化,检测生命体征。

(2)根据医嘱,正确实施治疗、给药措施。

(3)根据医嘱,准备测量出入量。

(4)根据患者病情,正确实施基础护理和专科护理,如口腔护理、压力性损伤护理、气道护理及管路护理等,实施安全措施。

(5)保持患者的舒适和功能体位。

(6)实施床旁交接班。

4. 简述一级护理的适用对象及护理内容。

适用对象:病情趋向稳定的重症患者;手术后或者治疗期间需要严格卧床的患者;生活完全不能自理且病情不稳定的患者;生活部分自理,病情随时可能发生变化的患者。

护理内容:

(1)每小时巡视患者,观察患者病情变化。

(2)根据患者病情,测量生命体征。

（3）根据医嘱,正确实施治疗、给药措施。

（4）根据患者病情,正确实施基础护理和专科护理,如口腔护理、压力性损伤护理、气道护理及管路护理等,实施安全措施。

（5）提供护理相关的健康指导。

5. 晨间护理的内容包括哪些?

（1）采用湿式扫床法清洁并整理床单位,必要时更换被服。

（2）根据患者病情和自理能力,协助患者排便、洗漱及进食等。

（3）根据患者病情合理摆放体位,如腹部手术患者采取半卧位。检查全身皮肤有无受压变红,行背部及受压骨隆突处皮肤的按摩。

（4）根据需要给予叩背,协助排痰,必要时给予吸痰,指导有效咳嗽。

（5）检查各种管道的引流、固定及治疗完成情况,维护管道安全和通畅。

（6）进行晨间交流,询问夜间睡眠、疼痛、呼吸情况、肠功能恢复情况,以及活动能力。

（7）勤开窗通风,保持病室内空气新鲜。

6. 晚间护理的内容包括哪些?

（1）整理床单位,必要时予以更换。

（2）根据患者病情和自理能力、协助患者排便、洗漱等,女性患者给予会阴冲洗。

（3）协助患者取舒适卧位,并检查患者全身皮肤受压情况,观察有无早起压疮迹象,按摩背部及骨隆突部位。

（4）进行管道护理,检查导管有无打折、扭曲或受压,妥善固定并保持导管通畅。

（5）疼痛患者遵医嘱给予镇痛措施。

（6）保持病室安静,病室内电视机应按时关闭,督促家属离院。夜间巡视时,护士要注意做到"四轻"(走路轻、说话轻、操作轻和关门轻)。

（7）保持病室光线适宜,危重病室保留廊灯,便于观察患者夜间病情变化。

（8）保持病室空气流通,调节室温,根据情况增减盖被。

（9）经常巡视病室,了解患者睡眠情况,对于睡眠不佳的患者应按失眠给予相应的护理;同时观察病情变化并酌情处理。

7. 铺备用床的目的是什么?

保持病室整洁,准备接受新病员。

8. 铺备用床的注意事项有哪些?

（1）符合铺床的实用、耐用、舒适、安全的原则。

（2）床单中缝与床中线对齐,四角平整、紧扎。

（3）被头充实,盖被平整、两边内折对称。

（4）枕头平整、充实,开口背门。

（5）注意节时、省力。

（6）病室及患者单位环境整洁、美观。

9. 床单位包括哪些物品?

床、床垫、床褥、枕芯、棉被或毛毯、大单、被套、枕套、橡胶单和中单(必要时)、床旁桌、椅、过床桌(必要时)。另外墙上应有照明灯、呼叫装置、供氧和重压吸引管道等设施。

10. 铺麻醉床的目的是什么?

① 便于接受和护理麻醉手术后的患者;② 使患者安全、舒适及预防并发症;③ 保护被

褥不被血液或呕吐物污染,同时便于更换。

11. 铺麻醉床的注意事项有哪些?

① 同备用床;② 保证护理手术后患者的用物齐全,使患者能得到及时的抢救和护理。

12. 为卧床患者更换床单的目的是什么?

① 保持床单位清洁,患者舒适;② 预防压疮等并发症的发生。

13. 在更换床单、被套时如何保护患者?

① 关好门窗,尽量不暴露患者,动作敏捷轻柔;② 对危重患者应两人同时操作;③ 换被套时先将原被套为患者盖好,再将清洁被套铺平,将棉被套入再撤除污染被套,防止患者着凉;④ 更换床单时,如患者不能平卧,可将大单自床头向床尾更换,污单随即撤下;⑤ 与患者进行有效沟通,满足患者身心需要。

14. 为带有多种导管患者更换床单时,应注意什么?

在更换床单前应检查各种导管有无脱出及是否通畅;在给患者翻身时应先将各种导管固定措施松开;翻身后检查各导管有无受压脱落等;更换床单后协助患者取舒适体位;固定各导管。

15. 轮椅运送患者法的目的是什么?

① 护送不能行走但可以坐起的患者入院、出院、检查、治疗或室外活动;② 帮助患者下床活动,促进血液循环和体力恢复。

16. 平车运送法健康教育的内容有哪些?

① 向患者解释搬运的过程、配合要点及注意事项;② 告知患者在搬运过程中如有不适,应立即向护士说明,防止意外发生。

17. 担架运送法的目的是什么?

运送不能起床的患者做检查、治疗等。特别是在急救的过程中,担架是运送患者最基本、最常用的工具,其特点是运送患者舒适平稳,乘各种交通工具时上下方便,对体位影响较小。

18. 担架运送法的评估内容有哪些?

① 患者的体重、病情与躯体活动能力;② 患者的疾病部位与理解合作程度;③ 担架性能是否良好。

19. 何谓休息?

休息是指通过改变当前的活动方式,使身心放松,处于一种没有紧张、焦虑的松弛状态。

20. 何谓原发性睡眠障碍?

由于未知的生理和心理原因而导致的睡眠障碍称为原发性睡眠障碍。

21. 简述影响睡眠的因素有哪些?

① 环境因素:睡眠环境的变化可以改变睡眠状况。病室的光线、声响、温度、湿度、气味、医护工作的干扰等,都会影响患者的睡眠情况;② 心理因素:各种原因造成的紧张和焦虑或感情上的痛苦都会干扰原有的睡眠状况;③ 食物因素:一些食物的摄入也会改变睡眠状况。如肉类、乳制品和豆类中含有较多 L-色氨酸,能促进睡眠;咖啡、浓茶等会干扰睡眠;④ 体育锻炼:适当的体育锻炼可有助于睡眠;⑤ 内分泌的变化:经期、绝经期可影响睡眠;⑥ 疾病的影响:甲状腺功能低下及各种原因引起的疼痛可引起睡眠量的改变;精神分裂症、恐惧症、强迫症等患者常处于一种觉醒状态;⑦ 药物的影响:中枢兴奋药可影响睡眠;长期服用安眠药,停药后可导致睡眠障碍。

22. 促进患者自然入睡的护理措施有哪些？

① 有规律地早起有利于晚上的睡眠；② 睡前淋热水浴、热水泡脚可增加舒适感：由于足部血液循环增加从而减少了脑部供血，降低了大脑的活动，通过松弛作用达到镇静催眠；③ 如患者有吃零食习惯时，应指导患者吃哪些食物可以促进睡眠；④ 鼓励患者睡前可略活动，尽量放松四肢，使四肢松弛；⑤ 保持良好的睡眠姿势；⑥ 有节奏、温和的感觉可诱导睡眠；⑦ 睡前倾听优美的音乐，有利于消除紧张、焦虑，转移注意力。

23. 什么是舒适？

舒适是个体在其环境中保持一种平静、安宁的精神状态，是一种自我满足的感觉，是身心健康、没有疼痛、没有焦虑的轻松自在的感觉。

24. 舒适卧位的基本要求有哪些？

① 卧床姿势应尽量符合人体力学的要求；② 应经常进行体位变换，至少每 1 h 一次；③ 在无禁忌证的情况下，患者身体各部位每天均应活动，改变卧位时应进行全范围关节运动练习；④ 应加强受压部位皮肤护理，预防压疮发生；⑤ 患者卧床或在进行各项护理操作时，均应注意保护患者隐私。

25. 分散注意力、减轻疼痛应采取哪些方法？

分散患者对疼痛的注意力可减少其对疼痛的感受强度，可采用的方法有：① 参加感兴趣的活动；② 听音乐；③ 有节律地按摩；④ 深呼吸；⑤ 治疗性的想象；⑥ 松弛法。

26. 协助患者更换各种卧位的目的是什么？

① 协助不能自主活动的患者更换卧位，使之舒适；② 减轻局部组织受压，预防压疮发生；③ 减少并发症的发生，如坠积性肺炎；④ 适应治疗和护理的需要。

27. 什么是舒适卧位、主动卧位、被动卧位、被迫卧位？

(1) 舒适卧位是指患者卧床时，身体各部位与四周环境处于合适的位置，感到轻松自在。

(2) 主动卧位是指患者的身体活动自如，根据自己的意愿和习惯随意改变体位，常见于轻症患者、术前及恢复期患者。

(3) 被动卧位是指患者自身无力变换卧位，躺卧于他人安置的卧位，常见于昏迷、极度衰弱的患者。

(4) 被迫卧位是指患者意识清晰，也有变换卧位的能力，但由于疾病的影响或治疗的需要被迫采取的卧位。

28. 盆腔手术后的患者应采取的合适卧位及其原因？

采取半坐卧位，其原因为盆腔腹膜抗感染性较强，而吸收力较弱，故可防止炎症扩散和毒素吸收，减轻中毒反应。同时，采取半坐卧位还可防止感染向上蔓延引起膈下脓肿。

29. 半坐卧位的适用范围？

除用于休息卧位外还用于：① 某些面部及颈部手术后患者；② 胸腔疾病、胸部创伤或心脏疾病引起呼吸困难的患者；③ 腹腔、盆腔手术后或有炎症的患者及腹部手术的患者；④ 疾病恢复期体质虚弱的患者。

30. 简述采用半坐卧位的目的。

① 对于某些面部手术后患者，采用半坐卧位可减少局部出血；② 对于急性左心衰竭患者，可利用重力作用，减少回心血量，从而减轻肺淤血和心脏负担；③ 对于心肺疾病所引起的呼吸困难的患者，采用半坐卧位使膈肌位置下降、胸腔扩大、呼吸困难改善；④ 对于腹腔、

盆腔手术后或有炎症的患者,采用半坐卧位有利于感染局限,防止感染向上蔓延引起膈下脓肿;⑤ 对于腹部手术后的患者,采用半坐卧位可减轻腹部切口缝合处的张力,缓解疼痛,促进舒适,有利于伤口愈合;⑥ 对于疾病恢复期体质虚弱的患者,采用半坐卧位将有利于患者向站立位过渡,逐渐适应体位的改变。

31. 协助患者更换卧位的注意事项有哪些?

(1) 翻身时不可拖拉患者,以免擦破皮肤,应将患者身体稍抬起再行翻转,二人法要注意动作协调轻稳。

(2) 翻身间隔时间,视病情及局部皮肤受压的情况而定,如皮肤发红或破溃应及时处理,并增加翻身次数,同时做好交接。

(3) 若患者身上带有多种导管,应先将导管安置妥当,翻身后检查各导管是否扭曲,注意保持导管通畅。

(4) 为手术患者翻身时,先检查敷料是否脱落或有无分泌物,若分泌物浸湿敷料应先更换再行翻身。颅脑手术后,头部翻动过剧可以引起脑疝,压迫脑干,致突然死亡,故患者只能卧于健侧位或平卧。颈椎和颅骨牵引的患者在翻身时不可放松牵引,使头、颈、躯干保持在同一水平位翻动,翻身后注意牵引方向、位置及牵引力是否正确。

(5) 石膏固定或伤口较大的患者,翻身后应注意伤口位置及局部肢体的血运情况,勿使受压。

32. 各种卧位的适用范围有哪些?

(1) 仰卧位:去枕仰卧位,全身麻醉未清醒或昏迷患者;椎管内麻醉或脊髓腔穿刺后患者。

(2) 中凹位:休克患者。

(3) 屈膝仰卧位:胸腹部检查或接受导尿、会阴冲洗等。

(4) 侧卧位:灌肠、肛门检查及配合胃镜、肠镜检查;预防压疮;臀部肌肉注射(上腿伸直,下腿弯曲)。单侧肺部病变者,可视病情采取患侧卧位或健侧卧位。

(5) 半坐卧位:某些面部及颈部手术后患者;急性左心衰竭患者;心肺疾病所引起呼吸困难的患者;腹腔、盆腔手术后或有炎症的患者;腹部手术后患者;疾病恢复期体质虚弱的患者。

(6) 端坐位:心力衰竭、心包积液、支气管哮喘发作时的患者。

(7) 俯卧位:腰背部检查或配合胰、胆管造影时;脊椎手术后或腰、背、臀部有伤口,不能平卧或侧卧的患者;胃肠胀气所致腹痛的患者。

(8) 头低足高位:肺部分泌物引流使痰易于咳出;十二指肠引流;妊娠时胎膜早破,防止脐带脱垂;跟骨或胫骨结节牵引,利用人体重力作为反牵引力。

(9) 头高足低位:颈椎骨折的患者做颅骨牵引;减轻颅内压,预防脑水肿;颅脑手术后的患者。

(10) 膝胸位:肛门、直肠、乙状结肠镜检查及治疗,矫正胎位不正或子宫后倾;促进产后子宫复原。

(11) 截石位:会阴、肛门部位的检查、治疗或手术;产妇分娩。

33. 什么是保护具?

保护具是指用来限制患者身体或机体某部位的活动,以达到维护患者安全与治疗效果的各种器具。

34．使用保护用具的目的是什么？

① 防止小儿及高热、谵妄、昏迷、躁动、危重患者因虚弱、意识不清或其他原因而发生坠床、撞伤、抓伤等意外，确保患者安全；② 防止盖被压迫肢体；③ 确保治疗、护理顺利进行。

35．如何对使用保护具的患者进行护理评估？

① 评估患者的病情、年龄、意识形态、生命体征、肢体活动、有无皮肤摩擦破损及血液循环障碍等情况；② 评估患者及家属对保护具使用的目的及方法的了解、接受和理解程度；③ 评估需用保护具的种类、时间。

36．简述保护具的使用原则？

（1）知情同意原则：使用前向患者及家属解释所需保护具的原因、目的、种类及方法，取得患者和家属的同意与配合。如非必须使用，则尽可能不用。

（2）短期使用原则：使用保护具要确保患者的安全，且只宜短期使用。

（3）随时评价原则：应随时评价保护具的使用情况。

37．保护具使用过程中的注意事项有哪些？

（1）使用保护具时，应保持肢体及各关节处于功能位，并协助患者经常更换体位，保证患者的安全、舒适。

（2）使用约束带时，首先应取得患者及家属的知情同意。使用时，约束带下须垫衬托，固定松紧适宜，并定时松解，每2 h放松约束带一次。注意观察受约束部位的末梢循环情况，每15 min观察一次，发现异常及时处理。必要时进行局部按摩，促进血液循环。

（3）确保患者能随时与医务人员取得联系，如呼叫器的位置适宜或有陪护人员监测等，保障患者的安全。

（4）记录使用保护具的原因、时间、结果、相应的护理措施及解除约束的时间。

38．什么是医源性损伤？

医源性损伤指因医务人员言谈或行为上的不慎而造成患者心理或生理上的损伤。

39．什么是职业暴露？

职业暴露是指从业人员由于职业关系而暴露在有害因素中，从而有可能损害健康或危及生命的一种状态。

40．什么是护理职业暴露？

护理职业暴露是指护士在从事诊疗、护理活动过程中，接触有毒、有害物质或病原微生物，以及受到心理、社会等因素的影响，而损害健康或危及生命的职业暴露。

41．什么是职业防护？

职业防护是针对可能造成机体损伤的各种职业性有害因素，采取有效措施，以避免职业性危害的发生，或将危害降到最低程度。

42．什么是护理职业防护？护理职业防护的意义？

护理职业防护是指在护理工作中针对各种职业性有害因素采取有效措施，以保护护士免受职业性有害因素的危害，或将危害降到最低程度。

护理职业防护的意义：

（1）提高护士职业生命质量：护理职业防护不仅可以避免有害因素对护士的伤害，而且还可以控制由环境和行为不当引发的不安全因素，通过职业防护可以维护护士的身体健康，减轻心理压力，增强社会适应能力，从而提高护士的职业生命质量。

（2）规避护理职业风险：通过职业防护知识的学习及职业防护技能的规范化培训，可以提高护士对职业性损伤的防范意识，自觉履行职业规范要求，有效控制职业性有害因素，科学有效地规避护理职业风险。

（3）营造和谐的工作氛围：良好安全的护理职业环境，不仅可使护士产生愉悦的心情，而且可以增加其职业满意度、安全度和成就感，使之形成对职业选择的认同感。同时，和谐的工作氛围可以缓解护士的心理压力，改善其精神卫生状况，提高其职业适应能力。

43. 什么是标准预防？

标准预防是基于患者的血液、体液、分泌物（不包括汗液）、非完整皮肤和黏膜均可能含有感染性因子的事实，针对医院所有患者和医务人员采取的一组预防感染措施。

44. 简述护士纠正易引起锐器伤危险行为的措施？

① 禁止用双手分离污染的针头和注射器；② 禁止用手直接接触使用后的针头、刀片等锐器；③ 禁止用手折弯或弄直被污染针头；④ 禁止将使用后的针头双手回套针帽；⑤ 禁止用手直接传递锐器；⑥ 禁止直接接触医疗废物。

45. 简述化疗药物配制时的防护措施。

（1）操作前准备：配药时穿防水、无絮状物材料制成、前部完全封闭的隔离衣，戴帽子、口罩、护目镜、双层手套（内层为 PVC 手套，外层为乳胶手套）。

（2）操作前准备：打开安瓿前应轻弹其颈部，使附着的药粉降至瓶底。掰开安瓿时应垫纱布，避免药粉、药液外溢，或玻璃碎片四处飞溅，以免划破手套。

（3）防止药物溢出：溶解药物时，溶媒应沿瓶壁缓慢注入瓶底，待药粉浸透后再晃动以防药粉溢出。

（4）规范地稀释和抽取药物：① 稀释瓶装药物及抽取药液时，应插入双针头，以排除瓶内压力，防止针栓脱出造成污染；② 抽取药液后，在药瓶内进行排气和排液后再拔针，不要将药物排于空气中；③ 抽取药液时用一次性注射器和针腔较大的针头，所抽药液以不超过注射器容量 3/4 为宜；④ 抽出药液后，放入垫有 PVC 薄膜的无菌盘内备用。

（5）操作后的处理：操作结束后，用水冲洗和擦洗操作台。脱去手套后彻底冲洗双手并行沐浴，以减轻药物的毒副作用。

46. 简述护士在日常工作中预防下肢静脉曲张的措施。

（1）避免长时间保持同一姿势，经常变换体位、姿势或进行适当轻微活动，以促进下肢血液循环。

（2）站立时，可让双下肢轮流支撑身体重量，并可适当做踮脚动作，促进小腿肌肉收缩，减少静脉血液淤积。

（3）工作间歇可尽量抬高下肢或做下肢运动操，以促进血液回流。

（4）穿弹力袜或捆绑弹力绷带，可以促进下肢血液回流，减轻或消除肢体沉重感、疲劳感。

47. 简述掌握洗手技术的目的。

清除手部皮肤污垢和大部分暂居菌，切断通过手传播感染的途径。

48. 卫生手消毒的指征有哪些？

下列情况下应先洗手，然后进行手卫生消毒：

① 接触患者的血液、体液和分泌物后；② 接触被传染性致病微生物污染的物品后；③ 直接为传染病患者进行检查、治疗、护理后；④ 处理传染病患者污物之后。

49. 在哪些情况下医务人员应认真洗手？

(1) 直接接触患者前后。

(2) 从同一患者身体的污染部位移动到清洁部位时。

(3) 接触患者的黏膜、破损皮肤或伤口前后。

(4) 接触患者的血液、体液、分泌物、排泄物、伤口敷料等之后。

(5) 接触患者周围环境及物品后。

(6) 穿脱隔离衣前后，摘手套后。

(7) 进行无菌操作，接触清洁、无菌物品之前。

(8) 处理药物或配餐前。

50. 七步洗手法的顺序是什么？

① 掌心相对，手指并拢相互揉搓；② 掌心对手背沿指缝相互揉搓，交换进行；③ 掌心相对，双手交叉指缝相互揉搓；④ 弯曲手指使关节在另一掌心旋转揉搓，交换进行；⑤ 一手握另一手大拇指旋转揉搓，交换进行；⑥ 五个手指尖并拢在另一掌心中旋转揉搓，交换进行；⑦ 握住手腕回旋摩擦，交换进行。

51. 进行无菌技术操作前，如何进行个人准备及环境准备？

进行无菌技术操作时应先戴帽子（婴儿房、产房、新生儿室、重症监护室及手术室戴圆帽）、口罩，洗手并擦干。环境清洁、宽敞，定期消毒。操作台清洁干燥、平坦、布局合理；无菌操作前半小时应停止清扫工作，减少走动，避免尘埃飞扬。

52. 什么是无菌技术？

无菌技术指在医疗、护理操作过程中，防止一切微生物侵入人体和防止无菌物品、无菌区域被污染的技术。

53. 什么是保护性隔离？

保护性隔离是以保护易感人群作为制定措施的主要依据而采取的隔离，也称反向隔离，适用于抵抗力低下或极易感染的患者，如严重烧伤、早产儿、白血病、脏器移植及免疫缺陷等患者。

54. 发生医院感染的常见原因是什么？

(1) 机体自身因素：包括生理因素、病理因素及心理因素。

(2) 机体外在因素：包括诊疗活动，如侵入性诊疗机会增加、放疗、化疗、免疫抑制剂应用；抗菌药物使用不合理；医院环境和医院感染管理机制存在问题等。

55. 医院感染中常见的易感宿主有哪些？

① 婴幼儿及老年人；② 机体免疫功能严重受损者；③ 接受各种免疫抑制剂治疗者；④ 不合理使用抗生素者；⑤ 接受各种侵入性诊疗操作者；⑥ 营养不良者；⑦ 手术时间长者或住院时间长者；⑧ 精神状态差，缺乏主观能动性者。

56. 医院感染的主要传播途径是什么？

① 接触传播；② 空气传播；③ 飞沫传播；④ 其他途径：如通过动物携带病原微生物而引起的生物媒介传播。

57. 湿热消毒灭菌法的种类有哪些？

① 压力蒸汽灭菌法；② 煮沸消毒法；③ 其他，如低温蒸汽消毒法和流通蒸汽消毒法。

58. 压力蒸汽灭菌时的注意事项有哪些？

① 安全操作；② 包装合适；③ 装载恰当；④ 密切观察；⑤ 灭菌后卸载；⑥ 监测灭菌效果。

59. 煮沸消毒时的注意事项有哪些?

(1) 消毒前总要求:使用软水;物品需保持清洁;大小相同的容器不能重叠;器械轴节或容器盖子应打开;空腔导管腔内预先灌满水;放入总物品不超过容器容积的 3/4。

(2) 根据物品性质决定放入水中的时间:如玻璃器皿、金属及搪瓷类物品通常冷水放入;橡胶制品用纱布包好,水沸后放入;如中途加入物品则在第二次水沸后重新计时。

(3) 水的沸点受气压影响,一般海拔每增高 300 m,消毒时间需延长 2 min。

(4) 为增强杀菌作用,去污防锈,可将碳酸氢钠加入水中,配成 1%—2% 的溶液,沸点可达到 105 ℃。

(5) 消毒后应将物品及时取出,置于无菌容器内,及时应用,4 h 内未用需要重煮消毒。

60. 简述紫外线灯消毒的适用范围及方法。

(1) 用于空气消毒:首选紫外线空气消毒器,不仅消毒效果可靠,而且可在室内有人时使用;也可用室内悬吊式紫外线灯照射,紫外线消毒灯距离地面 1.8—2.2 m,数量≥1.5 W/m³,照射时间不少于 30 min。

(2) 用于物品表面消毒:最好使用便携式紫外线表面消毒器近距离移动照射;小件物品可放入紫外线消毒器内照射;也可采取紫外线灯悬吊照射,有效距离为 25—60 cm,物品摊开或挂起,使其充分暴露以受到直接照射,消毒时间为 20—30 min。

(3) 用于液体消毒:可采用水内照射法或水外照射法,紫外线光源应装有石英玻璃保护罩,水层厚度应小于 2 cm,并根据紫外线的辐照强度确定水流速度。

61. 简述化学消毒剂的使用方法。

(1) 浸泡法:将被消毒的物品清洗、擦干后浸没在规定浓度的消毒液内一定时间的消毒方法。

(2) 擦拭法:蘸取规定浓度的化学消毒剂擦拭被污染物品的表面或皮肤、黏膜的消毒方法。

(3) 喷雾法:在规定时间内用喷雾器将一定浓度化学消毒剂均匀地喷洒于空气或物体表面进行消毒的方法。

(4) 熏蒸法:在密闭空间内将一定浓度的消毒剂加热或加入氧化剂,使其产生气体在规定的时间内进行消毒灭菌的方法。

62. 简述按消毒效力分类的化学消毒剂类型。

(1) 灭菌剂:能杀灭一切微生物(包括细菌芽孢),并达到灭菌要求的化学制剂,如戊二醛环氧乙烷等。

(2) 高效消毒剂:能杀灭一切细菌繁殖体(包括分枝杆菌)、病毒、真菌及其孢子等,对细菌芽孢也有一定杀灭作用的化学制剂。如过氧乙酸、过氧化氢、部分含氯消毒剂等。

(3) 中效消毒剂:能杀灭分枝杆菌、真菌、病毒及细菌繁殖体等微生物的化学制剂,如醇类、碘类、部分含氯消毒剂等。

(4) 低效消毒剂:能杀灭细菌繁殖体和亲脂病毒的化学制剂。如酚类、胍类、季铵盐类消毒剂等。

63. 医院工作中选择消毒灭菌方法的原则有哪些?

(1) 医院清洁、消毒、灭菌工作应严格遵守工作程序。重复使用的诊疗器械器具和物品,使用后应先清洁,再进行消毒或灭菌;被朊毒体、气性坏疽及突发不明原因的传染病病原体污染的诊疗器械、器具和物品应先消毒,再按常规清洗消毒灭菌。

（2）根据物品污染后导致感染的风险高低选择相应的消毒或灭菌方法。

（3）根据物品上污染微生物的种类、数量选择消毒或灭菌方法。

（4）根据消毒物品的性质选择消毒或灭菌方法。

（5）根据是否有明确感染源选择消毒类型。

64．无菌技术操作的原则是什么？

（1）操作环境清洁且宽敞。① 操作室应清洁、宽敞、定期消毒；无菌操作前半小时停止清扫、减少走动，避免尘埃飞扬。② 操作台清洁、干燥、平坦，物品布局合理。

（2）工作人员仪表符合要求。无菌操作前，工作人员应着装整洁、修剪指甲、洗手、戴口罩，必要时穿无菌衣、戴无菌手套。

（3）无菌物品管理有序规范。① 存放环境：适宜的室内环境，需要温度低于 24 ℃，相对湿度＜70％，机械通风换气 4—10 次/h，无菌物品存放于无菌包或无菌容器内，并置于高于地面 20 cm、距离天花板超过 50 cm、离墙大于 5 cm 处的物品存放柜或架上；② 标识清楚：无菌包或无菌容器外须标明物品名称、灭菌日期；无菌物品必须与非无菌物品分开放置，并且有明显标志；③ 使用有序：无菌物品通常按失效期先后顺序摆放取用；必须在有效期内使用，可疑污染、污染或过期应重新灭菌；④ 储存有效期：使用纺织品材料包装的无菌物品如存放环境符合要求，有效期宜为 14 d，否则一般为 7 d；医用一次性纸袋包装的无菌物品，有效期宜为 30 d；使用一次性医用皱纹纸、一次性纸塑袋、医用无纺布或硬质密封容器包装的无菌物品，有效期宜为 180 d；由医疗器械生产厂家提供的一次性使用无菌物品遵循包装上标识的有效期。

（4）操作过程中加强无菌观念。① 明确无菌区、非无菌区、无菌物品、非无菌物品，非无菌物品远离无菌区；② 操作者身体应与无菌区保持一定距离；③ 取、放无菌物品时，应面向无菌区；④ 取用无菌物品时应使用无菌持物钳；⑤ 无菌物品一经取出，即使未用，也不可放回无菌容器内；⑥ 手臂应保持在腰部或治疗台面以上，不可跨越无菌区；手不可接触无菌物品；⑦ 避免面对无菌区谈笑、咳嗽、打喷嚏；⑧ 如无菌物品疑有污染或已被污染，即不可使用，应予以更换；⑨ 一套无菌物品供一位患者使用。

65．隔离工作中应遵循的原则是什么？

① 隔离标志明确，卫生设施齐全。

② 严格执行服务流程，加强三区管理。

③ 隔离病室环境定期消毒，物品处置规范。

④ 实施隔离教育，加强隔离患者心理护理。

⑤ 掌握解除隔离的标准，实施终末消毒处理。

66．保护性隔离的具体措施有哪些？

① 设专用隔离室：患者应住单间病室隔离，室外悬挂明显的隔离标志。病室内空气应保持正压通风、定时换气；地面、家具等均应每天严格消毒。

② 进出隔离室要求：凡进入病室内人员应穿戴灭菌后的隔离衣、帽子、口罩、手套及拖鞋；未经消毒处理的物品不可带入隔离区域；接触患者前、后及护理另一位患者前均应洗手。

③ 污物处理：患者的引流物、排泄物、被其血液及体液污染的物品，应及时分装密闭，标记后送指定地点。

④ 探视要求：凡患呼吸道疾病者或咽部带菌者，包括工作人员均应避免接触患者；原则上不予探视，探视者需要进入隔离室时应采取相应隔离措施。

67．无菌盘铺好后超过几小时应重新消毒？

无菌盘铺好后超过 4 h 应重新消毒。

68．挂隔离衣时应注意什么？

如隔离还可使用，双手持领，将隔离衣两边对齐（如挂在半污染区清洁面向外，如挂在污染区则污染面向外）挂在衣钩上。

69．口腔护理的目的是什么？

① 保持口腔清洁、湿润，预防口腔感染等并发症；② 去除口腔异味促进食欲，确保患者舒适；③ 观察口腔变化（如黏膜、舌苔及牙龈等），提供患者病情动态变化的信息。

70．哪些患者需要做口腔护理？

对于高热、昏迷、危重、禁食、鼻饲、口腔疾患、术后及生活不能自理的患者护士应遵循医嘱给予特殊口腔护理，一般每日 2—3 次。如病情需要，应酌情增加次数。

71．床上洗头的目的是什么？

① 去除头皮屑和污物，清洁头发，减少感染机会；② 按摩头皮，促进头部血液循环及头发生长和代谢；③ 促进患者舒适，增进身心健康，建立良好的护患关系。

72．床上洗头的注意事项有哪些？

① 洗发过程中，随时观察患者病情变化，若面色、脉搏及呼吸有异常，应立即停止操作；② 护士为患者洗头时，正确运用人体力学原理，身体尽量靠近床边，保持良好的姿势，避免疲劳；③ 病情危重和极度衰弱患者不宜洗发；④ 防止患者着凉，洗发时间不宜过长，避免引起患者头部充血或疲劳不适；⑤ 洗发时注意调解室温和水温，避免打湿衣物和床铺，及时擦干头发；⑥ 洗发时注意保持患者舒适体位，保护伤口及各种管路，防止水流入耳和眼。

73．床上梳发的目的是什么？

① 去除头皮屑和污秽，保持头发整洁，减少感染机会；② 按摩头皮，促进头部血液循环，促进头发生长和代谢；③ 维护患者自尊，增强患者自信，建立良好护患关系。

74．床上擦浴的目的是什么？

① 去除皮肤污垢，保持皮肤清洁，促进身心舒适，增进健康；② 促进皮肤血液循环，增强皮肤排泄功能，预防感染和压疮等并发症发生；③ 促进患者身体放松，增加患者活动机会；④ 促进护患交流，增进护患关系；⑤ 观察患者肢体情况，活动肢体，防止肌肉痉挛和关节僵硬等并发症。

75．如何为患者实施背部护理？

长期卧床患者背部处于受压状态，因此应经常查看背部皮肤变化，定期用 50％的酒精或红花酒精按摩，增进局部血液循环。

（1）体位：协助患者取俯卧位或侧卧位，背向操作者，拉好隔帘或使用屏风。

（2）铺浴巾：暴露患者背部、肩部、上肢或臀部，将身体其他部位用盖被盖好，将浴巾纵向铺于患者的背部下面。

（3）擦洗：用毛巾擦洗患者的颈部、肩部、背部和臀部。

（4）按顺序按摩：将两手蘸少许 50％酒精，以手掌的大、小鱼际做按摩，先将手放于骶骨部位，以环形方式按摩，从臀部向肩部按摩，按摩肩胛部时用力稍轻。再从上臂沿背部的两侧向下按摩至髂嵴部位，勿将手离开患者皮肤。至少按摩 3 min，然后用拇指指腹蘸 50％酒精，由骶尾部开始沿脊柱旁按摩至肩部、颈部，继续按摩向下至骶尾部，最后用手掌的大、小鱼际蘸 50％酒精紧贴皮肤按摩其他受压处。

（5）叩背：五指并拢呈空心掌，从肺底至肺尖方向叩背，持续 3 min。

76．会阴擦洗的目的是什么？

① 保持阴部清洁、舒适，预防和减少感染；② 为行导尿术、留取中段尿标本和会阴部手术做准备；③ 保持有伤口的会阴部清洁，促进伤口愈合。

77．会阴擦洗的顺序是什么？

女患者擦洗顺序：擦洗大腿内侧（由外向内擦洗至大阴唇边缘）、阴阜、大阴唇、小阴唇、尿道口至肛门，由外向内，由对侧至近侧，自上而下，每个棉球限用一次。

男患者擦洗顺序：擦洗大腿内侧（由外向内擦洗至阴囊边缘）、由尿道口向外环形擦洗阴茎头部，沿阴茎体由上向下擦洗阴茎体部，最后擦洗阴囊及阴囊下皮肤皱褶处。

78．如何根据发热的高低进行临床分度？

以口腔温度为例，发热程度可划分为：

① 低热：37.3—38.0 ℃；② 中等热：38.1—39.0 ℃；③ 高热：39.1—41.0 ℃；④ 超高热：41 ℃以上。

79．体温计的检查方法是怎样的？

在使用新体温计前或定期消毒体温计后，应对体温计进行检查，保证其准确性。方法：将全部体温计的水银柱甩至 35 ℃以下；于同一时间放入已测好的 40 ℃以下的水中，3 min 后取出检查，若误差在 0.2 ℃以上、玻璃管有裂缝、水银柱自动下降，则不能使用；合格体温计用纱布擦干，放入清洁容器内备用。

80．测体温时不慎咬破体温计应怎样处理？

如不慎咬破体温计：首先应及时清除玻璃碎屑，以免损伤唇、舌、口腔、食管、胃肠道黏膜，再口服蛋清或牛奶，以延缓汞的吸收。若病情允许，可食用粗纤维食物，加速汞的排出。

81．体温热型有几种？各有何特点？

有四种：

（1）稽留热：体温持续在 39—40 ℃，达数日或数周，24 h 波动范围不超过 1 ℃。常见肺炎球菌肺炎、伤寒等。

（2）弛张热：体温在 39 ℃以上，24 h 内温差达 1 ℃以上，体温最低时仍高于正常水平，常见于败血症、风湿热、化脓性疾病等。

（3）间歇热：高热期和无热期交替出现，常见于疟疾等。

（4）不规则热：发热无一定规律，且持续时间不定，常见于流行性感冒、癌性发热等。

82．高热患者应如何护理？

（1）降低体温：可选用物理降温或药物降温方法。物理降温有局部和全身冷疗两种方法。体温超过 39 ℃，选用局部冷疗，可采用冷毛巾、冰袋、化学制冷袋，通过传导方式散热；体温超过 39.5 ℃，选用全身冷疗，可采用温水擦浴、乙醇擦浴方式，达到降温目的。实施降温措施 30 min 后应测量体温，并做好记录和交换。

（2）加强病情观察：① 观察生命体征，定时测体温。一般每日测量 4 次，高热时应每 4 h 测量一次，待体温恢复正常 3 d 后，改为每日 1—2 次。注意发热类型、程度及经过，注意呼吸、脉搏和血压的变化。② 观察是否出现寒战、淋巴结肿大、出血、肝脾大、结膜充血、单纯疱疹、关节肿痛及意识障碍等伴随症状。③ 观察发热的原因及诱因是否消除。④ 观察治疗效果，比较治疗前后全身症状及实验室检查结果。⑤ 观察饮水量、饮食摄取量、尿量及体重变化。⑥ 观察四肢末梢循环情况，高热而四肢末梢厥冷、发绀等提示病情加重。⑦ 观察是否出现抽搐,给予对症处理。

(3)补充营养和水分:给予高热量、高蛋白、高纤维素、易消化的流质或半流质食物。注意食物的色、香、味,鼓励少量多餐,以补充高热消耗,提高机体的抵抗力。鼓励患者多饮水,以每日 3000 mL 为宜,以补充高热消耗的大量水分,并促进毒素和代谢产物的排出。

(4)促进患者舒适:注意休息,做好口腔护理、皮肤护理等。

(5)心理护理:① 体温上升期,经常探视患者,耐心解答各种问题,尽量满足患者需要,给予精神安慰。② 高热持续期,尽量解决高热带给患者的身心不适,尽量满足患者的合理要求。③ 退热期,满足患者舒适心理,注意清洁卫生,及时补充营养。

83. 脉率正常值与影响因素有哪些?

正常成人在安静状态下脉率为 60—100 次/min。

脉率受诸多因素影响而引起变化,如年龄、性别、体型、活动、情绪、饮食、药物等。

84. 异常脉搏的观察重点是什么?

脉率异常:成人脉搏每分钟超过 100 次称为心动过速(速脉),每分钟少于 60 次称为心动过缓(缓脉)。

节律异常:常见有间歇脉和脉搏短绌。

强弱异常:如洪脉、细脉、交替脉、水冲脉、重搏脉、奇脉。

动脉壁异常:动脉壁弹力纤维减少,胶原纤维增多,使动作管壁变硬,呈条索、迂曲状。

85. 如何正确测量脉搏短绌患者的脉率?

脉搏短绌患者应由两名护士同时测量:一人听心率,另一人测脉率;由听心率者发出"起"或"停"口令,计时 1 min。

86. 决定血压的因素有哪些?

决定血压的因素有:每搏输出量、心率、外周阻力、主动脉和大动脉管壁的弹性、循环血量和血管容量。

87. 血压的正常值是多少?

正常成人在安静状态下的血压范围比较稳定,其正常范围为:90 mmHg (11. 97 kPa)≤收缩压≤139 mmHg(18. 49 kPa),60 mmHg(8 kPa)≤舒张压≤89 mmHg(11. 84 kPa),脉压为 30—40 mmHg(4—5. 33 kPa)。

88. 血压袖带对血压测量值的影响是怎样的?

血压袖带过紧则血压测量值偏低,血压袖带过窄、过松则血压测量值偏高,袖带的松紧以能插入一指为宜。

89. 观察脉压的临床意义是什么?

脉压正常值 30—40 mmHg(4—5. 33 kPa)。

脉压增大常见于主动脉硬化、主动脉瓣关闭不全、动静脉瘘、甲状腺功能亢进等;脉压减小常见于心包积液、缩窄性心包炎、末梢循环衰竭。

90. 对于呼吸微弱患者护士应如何测量呼吸?

危重患者呼吸微弱,可用少许棉花置于患者鼻孔前,观察棉花被吹动的次数,计时应 1 min。

91. 异常呼吸形态有哪些?

(1)频率异常:呼吸过速和呼吸过慢。

(2)深度异常:深度呼吸和浅快呼吸。

（3）节律异常：潮式呼吸、间断呼吸。

（4）声音异常：蝉鸣样呼吸、鼾声呼吸。

（5）形态异常：胸式呼吸减弱，腹式呼吸增强；腹式呼吸减弱，胸式呼吸增强。

（6）呼吸困难：吸气性呼吸困难、呼气性呼吸困难、混合性呼吸困难。

92．何谓潮式呼吸？

潮式呼吸又称陈一施呼吸，是一种呼吸由浅慢逐渐变为深快，然后再由深快转为浅慢，再经一段呼吸暂停（5—20 s）后，又开始重复以上过程的周期性变化，其形态犹如潮水起伏。周期可长达 30 s 至 2 min。

93．护士如何有效促进患者清理呼吸道分泌物？

① 有效咳嗽；② 叩击；③ 体位引流；④ 吸痰法。

94．成人和儿童吸痰的负压值分别为多少？

一般成人吸痰的负压值为 300—400 mmHg（0.04—0.053 MPa）；小儿＜300 mmHg（0.04 MPa）。

95．吸痰时应注意观察哪些内容？

吸痰过程中随时观察患者气道是否通畅；患者的反应，如面色、呼吸、心率、血压等；吸出液的色、质、量等。

96．气管切开患者如何护理？

① 取舒适体位，一般可选仰卧或半卧位。经常更换体位，鼓励患者咳嗽、咳痰，减少肺部并发症；② 保持套管通畅，内套管定期消毒，一日 4 次；③ 室内保持适当的温度（22 ℃）湿度（相对湿度应在 80％—90％），气管套管口覆盖 1—2 层无菌湿纱布，必要时给予蒸汽吸入，保持下呼吸道湿润、通畅；④ 气管内吸痰；⑤ 保持手术切口清洁、干燥，防止伤口感染；⑥ 气管内套管固定牢固，防止外套管脱出。

97．缺氧按发病原因可分为哪几种类型？

缺氧按发病原因可分为四种类型：低张性缺氧、血液性缺氧、循环性缺氧、组织性缺氧。

98．如何预防氧疗的副作用？

（1）氧中毒：避免长时间、高浓度氧疗及经常做血气分析，动态观察氧疗的治疗效果。

（2）肺不张：鼓励患者做深呼吸、多咳嗽和经常改变卧位、姿势，防止分泌物阻塞。

（3）呼吸道分泌物干燥：氧气吸入前一定要先湿化再吸入，以此减轻刺激作用，并定期雾化吸入。

（4）晶状体纤维组织增生：控制吸氧浓度和吸氧时间。

（5）呼吸抑制：对 Ⅱ 型呼吸衰竭患者应给予低浓度、低流量（1—2 L/min）给氧，维持 PaO_2 在 8 kPa 即可。

99．氧疗的注意事项有哪些？

（1）用氧前，检查氧气装置有无漏气，是否通畅，严守操作规程。

（2）注意用氧安全，做好"四防"，即防火、防震、防热、防油。氧气瓶搬运时要避免倾斜撞击。氧气筒存筒应存放阴凉处，周围严禁烟火及易燃品，距明火至少 5 cm，距暖气至少 1 m，以防引起燃烧，氧气瓶及螺旋口勿上油，也不用带油的手装卸。

（3）使用氧气时，应先调节氧流量再应用；停氧时，先拔出导管，再关闭氧气开关。中途改变流量，先分离鼻导管与湿化瓶连接处，调节好氧流量再接上，以免一旦开关出错，大量氧气进入呼吸道而损伤肺部组织。

（4）常用湿化液灭菌蒸馏水；急性肺水肿用20％—30％的乙醇，具有降低肺泡内泡沫的表面张力，使肺泡泡沫破裂、消散，改善肺部气体交换，减轻缺氧症状的作用。

（5）氧气筒内氧气不可用尽，压力表上指针降至0.5 MPa（即5 kg/cm²）时，不可再用。

（6）对未用或已用空的氧气筒，应分别悬挂"满"或"空"的标志，既便于及时调换氧气筒，也便于急用时搬运，提高抢救速度。

（7）用氧过程中，应加强监测。

100．急性肺水肿患者为何选用20％—30％酒精作为湿化液？

急性左心衰肺水肿患者呼吸困难，咯带有粉色泡沫样痰，在氧气湿化瓶内盛20％—30％酒精，可减低肺泡泡沫的表面张力，使其破裂、消散，改善气体交换，减轻缺氧症状，消除泡沫，改善通气状况，缓解症状。吸氧时应给高流量（4—6 L/min）。

101．何谓氧中毒？

其特点是肺实质的改变，表现为胸骨下不适、疼痛、灼热感，继而出现呼吸增快、恶心、呕吐、烦躁、断续干咳。

102．什么是冷疗法、热疗法？

冷、热疗法是利用低于或高于人体温度的物质作用于皮肤，通过神经传导引起皮肤和内脏器官血管的收缩或舒张，从而改变机体各系统体液循环和新陈代谢，达到治疗目的的方法。

103．冰袋放置的正确部位有哪些？

高热患者降温时置冰袋于前额、头顶部和体表大血管流经处（颈部两侧、腋窝、腹股沟等）。扁桃体摘除手术将冰袋置于颈前颌下。

104．冷疗的禁忌部位有哪些？

① 枕后、耳郭、阴囊处：以防冻伤；② 心前区：以防引起反射性心率减慢、心房或心室纤颤、房室传导阻滞；③ 腹部：以防腹泻；④ 足底：以防反射性末梢血管收缩影响散热或引起一过性冠状动脉收缩。

105．在局部冷疗过程中，应如何观察患者？

必须严密观察患者的皮肤颜色和感觉，倾听患者主诉，因为短时间治疗，使皮肤毛细血管收缩，然后扩张，继之受冷部位循环受抑制，组织细胞代谢减低，如果持续冷疗，则局部营养、功能及细胞代谢都会发生障碍，严重者可引起冻伤。所以实施冷疗的时间一般不超过30 min。

106．在哪些情况下禁忌冷疗法。

（1）血液循环障碍：常见于大面积组织受损、全身微循环障碍、休克、周围血管病变、动脉硬化、糖尿病、精神病变、水肿等患者；

（2）慢性炎症或深部化脓病灶；

（3）组织损伤、破裂或有开放性伤口处；

（4）对冷过敏；

（5）慎用冷疗法的情况，如昏迷、感觉异常、关节疼痛、心脏病、哺乳期产妇胀奶等应慎用冷疗法，年老体弱者、婴幼儿也应慎用冷疗法。

（6）冷料禁忌部位，枕后、耳郭、阴囊处、心前区、腹部、足底。

107．简述热疗法的禁忌证。

（1）未明确诊断的急性腹痛；

（2）面部危险三角区的感染；

（3）各种脏器出血、出血性疾病；

（4）软组织损伤或扭伤的初期（48 h 内）；

（5）其他：心、肝、肾功能不全，皮肤湿疹，急性炎症，金属移植物部位，人工关节，恶性病变部位，麻痹，感觉异常者。孕妇、婴幼儿、老年人慎用热疗。

108．使用热水袋时应注意什么？

（1）经常检查热水袋有无破损，热水袋与塞子是否配套，以防漏水；

（2）炎症部位热敷时，热水袋灌 1/3 体积的水，以免压力过大，引起疼痛；

（3）特殊患者使用热水袋，应再包一块大毛巾或放于两层毯子之间，以防烫伤；

（4）加强巡视，定期检查局部皮肤情况，必要时床边交班。

109．冷疗和热疗对炎症的作用有什么不同？为什么？

① 热疗可促使浅表炎症的消散和局限。因为热可使局部血管扩张，血液循环速度加快，促进组织中毒素、废物的排出；同时血量增多，白细胞数量增多，吞噬能力增强，新陈代谢加快，使机体局部或全身抵抗力和修复力增强，因而炎症早期用热疗可促使炎症渗出物吸收消散；炎症晚期用热疗，可促使白细胞释放蛋白溶解酶，使炎症局限。② 冷疗可控制炎症扩散。

110．冰帽使用的注意事项有哪些？

① 观察冰帽有无破损、漏水，冰帽内的冰块融化应及时更换或添加；② 使用时间不得超过 30 min，以防产生继发效应；③ 加强观察，观察皮肤色泽，注意监测肛温，肛温不得低于30 ℃。

111．冰槽降温防止脑水肿的机理是什么？

冰槽降温可以降低脑组织的代谢率，减少其耗氧量，提高脑组织对缺氧的耐受性。

112．冷湿敷的止痛原理是什么？

冷可抑制细胞的活动，使神经末梢的敏感性降低而减轻疼痛，冷敷可使血管收缩，减少局部血流量，消除因压力而引起的疼痛。

113．冷湿敷的注意事项有哪些？

① 要密切观察局部皮肤变化及患者反应；② 敷布湿度得当，以不滴水为度；③ 若为降温使用冷湿敷 30 min 后测量体温，并将体温记录在体温单上。

114．冷湿敷的应用目的是什么？

止血、消炎、消肿、止痛。

115．温水擦浴的注意事项是什么？

① 擦拭过程中，注意观察患者局部皮肤情况及患者反应；② 胸前区、腹部、颈部、足底为温水擦浴禁忌部位；③ 擦浴时以拍拭（轻拍）方式进行，避免摩擦方式，因摩擦易生热。

116．乙醇擦浴降温的原理是什么？

乙醇是一种挥发性液体，擦浴时在皮肤上迅速蒸发、吸收和带走机体大量的热量，而且乙醇又具有刺激皮肤血管扩张的作用，因而散热能力较强，易达到降温目的。

117．乙醇擦浴时，为什么头部置冰块？

头部置冰块可助降温并防止头部充血而致头痛，热水袋置足底以促进足底血管扩张而减轻头部充血，并使患者感到舒适。

118．乙醇擦浴时应注意什么？

① 擦拭过程中，注意观察局部皮肤情况及患者的反应；② 婴幼儿及血液病高热患者禁

用乙醇擦浴,胸前区、腹部、颈后、足底为擦浴的禁忌部位;③ 擦浴时,以拍拭(轻拍)方式进行,避免摩擦易生热。

119. 哪些人不宜使用热水袋?

对老人、婴幼儿及昏迷、感觉迟钝、循环不良等患者,不宜使用,如需使用,水温应低于50 ℃。

120. 热水袋在使用过程中出现哪些情况应立即停止使用?

一般热水袋使用时间不超过 30 min,如出现皮肤潮红、疼痛等,应立即停止使用,并在局部涂凡士林以保护皮肤,防止进一步损伤。

121. 烤灯的主要用途有哪些?

主要用于消炎、解痉和镇痛,并可促进创面干燥、结痂、保护肉芽组织生长。

122. 烤灯使用的注意事项有哪些?

① 根据治疗部位选择不同功率的灯泡。② 照射面颈及前胸部时,应注意保护眼睛,可用纱布遮盖眼部或戴有色眼镜;③ 对意识不清、局部感觉障碍、血液循环障碍、瘢痕者,治疗时应加大灯距,防止烫伤;④ 红外线多次治疗后,治疗部位皮肤可出现网状红斑、色素沉着。⑤ 使用时避免触碰灯泡,或用布覆盖烤灯,以免发生烫伤及火灾。

123. 热湿敷的用途及注意事项是什么?

热湿敷主要用于消炎、消肿、解痉和镇痛。

注意事项:① 若患者热敷部位不禁忌压力,可用热水袋放置在敷布上再盖以大毛巾,以维持湿度;② 面部热湿敷者,应间隔 30 min 后方能外出,以防感冒。

124. 热水坐浴的操作要点有哪些?

① 注意调节水温:一般水温为 40—45 ℃,过低将达不到目的,过高将引起烫伤;② 坐入浴盆中,臀部应完全泡入水中;③ 注意保暖,尤其在冬季,要随时调节水温,防止患者着凉;④ 操作持续的时间不宜过长,一般以 15—20 min 为宜;⑤ 要随时观察病情变化,如出现面色苍白、脉搏加快、晕厥、软弱无力应停止坐浴,扶患者卧床休息。

125. 热水坐浴的注意事项是什么?

① 热水坐浴前先排尿、排便,因热水可刺激肛门、会阴部,易引起排尿、排便反射;② 坐浴部位若有伤口,坐浴盆、溶液及用品必须无菌,坐浴后应用无菌技术处理伤口;③ 女性患者经期、妊娠后期、产后两周内、阴道出血和盆腔急性炎症不宜坐浴,以免引起和加重感染;④ 坐浴过程中,注意观察患者的面色、脉搏、呼吸,倾听患者主诉,有异常时应停止坐浴,告知医生。

126. 温水浸泡的用途及注意事项是什么?

用途:温水浸泡用于消炎、镇痛、清洁、消毒创口及用于手、足、前臂、小腿部的感染。

注意事项:① 浸泡的肢体有伤口时,浸泡盆、药液及用物必须无菌;浸泡后按无菌技术处理。② 浸泡的过程中,观察局部皮肤,倾听患者主诉,随时调节水温。

127. 什么是管喂饮食、治疗饮食?

管喂饮食:将导管经鼻腔插入胃内,从管内灌注流质食物、水和药物。

治疗饮食:在基本饮食的基础上,适当调节热能和营养素,以达到治疗或辅助治疗的目的,从而促进患者康复的饮食。

128. 什么是基本饮食、试验饮食、要素饮食?

基本饮食:适合大多数患者的饮食需要及营养素种类,摄入量未做调整,食物质地各有不同,包括普通饮食、软食、半流质饮食和流质饮食四种。

试验饮食:在特定时间内,通过对饮食内容的调整,来协助诊断疾病和确保实验检查结果正确性的一种饮食。

要素饮食:一种化学组成明确的精制食品,含有人体所必需的易于消化吸收的营养成分,与水混合后可以形成溶液或较为稳定的悬浮液。

129. 如何增进患者的食欲?

① 改善进食环境,优美整洁的环境,适宜的温度、湿度,空气清新,整洁美观的餐具都是增进食欲的因素;② 保证患者进食前感觉舒适,协助患者采取舒适的进食姿势,进餐时不要给予患者感觉不舒服、不愉快的治疗与护理;③ 协助患者用餐;④ 协助患者饮水,记录液体出入量。

130. 对于插鼻饲管的患者的护理应注意什么?

(1) 插管时动作应轻柔,避免损伤食管黏膜,尤其是通过食管 3 个狭窄部位(环状软骨水平处、平气管分叉处、食管通过膈肌处)时。

(2) 插入胃管至 10—15 cm(咽喉部)时,若为清醒患者,嘱其做吞咽动作;若为昏迷患者,则用左手将其头部托起,使下颌靠近胸骨柄,以利插管。

(3) 插入胃管过程中如果患者出现呛咳、呼吸困难、发绀等,表明胃管误入气管,应立即拔除胃管。

(4) 每次鼻饲前应证实胃管在胃内且通畅,并用少量温水冲管后再进行喂食,鼻饲完毕后再次注入少量温开水,防止鼻饲液凝结。

(5) 鼻饲液温度应保持在 38—40 ℃,避免过冷或过热;新鲜果汁与奶液应分别注入,防止产生凝块;药片应研碎溶解后注入。

(6) 食管静脉曲张、食管梗阻的患者禁止使用鼻饲法。

(7) 长期鼻饲者应每天进行 2 次口腔护理,并定期更换胃管,普通胃管每周更换 1 次,硅胶胃管每月更换 1 次。

131. 鼻饲法适用于哪些患者?

对不能自行经口进食的患者,以鼻胃管供给食物和药物,以维持患者的营养和治疗的需要。如昏迷、口腔疾患或口腔手术后的患者,上消化道肿瘤引起吞咽困难患者,不能张口的患者(破伤风患者),早产儿危重症患者,拒绝进食的患者。

132. 确认胃管插入胃内的方法有几种?

① 在胃管末端连接注射器抽吸,能抽出胃液;② 置听诊器于患者胃部,快速经胃管向胃内注入 10 mL 空气,能听到气过水声;③ 将胃管末端置于盛水的治疗碗中,无气泡逸出。

133. 食管有哪三个狭窄部位? 它们分别距门齿的距离是多少?

① 环状软骨水平处,距门齿 10—15 cm;② 平气管分叉处,距门齿 20—25 cm;③ 食管通过膈肌处,距门齿 40—50 cm。

134. 防止插鼻饲管时引起误插入气管,应采取哪些措施? 发生误插应如何处理?

① 在插入胃管至 10—15 cm 处(环状软骨水平处)时,若为清醒患者,嘱其做吞咽动作;若为昏迷患者,则用左手将其头部托起,使其下颌靠近胸骨柄,以利于插管。② 当插入胃管过程中如果患者出现呛咳、呼吸困难、紫绀等,表明胃管误入气管,应立即拔出胃管,休息片刻后重新插管。

135．什么是尿失禁、尿潴留？

尿失禁是指排尿失去意识控制，或不受意识控制尿液不自主地流出。

尿潴留是指尿液大量存留在膀胱内而不能自动排出。

136．什么是多尿、尿闭、无尿、少尿？

多尿是指 24 h 尿量经常超过 2500 mL。

尿闭是指 12 h 无尿液产生。

无尿是指 24 h 尿量少于 100 mL。

少尿是指 24 h 尿量少于 400 mL 或每小时尿量少于 17 mL。

137．什么是导尿术？

导尿术是在严格无菌操作下，用导尿管经尿道插入膀胱引出尿液的方法。

138．导尿术的目的是什么？

① 为尿潴留病放出尿液，以减轻痛苦；② 协助临床诊断，如留取不受污染的尿标本作细菌培养，测量膀胱容量、压力，检查残余尿，进行尿道或膀胱造影等；③ 为膀胱肿瘤患者进行膀胱内化疗。

139．留置导尿管时应注意什么？

（1）严格执行查对制度和无菌技术操作原则。

（2）在操作过程中注意保护患者的隐私，并采取适当的保暖措施，防止患者着凉。

（3）对膀胱高度膨胀、极度虚弱的患者，第一次放尿不超过 1000 mL。大量放尿可使腹腔内压急剧下降，血液大量滞留在腹腔内，导致血压下降而虚脱；另外膀胱内压突然降低，还可导致膀胱黏膜急剧充血，发生血尿。

（4）老年女性尿道口回缩，插管时应仔细观察、辨认，避免误入阴道。

（5）为女患者插尿管时，如导尿管误入阴道，应更换无菌导尿管，然后重新插管。

（6）为避免损伤和导致泌尿系统的感染，必须掌握男性和女性尿道的解剖特点。

（7）固定气囊导尿管时要注意不能过度牵拉尿管，以防膨胀的气囊卡在尿道内口，压迫膀胱或尿道，导致黏膜组织的损伤。

140．尿失禁有哪几种情况？

有四种：① 持续性尿失禁；② 充溢性尿失禁；③ 急迫性尿失禁；④ 压力尿失禁。

141．哪些因素会引起尿潴留？如何护理？

两种因素：① 机械性梗阻；② 运动性梗阻。

护理：① 提供隐蔽的排尿环境；② 调整体位和姿势；③ 诱导排尿；④ 热敷、按摩；⑤ 开展心理护理；⑥ 开展健康教育；⑦ 必要时根据医嘱，实施导尿术。

142．女患者导尿时，第一次和第二次的消毒顺序是什么？

第一次消毒的顺序是由外向内（依次为阴阜、大阴唇、小阴唇、尿道口），自上而下。第二次消毒的顺序是由内向外（依次为尿道口、小阴唇、尿道口），而且每个棉球只限用一次。

143．导尿时如需做尿培养，应如何取小便？

首先需准备一台酒精灯并点燃，用无菌标本瓶接取中段尿约 5 mL，留取后在酒精灯火焰上烧灼，盖好瓶盖，及时送检。

144．男性导尿有哪三个狭窄？哪两个生理弯曲？

男性导尿有三个狭窄，即尿道内口、膜部、尿道外口。有耻骨下弯和耻骨前弯两个弯曲。为男性患者导尿时，提起阴茎使其与腹壁成 60°角，可使男性尿道耻骨前弯消失。

145. 男患者导尿时的注意事项有哪些？

① 严格无菌技术操作，以防泌尿系统感染；② 保护患者隐私，注意遮挡；③ 消毒时要注意包皮和冠状沟的消毒；④ 一手用无菌纱布固定阴茎并提起，使之与腹壁成 60°角，使耻骨前弯消失，利于插管；⑤ 插管遇有阻力时，嘱患者缓慢深呼吸，慢慢插入导尿管；⑥ 尿潴留患者一次放出尿液量不应超过 1000 mL，以防出现虚脱和血尿。

146. 如何证实导尿管在膀胱内？

见尿后再插入 7—10 cm，夹住导尿管尾端或连接集尿器，连接注射器，根据导尿管上注明的气囊容积向气囊注入等量的无菌溶液。轻拉导尿管有阻力感，即证实导尿管固定于膀胱内。

147. 连接集尿袋要注意哪些？

① 集尿袋妥善地固定在低于膀胱的高度；② 别针固定要稳妥，既避免伤害患者，又不能使引流管滑脱；③ 引流管要留出足够的长度，防止因翻身牵拉，使导管滑脱；④ 防止尿液逆流造成泌尿系感染。

148. 正常尿液的性状有哪些？

正常尿液呈淡黄色、深黄色、澄清、透明，比重为 1.015—1.025，pH 为4.5—7.5，呈弱酸性。正常尿液的气味来自尿内的挥发性酸，如静置一段时间后，因尿素分解产生氨，故有氨臭味。

149. 何谓大便失禁、肠胀气、腹泻？

大便失禁是指肛门括约肌不受意识的控制而不自主地排便。

肠胀气是指胃肠道内有过量的气体积聚而不能排出。

腹泻是指正常排便形态改变，频繁排出松散稀薄的粪便甚至呈水样便。

150. 何谓灌肠？

灌肠是指将一定量的液体，由肛门经直肠灌入结肠，帮助患者清理肠道、排便、排气或由肠道供给药物和营养，达到确定诊断和治疗目的的方法。

151. 何谓洗胃？

洗胃是指将胃管插入患者胃内，反复注入和吸出一定量的溶液，以冲洗并排除胃内容物，减轻或避免吸收中毒的胃灌洗方法。

152. 大量不保留灌肠灌肠液的温度是多少？灌肠筒距肛门的高度是多少？肛管插入的深度是多少？

灌肠液的温度控制在 39—41 ℃。

灌肠筒应高于肛门 40—60 cm。

肛管插入深度以 7—10 cm 为宜。

153. 简述保留灌肠的目的、常用溶液及注意事项？

（1）镇静、催眠。

（2）治疗肠道感染。

常用溶液：镇静、催眠用 10% 水合氯醛，肠道杀菌剂用 2% 小檗碱、0.5%—1% 新霉素及其他抗生素等。

注意事项：① 灌肠前嘱患者排便，排空肠道有利于药液吸收。了解目的及病变部位，以便掌握灌肠卧位和插管深度；② 保留灌肠时，肛管要细，插入要深，液量要少，压力要低，灌入速度应慢，以减少刺激，使灌入药液能保留较长的时间，利于肠道黏膜吸收；③ 肛门、直肠、结肠等术后患者，排便失禁者均不宜做保留灌肠。

154．小量不保留灌肠的目的是什么？常用的灌肠溶液有哪些？

小量不保留灌肠的目的是排除肠道积气,减轻腹胀;软化粪便,解除便秘。

常用灌肠液有"1、2、3"溶液(50%硫酸镁 30 mL、甘油 60 mL、温开水 90 mL)。

155．肛管排气的插管深度及注意事项是什么？

肛管排气的插管深度是 15—18 cm。

注意事项:观察排气情况,保留肛管时间不宜超过 20 min;如排气不畅,可以在患者腹部按结肠的解剖位置做离心按摩或帮助患者转换体位以助气体排出。必要时可隔 2—3 h 后重复插管排气。

156．何谓口服给药法、注射法、皮内注射法、皮下注射法、肌肉注射法、静脉注射法？

口服给药法:药物经口服后,被胃肠道吸收入血液循环,从而达到局部治疗和全身治疗的目的。

注射法:将无菌药液注入体内,达到预防和治疗疾病目的的方法。

皮内注射法:将少量药液或生物制品注射于表皮和真皮之间的方法。

皮下注射法:将少量药液或生物制品注入皮下组织的方法。

肌肉注射法:将一定量药液注入肌肉组织的方法。

静脉注射法:自静脉注入药液的方法。

157．何谓十字定位法、划痕法、连线定位法？

十字定位法:将一侧臀分为四个象限,即从臀裂顶点向左或向右侧划一水平线,然后从髂嵴最高点作一垂线,在外象限并避开内角即为注射区。

划痕法:在无菌操作下,用针头将表皮划破,使微量药液进入皮内的方法。

连线定位法:即取髂前上棘和尾骨连线的外上 1/3 处为注射点。

158．"三查""七对"的内容？

"三查""七对"是药疗过程中必须遵守的规章制度。三查:操作前、操作中、操作后查对。七对:对床号、姓名、药名、浓度、剂量、方法、时间。

159．何谓颈外静脉定位法？

术者立于床头,取下颌角与锁骨上缘中点连线的上 1/3 处颈外静脉外缘为穿刺点。

160．影响药物作用的因素有哪些？

① 药物因素:药物用量;药物剂型;给药途径与时间、联合用药;② 机体因素:年龄与体重、性别、病理状态、心理-行为因素;③ 其他因素。

161．给药中护士主要职责有哪些？

① 遵医嘱给药,严格遵守安全用药的原则;② 熟练掌握正确的给药方法和技术;③ 促进疗效及减轻药物的不良反应;④ 指导患者合理用药。

162．药物的保管原则是什么？

(1) 药柜应放在通风、干燥处,要有足够的照明,并保持整洁。

(2) 药品应分类放置。所有药品必须有清晰的标签,标明药品、剂量或浓度。内服药为蓝色标签,外用药为红色标签,麻醉药、精神药、毒性药为黑色标签。

(3) 麻醉药、精神药、毒性药应加锁保管,要由专人负责、专柜加锁、专用处方(一般用红色处方)。必须是医师以上职称并经考核合格者方可开具处方。

(4) 根据药物的不同性质,采取相应的保管方法以避免药物变质,影响疗效甚至增加反应。① 热易破坏的生物制品、生化制品,如疫苗胎盘球蛋白应置于 2—10 ℃环境冷藏保存;

② 遇光易变质药物应装入有色瓶内,针剂应放在避光纸盆内保存;③ 易挥发、潮解或风化的药物应置于密封瓶内保存。易燃、易爆的药物应密闭瓶盖置于阴凉处保存,并注意远离火源。

(5) 对使用有期限的药物,应视有效期先后,有计划地按顺序使用,以免因药物过期造成浪费。

(6) 各类中药应放在阴凉干燥处,有香性药物应置于密盖的器皿中保存。

(7) 专人自备药要专人专用。

163. 给药的原则是什么?

根据医嘱准确给药;严格执行查对制度;安全正确给药;密切观察用药反应。

164. 简述注射的原则?

① 严格执行查对制度;② 严格遵守无菌操作原则;③ 严格执行消毒隔离制度,预防交叉感染,掌握合适的进针角度和深度;④ 选择合适的注射器及针头;⑤ 注射药液现配现用;⑥ 选择合适的注射部位;⑦ 排尽空气;⑧ 注射前检查回血;⑨ 掌握无痛注射技术。

165. 小儿头皮动、静脉如何区别?

小儿头皮静脉极为丰富,分支甚多,互相沟通交错呈网状,静脉浅表易见,易于固定,方便患儿肢体活动;小儿头皮动脉颜色淡红或与皮肤同色,有搏动,管壁厚,不易压瘪,多离心方向流动,注药时阻力大,局部血管树枝状突起,颜色苍白,患儿疼痛尖叫。

166. 常见的静脉穿刺失败的原因有哪些?

① 针头未刺入血管内(穿刺过浅,或静脉滑动)。② 针头斜面未全部进入血管内,部分药液溢出至皮下。③ 针头刺破对侧血管壁,针头斜面部分在血管内,部分在对侧血管壁外。④ 针头穿透对侧血管壁。

167. 试敏液为什么要现用现配?

为了避免药物效价下降和降解产物增多引起过敏反应,故要现用现配。

专科篇

第十四章　内科护理技术操作流程及评分标准

1. 胃镜检查配合操作流程

评估
{
患者评估:核对患者信息(床号、姓名、腕带等),了解患者病史、检查目的、其他检查情况,有无胃镜检查禁忌证,有无药物过敏史及急性、慢性传染病等。

环境评估:清洁、明亮、安静,温度适宜,符合检查操作要求。
}

准备
{
护士准备:着装整齐,洗手,戴口罩、圆帽,穿防护服,戴手套。

用物准备:胃镜、注水瓶、吸引器、胃镜包等。

患者准备:检查前禁食至少 6—8 h,已做钡餐检查者,最好 3 天后再做该项检查,幽门梗阻者则应禁食 2~3 d,必要时需洗胃,术前排空大、小便;更换室内鞋。向患者解释检查目的及注意事项,签署知情同意书。
}

操作
过程
{
调节室温,遵医嘱予术前用药。

协助患者取左侧卧位,头部略向前倾,两腿屈曲,取下患者活动义齿,松解领扣和裤带,咬住口圈(垫)。

按常规调试胃镜注气注水及吸引装置,使其处于正常工作状态。

固定患者头部,嘱患者以鼻深呼吸,全身放松,胃镜经过口垫进入口腔,当插入舌根部至食管入口时,嘱患者做吞咽动作,胃镜可顺利通过咽部。

在插镜过程中密切观察患者的呼吸、面色等情况,同时不断向患者做简单解释,指导其做深呼吸,不能吞下唾液,让其自然流入弯盘内。

需做活检者,配合医生将钳取的病灶组织放入 10% 甲醛溶液中固定,及时送检。

如需胃镜下治疗者,积极配合医生做好胃镜下治疗。

术后交代患者注意事项。
}

整理
{
关闭仪器,切断电源,整理用物;胃镜及相关附件处理符合院感要求。

洗手,记录。
}

2. 胃镜检查配合操作考核细则及评分标准

项目	分值	评分细则	扣分标准	扣分	得分
评估 (5分)	5	核对患者信息,评估患者病情及了解病史等;环境适于操作	一项不符合扣2分		
操作前 准备 (10分)	2	护士着装整齐,洗手,戴口罩、圆帽,穿防护衣,戴手套	一项不符合扣1分		
	3	用物准备:备齐用物	少一物扣1分,多一物扣0.5分		
	5	患者准备:向患者解释操作目的及配合要点,取得配合	未评估不得分,一项不符合扣1分		
操作 过程 (60分)	5	调节室温,遵医嘱予术前用药	一项做不到扣2分		
	10	协助患者取左侧卧位,头部略向前倾,两腿屈曲,取下患者活动义齿,松解领扣和裤带,咬住口圈(垫)	一项不符合扣2分		
	5	按常规调试胃镜注气注水及吸引装置,使其处于正常工作状态	一项做不到扣2分		
	10	嘱患者以鼻深呼吸,头不能动,全身放松,胃镜经过口圈(垫)进入口腔,当插入舌根部至食管入口时,嘱患者做吞咽动作,胃镜可顺利通过咽部	一项不符合扣2分		
	10	在插镜过程中密切观察患者的呼吸、面色等情况,同时不断向患者做简单解释,指导其做深呼吸,不能吞下口水,让其自然流入弯盘内	一项不符合扣2分		
	10	需做活检者,使用活检钳要稳、准、轻巧、小心地钳取病灶组织,放入10%甲醛溶液中,及时送检	一项不符合扣5分		
	10	如需胃镜下治疗者,积极配合医生做好胃镜下治疗;术后交代患者注意事项	一项不符合扣2分		
操作后 处理 (10分)	8	整理用物,污物处置符合院感要求	一项不符合扣2分		
	2	洗手,记录	一项不符合扣1分		
结果 标准 (15分)	15	动作轻柔,有爱伤观念;配合熟练、默契,操作程序流畅;患者体位正确	一项不符合扣2分		

3. 肠镜检查配合操作流程

评估 {
患者评估：核对患者信息（床号、姓名、腕带等），了解患者病情并向患者解释操作目的，术者应详细了解病情（肠道病变及全身器质性病变）、了解钡剂灌肠报告等。

环境评估：清洁、明亮、安静，温湿度适宜，操作环境符合要求。
}

准备 {
护士准备：着装整齐，洗手，戴口罩、圆帽，穿防护服，戴手套。

用物准备：肠镜、注水瓶、吸引器等。

患者准备：检查前 2—3 d 进少渣半流质饮食，检查前一晚进半量流质饮食，晚 8 时后禁食，检查当日晨 9 时予清洁肠道，直到患者大便呈清水样为止。

向患者解释检查目的及注意事项，签署知情同意书。
}

操作过程 {
调节室温，遵医嘱予术前用药。

协助患者取左侧卧位，双腿屈膝，露出肛门。

按常规调试肠镜注气注水及吸引装置，使其处于正常工作状态。

介绍术中的注意事项及配合要点，使患者了解操作过程。如术中要更换体位，护士应协助患者改变体位，动作轻柔，避免擦伤肠黏膜。

术中严密观察患者生命体征的变化，对体弱、心脑血管疾病等高危患者给予吸氧，必要时建立静脉通道，以免发生虚脱，心律失常时配合医生处理。

需做活检者，使用活检钳要稳、准、轻巧、小心地钳取病灶组织，放入 10％甲醛溶液中固定，及时送检。

如需肠镜下治疗者，积极配合医生做好肠镜下治疗。

术后交代患者注意事项。
}

整理 {
关闭仪器，切断电源，整理用物，污物处置符合院感要求。

洗手，记录。
}

4. 肠镜检查配合操作考核细则及评分标准

项目	分值	评分细则	扣分标准	扣分	得分
评估 (5分)	5	核对患者信息,评估患者病情及了解病史等;环境适于操作	一项不符合扣2分		
操作前 准备 (10分)	2	护士着装整齐,洗手,戴口罩、圆帽,穿防护衣,戴手套	一项不符合扣1分		
	3	用物准备:备齐用物	少一物扣1分,多一物扣0.5分		
	5	患者准备:向患者解释操作目的及配合要点,取得配合	一项不符合扣1分		
操作 过程 (60分)	5	调节室温,遵医嘱予术前用药	一项做不到扣2分		
	10	协助患者取左侧卧位,双腿屈膝,露出肛门	一项不符合扣2分		
	5	按常规调试肠镜注气注水及吸引装置,使其处于正常工作状态	一项做不到扣2分		
	10	介绍术中的注意事项及配合要点,使患者了解操作过程。如术中要更换体位,护士应协助患者改变体位,动作轻柔,避免擦伤肠黏膜	一项不符合扣2分		
	10	应严密观察患者生命体征的变化,对体弱、心脑血管疾病等高危患者给予吸氧,必要时建立静脉通道,以免发生虚脱,心律失常时配合医生处理	一项不符合扣2分		
	10	需做活检者,使用活检钳要稳、准、轻巧、小心地钳取病灶组织,放入10%甲醛溶液中固定,及时送检	一项不符合扣5分		
	10	如需肠镜下治疗者,积极配合医生做好胃镜下治疗;术后交代患者注意事项	一项不符合扣2分		
操作后 处理 (10分)	8	整理用物,污物处置符合院感要求	一项不符合扣2分		
	2	洗手,记录	一项不符合扣1分		
结果 标准 (15分)	15	动作轻柔,有爱伤观念;配合熟练、默契,操作程序流畅;患者体位正确	一项不符合扣2分		

5. 支气管镜检查配合操作流程

评估 {
患者评估：核对患者信息（床号、姓名、腕带等），了解患者病史，注意有无过敏史，核对血压、出凝血时间、血气分析、心功能、心电图以及抗酸杆菌等检查结果。

环境评估：清洁、明亮、安静，温湿度适宜，操作环境符合要求。
}

准备 {
护士准备：着装整齐，洗手，戴口罩、圆帽，穿防护服，戴手套。

用物准备：电子支气管镜及其显像系统、负压吸引器、氧气、心电监护仪、抢救药品和器械、2%利多卡因、纱布、活检钳、细胞刷、5 mL 和 30 mL 注射器等。

患者准备：评估患者一般情况，术前 6—8 h 禁食、禁饮水，排空大小便，有义齿者先取下。遵医嘱予术前麻醉，各项化验单齐全。向患者解释检查目的及注意事项，签知情同意书。
}

操作过程 {
调节室温，遵医嘱予利多卡因喷雾麻醉咽部。

患者取平卧位，头稍后仰，以治疗巾包裹双眼，吸氧，接心电监护仪。

以润滑油润滑支气管镜先端，由医生经鼻插入电子支气管镜。

支气管镜通过声门至气管时，从注药孔注入 2%利多卡因 2 mL，行局部麻醉，以降低气管易感性，防止呛咳和憋气。

支气管镜进入声门时会有恶心、咳嗽、胸闷感觉，利用谈话以转移患者注意力，嘱患者不能抬头或摇头，有痰液时，及时清除口腔分泌物。

注意观察患者有无发绀、出汗、烦躁、呼吸困难等情况，观察心电监护仪显示的心率、呼吸、SpO_2 的变化，发现异常配合医师处理。

需做镜下组织活检及刷检者，应协助医生做好刷检、活检或镜下治疗。

术后交代患者注意事项。
}

整理 {
关闭仪器，切断电源，整理用物，污物处置符合院感要求。

洗手，记录。
}

6. 支气管镜检查配合操作考核细则及评分标准

项目	分值	评分细则	扣分标准	扣分	得分
评估 (5分)	5	核对患者信息,评估患者病情及了解病史等;环境适于操作	一项不符合扣2分		
操作前 准备 (10分)	2	护士着装整齐,洗手,戴口罩、圆帽,穿防护衣,戴手套	一项不符合扣1分		
	3	用物准备:备齐用物	少一物扣1分,多一物扣0.5分		
	5	患者准备:评估患者一般情况,向患者解释操作目的及配合要点,取得配合	未评估不得分,一项不符合扣1分		
操作 过程 (60分)	5	调节室温,遵医嘱予利多卡因喷雾麻醉咽部	未麻醉不得分,麻醉效果欠佳扣2分		
	10	患者取平卧位,头稍后仰,以治疗巾包裹双眼,吸氧,接心电监护仪	一项不符合扣2分		
	10	润滑支气管镜先端,协助医生经鼻插入电子支气管镜	一项做不到扣2分		
	5	支气管镜通过声门至气管时,从注药孔注入2%利多卡因2 mL,行局部麻醉,以降低气管易感性,防止呛咳和憋气	一项不符合扣2分		
	10	经支气管镜进入声门时会有恶心、咳嗽、胸闷感觉,利用谈话以转移患者注意力,不能抬头或摇头,有痰液时,及时清除口腔分泌物	一项不符合扣2分		
	10	注意观察患者有无发绀、出汗、烦躁、呼吸困难等情况,观察心电监护仪显示的心率、呼吸、SpO_2 的变化,发现异常配合医师处理	一项不符合扣5分		
	10	需做镜下组织活检及刷检者,应协助医生做好刷检、活检或镜下治疗;术后交代患者注意事项	一项不符合扣2分		
操作后 处理 (10分)	8	整理用物,污物处置符合院感要求	一项不符合扣2分		
	2	洗手,记录	一项不符合扣1分		
结果 标准 (15分)	15	动作轻柔,有爱伤观念;配合熟练、默契,操作程序流畅;患者体位正确	一项不符合扣2分		

7. 经支气管镜氩气刀治疗术配合操作流程

评估
- 患者评估：核对患者信息（床号、姓名、腕带等），了解患者病史，核对血常规、出凝血时间、肝肾功能、心电图、X线胸片检查结果。了解患者有无高血压病、心脏病、支气管扩张及麻醉药物过敏史。
- 环境评估：清洁、明亮、安静，温湿度适宜，操作环境符合要求。

准备
- 护士准备：着装整齐，洗手，戴口罩、圆帽，穿防护服，戴手套。
- 用物准备：电子支气管镜及其显像系统、负压吸引器、氧气、心电监护仪、抢救药品和器械、治疗仪、APC导管、氩气、中性电极板。
- 患者准备：评估患者一般情况，术前6—8 h禁食、禁饮水，排空大小便，有义齿者先取下。遵医嘱予术前麻醉，各项化验单齐全。向患者解释治疗目的及注意事项，签署知情同意书。

操作过程
- 调节室温，遵医嘱予利多卡因喷雾麻醉咽部。
- 患者取平卧位，头稍后仰，以治疗巾包裹双眼，鼻腔滴呋麻液，吸氧，接心电监护仪。
- 检查氩气瓶的氩气量，治疗仪设置好操作模式，设定参数（功率在20—40 W，每次操作时间<5 s，调节气流速度为0.5—2 L/min）。
- 支气管镜通过声门至气管时，从注药孔注入2%利多卡因2 mL，行局部麻醉，以降低气管易感性，防止呛咳和憋气。
- 配合操作时，动作要干练敏捷，治疗时要将导管伸出镜端前1 cm以上。
- 术中常规给予氧气中低流量吸入，APC治疗时不宜给患者吸高浓度氧气（吸氧浓度≤40%），以防遇高频电流点燃后伤及气道。
- 注意观察患者有无发绀、出汗、烦躁、呼吸困难等情况，观察心电监护仪显示的心率、呼吸、SpO_2的变化，发现异常配合医师处理。
- 术后交代患者注意事项。

整理
- 关闭仪器，切断电源，整理用物，污物处置符合院感要求。
- 洗手，记录。

8. 经支气管镜氩气刀治疗术配合操作考核细则及评分标准

项目	分值	评分细则	扣分标准	扣分	得分
评估 （5分）	5	核对患者信息，评估患者病情及了解病史等；环境适于操作	一项不符合扣2分		
操作前准备 （10分）	2	护士着装整齐，洗手、戴口罩、圆帽、穿防护衣、戴手套	一项不符合扣1分		
	3	用物准备：备齐用物	少一物扣1分，多一物扣0.5分		
	5	患者准备：评估患者一般情况，向患者解释操作目的及配合要点，取得配合	未评估不得分，一项不符合扣1分		
操作过程 （60分）	5	调节室温，遵医嘱予利多卡因喷雾麻醉咽部	未麻醉不得分，麻醉效果欠佳扣2分		
	10	患者取平卧位，头稍后仰，以治疗巾包裹双眼，鼻腔滴呋麻液，吸氧，接心电监护仪	一项不符合扣2分		
	10	检查氩气瓶的氩气量，治疗仪设置好操作模式，设定参数（功率在20—40 W以下，每次操作时间<5 s，调节气流速度为0.5—2 L/min）	一项做不到扣2分		
	5	支气管镜通过声门至气管时，从注药孔注入2％利多卡因2 mL，行局部麻醉，以降低气管易感性，防止呛咳和憋气	一项不符合扣2分		
	10	配合操作时，动作要干练敏捷，治疗时要将导管伸出镜端前1 cm以上	一项不符合扣2分		
	10	术中常规给予氧气中低流量吸入，APC治疗时不宜给患者吸高浓度氧气吸（氧浓度≤40％），以防遇高频电流点燃后伤及气道	一项不符合扣5分		
	10	注意观察患者有无发绀、出汗、烦躁、呼吸困难等情况，观察心电监护仪显示的心率、呼吸、SpO_2的变化，发现异常配合医师处理；交代患者注意事项	一项不符合扣2分		
操作后处理 （10分）	8	整理用物，污物处置符合院感要求	一项不符合扣2分		
	2	洗手，记录	一项不符合扣1分		
结果标准 （15分）	15	动作轻柔，有爱伤观念；配合熟练、默契，操作程序流畅；患者体位正确	一项不符合扣2分		

9. 支气管镜肺泡灌洗术配合操作流程

评估
- 患者评估:核对患者信息(床号、姓名、腕带等),了解患者病史,注意有无过敏史,核对血压、出凝血时间、血气分析、心功能、心电图以及抗酸杆菌等检查结果。
- 环境评估:清洁、明亮、安静,温湿度适宜,操作环境符合要求。

准备
- 用物准备:支气管镜及其显像系统、负压吸引器、氧气、心电监护仪抢救药品和器械等、生理盐水 250 mL、消毒石蜡油、2%利多卡因、纱布、灭菌集痰器、活检钳、细胞刷、5 mL 和 30 mL 注射器。检查各种仪器性能,使其处于正常工作状态。
- 患者准备:评估患者一般情况;禁食,禁饮 4—6 h;更换室内鞋,各项化验单齐全。向患者解释治疗目的及注意事项,签署知情同意书。

操作过程
- 调节室温,遵医嘱予利多卡因喷雾麻醉咽部。
- 患者取平卧位,头稍后仰,以治疗巾包裹双眼,鼻腔滴呋麻液,吸氧,接心电监护仪。
- 以润滑油润滑支气管镜先端,插镜。
- 找到要灌注的肺叶支气管注入 2%利多卡因 1 mL 局麻。
- 经支气管镜活验孔推注水温为 37 ℃的无菌生理盐水,每次 15—20 mL,总量为 100—250 mL,不超过 300 mL。
- 每次注入后,随即负压吸引,压力为 25—100 mmHg,要防负压过大过猛。
- 回收量统计,中叶或后叶回收比例在 40% 以上,下叶或其他肺叶在 30%以上。
- 回收液置于容器中,室温(21 ℃)下,30—60 min 内送实验室。如果超过 60 min,标本应在 4 ℃环境中保存运送。
- 术中注意观察患者病情变化,发现异常配合医师处理。
- 术后患者继续平卧约半小时后方可由家属陪同离开,交代患者注意事项。

整理
- 关闭仪器,切断电源,整理用物,污物处置符合院感要求。
- 洗手,记录。

10. 支气管镜肺泡灌洗术配合操作考核细则及评分标准

项目	分值	评分细则	扣分标准	扣分	得分
评估 （5分）	5	核对患者信息，评估患者病情及了解病史等；环境适于操作	一项不符合扣2分		
操作前准备 （10分）	2	护士着装整齐，洗手，戴口罩、圆帽，穿防护衣，戴手套	一项不符合扣1分		
	3	用物准备：备齐用物	少一物扣1分，多一物扣0.5分		
	5	患者准备：评估患者一般情况，向患者解释操作目的及配合要点，取得配合	未评估不得分，一项不符合扣1分		
操作过程 （60分）	5	调节室温，遵医嘱予利多卡因喷雾麻醉咽部	未麻醉不得分，麻醉效果欠佳扣2分		
	10	患者取平卧位，头稍后仰，以治疗巾包裹双眼，鼻腔滴呋麻液，吸氧，接心电监护仪	一项不符合扣2分		
	10	以润滑油润滑支气管镜先端部，医生插镜时注意观察患者反应，做好心理护理	一项做不到扣2分		
	5	找到要灌注的肺叶支气管注入2%利多卡因1 mL局麻	一项不符合扣2分		
	10	经支气管镜活检孔推注水温为37 ℃的无菌生理盐水，每次15—20 mL，总量为100—250 mL，不超过300 mL	一项不符合扣2分		
	10	每次注入后随即负压吸引，压力为25—100 mm Hg，防负压过大	一项不符合扣5分		
	10	回收量统计，标本置于容器中，室温（21 ℃）下，30—60 min内送实验室；超过60 min，标本应在4 ℃环境中保存运送。交代患者注意事项	一项不符合扣2分		
操作后处理 （10分）	8	整理用物，污物处置符合院感要求	一项不符合扣2分		
	2	洗手，记录	一项不符合扣1分		
结果标准 （15分）	15	动作轻柔，有爱伤观念；配合熟练、默契，操作程序流畅；患者体位正确	一项不符合扣2分		

11. 经内镜逆行胰胆管造影术配合操作流程

评估
- 患者评估：核对患者信息（床号、姓名、腕带等），评估患者的心肺功能，核对出凝血时间，血、尿淀粉酶，血小板计数，阻塞性黄疸，体温，白细胞计数和分类的改变等检查结果。确认无检查禁忌证。
- 环境评估：清洁、明亮、安静，温湿度适宜，操作环境符合要求。

准备
- 护士准备：着装整齐，洗手，戴口罩、铅帽，穿防辐射防护用品，戴手套。
- 用物准备：十二指肠镜及相关附件（造影导管及导引钢丝、取石网篮、十二指肠乳头切开刀）、造影剂、X线机、急救药品及设备等。
- 患者准备：术前患者禁食、禁水6 h，并去除义齿和金属饰品以方便摄片。做好碘过敏试验，各项化验单齐全。向患者解释治疗目的及注意事项，签署知情同意书。建立静脉通路。

操作过程
- 调节室温，遵医嘱予术前用药。
- 协助患者采取正确的检查体位。取俯卧位，头偏向右侧，右肩下置斜坡垫，双手放于身体两侧或右手放于胸右侧。松开衣领及裤带，患者如有义齿应取下。
- 常规连接并调试超声内镜，使其处于正常工作状态。
- 医生进镜找到乳头后，遵医嘱选择造影导管，置入造影导管后，先回抽有无胆汁再注入造影剂以待所需的胰管或胆管显影。
- 密切配合医生，需乳头切开的接上高频发生器、电导线，切开刀处于中立位；需取石的使用取石网篮取石等。
- 操作时清楚医生意图，紧密配合。器械的收放不可粗暴，导丝不可插入过深，反复轻柔试进，网篮忌骤放骤收。
- 术中注意观察患者病情变化，发现异常配合医师处理。
- 交代患者注意事项。

整理
- 关闭仪器，切断电源，整理用物，污物处置符合院感要求。
- 洗手，记录。

12. 经内镜逆行胰胆管造影术配合操作考核细则及评分标准

项目	分值	评分细则	扣分标准	扣分	得分
评估 （5分）	5	核对患者信息,评估患者病情及了解病史等;环境适于操作	一项不符合扣2分		
操作前准备 （10分）	2	护士着装整齐,洗手、戴口罩、铅帽,穿铅衣、戴手套、铅围脖	一项不符合扣1分		
	3	用物准备:备齐用物	少一物扣1分,多一物扣0.5分		
	5	患者准备:向患者解释操作目的及配合要点,取得配合	一项不符合扣1分		
操作过程 （60分）	5	调节室温,遵医嘱予术前用药	一项做不到扣2分		
	10	协助患者采取正确的检查体位。取俯卧位,头偏向右侧,双手放于身体两侧或右手放于胸右侧。松开衣领及裤带,患者如有义齿应取下。右肩下置斜坡垫	一项不符合扣2分		
	5	常规连接并调试超声内镜,使其处于正常工作状态	一项做不到扣2分		
	10	医生进镜找到乳头后,遵医嘱选择造影导管,置入造影导管后,先回抽有无胆汁再注入造影剂以待所需的胰管或胆管显影	一项不符合扣2分		
	10	经密切配合医生,需乳头切开的接上高频发生器、电导线,切开刀处于中立位;需取石的使用取石网篮取石等	一项不符合扣2分		
	10	操作时清楚医生意图,紧密配合。器械的收放不可粗暴,导丝不可插入过深,反复轻柔试进,网篮忌骤放骤收	一项不符合扣5分		
	10	术中注意观察患者病情变化,发现异常配合医师处理,交代患者注意事项	一项不符合扣2分		
操作后处理 （10分）	8	整理用物,污物处置符合院感要求	一项不符合扣2分		
	2	洗手,记录	一项不符合扣1分		
结果标准 （15分）	15	动作轻柔,有爱伤观念;配合熟练、默契,操作程序流畅;患者体位正确	一项不符合扣2分		

13. 胶囊内镜检查配合操作流程

评估 {
患者评估：核对患者信息（床号、姓名、腕带等），详细询问病史、药物过敏史、近期有无咳嗽，排除禁忌证等。

环境评估：清洁、明亮、安静，温湿度适宜，操作环境符合要求。
}

准备 {
用物准备：腰带、胶囊内镜、影像工作站，电池、图像记录仪。

患者准备：检查前 2 日吃少渣、半流食（米粥、面汤等），避免蔬菜、水果摄入，检查前一天晚 8 时至检查当日早晨禁食，检查前予以清洁肠道。更换室内鞋。向患者解释检查目的及注意事项，签署知情同意书。
}

操作过程 {
调节室温，遵医嘱予术前用药。

备好胶囊内镜、腰带、电池充电，图像记录仪初始化。

服用胶囊后观察患者是否感到腹痛、恶心、呕吐，如有须立即通知医生。

吞服后，患者可自由活动，但护士应嘱咐患者避免剧烈活动、屈体、弯腰等，切勿撞击图像记录仪，避免接近任何电磁波区域。

护士指导患者每 15 min 查看一次记录仪指示灯是否正常闪烁（2 s/次），同时须多次巡视。

护士指导患者进行日常活动，吞服胶囊后 2 h 内尽可能不进食。4 h 后可进食流质或半流质食物，当天晚上可正常进食。

胶囊内镜工作 8 h 且胶囊停止工作后可由护士协助医生拆除设备。

在持放、运送、拆除所有设备时要避免冲击、震动或阳光照射，否则会造成数据信息的丢失。

交代注意事项，排便时要注意确认胶囊排出。在胶囊没有排出前不要进行磁共振检查。
}

整理 {
关闭仪器，切断电源，整理用物，污物处置符合院感要求。

洗手，记录。
}

14. 胶囊内镜检查配合操作考核细则及评分标准

项目	分值	评分细则	扣分标准	扣分	得分
评估 (5分)	5	核对患者信息,评估患者病情及了解病史,排除禁忌证等;环境适于操作	一项不符合扣2分		
操作前 准备 (10分)	2	护士着装整齐,洗手,戴口罩、圆帽,穿防护衣,戴手套	一项不符合扣1分		
	3	用物准备:备齐用物	少一物扣1分,多一物扣0.5分		
	5	患者准备:向患者解释操作目的及配合要点,取得配合	一项不符合扣1分		
操作 过程 (60分)	5	调节室温,遵医嘱予术前用药	一项做不到扣2分		
	10	备好胶囊内镜、腰带、电池、图像记录仪	一项不符合扣2分		
	5	服用胶囊后观察患者是否感到腹痛、恶心、呕吐,如有须立即通知医生	一项做不到扣2分		
	10	吞服后,患者可自由活动,但护士应嘱咐患者避免剧烈活动、屈体、弯腰等,切勿撞击图像记录仪,避免接近任何电磁波区域	一项不符合扣2分		
	10	经护士指导患者每15 min查看一次记录仪指示灯是否正常闪烁(2 s/次),同时需多次巡视	一项不符合扣2分		
	10	护士指导患者进行日常活动,吞服胶囊后2 h内尽可能不进食。4 h后可进食流质或半流质食物,当天晚上可正常进食	一项不符合扣5分		
	10	胶囊内镜工作8 h且胶囊停止工作后可由护士协助医生拆除设备;在持放、运送、拆除所有设备时要避免冲击、震动或阳光照射,否则会造成数据信息的丢失	一项不符合扣2分		
操作后 处理 (10分)	8	整理用物,污物处置符合院感要求	一项不符合扣2分		
	2	洗手,记录	一项不符合扣1分		
结果 标准 (15分)	15	动作轻柔,有爱伤观念;配合熟练、默契,操作程序流畅;患者体位正确	一项不符合扣2分		

15. 消化道息肉治疗配合操作流程

评估 {
患者评估:核对患者信息(床号、姓名、腕带等),详细询问病史、既往息肉检查结果,了解术前有无做血常规、血型、出凝血时间、肝肾功能等检查。

环境评估:清洁、明亮、安静。
}

准备 {
护士准备:着装整齐,洗手,戴口罩,穿防护服。

用物准备:内镜、注水瓶、吸引器、治疗仪、电极片、各种内镜治疗附件等。

患者准备:胃息肉检查前禁食至少 6—8 h,肠息肉检查前 2—3 d 吃无渣半流质食物,检查前 1 d 晚进半量流质食物,晚 8 时后禁食,检查当日晨 8—10 时予清洁肠道,直到大便呈清水样为止,清洁肠道药物禁用甘露醇。术前排空大、小便;更换室内鞋。向患者解释检查目的及注意事项,签署知情同意书。
}

操作过程 {
调节室温,遵医嘱予术前用药。

协助患者取正确体位。

按常规连接并调试好内镜和治疗仪,使其处于正常工作状态。

用湿纱布擦去肌肉丰厚处皮屑,将电极片贴于患者肌肉丰厚处,配合医生进镜,发现息肉后观察息肉所在部位。

根据息肉大小及蒂的情况,合理调整好角度,暴露充分情况下进行操作。

根据息肉情况合理选择圈套器、注射针、活检钳、异物钳等治疗附件,配合医生进行息肉治疗。

术中密切注意患者血压、脉搏、神志的变化,息肉治疗后观察残端确定无出血、穿孔后等方可退镜。

术后交代患者注意事项。
}

整理 {
关闭仪器,切断电源,整理用物。

洗手,记录。
}

16. 消化道息肉治疗配合操作考核细则及评分标准

项目	分值	评分细则	扣分标准	扣分	得分
评估（5分）	5	核对患者信息，评估患者病情及局部皮肤情况；环境适于操作	一项不符合扣2分		
操作前准备（10分）	2	护士着装整齐，洗手，戴口罩、圆帽，穿防护衣，戴手套	一项不符合扣1分		
	3	用物准备：备齐用物	少一物扣1分，多一物扣0.5分		
	5	患者准备：向患者解释操作目的及配合要点，取得配合	一项不符合扣1分		
操作过程（60分）	5	调节室温，遵医嘱予术前用药	一项做不到扣2分		
	10	协助患者取正确体位	一项不符合扣2分		
	5	按常规调试内镜，注气、注水及调试吸引装置，调试治疗仪，使其处于正常工作状态	一项做不到扣2分		
	10	用湿纱布擦去肌肉丰厚处皮屑，将电极片贴于患者肌肉丰厚处，配合医生进镜，发现息肉后观察息肉所在部位	一项不符合扣2分		
	10	根据息肉大小及蒂的情况，合理调整好角度，暴露充分情况下进行操作	一项不符合扣2分		
	10	根据息肉情况合理选择圈套器、注射针、活检钳、异物钳等治疗附件，配合医生进行息肉治疗	一项不符合扣5分		
	10	术中密切注意患者血压、脉博、神志的变化，息肉治疗后观察残端确定无出血、穿孔后等方可退镜，术后交代患者注意事项	一项不符合扣2分		
操作后处理（10分）	8	整理用物，污物处置符合院感要求	一项不符合扣2分		
	2	洗手，记录	一项不符合扣1分		
操作熟练程度（15分）	15	动作轻柔，有爱伤观念；配合熟练、默契，患者体位正确	一项不符合扣2分		

17. 喉镜检查配合操作流程

评估 {

患者评估：核对患者信息（床号、姓名、腕带等），了解患者病史，注意有无过敏史，检查饮食情况。

环境评估：清洁、明亮、安静，温湿度适宜，操作环境符合要求。

准备 {

护士准备：着装整齐，洗手，戴口罩、圆帽，穿防护服，戴手套。

用物准备：电子喉镜及其显像系统、负压吸引器、氧气、心电监护仪、抢救药品和器械、纱布、活检钳等。

患者准备：评估患者一般情况，检查前最好少吃或者不吃东西，有义齿者先取下，遵医嘱予术前麻醉。向患者解释检查目的及注意事项，签署知情同意书。

操作过程 {

调节室温，遵医嘱予麻药口服麻醉咽部。

患者取坐位或者平卧位，头稍后仰，下颌稍微往上抬起，必要时给予心电监护。

由医生经鼻或口腔插入喉镜，安慰患者，稳定其情绪。

操作过程中，患者会有憋气感、窒息感甚至呛咳，嘱患者不适时挥手示意。

注意观察患者有无发绀、出汗、烦躁、呼吸困难等情况，观察心电监护仪显示的心率、呼吸、SpO_2 的变化，发现异常配合医师处理。

需做镜下组织活检者，应协助医生做好刷检、活检或镜下治疗。

术后交代患者注意事项。

整理 {

关闭仪器，切断电源，整理用物，污物处置符合院感要求。

洗手，记录。

18. 喉镜检查配合操作考核细则及评分标准

项目	分值	评分细则	扣分标准	扣分	得分
评估 （5分）	5	核对患者信息,评估患者病情及了解病史等;环境适于操作	一项不符合扣2分		
操作前准备 （10分）	2	护士着装整齐,洗手,戴口罩、圆帽,穿防护衣,戴手套	一项不符合扣1分		
	3	用物准备:备齐用物	少一物扣1分,多一物扣0.5分		
	5	患者准备:评估患者一般情况,向患者解释操作目的及配合要点,取得配合	未评估不得分,一项不符合扣1分		
操作过程 （60分）	5	调节室温,遵医嘱予麻药口服麻醉咽部	一项做不到扣2分		
	10	患者取坐位或者平卧位,头稍后仰,下颌稍微往上抬起,必要时给予心电监护	一项不符合扣2分		
	5	由医生经鼻或口腔插入喉镜,安慰患者,稳定其情绪	一项做不到扣2分		
	10	操作过程中,患者会有憋气感、窒息感甚至呛咳,嘱患者不适时挥手示意	一项不符合扣2分		
	10	注意观察患者有无发绀、出汗、烦躁、呼吸困难等情况,观察心电监护仪显示的心率、呼吸、SpO$_2$的变化,发现异常配合医师处理	一项不符合扣2分		
	10	需做镜下组织活检者,应协助医生做好刷检、活检或镜下治疗	一项不符合扣5分		
	10	术后交代患者注意事项	一项不符合扣2分		
操作后处理 （10分）	8	整理用物,污物处置符合院感要求	一项不符合扣2分		
	2	洗手,记录	一项不符合扣1分		
结果标准 （15分）	15	动作轻柔,有爱伤观念;配合熟练、默契,操作程序流畅;患者体位正确	一项不符合扣2分		

19. 软式内镜清洗消毒操作流程

评估 { 内镜评估:内镜污染程度,帽盖等是否齐全。
环境评估:安静、整洁,通风良好,便于操作。

准备 { 护士准备:着装整齐,洗手,戴眼罩、口罩,穿防护衣,戴手套。
用物准备:流动水、内镜清洗消毒设备、无菌手套、纱布、长刷、短刷、全管路灌流器、测漏仪、无菌巾、75%酒精。

操作过程 {

内镜使用后立即用含清洗液纱布擦拭内镜插入部,反复送气、送水 10 s 后,盖上防水帽,置于内镜转运车送至洗消室清洗。

内镜放于水槽内、再次检查防水帽是否盖紧,连接测漏器进行内镜测漏,在清洗消毒前确保内镜无渗漏。

配置清洗液,在清洗液中彻底清洗内镜,用纱布反复擦洗镜身,取下各阀门按钮用短刷刷洗,内镜各孔道、各管道用长刷刷洗。

连接全管路灌流器,内镜以清洗液进行全自动灌流。

将内镜及各类按钮置于漂洗槽内,充分漂洗内镜的外表面及内腔,去除残留的清洗液。

将内镜吹干、擦干并全部浸入消毒液中,全管路灌流消毒液,充满内镜各管径至有效消毒时间。

更换手套,将消毒后内镜及各类按钮置于终末漂洗槽内,充分冲洗内镜的外表面及内腔,去除残留的消毒液。

将终末漂洗后的内镜擦干,各孔道用压力气枪充洁净压缩充气至完全干燥。

整理 { 处理用物,污物处理,符合院感要求。
洗手,记录或打印清洗时间。

20. 软式内镜清洗消毒操作考核细则及评分标准

项目	分值	评分细则	扣分标准	扣分	得分
评估 (2分)	2	评估内镜污染情况,评估环境:环境清洁、光线适宜,符合要求,操作安全	未评估不得分,一项不符合扣1分		
操作前 准备 (8分)	5	护士准备:洗手、着装整齐,防护得当,戴口罩	一项不符合扣1分		
	3	用物准备:备齐用物	少一物扣1分,多一物扣0.5分		
操作 过程 (80分)	10	1. 预处理: (1) 内镜从患者体内取出后,在与光源和视频处理器拆离之前,应立即用含清洗液的湿巾或湿纱巾擦去外表面污物,擦洗用品一次性使用。 (2) 反复送气与送水至少10 s。 (3) 将内镜的先端置入装有清洁液的容器中,启动吸引功能,抽取清洗液直至其流入吸引管。 (4) 盖好防水盖,放入运送容器,送至清洗消毒室	一项不符合扣2分		
	10	2. 测漏: (1) 取下各类按钮和阀门。 (2) 连接好测漏装置,并注入压力。 (3) 将内镜先端全浸没于水中,使用注射器或水枪向各个管道注水,以排出管道内气体。 (4) 首先向各个方向弯曲内镜先端,观察有无气泡冒出;再观察插入部、操作部、连接部等部分是否有气泡冒出。 (5) 如发现渗漏,应及时保修送检。如有测漏情况应记录	一项不符合扣2分		
	20	3. 清洗: (1) 在清洗槽内配制清洗液,将内镜、按钮和阀门完全浸没于清洗液中。 (2) 用擦拭布反复擦洗镜身,重点擦洗插入部和操作部,擦拭布一用一换。 (3) 刷洗软式内镜的所有管道,刷洗时必须两头见刷头,并洗净刷头上的污物;反复刷洗至没有可见污染物。 (4) 连接全管道灌流器,使用动力泵或注射器将各管道内充满清洗液,浸泡时间应遵循产品说明书。 (5) 刷洗按钮和阀门,适合超声清洗的按钮和阀门应遵循生产厂家的使用说明进行超声清洗。 (6) 每清洗一条内镜后应更换清洗液	一项不符合扣2分		

专
科
篇

项目	分值	评分细则	扣分标准	扣分	得分
	10	4. 漂洗： (1) 将清洗后的内镜连同全管道灌流器、按钮、阀门、清洗刷移入漂洗槽内。 (2) 使用动力泵或压力水枪充分冲洗内镜各管道至无清洗液残留。 (3) 用流动水冲洗内镜的外表面、按钮和阀门。 (4) 使用动力泵或压力气枪向各管道充气至少30 s，去除管道内的水分。 (5) 用擦拭布擦干内镜外表面、按钮和阀门，擦拭布应一用一更换	一项不符合扣2分		
	10	5. 消毒(灭菌)： (1) 将内镜连同全管道灌流器、按钮、阀门移入消毒槽，并全部浸没于消毒液中。 (2) 使用动力泵或注射器，将各管道内充满消毒液，消毒方式和时间应遵循产品说明书。 (3) 更换手套，向各管道至少充气30 s，去除管道内的消毒液。 (4) 使用灭菌设备对软式内镜灭菌时，应遵循设备使用说明书	一项不符合扣2分		
	10	6. 终末漂洗： (1) 将内镜连同全管道灌流器、按钮、阀门移入终末漂洗槽。 (2) 使用动力泵或压力水枪，用纯化水或无菌水冲洗内镜各管道至少2 min，直至无消毒剂残留。 (3) 用纯化水或无菌水冲洗内镜的外表面、按钮和阀门。 (4) 浸泡灭菌的内镜应在专用终末漂洗槽内用无菌水进行终末漂洗。 (5) 取下全管道灌流器	一项不符合扣2分		
	10	7. 干燥： (1) 将内镜、按钮和阀门置于铺设无菌巾专用干燥台，无菌巾每4 h更换一次。 (2) 用75%—95%乙醇或异丙醇灌注所有管道。 (3) 用压力气枪、洁净压缩空气向所有管道充气至少30 s，至其完全干燥。 (4) 用无菌擦拭布、压力气枪干燥内镜表面、按钮和阀门。 (5) 安装按钮和阀门	一项不符合扣2分		
操作后处理(5分)	3	整理用物，污物处置符合院感要求	一项不符合扣2分		
	2	洗手，记录	一项不符合扣1分		
结果标准(5分)	5	动作轻柔，操作熟练、程序流畅；清洗消毒时间打印存档	一项不符合扣1分		

21. 超声内镜检查配合操作流程

评估
- 患者评估：核对患者信息（床号、姓名、腕带等），详细询问患者病史、药物过敏史、吸烟史、近期有无咳嗽等。
- 环境评估：清洁、明亮、安静，温湿度适宜，操作环境符合要求。

准备
- 护士准备：着装整齐，洗手，戴口罩、圆帽，穿防护服，戴手套。
- 用物准备：超声内镜及相关用物、超声小探头、吸引器、急救物品及药品等。附件连接自动注水器。
- 患者准备：术前评估患者有无心、肺、脑疾病及严重程度，高龄或疑有心血管疾病者给予氧气吸入和行心电监护。禁食、禁饮4—6 h。向患者解释检查目的及注意事项，签署知情同意书。

操作过程
- 调节室温，遵医嘱予术前用药。
- 协助患者采取正确的检查体位。协助患者取左侧双屈膝卧位，头偏低稍后仰，松开衣领及裤带，患者如有义齿应取下。
- 按常规连接并调试超声内镜、超声扫描仪，检查超声内镜注水、注气、吸引情况和扫描仪的工作状态。
- 检查超声内镜常用附件；储水瓶中装入灭菌蒸馏水；安装和调试水囊，安装好后向囊内注水并确保囊内无气泡存在和漏水。
- 嘱患者深吸气咬紧口垫，保持头放低稍后仰，以增大咽喉部的间隙，利于插镜和分泌物流出，以保持呼吸道通畅。
- 根据患者不同的病灶，在检查过程中配合调整不同的体位，使病灶处取得最佳图像，缩短检查时间。
- 检查过程中应密切观察患者的呼吸、面色、反应等情况，做好患者心理护理。
- 交代患者注意事项。

整理
- 关闭仪器，切断电源，整理用物，污物处置符合院感要求。
- 洗手，记录。

22. 超声内镜检查配合操作考核细则及评分标准

项目	分值	评分细则	扣分标准	扣分	得分
评估 (5分)	5	核对患者信息,评估患者病情及了解病史等;环境适于操作	一项不符合扣2分		
操作前 准备 (10分)	2	护士着装整齐,洗手,戴口罩,圆帽,穿防护衣,戴手套	一项不符合扣1分		
	3	用物准备:备齐用物	少一物扣1分,多一物扣0.5分		
	5	患者准备:评估患者一般情况,向患者解释操作目的及配合要点,取得配合	未评估不得分,一项不符合扣1分		
操作 过程 (60分)	5	调节室温,遵医嘱予术前用药	一项做不到扣2分		
	10	协助患者取左侧双屈膝卧位,头偏低稍后仰,松开衣领及裤带,患者如有义齿应取下	一项不符合扣2分		
	5	按常规连接并调试超声内镜、超声扫描仪,调试至正常工作状态	一项做不到扣2分		
	10	检查超声内镜常用附件;储水瓶中装入灭菌蒸馏水;安装和调试水囊	一项不符合扣2分		
	10	嘱患者深吸气咬紧口垫,保持头放低稍后仰,以增大咽喉部的间隙,利于插镜和分泌物流出,以保持呼吸道通畅	一项不符合扣2分		
	10	根据患者不同的病灶,在检查过程中配合调整不同的体位	一项不符合扣5分		
	10	检查过程中应密切观察患者的呼吸、面色、反应等情况,做好患者心理护理,检查后交代患者注意事项	一项不符合扣2分		
操作后 处理 (10分)	8	整理用物,污物处置符合院感要求	一项不符合扣2分		
	2	洗手,记录	一项不符合扣1分		
结果 标准 (15分)	15	动作轻柔,有爱伤观念;配合熟练、默契,操作程序流畅;患者体位正确	一项不符合扣2分		

23. 振动排痰操作流程

评估
- 患者评估：评估患者病情、耐受能力、咳嗽反射、双肺呼吸音和痰鸣音、X 线胸片、心理状态、沟通理解及合作能力，了解有无禁忌，判断治疗的频率及重点治疗部位。
- 环境评估：光线适宜，使用隔帘，保护患者隐私。

准备
- 护士准备：着装整齐，洗手，戴口罩。
- 用物准备：振动排痰仪、漱口水、痰杯、纸巾、垫巾等。对于气管切开和无自主咳痰能力的患者，备吸痰器、吸痰物品 1 套。
- 患者准备：向清醒患者解释操作目的及配合要点，取得配合。

操作准备
- 洗手，戴口罩。
- 核对患者信息、医嘱及治疗计划。
- 向清醒患者或其家属解释操作目的及方法，取得患者的配合。
- 听诊肺部有无呼吸音异常及干、湿啰音，明确痰液潴留部位，协助患者取坐位或侧卧位，使病变部位至于最高处。
- 检查振动排痰机，将连接好的叩击头放在主机边的支架上，叩击头外套一次性叩击头罩，确保电气和医疗安全后开机。选择合适的叩击头，选择自动或手动调控挡位，速度一般为 600—1300 r/min。叩击接合器的红色箭头必须指向主气管。
- 将叩击头贴靠在患者胸前或背后，一手握住叩击头手柄，另一手引导叩击头，轻加压力，以便感觉患者的反应。依次由外向内、由下向上，每个部位叩击 30 s 左右，5 min 为一个周期，可重复进行。在肺下叶及重点感染部位，可适当延长叩击时间，同时增加压力及频率，促进痰液排出。
- 排痰治疗过程中密切观察患者的心率、脉氧变化及自觉症状。
- 治疗结束，协助患者排痰，并注意观察痰量、性质、颜色的变化。

整理
- 用物及污物按院感要求处理。
- 洗手，记录。

24. 振动排痰操作流程考核细则及评分标准

项目	分值	评分细则	扣分标准	扣分	得分
评估 (5分)	5	核对患者信息,评估患者的病情、耐受能力、咳嗽反射、双肺呼吸音和痰鸣音、X线胸片、心理状态、沟通理解及合作能力,了解有无禁忌、治疗的频率及重点治疗部位;光线适宜,使用隔帘,保护患者隐私	一项不符合扣1分		
操作前 准备 (10分)	2	护士准备:着装整齐,洗手,戴口罩	一项不符合扣1分		
	3	用物准备:备齐用物	少一物扣1分,多一物扣0.5分		
	5	患者准备:向患者解释操作目的及配合要点,取得配合	一项做不到扣1分		
操作 过程 (60分)	5	携用物至床旁,核对患者信息,解释操作目的,告知注意事项,取得配合	一项做不到扣1分		
	5	听诊肺部有无呼吸音异常及干、湿啰音,明确痰液潴留部位,卧位正确,使病变部位置于最高处	一项做不到扣2分		
	10	检查振动排痰机,选择合适的叩击头,将连接好的叩击头放在主机边的支架上,叩击头外套一次性叩击头罩,确保电气和医疗安全后开机	一项做不到扣3分		
	10	选择自动或手动调控挡位,速度一般为600—1300 r/min	挡位不合理扣3分		
	5	叩击接合器的红色箭头必须指向主气管	不正确不得分		
	10	将叩击头贴靠在患者胸前或背后,一手握住叩击头手柄,另一手引导叩击头,轻加压力,观察患者的反应。依次由外向内、由下向上,每个部位叩击30 s左右,5 min一个周期,可重复进行	一项做不到扣3分		
	5	在肺下叶及重点感染部位,可适当延长叩击时间,同时增加压力及频率,促进痰液排出	一项做不到扣3分		
	5	排痰治疗过程中密切观察患者的心率、脉氧变化及自觉症状	一项做不到扣1分		
	5	治疗结束,协助患者排痰,并注意观察痰的量、性质、颜色的变化	一项做不到扣2分		
操作后 准备 (10分)	8	整理用物,按院感要求处理污物	一项做不到扣3分		
	2	洗手,记录	一项不符合扣1分		
结果 标准 (15分)	15	爱伤观念强;操作熟练,动作轻稳;排痰有效,患者体位舒适,能耐受整个治疗过程	动作过于轻柔或粗鲁扣3分,未关注患者耐受情况扣2分,无爱伤观念扣3分		

25. PICC 维护操作流程

评估
- 患者评估:核对患者信息(床号、姓名、腕带等);评估患者病情,配合程度,导管有无移动,贴膜有无潮湿、脱落、污染和是否到期,并查阅上次维护记录。
- 环境评估:清洁无尘,光线良好,温度适宜,注意保护患者隐私。

准备
- 护士准备:着装整齐,洗手,戴口罩。
- 用物准备:卷尺 1 个,快速手消毒液,导管换药包(内含治疗巾、弯盘、治疗碗各 1 只,血管钳 2 把,纱布 2 块,大棉球 6 只)、冲管液、碘伏、75% 酒精、10 mL注射器、输液接头、透明敷料(10 cm×12 cm)、无菌胶带、皮尺、维护记录单。治疗车下层备生活垃圾桶、医疗垃圾桶、利器盒。
- 患者准备:向清醒患者解释操作目的及配合要点,取得配合。

操作过程
- 核对解释:携用物至床旁,核对患者信息,向清醒患者解释操作目的,注意保护患者隐私,取得配合。
- 检查穿刺点局部:协助患者取舒适卧位,暴露穿刺部位,检查穿刺点有无红肿、渗血、渗液、触痛及分泌物。判断导管位置:查看导管刻度,若导管置入刻度清楚,则需要测量外露长度;若导管置入不清楚,则需测量外露长度,并记录。
- 更换输液接头:① 揭开固定输液接头上的胶布,去除胶痕;② 消毒手,打开导管换药包,将预冲注射器和无菌输液接头打开并置于换药包内;③ 卸下原输液接头,消毒手,戴手套,将预冲注射器释放压力,并预冲接头;④ 用酒精棉片包裹消毒导管接头,用力多方位擦拭(大于 15 s),连接新的输液接头。
- 评估冲洗导管:① 抽回血,判断导管通畅性;② 用预充注射器以脉冲式方法冲洗导管;③ 实施正压封管;④ 脱手套,洗手。
- 撕除透明敷料:查看导管刻度,撕除固定装置,零角度撕贴膜,自上而下去除原有透明敷料,用酒精棉签充分浸润,溶解导管固定装置下方的黏合剂。手消毒,将导管固定装置投入换药包。
- 消毒皮肤及导管:左手持无菌纱布覆盖在输液接头处,轻轻向上提起导管,右手持一根酒精棉棒,环形消毒穿刺点半径 1 cm 以外皮肤 3 次,方向为顺时针、逆时针、顺时针,待干。取碘伏棉棒,放平导管,以穿刺点为中心消毒皮肤及导管 3 次,方向为顺时针、逆时针、顺时针。
- 固定导管:导管皮肤处反血管方向摆放呈 1 或 U 形,在箭头所示方向(指向穿刺点)摆放导管固定装置。将导管安装在固定装置上,锁定纽扣,依次撕除思乐扣背胶纸,将思乐扣贴在皮肤上。
- 粘贴透明敷料:① 10 cm×12 cm 透明敷料无张力粘贴(应完全覆盖思乐扣);② 胶带 1 横向固定透明敷料下缘,胶带 2 蝶形交叉固定连接器,胶带 3 横向固定延长管;③ 在记录胶带上注明操作者姓名及日期、导管外露长度、臂围,贴于透明敷料上缘或下缘。

整理
- 整理用物,污物处理符合院感要求。
- 洗手,记录。

26. PICC 维护操作考核细则及评分标准

项目	分值	评分细则	扣分标准	扣分	得分
评估 (5分)	5	核对患者信息,评估患者病情、合作程度、导管长度、穿刺点局部情况、贴膜情况,查阅上次维护记录	一项不符合扣2分		
操作前准备 (10分)	2	护士准备:着装整齐,洗手,剪指甲,戴圆帽,口罩,语言柔和	一项不符合扣1分		
	5	患者准备:向患者解释操作目的及配合要点,取得配合	一项不符合扣1分		
	3	用物准备:卷尺1个,快速手消毒液,导管换药包(内含治疗巾、弯盘、治疗碗各1只,血管钳2把,纱布2块,大棉球6只)、冲管液、碘伏、75%酒精、10 mL注射器、输液接头、透明敷料(10 cm×12 cm)、无菌胶带、皮尺、维护记录单、污物桶等	用物少一物扣0.5分,主要用物少一物扣1分		
操作过程 (60分)	3	携用物至患者床头,核对患者信息,向清醒患者解释操作目的及配合要求	未核对及解释各扣1分		
	4	协助患者取舒适体位,暴露穿刺部位,检查穿刺点有无触痛及分泌物,查阅上次维护记录	部位暴露不佳或未检查穿刺点各扣1分,未查看维护记录扣1分		
	2	测量上臂围,并记录	一项做不到扣1分		
	2	去除原有贴膜(从下向上,避免牵动导管)	去除贴膜方向及手法不正确扣1分		
	2	再次观察穿刺点局部有无红肿、渗血、渗液等,询问患者有无疼痛感	未观察局部情况扣1分,未询问患者主诉扣1分		
	8	观察导管外露部分的长度并记录,快速手消毒液消毒手15 s,打开导管换药包,将注射器、无菌敷贴、输液接头以无菌技术打开并置于换药包内,倾倒碘伏及酒精	未观察导管长度及未记录各扣1分,未消毒手扣2分,未检查导管换药包的有效期扣2分,未检查包内消毒指示卡扣3分		
	8	戴无菌手套,抽取冲管液并预冲输液接头,铺无菌治疗巾于患者手臂下,左手用无菌纱布提起导管接头,右手持血管钳消毒	未预冲输液接头扣2分		
	5	以穿刺点为中心,用75%酒精棉球环形消毒穿刺点半径1 cm以外皮肤(连续3次,方向为顺时针、逆时针、顺时针),待干	方向、消毒范围不正确各扣3分,扣完为止		
	8	碘伏棉球按压穿刺点3 s后再以穿刺点为中心环形消毒皮肤3次(方向同上),将体外导管流畅放置	未用碘伏棉球按压穿刺点扣2分		
	5	取下原有输液接头,用75%酒精纱布擦拭消毒连接器15 s(横断面及螺口外面均要消毒)	消毒时间不够扣2分		

项目	分值	评分细则	扣分标准	扣分	得分
	5	连接备用输液接头,以 10 mL 冲管液脉冲式冲洗导管并正压封管	生理盐水少于 10 mL 扣 2 分,手法不对扣 3 分		
	5	固定:透明贴膜无张力法粘贴,胶带 1 固定透明敷料下缘,胶带 2 蝶形交叉固定边接器,两侧向上粘在覆盖透明贴膜上,胶带 3 横向固定延长管	未交叉固定扣 2 分		
	1	贴膜上注明更换日期、时间及操作者姓名	未做到各扣 0.5 分		
	2	脱手套,交代注意事项	一项不符合扣 1 分		
操作后处理(10 分)	8	用物整理:污物按院感要求处理	一项做不到扣 2 分		
	2	洗手,记录	一项不符合扣 1 分		
结果标准(15 分)	5	动作轻巧,操作熟练	操作不熟练扣 5 分		
	5	严格执行无菌操作,皮肤清洁,消毒彻底	无菌观念不够、皮肤消毒不严扣 5 分		
	5	关爱患者,敷贴外贴及导管翼固定美观,不影响活动	未关心、爱护患者扣 2 分,固定及贴敷贴效果不佳扣 3 分		

27. 静脉输液港使用与维护操作流程

评估
- 患者评估：双人核对医嘱、患者信息（床号、姓名、腕带），详细检查输液港周围皮肤有无压痛、肿胀、血肿、感染、浆液脓肿等，了解输液港植入侧的肢体活动情况、患者意识状态及合作程度。
- 环境评估：清洁无灰尘，光线良好，必要时以屏风遮挡。

准备
- 护士准备：着装整洁，洗手，戴口罩。
- 用物准备：中心静脉护理包（皮肤消毒剂、乙醇棉片、10 cm×12 cm 透明敷贴、无菌手套、无菌纱布、无菌胶带、洞巾），生理盐水，肝素稀释液，胶布，20 mL 注射器若干，无损伤针（或称蝶翼针），10 mL 注射器，输液接头，碘伏或葡萄糖酸氯己定或酒精，输液贴。
- 患者准备：向清醒患者解释操作及配合要点，取得配合，嘱患者排尿、排便。

操作过程
- 携用物到床边，核对患者信息，交代操作过程及配合要点，洗手。
- 插针：协助患者取适当体位，暴露输液港穿刺部位，确认注射座的位置。
- 打开中心静脉换药包，将注射器、无损伤针（或称蝶翼针）放入无菌区。右手戴无菌手套，持无菌 20 mL 注射器。左手持生理盐水，抽吸 20 mL 生理盐水。再取 10 mL 注射器，抽吸 5 mL 肝素稀释液。左手戴无菌手套，连接无菌损伤针，排气，夹闭延长管。用碘伏或葡萄糖酸氯己定或酒精棉球以输液港注射座为中心由内向外按顺时针、逆时针方方向交替螺旋状消毒 3 遍，消毒范围大于透明敷贴，更换无菌手套，铺洞巾。左手的拇指、食指、中指固定注射座，将注射座拱起，右手持无损伤针自三指中心垂直刺入，穿过隔膜直达储液槽底部，穿刺后抽回血，确认针头是否在输液港内及导管是否通畅。用 20 mL 生理盐水以脉冲方式冲管，再用 5 mL 肝素稀释液封管，接输液接头，在无损伤针下方垫一适宜厚度的纱布，撤洞巾。覆盖透明贴膜，固定好无损伤针，用胶布固定延长管并注明时间。
- 输液：用药前双人核对医嘱和药物，常规消毒输液接头后接抽吸 20 mL 生理盐水注射器，抽取回血，见回血，确认位置后脉冲方式注入 10 mL 生理盐水，连接输液系统，打开输液开关开始输液，输液完毕撤下输液皮条，常规消毒输液接头，用 20 mL 生理盐水脉冲方式冲管，再用 5 mL 肝素稀释液封管。
- 更换敷料：用免洗消毒液洗手，打开中心静脉换药包，戴清洁手套，零角度撕贴膜，去除原有透明敷料。脱手套，再次用免洗消毒液洗手，戴菌手套，左手捏起损伤针针翼，右手用碘伏或葡萄糖酸氯己定或酒精棉球以输液港注射座为中心由内向外按顺时针、逆时针方向交替螺旋状消毒 3 遍，消毒范围大于透明敷贴，消毒无损伤针针翼及延长管，在无损伤针下方垫一适宜厚度的纱布，覆盖透明贴膜，固定好无损伤针，用胶布固定延长管并注明换药时间。

操作过程

拔针:用免洗消毒液洗手,打开换药包,戴清洁手套零角度撕贴膜,去除原有透明敷料。观察局部皮肤,脱手套,用免洗消毒液洗手,戴无菌手套,左手捏起损伤针针翼,右手用碘伏或葡萄糖酸氯己定或酒精棉球以输液港注射座为中心由内向外按顺时针、逆时针方向交替螺旋状消毒3遍,消毒范围大于透明敷贴,消毒无损伤针翼及延长管,左手三指固定好注射座,右手拔出针头,用纱布压迫止血5 min。

患者教育:① 保持局部皮肤清洁、干燥,注意输液港周围皮肤有无发红、肿胀、烧灼感等炎性反应;② 植入性输液港不影响从事一般性日常工作、家务劳动,可轻松运动;③ 避免重力撞击输液港部位;④ 治疗间歇期每4周对静脉输液港进行冲管、封管等维护一次(建议回医院维护);⑤ 严禁高压注射造影剂,防止导管破裂。

整理

整理用物,污物处理符合院感要求。

洗手,记录。

28. 静脉输液港使用与维护操作考核细则及评分标准

项目	分值	评分细则	扣分标准	扣分	得分
评估 (5分)	5	双人核对医嘱、患者信息,详细检查输液港周围皮肤有无压痛、肿胀、血肿、感染、浆液脓肿等,了解输液港植入侧的肢体活动情况、患者意识状态及合作程度;环境清无灰尘,光线良好,必要时以屏风遮挡	一项不符合扣2分		
操作前准备 (10分)	2	护士准备:着装整洁,洗手,戴口罩	一项不符合扣1分		
	5	用物准备:中心静脉护理包(皮肤消毒剂、乙醇棉片、10 cm×12 cm透明敷贴、无菌手套、无菌纱布、无菌胶带、洞巾),生理盐水,肝素稀释液,胶布,20 mL注射器若干,无损伤针(或称蝶翼针),10 mL注射器,输液接头,碘伏或葡萄糖酸氯己定或酒精,输液贴	用物缺一项扣0.5分,主要用物少一项扣1分		
	3	患者准备:向患者解释操作目的及配合要点,取得配合	一项不符合扣1分		
操作过程 (60分)	插针 (15) 2	携用物到床边,核对患者信息,交代操作过程及配合要点,洗手	一项不符合扣1分		
	3	协助患者取适当体位,暴露输液港穿刺部位,确认注射座的位置	部位暴露不佳或未检查穿刺点各扣1分,未查看维护记录扣1分		
	2	打开中心静脉换药包,将注射器、无损伤针(或称蝶翼针)放入无菌区。右手戴无菌手套,持无菌20 mL注射器。左手持生理盐水,抽吸20 mL生理盐水;再取10 mL注射器,抽吸5 mL肝素稀释液。左手戴无菌手套,连接无菌损伤针,排气,夹闭延长管	一项不符合扣1分		
	2	用碘伏或葡萄糖酸氯己定或酒精棉球以输液港注射座为中心由内向外按顺时针、逆时针方向交替螺旋状消毒3遍,消毒范围大于透明敷贴,更换无菌手套,铺洞巾	一项不符合扣1分		
	2	左手的拇指、食指、中指固定注射座,将注射座拱起,右手持无损伤针自三指中心垂直刺入,穿过隔膜直达储液槽底部,穿刺后抽回血,确认针头是否在输液港内及导管是否通畅	一项不符合扣1分		
	2	用20 mL生理盐水脉冲方式冲管,再用5 mL肝素稀释液封管,接输液接头,在无损伤针下方垫一适宜厚度的纱布,撤洞巾	一项不符合扣1分		
	2	覆盖透明贴膜,固定好无损伤针,用胶布固定延长管并注明时间	一项不符合扣1分		

临床护理技术操作流程及考核指南

项目	分值	评分细则	扣分标准	扣分	得分
输液(10)	5	用药前双人核对医嘱和药物,常规消毒输液接头后接抽吸 20 mL 生理盐水注射器,抽取回血,见回血,确认位置后脉冲方式注入 10 mL 生理盐水,连接输液系统,打开输液开关开始输液	一项不符合扣 2 分		
	5	输液完毕撤下输液皮条,常规消毒输液接头,用 20 mL 生理盐水脉冲方式冲管,再用 5 mL 肝素稀释液封管	一项不符合扣 2 分		
更换敷料(15)	5	用免洗消毒液洗手,打开中心静脉换药包,戴清洁手套,零角度撕贴膜,去除原有透明敷料	一项不符合扣 1 分		
	5	脱手套,再次用免洗消毒液洗手,戴无菌手套,左手捏起损伤针针翼,右手用碘伏或葡萄糖酸氯己定或酒精棉球以输液港注射座为中心由内向外按顺时针、逆时针方向交替螺旋状消毒 3 遍,消毒范围大于透明敷贴,消毒无损伤针针翼及延长管	一项不符合扣 2 分		
	5	在无损伤针下方垫一适宜厚度的纱布,覆盖透明贴膜,固定好无损伤针,用胶布固定延长管并注明换药时间	一项不符合扣 2 分		
拔针(10)	2	用免洗消毒液洗手,打开换药包,戴清洁手套零角度撕贴膜,去除原有透明敷料。观察局部皮肤,脱手套	一项不符合扣 2 分		
	6	用免洗消毒液洗手,戴无菌手套,左手捏起损伤针针翼,右手用碘伏或葡萄糖酸氯己定或酒精棉球以输液港注射座为中心由内向外按顺时针、逆时针方向交替螺旋状消毒 3 遍,消毒范围大于透明敷贴,消毒无损伤针针翼及延长管	一项不符合扣 2 分		
	2	左手三指固定好注射座,右手拔出针头,用纱布压迫止血 5 min,用碘伏或葡萄糖酸氯己定或酒精棉球消毒拔针部位,用输液贴覆盖穿刺点	一项不符合扣 2 分		
患者教育(10)		① 保持局部皮肤清洁干燥,注意输液港周围皮肤有无发红、肿胀、烧灼感炎性反应;② 植入性输液港不影响从事一般性日常工作、家务劳动,可轻松运动;③ 避免重力撞击输液港部位;④ 治疗间歇期每 4 周对静脉输液港进行冲管、封管等维护一次(建议回医院维护);⑤ 严禁高压注射造影剂,防止导管破裂	一项不符合扣 2 分		
操作后处理(10 分)	8	整理用物,污物处理符合院感要求	一项不符合扣 2 分		
	2	洗手,记录	一项不符合扣 1 分		
结果标准(15 分)	15	严格执行无菌操作,皮肤清洁,消毒彻底。敷贴外贴及导管翼固定美观,不影响活动,操作程序流畅,动作轻柔,有爱伤观念	一项不符合扣 2 分		

29. 疼痛评估操作流程

评估
- 患者评估：核对患者信息（床号、姓名、腕带等），评估患者病情、既往史、年龄、意识状态、认知能力、表达能力及配合程度。
- 环境评估：整洁、安静，便于操作。

准备
- 护士准备：着装整洁，洗手，戴口罩。
- 用物准备：患者病历资料、疼痛评估工具、疼痛记录表。
- 患者准备：向患者解释操作目的及配合要点，取得配合。

操作过程
- 携用物到床边，核对患者信息，与其交流，取得配合。
- 协助患者取舒适体位。
- 根据患者情况正确选择疼痛评估工具（一般情况下选用数字分级法、语言描述法。不能正确表达者应用面部表情分级法和行为评估法进行评估）。
- 向患者讲解疼痛评估工具内容和如何正确表达疼痛。
- 疼痛主观资料评估：疼痛的性质、程度、区域或部位、发作时间、发作方式、持续时间、增强或减缓因素、伴随症状等。
- 疼痛客观资料评估：睡眠、饮食、活动能力、心理状态、伴随症状、实验室检查、止痛治疗的不良反应。
- 将评估结果汇报医生，并给予相应处理。
- 观察止痛效果及药物不良反应并记录。
- 进行相应的健康教育。

整理
- 整理用物，污物处理符合院感要求。
- 洗手，正确记录疼痛评估结果及患者疼痛处理经过。

30. 疼痛评估操作考核细则及评分标准

项目	分值	评分细则	扣分标准	扣分	得分
评估 (5分)	5	核对患者信息,评估患者病情、既往史、年龄、意识状态、认知能力、表达能力及配合程度;环境符合要求	一项不符合扣1分		
操作前准备 (10分)	2	护士准备,着装整洁,洗手,戴口罩	一项不符合扣1分		
	3	用物准备:备齐用物	少一物扣1分,多一物扣0.5分		
	5	患者准备:向患者解释操作目的及配合要点,取得配合	未评估不得分		
操作过程 (60分)	3	携用物到床边核对患者信息,与其交流,取得配合	一项不符合扣1分		
	2	协助患者取舒适体位	做不到不得分		
	15	根据患者情况正确选择疼痛评估工具进行评估(以数字疼痛评分法为例): 1. 无痛(程度为0)。 2. 轻度疼痛:翻身、咳嗽、深呼吸时疼痛(程度1—3分)。 (1) 安静平卧不痛,翻身、咳嗽时痛; (2) 咳嗽时疼痛,深呼吸时不痛; (3) 安静平卧时不痛,咳嗽、深呼吸时痛。 3. 中度疼痛:安静平卧时疼痛,影响睡眠(程度4—6分)。 (1) 安静平卧时间歇疼痛,开始影响生活质量; (2) 安静平卧时持续疼痛; (3) 安静平卧时疼痛较重。 4. 重度疼痛:翻转不安,无法入睡,全身大汗(程度7—10分)。 (1) 疼痛较重,翻转不安,疲乏,无法入睡; (2) 持续疼痛难忍,全身大汗; (3) 剧烈疼痛,无法忍受; (4) 最疼痛,生不如死	评估工具选择错误不得分,评估不准确扣2分		
	5	向患者讲解疼痛评估工具内容和如何正确表达疼痛	一项不符合扣2分		
	10	疼痛主观资料评估:疼痛的性质、程度、区域或部位、发作时间、发作方式、持续的时间、增强或减缓因素、伴随症状等	一项未评估扣2分		
	10	疼痛客观资料评估:睡眠、饮食、活动能力、心理状态、伴随症状、实验室检查、止痛治疗的不良反应	一项未评估扣2分		
	5	将评估结果汇报医生,并给予相应处理	一项不符合扣2分		
	5	观察止痛效果及药物不良反应,并记录	一项不符合扣2分		
	5	进行相应的健康教育	一项不符合扣2分		
操作后处理 (10分)	8	整理用物,污物处理符合院感要求	一项不符合扣2分		
	2	洗手,记录	一项不符合扣1分		
结果标准 (15分)	15	疼痛评估正确,有爱伤观念,操作熟练,程序流畅	一项不符合扣2分		

31. 急诊内镜止血术配合操作流程

评估 ⎰ 患者评估:核对患者信息(床号、姓名、腕带等),详细了解患者病史,了解有无本操作的禁忌证。术前做血常规、血型、出凝血时间、肝肾功能等检查;常规作血型交叉配血、备血等。

环境评估:清洁、明亮、安静,温湿度适宜,操作环境符合要求。

准备 ⎰ 护士准备:着装整齐,洗手,戴口罩、圆帽,穿防护服,戴手套。

用物准备:内镜及相关用物、止血药、喷洒管、注射器、钛夹推送器、钛夹、抢救设备及药品等。

患者准备:向患者解释治疗目的及注意事项,签署知情同意书。

操作过程

调节室温,遵医嘱予术前用药。

协助患者取正确体位。

按常规连接并调试好内镜,使其处于正常工作状态。

根据出血的部位以及出血量的多少,需要镜下喷洒药物止血者,遵医嘱给予镜下喷洒药物止血。

需行钛夹止血者,在视野不清、出血部位未充分显露时,可遵医嘱先以冰盐水或去甲肾上腺素冲洗,找到出血病灶后再行金属钛夹止血术。

先安装好金属钛夹,将金属夹收回至管鞘内,经胃镜钳道将推送管送出胃镜前端,推出金属夹,使其张开,调整角度,对准病灶处轻轻按住并稍加压,助手收紧并离断金属夹,退出推送管,必要时可放置多枚。

术中密切观察患者反应,做好心理护理。

术后交代患者注意事项。

整理 ⎰ 关闭仪器,切断电源,整理用物,污物处置符合院感要求。

洗手,记录。

32. 急诊内镜止血术配合操作考核细则及评分标准

项目	分值	评分细则	扣分标准	扣分	得分
评估 (5分)	5	核对患者信息,评估患者病情及了解病史等;环境适于操作	一项不符合扣2分		
操作前准备 (10分)	2	护士着装整齐,洗手,戴口罩、圆帽,穿防护衣,戴手套	一项不符合扣1分		
	3	用物准备:备齐用物	少一物扣1分,多一物扣0.5分		
	5	患者准备:向患者解释操作目的及配合要点,取得配合	一项不符合扣1分		
操作过程 (60分)	5	调节室温,遵医嘱予术前用药	一项做不到扣2分		
	10	协助患者取正确体位	一项不符合扣2分		
	5	按常规连接并调试好内镜,使其处于正常工作状态	一项做不到扣2分		
	10	根据出血的部位以及出血量的多少,需要镜下喷洒药物止血者,遵医嘱给予镜下喷洒药物止血	一项不符合扣2分		
	10	需行钛夹止血者,在视野不清、出血部位未充分显露时,可遵医嘱先以冰盐水或肾上腺素冲洗,找到出血病灶后再行金属钛夹止血术	一项不符合扣2分		
	10	先安装好金属钛夹,将金属夹收回至管鞘内,经胃镜钳道将推送管送出胃镜前端,推出金属夹,使其张开,调整角度,对准病灶处轻轻按住并稍加压,助手收紧并离断金属夹,退出推送管,必要时可放置多枚	一项不符合扣5分		
	10	术中密切观察患者反应,做好心理护理;术后交代患者注意事项	一项不符合扣2分		
操作后处理 (10分)	8	整理用物,污物处置符合院感要求	一项不符合扣2分		
	2	洗手,记录	一项不符合扣1分		
结果标准 (15分)	15	动作轻柔,有爱伤观念;配合熟练、默契,操作程序流畅;患者体位正确	一项不符合扣2分		

33. 急诊内镜异物取出术配合操作流程

评估

患者评估：核对患者信息（床号、姓名、腕带等），详细询问吞食异物史，了解异物的部位、形状、大小及吞食时间。如是金属异物，可行 X 线透视，以便选择合适的器械和方法，一般不宜行吞钡检查。

环境评估：清洁、明亮、安静、温湿度适宜，操作环境符合要求。

准备

护士准备：着装整齐，洗手，戴口罩、圆帽，穿防护服，戴手套。

用物准备：前视式内镜（较大异物者可选双孔手术胃镜）及相关用物，根据异物大小和形状选择异物钳等附件，备抢救设备及药品等。

患者准备：空腹 6 h 左右，吞入金属性异物者还应做 X 线透视或摄片检查，以了解异物的大小、形态和异物潴留的部位，但切忌行吞钡检查。向患者解释治疗目的及注意事项，签署知情同意书。

操作过程

调节室温，遵医嘱予术前用药。

协助患者取左侧双屈膝卧位，松开衣领及裤带，患者如有义齿应取下。

按常规连接并调试好内镜，使其处于正常工作状态。

根据异物的大小与形状，协助医生采用不同的器械钳取异物；取到异物后，应尽量收紧取物器材，并使其紧贴内镜，这样有利于异物与内镜同时退出。

异物取出时在贲门或咽喉部等狭窄部位容易被卡住而难以退出。此时应将内镜前推，将异物推入胃内或食管，调整异物的位置，直至异物能顺利通过狭窄处。

注意保护呼吸道，防止误吸及异物掉入气管内。

异物取出后应注意有无消化道损伤，如有损伤应及时处理。

术中密切观察患者反应，做好心理护理。

术后交代患者注意事项。

整理

关闭仪器，切断电源，整理用物，污物处置符合院感要求。

洗手，记录。

34. 急诊内镜异物取出术配合操作考核细则及评分标准

项目	分值	评分细则	扣分标准	扣分	得分
评估 （5分）	5	核对患者信息，评估患者病情及了解病史等；环境适于操作	一项不符合扣2分		
操作前准备 （10分）	2	护士着装整齐，洗手，戴口罩、圆帽，穿防护衣，戴手套	一项不符合扣1分		
	3	用物准备：备齐用物	少一物扣1分，多一物扣0.5分		
	5	患者准备：向患者解释操作目的及配合要点，取得配合	一项不符合扣1分		
操作过程 （60分）	5	调节室温，遵医嘱予术前用药	一项做不到扣2分		
	10	协助患者取左侧双屈膝卧位，松开衣领及裤带，患者如有义齿应取下	一项不符合扣2分		
	5	按常规连接并调试好内镜，使其处于正常工作状态	一项做不到扣2分		
	10	根据异物的大小与形状，协助医生采用不同的器械钳取异物；取到异物后，应尽量收紧取物器材，并使其紧贴内镜，有利于异物与内镜同时退出	一项不符合扣2分		
	10	异物取出时在贲门或咽喉部等狭窄部位容易被卡住而难以退出。此时应将内镜前推，将异物推入胃内或食管，调整异物的位置，直至异物能顺利通过狭窄处	一项不符合扣2分		
	10	注意保护呼吸道，防止误吸及异物掉入气管内；应注意有无消化道损伤，如有损伤应及时处理	一项不符合扣5分		
	10	术中密切观察患者反应，做好心理护理；术后交代患者注意事项	一项不符合扣2分		
操作后处理 （10分）	8	整理用物，污物处置符合院感要求	一项不符合扣2分		
	2	洗手，记录	一项不符合扣1分		
结果标准 （15分）	15	动作轻柔，有爱伤观念；配合熟练、默契，操作程序流畅；患者体位正确	一项不符合扣2分		

35. 食道静脉曲张套扎及硬化治疗术配合操作流程

评估
- 患者评估:核对患者信息(床号、姓名、腕带等),了解患者出凝血时间、血常规、血小板计数、肝肾功能、心电图检查等检查结果,了解静脉曲张的部位、条数、形态、程度、颜色,过去有无消化道出血史等。
- 环境评估:清洁、明亮、安静,温湿度适宜,操作环境符合要求。

整理
- 护士准备:着装整齐,洗手,戴口罩、圆帽,穿防护服,戴手套。
- 用物准备:胃镜及相关用物、套扎器、注射针、硬化剂以及组织黏合剂,备好急救药品和仪器。
- 患者准备:完善出凝血时间、血常规、血小板计数及肝肾功能,心电图检查等检查,禁水、禁食 6—8 h。向患者解释治疗目的及注意事项,签署知情同意书。

操作过程
- 调节室温,遵医嘱予术前用药。
- 协助患者取左侧双屈膝卧位,松开衣领及裤带,患者如有义齿应取下。
- 按常规连接并调试好内镜,认真检查吸引器,保证有足够的负压使套扎满意。
- 密切配合医生,安装套扎器动作要快而准确,严格控制吸引器负压在 0.04—0.6 MPa。如果术中有出血,遵医嘱予出血部位喷洒冰盐水加去甲肾上腺素或凝血酶。
- 需硬化治疗者硬化剂注射针应严格消毒,以组织黏合剂开展治疗应严格按操作程序进行,预防损伤及阻塞内镜孔道。
- 加强病情观察,密切观察患者的血压、脉搏、呼吸、血氧饱和度等,发现异常配合医师处理。
- 术后交代患者注意事项。

整理
- 关闭仪器,切断电源,整理用物,污物处置符合院感要求。
- 洗手,记录。

36. 食道静脉曲张套扎及硬化治疗术配合操作考核细则及评分标准

项目	分值	评分细则	扣分标准	扣分	得分
评估 (5分)	5	核对患者信息,评估患者病情及了解病史等;环境适于操作	一项不符合扣2分		
操作前 准备 (10分)	2	护士着装整齐,洗手,戴口罩、圆帽,穿防护衣,戴手套	一项不符合扣1分		
	3	用物准备:备齐用物	少一物扣1分,多一物扣0.5分		
	5	患者准备:向患者解释操作目的及配合要点,取得配合	一项不符合扣1分		
操作 过程 (60分)	5	调节室温,遵医嘱予术前用药	一项做不到扣2分		
	10	助患者取左侧双屈膝卧位,松开衣领及裤带,患者如有义齿应取下	一项不符合扣2分		
	5	按常规连接并调试好内镜,认真检查吸引器,保证有足够的负压使套扎满意	一项做不到扣2分		
	10	配合医生,安装套扎器动作要快而准确,严格控制吸引器负压在0.04—0.06 MPa	一项不符合扣2分		
	10	如果术中有出血,遵医嘱予出血部位喷洒冰盐水加去甲肾上腺素或凝血酶	一项不符合扣2分		
	10	需硬化治疗者硬化剂注射针应严格消毒,以组织黏合剂开展治疗应严格按操作程序进行,预防损伤及阻塞内镜孔道	一项不符合扣5分		
	10	加强病情观察,密切观察患者的血压、脉搏、呼吸、血氧饱和度等,做好患者心理护理,检查后交代患者注意事项	一项不符合扣2分		
操作后 处理 (10分)	8	整理用物,污物处置符合院感要求	一项不符合扣2分		
	2	洗手,记录	一项不符合扣1分		
结果 标准 (15分)	15	动作轻柔,有爱伤观念;配合熟练、默契,操作程序流畅;患者体位正确	一项不符合扣2分		

37. 食道狭窄扩张术配合操作流程

评估
- 患者评估：核对患者信息（床号、姓名、腕带等），了解患者病史，有无义齿，了解患者血常规、血型、血小板、出凝血时间等检查结果。
- 环境评估：清洁、明亮、安静，温湿度适宜，操作环境符合要求。

准备
- 护士准备：着装整齐，洗手，戴口罩、圆帽，穿防护服，戴手套。
- 用物准备：全套扩张器（包括 5 mm、7 mm、9 mm、11 mm、13 mm 五个型号）、电子胃镜及相关用物、引导钢丝。
- 患者准备：有义齿的患者要事先取出义齿，检查患者是否已查血常规、血型、血小板、出凝血时间，术前禁食 8 h，各项化验单齐全。向患者解释治疗目的及注意事项。签知情同意书。

操作过程
- 调节室温，遵医嘱予术前用药。
- 患者保持侧卧头颈前屈体位，由于操作刺激，患者憋气恶心呕吐时，嘱患者大口换气，尽量保持镇静。
- 进镜观察，通过狭窄段，记录病灶下缘及上缘距门齿的距离。
- 留置导丝，将导丝头端高于术者，经钳道管送出，边送边退，直至内镜退出。
- 选择合适大小的扩张器，配合医生由小到大依次扩张。
- 最后一根扩张器随导丝一并退出。
- 复查胃镜，消化道出血时，遵医嘱经胃镜活检孔向出血处喷洒给药。
- 术中注意观察患者病情变化，发现异常配合医师处理。
- 交代患者注意事项。

整理
- 关闭仪器，切断电源，整理用物，污物处置符合院感要求。
- 洗手，记录。

38. 食道狭窄扩张术配合操作考核细则及评分标准

项目	分值	评分细则	扣分标准	扣分	得分
评估 (5分)	5	核对患者信息,评估患者病情及了解病史等;环境适于操作	一项不符合扣2分		
操作前 准备 (10分)	2	护士着装整齐,洗手,戴口罩、圆帽,穿防护衣,戴手套	一项不符合扣1分		
	3	用物准备:备齐用物	少一物扣1分,多一物扣0.5分		
	5	患者准备:向患者解释操作目的及配合要点,取得配合	一项不符合扣1分		
操作 过程 (60分)	5	调节室温,遵医嘱予术前用药	一项做不到扣2分		
	10	患者保持侧卧头颈前屈体位,由于操作刺激,患者憋气恶心呕吐时,嘱患者大口换气,尽量保持镇静	一项不符合扣2分		
	5	进镜观察,通过狭窄段,记录病灶下缘及上缘距门齿的距离	一项做不到扣2分		
	10	留置导丝,将导丝头端高于术者,经钳道管送出,边送边退,直至内镜退出	一项不符合扣2分		
	10	经选择合适大小的扩张器,配合医生由小到大依次扩张;最后一根扩张器随导丝一并退出	一项不符合扣2分		
	10	由医生复查胃镜检查,消化道出血时遵医嘱经胃镜活检孔向出血处喷洒给药	一项不符合扣5分		
	10	术中注意观察病情变化,发现异常配合医师处理,交代患者注意事项	一项不符合扣2分		
操作后 处理 (10分)	8	整理用物,污物处置符合院感要求	一项不符合扣2分		
	2	洗手,记录	一项不符合扣1分		
结果 标准 (15分)	15	动作轻柔,有爱伤观念;配合熟练、默契,操作程序流畅;患者体位正确	一项不符合扣2分		

39. 食道支架置放术配合操作流程

评估
- 患者评估：核对患者信息（床号、姓名、腕带等），了解患者病史，确认有无义齿，了解患者血常规、血型、血小板、出凝血时间、心电图及胃镜等检查结果。
- 环境评估：清洁、明亮、安静，温湿度适宜，操作环境符合要求。

准备
- 护士准备：着装整齐，洗手，戴口罩、圆帽，穿防护服，戴手套。
- 用物准备：胃镜及相关用物、扩张器、引导导丝、支架（食管支气管瘘患者选用带膜堵瘘支架，贲门失迟缓选用可回收支架）、急救物品、药品。
- 患者准备：术前行胸部 X 线射片，胃镜检查，血、尿、粪常规检查，肝、肾功能，出、凝血时间，心电图等检查；术前禁食 8 h，各项化验单齐全。向患者解释治疗目的及注意事项，签署知情同意书。

操作过程
- 调节室温，遵医嘱予术前用药。
- 协助医生做好食道狭窄扩张术，多用探条扩张法。
- 进镜观察：通过狭窄段，记录病灶下缘及上缘距门齿的距离。
- 留置导丝：将导丝头端高于术者，经钳道管送出，边送边退，直至内镜退出。
- 选择支架：按病变长度选择，长度应比病变长 4—5 cm。
- 插入支架：配合术者，将导丝导入支架头端孔，向前推进架入器，准确定位，助手撕开保险帽，缓缓退出植入器的外套管，待支架释放（膨开）张开后，植入器连同导丝一起退出，植入完成。
- 复查胃镜：在支架上缘观察。
- 调整支架：支架位置不理想时，可用支架复位器进行调整。
- 术中严密观察患者病情变化，发现异常配合医师处理，术后交代患者注意事项。

整理
- 关闭仪器，切断电源，整理用物，污物处置符合院感要求。
- 洗手，记录。

40. 食道支架置放术配合操作考核细则及评分标准

项目	分值	评分细则	扣分标准	扣分	得分
评估 (5分)	5	核对患者信息,评估患者病情及了解病史等;环境适于操作	一项不符合扣2分		
操作前准备 (10分)	2	护士着装整齐,洗手,戴口罩、圆帽,穿防护衣,戴手套	一项不符合扣1分		
	3	用物准备:备齐用物	少一物扣1分,多一物扣0.5分		
	5	患者准备:向患者解释操作目的及配合要点,取得配合	一项不符合扣1分		
操作过程 (60分)	5	调节室温,遵医嘱予术前用药	一项做不到扣2分		
	10	协助医生做好食道狭窄扩张术:通过狭窄段,记录病灶下缘及上缘距门齿的距离,做好配合工作	一项不符合扣2分		
	5	留置导丝:将导丝头端高于术者,经钳道管送出,边送边退,直至内镜退出	一项做不到扣2分		
	10	协助医生选择支架:按病变长度选择,长度应比病变长4—5 cm	一项不符合扣2分		
	10	经插入支架:配合术者,将导丝导入支架头端孔,向前推进架入器,准确定位,助手撕开保险帽,缓缓退出植入器的外套管,待支架释放(膨开)张开后,植入器连同导丝一起退出,植入完成	一项不符合扣2分		
	10	复查胃镜:在支架上缘观察。调整支架:支架位置不理想时,可用支架复位器进行调整	一项不符合扣5分		
	10	术中注意观察患者病情变化,发现异常配合医师处理,交代患者注意事项	一项不符合扣2分		
操作后处理 (10分)	8	整理用物,污物处置符合院感要求	一项不符合扣2分		
	2	洗手,记录	一项不符合扣1分		
结果标准 (15分)	15	动作轻柔,有爱伤观念;配合熟练、默契,操作程序流畅;患者体位正确	一项不符合扣2分		

41. 经胃镜空肠营养管置入术配合操作流程

评估
- 患者评估：核对患者信息（床号、姓名、腕带等），详细了解病史，了解有无本操作的禁忌证，术前做血常规、肝肾功能等检查，术前禁食 8 h。
- 环境评估：清洁、明亮、安静，温湿度适宜，操作环境符合要求。

准备
- 护士准备：着装整齐，洗手，戴口罩、圆帽，穿防护服，戴手套。
- 用物准备：内镜及相关用物、空肠营养管、异物钳、抢救设备及药品等。
- 患者准备：术前做血常规、肝肾功能等检查，术前禁食 8 h。向患者解释治疗目的及注意事项，签知情同意书。

操作过程
- 调节室温，遵医嘱予术前用药。
- 患者取左侧卧位，双膝屈曲，松解裤带、衣领。予心电监护监测患者生命体征。
- 按常规连接并调试好内镜，使其处于正常工作状态。
- 先将其营养管润滑后从鼻孔插入，约进入 45 cm。
- 由医生操作进胃镜，胃镜进入胃腔后，护士用异物钳在胃腔内钳夹鼻肠管头端，轻柔操作，推送胃镜带鼻肠管至十二指肠降部。
- 此时护士固定鼻肠管，以异物钳钳夹鼻肠管保持原位，后退胃镜至胃腔，松开异物钳，后退异物钳至胃腔。
- 第 2 次及以后推送鼻肠管时，以异物钳钳夹胃腔内鼻肠管管身，同前推送胃镜带鼻肠管至十二指肠降部并后退胃镜及异物钳，通常 3—4 次就可将其送至屈氏韧带以下 20—40 cm，此时助手固定鼻肠管，边吸气边后退胃镜。
- 退出胃镜后，抽出鼻肠管导丝。
- 术中密切观察患者反应，做好心理护理；术后交代患者注意事项。

整理
- 关闭仪器，切断电源，整理用物，污物处置符合院感要求。
- 洗手，记录。

42. 经胃镜空肠营养管置入术配合操作考核细则及评分标准

项目	分值	评分细则	扣分标准	扣分	得分
评估 （5分）	5	核对患者信息，评估患者病情及了解病史等；环境适于操作	一项不符合扣2分		
操作前准备 （10分）	2	护士着装整齐，洗手，戴口罩、圆帽，穿防护衣，戴手套	一项不符合扣1分		
	3	用物准备：备齐用物	少一物扣1分，多一物扣0.5分		
	5	患者准备：向患者解释操作目的及配合要点，取得配合	一项不符合扣1分		
操作过程 （60分）	5	调节室温，遵医嘱予术前用药	一项做不到扣2分		
	10	患者取左侧卧位，双膝屈曲，松解裤带、衣领，予心电监护监测患者生命体征。按常规调试好内镜	一项不符合扣2分		
	5	先将其营养管润滑后从鼻孔插入，约进入45 cm	一项做不到扣2分		
	10	由医生进胃镜，胃镜进入胃腔后，护士用异物钳在胃腔内钳夹鼻肠管头端，轻柔操作推送胃镜带鼻肠管至十二指肠降部	一项不符合扣2分		
	10	此时护士固定鼻肠管，异物钳钳夹鼻肠管保持原位，后退胃镜至胃腔，松开异物钳，后退异物钳至胃腔	一项不符合扣2分		
	10	第2次及以后推送鼻肠管时，以异物钳钳夹胃腔内鼻肠管管身，同前推送胃镜带鼻肠管至十二指肠降部并后退胃镜及异物钳，通常3—4次就可送至屈氏韧带以下20—40 cm，此时助手固定鼻肠管，边吸气边后退胃镜	一项不符合扣5分		
	10	退出胃镜后，抽出鼻肠管导丝，术中做好心理护理；术后交代患者注意事项	一项不符合扣2分		
操作后处理 （10分）	8	整理用物，污物处置符合院感要求	一项不符合扣2分		
	2	洗手，记录	一项不符合扣1分		
结果标准 （15分）	15	动作轻柔，有爱伤观念；配合熟练、默契，操作程序流畅；患者体位正确	一项不符合扣2分		

43. 腹膜透析操作流程

评估
- 患者评估:核对患者信息(床号,姓名,腕带等),评估患者病情、心理状态以及合作程度。
- 环境评估:清洁、安静、无尘埃,温度适宜,紫外线消毒腹透室 30 min。清洁工作台面。
- 护士准备:着装整洁,洗手,戴口罩、圆帽。

准备
- 用物准备:根据医嘱选用加热至 37 ℃的透析液,治疗盘内置常规消毒用物 1 套、无菌治疗巾、弹簧秤、碘伏帽、弯盘、透析记录单。
- 患者准备:向患者解释操作目的及配合要点,取得配合,嘱患者排便,取舒适体位。

操作过程
- 备齐用物至床旁。
- 核对患者信息,解释操作目的,取得配合。
- 评估患者腹壁窦道口情况,有无红肿等并发症。
- 关闭所有出入液开关,正确连接各管道,打开内接管处开关,使腹透液流入引流袋,观察透析液流出速度、颜色和量。
- 待透析液放完之后关闭内接管处开关,打开入液管路开关,进行灌入前预冲洗,冲洗时间为 5 min,30—50 mL 冲洗液被引入引流液袋。后使透析液(37 ℃)进入腹腔,并观察透析液流入速度。
- 结束后关闭各开关,外接管开口端向下将碘伏帽连接在外接管上并妥善固定,送患者至休息室。
- 协助患者取舒适卧位。
- 称量透析液超滤量。
- 观察患者病情及生命体征变化。

整理
- 整理用物,污物处置符合院感要求。
- 洗手,记录。

44. 腹膜透析操作考核细则及评分标准

项目	分值	评分细则	扣分标准	扣分	得分
评估 (5分)	5	核对患者信息,评估患者病情及局部皮肤情况等,环境适于操作	一项不符合扣2分		
操作前准备 (10分)	2	护士着装整齐,洗手,戴口罩、圆帽	一项不符合扣1分		
	3	用物准备:备齐用物	少一物扣1分,多一物扣0.5分		
	5	患者准备:向患者解释操作目的及配合要点,取得配合	一项不符合扣1分		
操作过程 (60分)	5	核对患者信息,解释操作目的,取得配合	一项不符合扣1分		
	5	检查腹膜透析液温度(37—40 ℃),有无混浊、絮状物、外渗	未检查不得分,一项不符合扣2分		
	10	取得患者配合,引出腹腔内透析液,无菌治疗巾铺于腹透管连接部位	一项不符合扣3分		
	20	引流完毕,关闭腹部内接管处开关,打开入液管开关,进行预冲,后放入腹膜透析液。放液完毕后,接上碘伏帽	一项不符合扣5分,碘伏帽污染不得分		
	5	妥善固定,交代注意事项	一项不符合扣2分		
	5	送患者回病房,协助患者取舒适卧位,整理床单位	一项不符合扣2分		
	5	清理用物,称量出液量,记录超滤量	一项不符合扣3分		
	5	观察患者病情及生命体征变化	一项不符合扣2分		
操作后处理 (10分)	8	整理用物,污物处置符合院感要求	一项不符合扣2分		
	2	标本必要时送检,洗手,记录	一项不符合扣1分		
结果标准 (15分)	15	患者体位正确,各种管道通畅,动作轻柔,有爱伤观念,操作熟练流畅	一项不符合扣2分		

45. 血液透析操作流程

评估 { 患者评估:核对患者信息(扫描 PDA,核对床号、姓名、腕带信息等),评估患者生命体征,测量透析前体重,评估患者的血管通路情况、心理情况以及合作程度。

环境评估:环境宽敞明亮,清洁整齐,无尘埃,温度适宜,符合操作要求。

准备 {
护士准备:着装整齐,更换室内鞋,洗手,戴口罩。

用物准备:血液透析器、血液透析管路、生理盐水、穿刺针、一次性使用透析护理包(胶布、无菌手套、无菌纱布、创可贴、无菌治疗巾)、浓缩透析液、生理盐水、血压计、听诊器、利器盒。

患者准备:向患者解释操作目的、配合要点及注意事项,嘱患者排便,取舒适体位。

操作过程 {
打开水机,检查水机运行情况。

透析机自检:检查 A、B 透析液浓度、有效期,检查透析机电源线是否连接正确。

血液透析器和管路的安装:检查血液透析器、透析管路、穿刺包、穿刺针有无破损,外包装是否完好、型号是否正确、是否在消毒有效期内;检查生理盐水包装是否完好,是否在有效期内,对光检查有无浑浊、沉淀。按照体外循环血流的方向安装。

密闭式预充:启动血泵,泵速为 80—100 mL/min,用生理盐水排净透析管路和透析器(膜内)气体,将泵速调至 200—300 mL/min,透析器连接透析液旁路,排净透析器透析液膜外气体,总预充量不少于 800 mL,必要时进行闭路循环。预充完毕根据医嘱设置治疗参数。

建立体外循环:核对患者信息,解释操作目的,交代配合要点,测量生命体征,检查患者血管通路,视诊内瘘处皮肤有无红肿、硬结、渗血、破损,摸清血管走向和搏动,听诊内瘘杂音大小。必要时操作者戴护目镜和清洁手套,选择穿刺点(绳梯式或者扣眼式),使用含碘消毒剂以穿刺点为中心,直径>10 cm,分别消毒两遍,先穿刺静脉,再穿刺动脉。固定穿刺针,根据医嘱推注首剂肝素。设置泵速为 50—100 mL/min,连接动脉端,启动血泵,连接静脉端,开始透析治疗,体外循环建立后,测量血压、脉搏,并询问患者的自我感觉,缓慢调节血流量。记录透析机参数。

查对:实行双查对,先自我查对,检查管路连接是否紧密(按体外循环走向的顺序,依次查对体外循环管路系统各连接处和管路开口处,未使用的管路开口处采用加帽密封和夹闭管夹的双保险措施)。根据医嘱查对治疗参数,自我查对后,另一名护士再次查对上述内容,并在治疗记录单上签名。治疗开始后,对机器面板和高频接触部位进行消毒擦拭。

治疗结束(下机):调整血流量为 50—100 mL/min,打开动脉端预充侧管,使用生理盐水将存留在动脉侧管内的血液回输 20—30 s。关闭血泵,靠重力将动脉侧管近心侧的血液回输入患者体内。夹闭动脉管路夹子和动脉穿刺针处夹子,打开血泵,用生理盐水全程回血,回血过程中,可使用双手左右转动滤器,但不得挤压静脉端管路,回血结束夹闭静脉管路和静脉穿刺针的夹子。先拔出动脉穿刺针,再拔出静脉穿刺针(放入专门利器盒内),压迫穿刺部位 2—3 min 后,用弹力绷带或胶布加压包扎动静脉穿刺部位,观察穿刺部位 10—20 min,无渗血或出血后松开弹力绷带。整理用物,测量患者生命体征,记录,签名。治疗结束后嘱患者平卧 10—20 min,待生命体征平稳,穿刺点无渗血,听诊内瘘杂音良好后向患者交代注意事项,送患者离开血液净化中心。

整理 {
整理用物,符合院感要求,机器按照说明书要求进行内外消毒,消毒结束后关闭电源和水机。

洗手,记录。

46. 血液透析操作考核细则及评分标准

项目分值	分值	评分细则	扣分标准	扣分	得分
评估 (5分)	5	核对患者信息,评估患者生命体征、血管通路、心理情况及合作程度	一项不符合扣1分		
操作前准备 (10)	1	护士准备:着装整洁,洗手,戴口罩、手套	着装不符合要求扣1分,戴手套时机不合理扣1分		
	4	用物准备:备齐用物	少一物扣1分,多一物扣0.5分		
	2	患者准备:向患者解释操作目的及配合要点,取得配合	一项不符合扣1分		
	1	环境宽敞明亮,清洁整齐,符合要求	环境未评估或不符合要求不得分		
	2	按照要求进行机器自检,机器自检通过,检查各项显示参数	未检查电源线连接、电源总开关扣1分,参数不正常未干预不得分		
操作过程 (60)	5	检查血液透析器、透析管路、穿刺包、穿刺针有无破损,外包装是否完好、型号是否正确、是否在消毒有效期内;检查生理盐水包装是否完好,是否在有效期内,对光检查有无浑浊、沉淀	漏一项扣1分,扣完为止		
	10	按要求安装管路及透析器,密闭式预充:启动血泵,泵速为80—100 mL/min,用生理盐水先排净透析管路和透析器(膜内)气体,将泵速调至200—300 mL/min,透析器连接透析液旁路,排净透析器透析液膜外气体,总预充量不少于800 mL,必要时进行闭路循环	动作不轻柔扣1分,不符合要求不得分		
	5	核对患者信息,解释操作目的,检查血管通路(视触听),摸清血管走向和搏动,听诊内瘘杂音	不符合要求不得分		
	5	必要时操作者戴护目镜和清洁手套,选择合适的穿刺方式(扣眼法、绳梯法),并根据医嘱推注首剂肝素	不符合要求不得分		
	10	设置泵速50—100 mL/min,连接动脉端,启动血泵,引血至静脉壶连接静脉端,体外循环建立后,测量血压、脉搏,并询问患者的自我感觉	排气不净、有污染不得分		

项目分值	分值	评分细则	扣分标准	扣分	得分
	5	按医嘱检查机器治疗参数,实行双核对,先自我查对,按体外循环管路走向的顺序检查管路系统各开口和连接处,未使用的开口采用加帽密封和夹闭管夹的双保险措施,双人查对上述内容,并在治疗记录上签名。治疗开始后,对机器面板和高频接触部位进行消毒擦拭	不符合要求不得分		
	5	治疗过程中,每小时询问患者自我感觉,测量血压、脉搏,观察穿刺部位有无渗血、穿刺针有无脱出移位,并准确记录	不符合要求不得分		
	10	治疗结束,密闭式回血,拔出穿刺针,用弹力绷带或胶布加压包扎动静脉穿刺部位,测量患者生命体征,观察内瘘是否通畅、有无渗血	膜内气体未排净不得分		
	5	观察患者10—20 min后,交代注意事项,送患者离开血液净化中心	不符合要求不得分		
操作后处理(10分)	8	整理用物,污物处置符合院感要求	一项不符合扣2分		
	2	洗手,记录	一项不符合扣1分		
总体评价(15)	15	患者体位舒适,管道妥善固定、通畅,动作轻柔,有爱伤观念,操作流畅	酌情扣分		

47. 血液滤过操作流程

评估
- 患者评估:核对患者信息(扫描 PDA,核对床号、姓名、腕带信息等),评估患者生命体征,测量透析前体重,评估患者的血管通路情况、心理情况以及合作程度。
- 环境评估:环境宽敞明亮,清洁整齐,无尘埃。

准备
- 护士准备:着装整齐,更换室内鞋,洗手,戴口罩。
- 用物准备:血液透析器、血液透析管路、生理盐水、穿刺针、一次性使用透析护理包、浓缩透析液、生理盐水、血压计、听诊器、利器盒。
- 患者准备:向患者解释操作目的、配合要点及注意事项,嘱患者排便,取舒适体位。

操作过程
- 打开水机,检查水机运行情况。
- 透析机自检:检查 A、B 透析液浓度及有效期,检查透析机电源线连接是否正确。
- 血液透析器和管路的安装:检查血液透析器、透析管路、穿刺包、穿刺针有无破损,外包装是否完好,型号是否正确,是否在消毒有效期内;检查生理盐水包装是否完好、是否在有效期内,对光检查有无浑浊、沉淀。按照体外循环血流的方向安装管路及透析滤器。密闭式预充:按要求安装管路及透析器,泵速调至 80—100 mL/min,用生理盐水冲洗滤器及管路。机器在线预充:通过置换液连接管使用机器在线生产的置换液按照体外循环血流方向密闭冲洗。冲洗量严格按照机器要求,冲洗完毕,按医嘱设置治疗参数。
- 建立体外循环:核对患者信息,做好解释工作,与患者交流,交代配合要点,测量生命体征,检查患者血管通路,视诊内瘘处皮肤有无红肿、硬结、渗血、破损,摸清血管走向和搏动,听诊内瘘杂音大小。必要时操作者戴护目镜和清洁手套,选择穿刺点(绳梯式或者扣眼式),使用含碘消毒剂以穿刺点为中心,消毒范围直径>10 cm,分别消毒两遍,先穿刺静脉,再穿刺动脉,固定穿刺针,根据医嘱推注首剂肝素。设置泵速为 50—100 mL/min,连接动脉端,启动血泵,连接静脉端,开始透析治疗,体外循环建立后,测量血压、脉搏,并询问患者的自我感觉,缓慢调节血流量。
- 查对:实行双查对,先自我查对,检查管路连接是否紧密(按体外循环走向的顺序,依次查对体外循环管路系统各连接处和管路开口处,未使用的管路开口处采用加帽密封和夹闭管夹的双保险状态)。根据医嘱查对治疗参数,自我查对后,另一名护士再次查对上述内容,并在治疗记录单上签名。治疗开始后,对机器面板和高频接触部位进行消毒擦拭。
- 治疗结束(下机):调整血流量为 50—100 mL/min,打开动脉端预充侧管,使用生理盐水将存留在动脉侧管内的血液回输 20—30 s。关闭血泵,靠重力将动脉侧管近心侧的血液回输入患者体内。夹闭动脉管路夹子和动脉穿刺针处夹子,打开血泵,用生理盐水全程回血,回血过程中,可使用双手左右转动滤器,但不得挤压静脉端管路,回血结束夹闭静脉管路和静脉穿刺针的夹子。先拔出动脉穿刺针,再拔出静脉穿刺针(放入专门利器盒内),压迫穿刺部位 2—3 min 后,用弹力绷带或胶布加压包扎动静脉穿刺部位,观察穿刺部位 10—20 min,无渗血或出血后松开弹力绷带。整理用物,测量生命体征,记录治疗单,签名。治疗结束后嘱患者平卧 10—20 min,待生命体征平稳,穿刺点无渗血,听诊内瘘杂音良好,向患者交代注意事项,送患者离开血液净化中心。

整理
- 整理用物,污物处理符合院感要求;机器按照说明书要求进行内外消毒,消毒结束后,关闭电源和水机。
- 洗手、记录。

48. 血液滤过操作考核细则及评分标准

项目分值	分值	评分细则	扣分标准	扣分	得分
评估（5分）	5	核对患者信息,评估患者生命体征、血管通路、心理情况及合作程度	一项不符合扣1分		
操作前准备（10）	1	护士准备:着装整洁,洗手,戴口罩	着装不符合要求扣1分,戴手套时机不合理扣1分		
	4	用物准备:备齐用物	少一物扣1分,多一物扣0.5分		
	2	患者准备:向患者解释操作目的及配合要点,取得配合	一项不符合扣1分		
	1	环境宽敞明亮,清洁整齐,符合要求	环境未评估或不符合要求不得分		
	2	按照要求进行机器自检,机器自检通过,检查各项显示参数	未检查电源线连接、电源总开关扣1分,参数不正常未干预不得分		
操作过程（60）	5	检查血液透析器、透析管路、穿刺包、穿刺针有无破损,外包装是否完好、型号是否正确、是否在消毒有效期内;检查生理盐水包装是否完好,是否在有效期内,对光检查有无浑浊、沉淀	漏一项扣1分,扣完为止		
	10	按要求安装管路及透析滤器。密闭式预充:泵速调整至80—100 mL/min,用生理盐水冲洗滤器及管路。机器在线预充:通过置换液连接管使用机器在线生产的置换液按照体外循环血流方向密闭冲洗。冲洗量严格按照机器要求,冲洗完毕,按医嘱设置治疗参数	动作不轻柔扣1分,不符合要求不得分		
	5	核对患者信息,做好解释工作,检查血管通路(视触听),摸清血管走向和搏动,听诊内瘘杂音	不符合要求不得分		
	5	必要时操作者戴护目镜和清洁手套,选择合适的穿刺方式(扣眼法、绳梯法),并根据医嘱推注首剂肝素	不符合要求不得分		
	10	设置泵速为50—100 mL/min,连接动脉端,启动血泵,连接静脉端,开始透析治疗,体外循环建立后,测量血压、脉搏,并询问患者的自我感觉	排气不净、有污染不得分		

临床护理技术操作流程及考核指南

项目分值	分值	评分细则	扣分标准	扣分	得分
	5	按医嘱检查机器治疗参数,实行双核对,先自我查对,按体外循环管路走向的顺序检查管路系统各开口和连接处,未使用的开口应予加帽密封和夹闭管夹的双保险状态,双人查对上述内容,并签名。治疗开始后,对机器面板和高频接触部位进行消毒擦拭	不符合要求不得分		
	5	治疗过程中,每小时询问患者自我感觉,测量血压、脉搏,观察穿刺部位有无渗血,穿刺针有无脱出移位,并准确记录	不符合要求不得分		
	10	治疗结束,密闭式回血,拔出穿刺针,用弹力绷带或胶布加压包扎动静脉穿刺部位。测量生命体征,观察内瘘是否通畅,有无渗血	膜内气体未排净不得分		
	5	观察患者 10—20 min 后,交代注意事项,送患者离开血液净化中心	不符合要求不得分		
操作后处理(10分)	8	整理用物,污物处置符合院感要求	一项不符合扣 2 分		
	2	洗手,记录	一项不符合扣 1 分		
总体评价(15)	15	患者体位舒适,管道妥善固定、通畅,动作轻柔,有爱伤观念,操作流畅	酌情扣分		

49. 腹膜平衡试验操作流程

评估 {
患者评估：核对患者信息（床号、姓名、腕带等），评估患者病情、心理状态以及合作程度。观察患者腹透窦道口情况。

环境评估：清洁、安静、无尘埃，温度适宜，紫外线消毒腹透室 30 min。
}

准备 {
护士准备：着装整齐，洗手，戴口罩、圆帽。

用物准备：透析液加热至 37 ℃，治疗盘内置常规消毒用物 1 套、无菌治疗巾、弹簧秤、碘伏帽、弯盘、透析记录单、采样标本容器。

患者准备：向患者解释操作目的、配合要点以及注意事项，嘱患者排便，取舒适体位。
}

操作过程 {
备齐用物至床旁。

核对患者信息，解释操作目的，取得配合。

前夜常规保留腹透液 8—12 h。

准备 2.5% 腹透液 2 L，加温至合适温度。

患者取坐位，在 20 min 内引流出前夜保留 8—12 h 的透析液，记录其引流量和超滤量。

患者取仰卧位，将 2 L 2.5% 的腹透液以 200 mL/min 的速度灌入腹腔内，期间嘱患者左右翻身，变换体位。记录灌入完毕的时间，并以此定为 0 h。

透析液在腹腔保留 0 h 和 2 h，收集透析液标本；从腹腔内引流出 200 mL 透析液，摇动 2—3 次；消毒加药口，用注射器抽出 10 mL 透析液测定肌酐和葡萄糖浓度，将剩余 190 mL 灌入腹腔；留存标本并做好标记。

在腹腔保留 0 h、2 h、4 h 时，分别抽取血标本，测定血糖和肌酐。

腹腔保留 4 h 后，患者取坐位，在 20 min 内将腹腔内透析液全部引流出来，摇动腹膜透析袋 2—3 次，抽出透析液 10 mL，测定葡萄糖和肌酐浓度。

留存标本并作标记。
}

整理 {
整理用物，污物处置符合院感要求。

洗手，记录。
}

50. 腹膜平衡试验考核细则及评分标准

项目	分值	评分细则	扣分标准	扣分	得分
评估 (5分)	5	核对患者信息,评估患者病情及局部皮肤情况等,环境适于操作	一项不符合扣2分		
操作前准备 (10分)	2	护士准备:着装整齐,洗手,戴口罩、圆帽	少一物扣1分,多一物扣0.5分		
	3	用物准备:备齐用物	一项不符合扣1分		
	5	患者准备:向患者解释操作目的及配合要点,取得配合	一项不符合扣1分		
操作过程 (60分)	5	核对患者信息,解释操作目的,取得配合	一项不符合扣1分		
	6	查看腹透管腹壁外部分管路保护情况	一项不符合扣2分		
	6	患者取坐位,在20 min内引流出前夜保留8—12 h的透析液,记录其引流量和超滤量	一项不符合扣2分		
	10	患者取仰卧位,将2 L 2.5%的腹透液以每200 mL/min的速度灌入腹腔内,期间嘱患者左右翻身,变换体位。记录灌入完毕的时间,并以此定为0 h	一项不符合扣2分		
	10	透析液在腹腔保留0 h和2 h,收集透析液标本;从腹腔内引流出200 mL透析液,摇动2—3次;消毒加药口,用注射器抽出10 mL透析液测定肌酐和葡萄糖浓度,将剩余190 mL灌入腹腔;留存标本并做好标记	一项不符合扣2分		
	8	在腹腔保留0 h、2 h、4 h时,分别抽取血标本,测定血糖和肌酐	一项不符合扣2分		
	10	腹腔保留4 h后,患者取坐位,在20 min内将腹腔内透析液全部引流出来,摇动腹膜透析袋2—3次,抽出透析液10 mL,测定葡萄糖和肌酐浓度	一项不符合扣3分		
	5	留存标本并作标记	一项不符合扣2分		
操作后处理 (10分)	8	整理用物,污物处置符合院感要求	一项不符合扣2分		
	2	洗手,记录	一项不符合扣1分		
结果标准 (15分)	15	患者体位正确,各种管道通畅,动作轻柔,有爱伤观念,操作熟练流畅	一项不符合扣2分		

51. 更换腹膜透析外接短管操作流程

评估
- 患者评估：核对患者信息（床号，姓名，腕带等），评估患者病情、心理状态以及合作程度。观察患者腹透窦道口情况。
- 环境评估：清洁、安静、无尘埃，温度适宜，紫外线消毒腹透室 30 min。

准备
- 护士准备：着装整齐，洗手，戴口罩、圆帽。
- 用物准备：碘伏、无菌纱布、无菌短管、碘伏帽、止血钳、无菌手套。
- 患者准备：向患者解释操作目的、配合要点以及注意事项，嘱患者排便，取舒适体位。

操作过程
- 备齐用物至床旁。
- 核对患者信息，解释操作目的，取得配合。
- 查看腹透管腹壁外部分有无老化磨损及管路保护是否合理。
- 用止血钳垫纱布夹闭近出口处管路。查看碘伏有效期并将瓶盖打开，将一次性短管从钛接头处取下并丢弃，将钛接头浸入 0.5% 碘伏液中泡 10 min。
- 检查短管有效期、有无裂缝、包装是否完好及开关灵活度，注意关闭开关，并对产品的批号及换管日期进行登记。
- 待钛接头浸泡 10 min 后撕开短管包装及无菌纱布包装，戴无菌手套，取无菌纱布包裹并保护钛接头部分，取出无菌短管将帽环拉下迅速与钛接头连接并拧紧。
- 观察病情及生命体征变化。
- 更换一次性碘伏帽。

整理
- 整理用物，污物处置符合院感要求。
- 洗手，记录。

52. 更换腹膜透析外接短管考核细则及评分标准

项目	分值	评分细则	扣分标准	扣分	得分
评估 (5分)	5	核对患者信息,评估患者病情及局部皮肤情况等,环境适于操作	一项不符合扣2分		
操作前准备 (10分)	2	护士准备:着装整齐,洗手,戴口罩、圆帽	少一物扣1分,多一物扣0.5分		
	3	用物准备:备齐用物	一项不符合扣1分		
	5	患者准备:向患者解释操作目的及配合要点,取得配合	一项不符合扣1分		
操作过程 (60分)	7	核对患者信息,解释操作目的,取得配合	一项不符合扣1分		
	8	查看腹透管腹壁外部分有无老化磨损及管路保护情况	一项不符合扣2分		
	5	用止血钳垫纱布夹闭近出口处管路	一项不符合扣2分		
	5	查看碘伏有效期并将瓶盖打开	一项不符合扣2分		
	5	将原外接短管从钛接头处取下并丢弃,将钛接头浸入碘伏瓶中10 min	一项不符合扣2分		
	10	检查短管有效期、有无裂缝、包装是否完好及开关灵活度,注意关闭开关,并对产品的批号及换管日期进行登记	一项不符合扣2分		
	7	待钛接头浸泡10 min后撕开短管包装及无菌纱布包装,戴无菌手套,取无菌纱布包裹并保护钛接头部分	一项不符合扣3分		
	5	取出无菌短管将帽环拉下迅速与钛接头连接并拧紧	一项不符合扣2分		
	6	观察病情及生命体征变化	一项不符合扣2分		
	2	更换一次性碘伏帽	一项不符合扣2分		
操作后处理 (10分)	8	整理用物,污物处置符合院感要求	一项不符合扣2分		
	2	洗手,记录	一项不符合扣1分		
结果标准 (15分)	15	患者体位正确,各种管道通畅,动作轻柔,有爱伤观念,操作熟练流畅	一项不符合扣2分		

53. 微量血糖监测操作流程

评估 {
患者评估:核对患者信息(床号、姓名、腕带等),评估患者病情、心理状态以及合作程度。

环境评估:整洁、安静、安全,温度适宜。
}

准备 {
护士准备:着装整洁,洗手,戴口罩。

用物准备:治疗盘内置常规消毒用物 1 套、血糖仪、采血针、血糖试纸、笔、记录单。

患者准备:向患者解释操作的目的及配合要点,取得配合,嘱患者用温水洗手,并用软毛巾擦干。

备齐用物至床旁。
}

操作过程 {
核对患者信息,解释操作目的,取得配合。

检查血糖仪性能、试纸有效期以及核对血糖试纸密码,同时嘱患者用温水洗手并擦干。

以 75% 的酒精消毒采血部位,待干。调节采血针深浅度,或用一次性采血针刺入指尖侧面,采血(勿过度挤压),将试纸测试区向上轻轻插入血糖仪内,将血滴在试纸测试区中央,或使用虹吸法吸血,5—15 s 内显示结果。采血毕用干棉签按压针眼。

告知患者血糖测试结果,做好健康教育。

协助患者取舒适体位,交代注意事项。
}

整理 {
整理用物,污物处置符合院感要求。

洗手,记录。
}

54. 微量血糖监测操作考核细则及评分标准

项目	分值	评分细则	扣分标准	扣分	得分
评估 (5分)	5	核对患者信息,评估患者病情及局部皮肤情况,环境适于操作	一项不符合扣2分		
操作前准备 (10分)	2	护士准备:着装整齐,洗手,戴口罩	一项不符合扣1分		
	3	用物准备:备齐用物	少一物扣1分,多一物扣0.5分		
	5	患者准备:向患者解释操作目的及配合要点,取得配合	一项不符合扣1分		
操作过程 (60分)	5	携用物至床边,核对患者信息,解释操作目的,取得配合	一项做不到扣2分		
	10	检查试纸有效期,检查血糖仪性能,核对血糖仪显示代码与试纸代码是否相符	未核对代码不得分,一项不符合扣2分		
	3	正确安装采血笔针头或准备一次性采血针	未做到扣3分		
	10	嘱患者用温水洗手并擦干,用75%的酒精消毒采血部位,待干	一项不符合扣5分		
	10	调节采血针深浅度,或用一次性采血针刺入指尖侧面,采血(勿过度挤压),使之形成一小滴血	操作不正确扣5分,血量不合适扣5分		
	10	将试纸测试区向上轻轻插入血糖仪内,将血滴在试纸测试区(红色)中央,或使用虹吸法吸血,5—15 s内显示结果	操作不正确扣5分		
	5	采血毕用干棉球按压针眼	未做到扣5分		
	4	告知患者血糖测试结果,做好健康教育	未准确记录不得分,一项不符合扣2分		
	3	协助患者取舒适卧位,交代注意事项	一项不符合扣2分		
操作后处理 (10分)	8	整理用物,污物处理符合院感要求	一项不符合扣2分		
	2	洗手,记录	一项不符合扣1分		
结果标准 (15分)	15	动作轻柔,有爱伤观念;操作程序流畅;患者体位正确;床单位整齐、平整	一项不符合扣2分		

55. 口服葡萄糖耐量试验操作流程

评估 {

患者评估：核对患者信息（床号、姓名、腕带等），评估患者病情、心理状态以及合作程度。

环境评估：清洁、安静、安全，温度适宜。

准备 {

护士准备：着装整齐，洗手，戴口罩。

用物准备：治疗盘内置常规消毒用物 1 套、真空采血管 5 支（依次编号）、止血带 1 根、采血针 5 个、小枕 1 只、75 g 无水葡萄糖粉、水杯、300 mL 温开水、手表、化验单、记录单。

患者准备：向患者解释试验的目的、配合要点以及注意事项，取得配合，患者符合空腹要求（禁食、禁水 10—12 h），在基础状态（即未进行任何活动）下进行。

操作过程 {

备齐用物至床旁，核对患者信息，解释操作目的，告知患者注意事项，取得患者配合。

抽取空腹血：选择合适静脉，在穿刺点上方 6 cm 处扎紧止血带，用含碘消毒剂消毒 2 次，棉签应从中央向外周旋转涂擦，直径范围为 5 cm；嘱患者握拳，按静脉穿刺法穿刺，血管见回血后，将采血针头插入 1 号采血管内，取所需血量 2 mL；松开止血带，嘱患者松拳，迅速拔出针头，用棉签按压穿刺点 3—5 min，并再次核对相关信息。

口服葡萄糖：将 75 g 无水葡萄糖粉溶于 300 mL 温开水中，嘱患者 5 min 内服下，在患者喝第一口时开始计时，分别在 30 min、60 min、120 min、180 min 时采血。

依次将所采血标本放置于 2、3、4、5 号采血管内，核对、送检，测血糖值。

协助患者取舒适体位，交代注意事项。

整理 {

整理用物，污物处置符合院感要求。

血标本及时送检。

洗手，记录。

56. 口服葡萄糖耐量试验操作考核细则及评分标准

项目	分值	评分细则	扣分标准	扣分	得分
评估 （5分）	5	核对患者信息，评估患者病情及配合程度等；环境适于操作	一项不符合扣2分		
操作前准备 （10分）	2	护士准备：着装整齐，洗手，戴口罩	一项不符合扣1分		
	3	用物准备：备齐用物	少一物扣1分，多一物扣0.5分		
	5	患者准备：向患者解释操作目的及配合要点，取得配合	一项不符合扣1分		
操作过程 （60分）	5	携用物至床旁，核对患者信息，取得配合	一项不符合扣2分		
	10	分别粘贴化验单附联于真空采血试管上，按抽血时间，依次编好采血管的先后顺序	一项不符合扣2分		
	5	向患者解释操作目的，告知注意事项	一项不符合扣2分		
	10	抽取空腹血：选择合适的静脉，在穿刺点上方6 cm处扎紧止血带，用含碘消毒剂消毒2次，棉签应从中央向外周旋转涂擦，直径范围大于5 cm，嘱患者握拳	一项不规范扣2分		
	5	按静脉穿刺法穿刺血管，见回血后，将采血针针头插入1号采血管内，取所需血量2 mL	一项不规范扣2分		
	5	松开止血带，嘱患者松拳，迅速拔出针头，用棉签按压穿刺点3—5 min，再次核对	一项不符合扣2分		
	10	口服葡萄糖：将75 g无水葡萄糖溶于300 mL温开水中，嘱患者5 min内服下，在患者喝第一口时开始计时，分别在30 min、60 min、120 min、180 min时抽血，并将所采血标本分别放置于2、3、4、5号采血管内，测血糖值	采血标本操作不规范扣5分；标本不符合要求或试管顺序错误不得分		
	5	妥善保管血液标本，避免震荡出现溶血，将标本再次认真核对后及时送检	一项不符合扣2分		
	5	每次采血后协助患者取舒适体位，观察病情及生命体征	一项不符合扣2分		
操作后处理 （10分）	8	整理用物，污物处置符合院感要求	一项不符合扣2分		
	2	标本及时送检，洗手，记录	一项不符合扣1分		
结果标准 （15分）	15	动作轻柔；有爱伤观念；操作程序流畅；患者体位适当；床单位干净、平整	一项不符合扣2分		

57. 胰岛素(低血糖)兴奋生长激素实验操作流程

评估
- 患者评估:核对患者信息(床号、姓名、腕带等),评估患者病情、心理状态以及合作程度。
- 环境评估:清洁、安静、安全,温度适宜。

准备
- 护士准备:着装整齐,洗手,戴口罩。
- 用物准备:治疗盘内置常规消毒用物 1 套、普通短效胰岛素、1 mL 注射器 1 副、5 mL 注射器 1 副、采血针头若干、真空采血管 5 支(依次编号)。
- 患者准备:向患者解释操作目的及配合要点,取得配合;患者清晨空腹,卧床休息,在基础状态(即未进行任何活动)下进行。

操作过程
- 备齐用物至床旁,核对患者信息,解释操作目的,告知患者注意事项,取得配合。
- 抽取空腹血:选择合适静脉,在穿刺点上方 6 cm 处扎紧止血带,用含碘消毒剂消毒 2 次,棉签应从中央向外周旋转涂擦,直径大于 5 cm;嘱患者握拳,按静脉穿刺法穿刺血管,见回血后,将采血针插入 1 号真空采血管内,抽取所需血量(4 mL),松开止血带,嘱患者松拳,迅速拔出针头,用棉签按压穿刺点 3—5 min;再次核对相关信息。
- 测生长激素基础值及血糖。
- 建立静脉通道;遵医嘱将普通短效胰岛素 0.05—0.1 U/kg(怀疑有 ACTH 缺乏或低血糖发作者宜减量 0.03 U/kg)加入 2 mL 生理盐水中静脉注射,分别在注射后 15 min、30 min、60 min、90 min 分别采血放置于 2、3、4、5 号采血管内,检测生长激素及血糖,核对、送检。
- 协助患者取舒适体位,交代注意事项。
- 监测患者血糖变化,关注患者有无不适主诉。低血糖症状严重者应遵医嘱提前终止试验。

整理
- 整理用物,污物处置符合院感要求。
- 血标本及时送检。
- 洗手,记录。

58. 胰岛素(低血糖)兴奋生长激素实验操作考核细则及评分标准

项目	分值	评分细则	扣分标准	扣分	得分
评估 (5分)	5	核对患者信息,评估患者病情及配合程度等;环境适于操作	一项不符合扣2分		
操作前 准备 (10分)	2	护士准备:着装整齐,洗手,戴口罩	一项不符合扣1分		
	3	用物准备:备齐用物	少一物扣1分		
	5	患者准备:向患者解释操作目的及配合要点,取得配合	一项不符合扣1分		
操作 过程 (60分)	5	携用物至床旁,核对患者信息,解释操作目的,取得配合	一项不符合扣2分		
	5	分别粘贴化验单附联于真空采血试管上,按抽血时间,依次编好采血管的先后顺序	未做到正确编号不得分		
	10	抽取空腹血:选择合适的静脉,在穿刺点上方6 cm处扎紧止血带,用含碘消毒剂消毒2次,棉签应从中央向外周旋转涂擦,直径大于5 cm,嘱患者握拳	一项不规范扣2分		
	5	按静脉穿刺法穿刺血管,见回血后,将采血针针头插入1号采血管内,取所需血量(4 mL),测生长激素基础值及血糖	一项不规范扣2分		
	5	松开止血带,嘱患者松拳,迅速拔出针头,用棉签按压穿刺点3—5 min,再次核对相关信息	一项不符合扣2分		
	10	建立静脉通道;遵医嘱将正规胰岛素0.05—0.1 U/kg加入2 mL生理盐水中静脉注射	未建立静脉通道不得分		
	10	注射后15 min、30 min、60 min、90 min分别采血,将所采血标本分别放置于2、3、4、5号采血管内,检测生长激素及血糖值	未及时抽血或采血管顺序错误不得分		
	5	妥善保管血液标本,避免震荡、出现溶血,将标本再次认真核对后及时送检	一项不符合扣2分		
	5	每次采血后协助患者取舒适体位,监测患者血糖变化,关注患者有无不适主诉,低血糖症状严重者遵医嘱提前终止试验	一项不符合扣2分		
操作后 处理 (10分)	8	整理用物,污物处置符合院感要求	一项不符合扣2分		
	2	标本及时送检,洗手,记录	一项不符合扣1分		
结果 标准 (15分)	15	标本留取符合要求;动作轻柔,有爱伤观念;操作程序流畅;患者体位适当;床单位干净、平整	一项不符合扣2分		

59. 动态血糖监测系统操作流程

评估
- 患者评估:核对患者信息(床号、姓名、腕带等),评估患者心理状态、合作程度、局部皮肤情况。
- 环境评估:清洁、安静、安全,温度适宜。

准备
- 护士准备:着装整齐,洗手,戴口罩。
- 用物准备:治疗盘内置常规消毒物品 1 套、记录器、电缆、探头、注射器、敷贴、治疗单。
- 患者准备:向患者解释操作目的及配合要点,取得配合;患者摆好体位,充分暴露注射部位。
- 环境准备:安静、清洁、安全,温度适宜,光线充足。

操作过程
- 备齐用物至床旁。
- 核对患者信息,解释操作目的,告知患者注意事项,取得配合。
- 安装:患者平卧或侧卧,充分暴露皮肤→选好穿刺点→用含碘消毒剂消毒 2 次,棉签应从中央向外周旋转涂擦,直径大于 5 cm→利用注射器将探头靠近皮肤,成 45°角植入→用手固定好探头,轻轻推出注射器→进入 ISIG 屏幕查看 ISIG 1—2 min(ISIG 范围在 10—200 μA 为正常)。
- 固定:握住探头的基座,从胶垫上撕下白色衬纸,将胶布按在皮肤上→用两手指按住探头基座,以 45°角拔出引导针→连接电缆线及记录器→局部贴好贴膜→固定电缆线。
- 初始化:初始化探头(直至屏幕出现 METERBG)。
- 输入指血血糖。
- 协助患者取舒适体位,交代注意事项。

整理
- 整理用物,污物处置符合院感要求。
- 洗手,记录。

60. 动态血糖监测系统操作考核细则及评分标准

项目	分值	评分细则	扣分标准	扣分	得分
评估 (5分)	5	核对患者信息,评估患者病情及局部皮肤情况等;环境适于操作	一项不符合扣2分		
操作前 准备 (10分)	2	护士着装整齐,洗手,戴口罩	一项不符合扣1分		
	5	用物准备:备齐用物	少一物扣1分,多一物扣0.5分		
	3	患者准备:向患者解释操作目的及配合要点,取得配合	患者准备不符合不得分,其他一项不符合扣2分		
操作 过程 (60分)	5	携用物至床旁,核对患者信息,解释操作目的,取得配合	一项不符合扣2分		
	5	患者平卧或侧卧,充分暴露皮肤	一项不符合扣2分		
	5	常规消毒皮肤	一项不符合扣2分		
	5	利用注射器将探头靠近皮肤,成45°角植入,用手固定好探头,轻轻推出注射器	一项不符合扣2分		
	10	进入ISIG屏幕查看ISIG 1—2 min(ISIG范围在10—200 μA为正常)	一项不符合扣2分		
	5	握住探头的基座,从胶垫上撕下白色衬纸,将胶布按在皮肤上,用两手指按在探头基座,以45°角拔出引导针	一项不符合扣2分		
	5	连接电缆线及记录器	一项不符合扣2分		
	5	局部贴好贴膜,固定电缆线	一项不符合扣2分		
	10	初始化探头(直至屏幕出现METERBG),输入指血血糖	一项不符合扣5分		
	5	再次核对,交代注意事项	一项不符合扣2分		
操作后 处理 (10分)	8	整理用物,污物处置符合院感要求	一项不符合扣2分		
	2	洗手,记录	一项不符合扣1分		
结果 标准 (15分)	15	动作轻柔,有爱伤观念;操作程序流畅;患者体位适当,卧位舒适;床单位整齐、平整	一项不符合扣2分		

61. 胰岛素泵使用安装操作流程

评估 {
患者评估:核对患者信息(床号、姓名、腕带等),评估患者病情、心理状态以及合作程度。

环境评估:清洁、安静、安全,温度适宜。
}

准备 {
护士准备:着装整齐,洗手,戴口罩。

用物准备:治疗盘内置常规消毒用物 1 套、胰岛素泵、胰岛素储存器、连接针和针头 1 套、敷贴、记录单。

患者准备:向患者解释操作目的及配合要点,取得配合。
}

操作过程 {
备齐用物至床旁。

核对患者信息,解释操作目的,告知患者注意事项,取得配合。

安装胰岛素:设定好胰岛素泵的剂量,抽吸胰岛素,连接(保证储存器与连接管路及注射针的紧密连接)、安装、排气。

安装胰岛素泵:将安装好的胰岛素泵及用物携至床旁,再次核对患者信息,解释操作目的,取得配合。患者平卧或侧卧,充分暴露注射部位,棉签应从中央向外周旋转涂擦,直径大于 5 cm,用拇指和食指固定双翼后平行进针(或利用助针器将针垂直植入,并取下助针器)。

局部贴好贴膜,固定管路。

记录穿刺日期。

再次核对患者信息。

协助患者取得舒适卧位,交代注意事项。
}

整理 {
整理用物,污物处置符合院感要求。

洗手,记录。
}

专科篇

62. 胰岛素泵使用安装操作考核细则及评分标准

项目	分值	评分细则	扣分标准	扣分	得分
评估 （5分）	5	核对患者信息，评估患者病情、心理状态及合作程度；环境适于操作	一项不符合扣2分		
操作前准备 （10分）	2	护士着装整齐，洗手，戴口罩	一项不符合扣1分		
	3	用物准备：备齐用物	少一物扣1分，多一物扣0.5分		
	5	患者准备：向患者解释操作目的及配合要点，取得配合	一项不符合扣1分		
操作过程 （60分）	5	将安装好的胰岛素泵及用物携到床旁	一项不符合扣2分		
	5	核对患者信息，解释操作目的，取得配合	一项不符合扣2分		
	5	患者平卧或者侧卧，充分暴露注射部位	一项不符合扣2分		
	5	常规消毒皮肤	一项不符合扣2分		
	10	用拇指和食指固定双翼后平行进针（或利用助针器将针垂直植入，并取下助针器）	一项不符合扣2分		
	10	局部贴好贴膜，固定管路	一项不符合扣5分		
	5	记录穿刺日期	不符合扣5分		
	5	观察输注管路是否连接良好通畅，观察注射部位皮肤情况	一项不符合扣1分		
	10	再次核对相关信息，交代注意事项	一项不符合扣2分		
操作后处理 （10分）	8	整理用物，污物处置符合院感要求	一项不符合扣2分		
	2	洗手，记录	一项不符合扣1分		
结果标准 （15分）	15	仪器妥善安装、固定；动作轻柔，有爱伤观念；操作程序流畅；患者体位适当，卧位舒适；床单位整齐、平整	一项不符合扣2分		

63. 胰岛素释放试验操作流程

评估
- 患者评估:核对患者信息(床号、姓名、腕带等),评估患者病情、心理状态以及合作程度。
- 环境评估:清洁、安静、安全,温度适宜。

准备
- 护士准备:着装整齐,洗手,戴口罩。
- 用物准备:治疗盘内置常规消毒用物 1 套、真空采血管 5 支(依次编号)、止血带 1 根、采血针头 5 个、小枕 1 只、75 g 无水葡萄糖粉、水杯、300 mL 温开水、手表、化验单、记录单。
- 患者准备:向患者解释操作目的及配合要点,取得配合,患者符合空腹要求(禁食、禁水 10—12 h),在基础状态(即未进行任何活动)下进行。

操作过程
- 备齐用物至床旁,核对患者的信息,向患者解释操作目的,告知患者注意事项,取得配合。
- 抽取空腹血:选择合适静脉,在穿刺点上方 6 cm 处扎紧止血带,用含碘消毒剂消毒 2 次,棉签应从中央向外周旋转涂擦,直径大于 5 cm;嘱患者握拳,按静脉穿刺法穿刺,血管见回血后,将采血针插入 1 号真空采血管内,取所需血量 2 mL;松开止血带,嘱患者松拳,迅速拔出针头,用棉签按压穿刺点 3—5 min,并再次核对。
- 口服葡萄糖:将 75 g 无水葡萄糖粉溶于 300 mL 温开水中,嘱患者 5 min 内服下,在患者喝第一口时开始计时,分别在 30 min、60 min、120 min、180 min时采血。
- 依次将所采血标本放置于2、3、4、5 号真空采血管内,核对、送检,测血清胰岛素量。
- 协助患者取舒适体位,交代注意事项。

整理
- 整理用物,污物处置符合院感要求。
- 血标本及时送检。
- 洗手,记录。

64. 胰岛素释放试验操作考核细则及评分标准

项目	分值	评分细则	扣分标准	扣分	得分
评估 (5分)	5	核对患者信息,评估患者病情及配合程度等;环境适于操作	一项不符合扣2分		
操作前 准备 (10分)	2	护士准备:着装整齐,洗手,戴口罩	一项不符合扣1分		
	3	用物准备:备齐用物	少一物扣1分,多一物扣0.5分		
	5	患者准备:向患者解释操作目的及配合要点,取得配合	一项不符合扣1分		
操作 过程 (60分)	5	携用物至床旁,核对患者的信息;取得患者配合	一项不符合扣2分		
	10	分别粘贴化验单附联于真空采血试管上,按抽血时间,依次编好采血管的先后顺序	一项不符合扣2分		
	5	向患者解释操作目的,告知注意事项	一项不符合扣2分		
	10	抽取空腹血:选择合适的静脉,在穿刺点上方6 cm处扎紧止血带,用含碘消毒剂消毒2次,棉签应从中央向外周旋转涂擦,直径大于5 cm,嘱患者握拳	一项不规范扣2分		
	5	按静脉穿刺法穿刺血管,见回血后,将采血针针头插入1号采血管内,取所需血量2 mL	一项不规范扣2分		
	5	松开止血带,嘱患者松拳,迅速拔出针头,用棉签按压穿刺点3—5 min,再次核对	一项不符合扣2分		
	10	口服葡萄糖:将75 g无水葡萄糖溶于300 mL温开水中,嘱患者5 min内服下,在患者喝第一口时开始计时,分别在30 min、60 min、120 min、180 min时抽血,并将所采标本分别放置于2、3、4、5号采血管内,测血清胰岛素量	采血标本操作不规范扣5分;标本不符合要求或试管顺序错误不得分		
	5	妥善保管血液标本,避免震荡出现溶血,将标本再次认真核对后及时送检	一项不符合扣2分		
	5	每次采血后协助患者取舒适体位,观察病情及生命体征	一项不符合扣2分		
操作后 处理 (10分)	8	整理用物,污物处置符合院感要求	一项不符合扣2分		
	2	标本及时送检,洗手,记录	一项不符合扣1分		
结果 标准 (15分)	15	动作轻柔;有爱伤观念;操作程序流畅;患者体位适当;床单位干净、平整	一项不符合扣2分		

65. 葡萄糖抑制生长激素实验操作流程

评估 {
　患者评估:核对患者信息(床号、姓名、腕带等),评估患者病情、心理状态以及合作程度。

　环境评估:清洁、安静、安全,温度适宜,光线充足。
}

准备 {
　护士准备:着装整洁,洗手,戴口罩。

　用物准备:治疗盘内置常规消毒用物 1 套、葡萄糖粉 100 g、5 mL 注射器若干、止血带 1 根、小枕 1 只、水杯、300 mL 温开水、手表、化验单、记录单、试管 5 支(依次编号)。

　患者准备:向患者解释实验目的、配合要点以及注意事项,取得患者配合,患者夜间卧床 6 h,在基础状态(即未进行任何活动)下进行。
}

操作过程 {
　粘贴化验单附联于试管上,并按抽血时间,依次编排好试管的先后顺序。

　备齐用物至床旁,核对患者信息,解释操作目的,取得配合。

　抽取空腹血:选择合适静脉,在穿刺点上方 6 cm 处扎紧止血带,用含碘消毒剂消毒 2 次,棉签应从中央向外周旋转涂擦,直径大于 5 cm;嘱患者握拳,按静脉穿刺法穿刺血管,见回血后,取所需血量 2 mL;取下针头,将血液沿管壁注入 1 号试管内,并再次核对相关信息。

　将葡萄糖粉 100 g 用 300 mL 温开水溶解,嘱患者 3—5 min 内喝完;从喝第一口糖水开始计时,服糖后 30 min、60 min、120 min 和 180 min 采血测定血糖和生长激素,并依次将所采血标本放置于 2、3、4、5 号试管内。

　妥善保管血液标本,避免震荡出现溶血,将标本连同化验单认真核对后及时送检。

　协助患者取舒适体位,交代注意事项。

　观察病情及生命体征变化。
}

整理 {
　整理用物,污物处置符合院感要求。

　血标本及时送检。

　洗手,记录。
}

66. 葡萄糖抑制生长激素实验操作考核细则及评分标准

项目	分值	评分细则	扣分标准	扣分	得分
评估 (5分)	5	核对患者信息,评估患者病情及局部皮肤情况等;环境适于操作	一项不符合扣2分		
操作前准备 (10分)	2	护士着装整齐,洗手,戴口罩	一项不符合扣1分		
	3	用物准备:备齐用物	少一物扣1分,多一物扣0.5分		
	5	患者准备:向患者解释操作目的及配合要点,取得配合	一项不符合扣1分		
操作过程 (60分)	5	核对患者信息,解释操作目的,交流,告知注意事项,取得配合	一项不符合扣2分		
	5	粘贴化验单附联于试管上,并按抽血时间,依次编排好试管的先后顺序	未做到正确编号不得分		
	15	选择合适静脉,正确抽取空腹血,取得所需血量2 mL	抽血操作程序一项不符合扣1分,一次穿刺不成功不得分,一次采血不符合要求不得分		
	5	松开止血带,嘱患者松拳,迅速拔出针头,用棉签按压穿刺点1—2 min	一项不符合扣2分		
	5	取下针头,将血液沿管壁注入1号试管内,并再次核对	针头未取下扣3分,血液未沿管壁注入扣2分		
	10	将葡萄糖粉100 g用300 mL温开水溶解,待抽取患者空腹血后,嘱患者3—5 min内服下,在患者喝第一口时开始计时,服糖后30 min、60 min、120 min和180 min采血测血糖和生长激素,并依次将所采血标本放置于2、3、4、5号试管内	采血时间不准确不得分,标本不符合要求或试管顺序错误不得分		
	5	妥善保管血液标本,避免出现震荡溶血,将标本连同化验单认真核对后及时送检	一项不符合扣2分		
	5	每次采血后协助患者取舒适卧位	一项不符合扣2分		
	5	观察患者病情及生命体征变化	一项不符合扣2分		
操作后处理 (10分)	8	整理用物,污物处置符合院感要求	一项不符合扣2分		
	2	标本及时送检,洗手,记录	一项不符合扣1分		
结果标准 (15分)	15	标本留取符合要求;动作轻柔,有爱伤观念;操作程序流畅;患者体位正确;床单位整齐、平整,沟通有效	一项不符合扣2分		

67. 促甲状腺激素释放激素兴奋垂体泌乳素试验操作流程

评估
- 患者评估:核对患者信息(床号、姓名、腕带等),评估患者病情、心理状态以及合作程度。
- 环境评估:清洁、安静、安全,温度适宜,光线明亮。

准备
- 护士准备:着装整齐,洗手,戴口罩。
- 用物准备:治疗盘内置常规消毒用物 1 套、止血带 1 根、5 mL 注射器 6 支、试管 5 支(依次编号)、小枕 1 只、稀释好的促甲状腺激素释放激素药液(促甲状腺激素释放激素 200 μg 溶解于 2 mL 生理盐水中)、手表、化验单、记录单。
- 患者准备:向患者解释实验的目的、配合要点以及注意事项,取得配合;患者清晨空腹,卧床休息,在基础状态(即未进行任何活动)下进行。

操作过程
- 备齐用物至床旁。
- 核对患者的信息,解释操作目的,告知患者注意事项,取得配合。抽取空腹血:选择合适静脉,在穿刺点上方 6 cm 处扎紧止血带,用含碘消毒剂消毒 2 次,棉签应从中央向外周旋转涂擦,直径大于 5 cm;嘱患者握拳,静脉穿刺法穿刺血管,见回血后,取所需血量 2 mL,松开止血带,嘱患者松拳,迅速拔出针头,用棉签按压穿刺点 1—2 min;取下针头,将血液沿管壁注入 1 号试管内,并再次核对相关信息。
- 按照静脉注射的操作方法,将稀释好的促甲状腺激素释放激素药液在 15—20 s 内推注完毕。
- 分别在注射后 15 min、30 min、60 min、90 min 采血检测垂体泌乳素,并依次将所采血标本放置于 2、3、4、5 号试管内,核对、送检。
- 协助患者取舒适体位,交代注意事项。
- 观察患者病情及生命体征变化。
- 协助患者取舒适卧位。

整理
- 整理用物,污物处置符合院感要求。
- 血标本及时送检。
- 洗手,记录。

68. 促甲状腺激素释放激素兴奋垂体泌乳素试验操作考核细则及评分标准

项目	分值	评分细则	扣分标准	扣分	得分
评估 (5分)	5	核对患者信息,评估患者病情及局部皮肤情况等;环境适于操作	一项不符合扣2分		
操作前准备 (10分)	2	护士着装整齐,洗手,戴口罩	一项不符合扣1分		
	3	用物准备:备齐用物	少一物扣1分,多一物扣0.5分		
	5	患者准备:向患者解释操作目的及配合要点,取得配合	一项不符合扣1分		
操作过程 (60分)	2	核对患者信息	未做到准确核对不得分,一项不符合扣1分		
	5	粘贴化验单附联于试管上,并按抽血时间,依次编排好试管的先后顺序	未做到正确编号不得分		
	5	解释操作目的,告知患者注意事项,取得配合	一项不符合扣2分		
	10	选择合适静脉,正确抽取空腹血。取所需血量2 mL	一次穿刺不成功不得分;一次采血不符合要求不得分		
	5	松开止血带,嘱患者松拳,迅速拔出针头,用棉签按压穿刺点1—2 min	一项不符合扣1分		
	4	按静脉穿刺法穿刺血管见回血后,取所需血量2 mL	一项不符合要求扣1分		
	4	取下针头,将血液沿管壁注入1号试管内,并再次核对	针头未取下扣3分,血液未沿管壁注入扣2分		
	5	按照静脉推注方法,将稀释好的促甲状腺激素释放激素药液在15—20 s内推注完毕	一项不符合扣2分		
	8	分别在注射后15 min、30 min、60 min、90 min各采血2 mL,检测垂体泌乳素,并依次将所采血标本放置于2、3、4、5号试管内	采血时间不准确不得分;标本不符合要求或试管顺序错误不得分		
	5	妥善保管血液标本,避免出现震荡溶血,将标本连同化验单认真核对后及时送检	一项不符合扣1分		
	5	观察患者病情及生命体征变化,交代注意事项	一项不符合扣2分		
	2	每次采血后协助患者取舒适体位	一项不符合扣2分		
操作后处理 (10分)	8	整理用物,污物处置符合院感要求	一项不符合扣2分		
	2	标本及时送检,洗手,记录	一项不符合扣1分		
结果标准 (15分)	15	标本留取符合要求;动作轻柔,有爱伤观念;操作程序流畅;患者体位适当、舒适;床单位整齐、平整	一项不符合扣2分		

69. 禁饮血管紧张素胺联合试验操作流程

评估
- 患者评估:核对患者信息(床号、姓名、腕带等),评估患者病情、心理状态以及合作程度。
- 环境评估:整洁、安静、安全,温度适宜,光线明亮。

准备
- 护士准备:着装整洁,洗手,戴口罩。
- 用物准备:治疗盘内置常规消毒用物1套、垂体后叶素药液、5 mL注射器若干、头皮针、胶布、少量温开水、储尿容器、量杯、记录单、笔、比重计。
- 患者准备:向患者解释试验的目的、配合要点以及注意事项,取得配合,嘱患者禁饮8 h,在基础状态(即未进行任何活动)下进行。

操作过程
- 备齐用物至床旁。
- 核对患者信息,解释操作目的,告知患者注意事项,取得配合。
- 试验从早晨8时开始(患者禁水,可进少量干食),患者排空膀胱,检查且记录体重、尿量及量尿比重和渗透压(若禁水后尿量减少,尿比重和尿透压均升高,则排除尿崩症,否则进入加压素试验),以后每小时收集尿液1次,测尿量、尿渗透压和尿比重。每小时测量体重1次(若体重下降大于试验前的3%—5%,或血压明显下降时,应该终止试验)。
- 当尿液浓缩至尿比重或尿渗透压不再升高时,即连续3次尿比重固定,则进入加压素试验。
- 加压素试验:用含碘消毒剂消毒皮肤2次,静脉穿刺推注垂体后叶素5—10 U,继续记录每小时尿量、尿比重及渗透压,连续记录2—3次,观察2 h,观察指标同禁水试验。
- 协助患者取舒适体位,交代注意事项。
- 观察患者病情及生命体征变化。

整理
- 整理用物,污物处置符合院感要求。
- 标本及时送检。
- 洗手,记录。

70. 禁饮血管紧张素胺联合试验操作考核细则及评分标准

项目	分值	评分细则	扣分标准	扣分	得分
评估 (5分)	5	核对患者信息,评估患者病情及局部皮肤情况等;环境适于操作	一项不符合扣2分		
操作前准备 (10分)	2	护士着装整齐,洗手,戴口罩	一项不符合扣1分		
	3	用物准备:备齐用物	少一物扣1分,多一物扣0.5分		
	5	患者准备:向患者解释操作目的及配合要点,取得配合	一项不符合扣1分		
操作过程 (60分)	5	核对患者的信息,取得配合	一项不符合扣2分		
	2	解释操作目的,告知患者注意事项	一项不符合扣1分		
	10	试验从早晨8时开始(患者禁水,可进少量干食),每小时收集尿液1次,记录尿量及测量渗透压和尿比重,每小时测量体重1次,若体重下降大于实验前的3%—5%,或者血压明显下降,应该随时停止实验	患者准备不符合要求不得分;观察不正确不得分,一项不符合扣2分		
	10	若禁水后尿量减少,尿比重和尿渗透压均升高,则排除尿崩症,否则,进入加压素实验	判断不正确不得分		
	15	用含碘消毒剂消毒皮肤2次,静脉穿刺推注垂体后叶素5—10 U。推注后,患者可以饮水,但是饮水量不能大于禁水时的尿量	未准确推注垂体后叶素不得分,一次穿刺不成功扣5分,一项不规范扣3分		
	10	继续记录每小时尿量、比重及渗透压,连续记录2—3次,观察指标同禁水试验	未准确及时记录观察指标不得分,一项不规范扣3分		
	5	观察患者病情及生命体征变化,交代注意事项	一项不符合扣2分		
	3	协助患者取舒适卧位	一项不符合扣2分		
操作后处理 (10分)	8	整理用物,污物处置符合院感要求	一项不符合扣2分		
	2	标本及时送检,洗手,记录	一项不符合扣1分		
结果标准 (15分)	15	标本留取符合要求;动作轻柔,有爱伤观念;操作程序流畅;患者体位适当;床单位整齐、平整	一项不符合扣2分		

71. 地塞米松抑制试验操作流程

评估
- 患者评估：核对患者信息（床号、姓名、腕带等），评估患者病情、心理状态以及合作程度。
- 环境评估：环境安静、安全、清洁，温度适宜。

准备
- 护士准备：着装整齐、洗手，戴口罩。
- 用物准备：手表、储尿容器、量杯、防腐剂、笔、记录单、化验单、温开水、地塞米松。
- 患者准备：向患者解释操作目的及配合要点，取得配合。患者在试验前2日内不使用任何药物，试验日内不进行任何能引起应激反应的治疗，女患者应在月经结束后或在月经来潮前1周内进行。

操作过程
- 备齐用物至床旁。
- 核对患者信息，解释操作目的，告知注意事项，取得配合。
- 试验前1—2 d内，留取24 h尿液，测尿17-羟皮质类固醇，取均值作为对照。
- 按要求服用地塞米松（小剂量地塞米松抑制试验：第3、第4日——地塞米松0.5 mg，口服，Q6h；大剂量地塞米松抑制试验：第3、第4日——地塞米松2 mg，口服，Q6h），连续服用2天，服药第2日留取24 h尿液测尿17-羟皮质醇。
- 核对相关信息，标本及时送检。
- 交代注意事项。
- 协助患者取舒适卧位。
- 观察患者病情及生命体征变化。

整理
- 整理用物，污物处置符合院感要求。
- 标本及时送检。
- 洗手，记录。

72. 地塞米松抑制试验操作考核细则及评分标准

项目	分值	评分细则	扣分标准	扣分	得分
评估 (5分)	5	核对患者信息,评估患者病情及局部皮肤情况等;环境适于操作	一项不符合扣2分		
操作前准备 (10分)	2	护士着装整齐,洗手,戴口罩	一项不符合扣1分		
	3	用物准备:备齐用物	少一物扣1分,多一物扣0.5分		
	5	患者准备:向患者解释操作目的及配合要点,取得配合	一项不符合扣1分		
操作过程 (60分)	5	核对患者信息,取得配合	一项不符合扣2分		
	5	解释试验目的,告知患者注意事项	一项不符合扣2分		
	10	试验前1—2 d内,留取24 h尿液,测尿17-羟皮质类固醇,取均值作为对照	未按试验要求留取尿标本不得分,未准确记录扣5分,未按照要求计算均值扣3分		
	20	小剂量地塞米松抑制试验:第3、第4日——地塞米松0.5 mg,口服,Q6h;大剂量地塞米松抑制试验:第3、第4日——地塞米松2 mg,口服,Q6h	未按照时间要求口服地塞米松扣10分,口服剂量不准确扣10分		
	10	服药第2日留取24 h尿液测尿17-羟皮质醇	未按试验要求留取尿标本不得分,未准确记录扣5分,未按照要求计算均值扣3分		
	5	观察患者病情及生命体征变化,交代注意事项	一项不符合扣1分		
	5	协助患者取舒适体位	不符合不得分		
操作后处理 (10分)	8	整理用物,污物处置符合院感要求	一项不符合扣2分		
	2	标本及时送检,洗手,记录	一项不符合扣1分		
结果标准 (15分)	15	标本留取符合要求;动作轻柔,有爱伤观念;操作程序流畅;患者体位适当;床单位整齐、平整	一项不符合扣2分		

73. 促肾上腺皮质激素兴奋试验操作流程

评估
- 患者评估：核对患者信息（床号、姓名、腕带等），评估患者病情、心理状态以及合作程度。
- 环境评估：清洁、安静、安全，温度适宜。

准备
- 护士准备：着装整齐，洗手，戴口罩。
- 用物准备：治疗盘内置常规消毒用物 1 套、止血带 1 根、小枕 1 只、5% 葡萄糖溶液 500 mL、促肾上腺皮质激素 25 U、胶贴 1 包、输液准备器 1 个、网套 1 个、5 mL 注射器、储尿罐 1 个、量杯 1 个、防腐剂、甲醛、手表、化验单、记录单。
- 患者准备：向患者解释试验目的、配合要点以及注意事项，取得配合，在基础状态（即未进行任何活动）下进行；过敏体质者在本试验前需做过敏试验，女性患者应避开经期。

操作过程
- 备齐用物至床旁。
- 核对患者信息，解释试验目的，告知注意事项，取得配合。
- 试验前 1 日留 24 h 尿，按需要加入防腐剂，并准确记录尿量，监测尿游离皮质醇，记录数值作为对照。
- 试验日遵医嘱输液：用 5% 的葡萄糖溶液 500 mL＋促肾上腺皮质激素 25 U 静脉滴注 8 h，连续 2 日。
- 在用药的 2 日内，分别留取 2 日 24 h 尿，检测尿游离皮质醇，与试验前 1 日作比较。
- 协助患者取舒适体位，交代注意事项。
- 观察患者病情及生命体征变化。

整理
- 整理用物，污物处置符合院感要求。
- 标本及时送检。
- 洗手，记录。

74. 促肾上腺皮质激素兴奋试验操作考核细则及评分标准

项目	分值	评分细则	扣分标准	扣分	得分
评估 (5分)	5	核对患者信息,评估患者病情及局部皮肤情况等;环境适于操作	一项不符合扣2分		
操作前准备 (10分)	2	护士着装整齐,洗手,戴口罩	一项不符合扣1分		
	3	用物准备:备齐用物	少一物扣1分,多一物扣0.5分		
	5	患者准备:向患者解释操作目的及配合要点,取得配合	一项不符合扣1分		
操作过程 (60分)	5	核对患者信息,解释操作目的,告知患者注意事项,取得配合	未做到准确核对扣5分,一项不符合,扣2分		
	10	用储尿罐留试验前1日24 h尿,按需要加入防腐剂,并准确记录尿量,测定尿游离皮质醇定量记录数值,作为对照样本	一项不符合扣2分		
	20	试验日当天晨8时,排空膀胱,遵医嘱用5%的葡萄糖溶液500 mL+促肾上腺皮质激素25U静脉滴注8 h,连续2日	一项不符合扣2分		
	15	在用药的2日内,分别留取2日24 h尿,8点排空膀胱后到次晨8时最后一次尿液,检测尿游离皮质醇,与试验前1日做比较	一项不符合扣5分		
	5	协助患者取舒适卧位	一项不符合扣2分		
	5	观察患者病情及生命体征变化,交代注意事项	一项不符合扣2分		
操作后处理 (10分)	8	整理用物,污物处置符合院感要求	一项不符合扣2分		
	2	标本及时送检,洗手,记录	一项不符合扣1分		
结果标准 (15分)	15	标本留取符合要求;动作轻柔,有爱伤观念;操作程序流畅;患者体位适当;床单位整齐、平整	一项不符合扣2分		

评估 { 患者评估:核对患者信息(床号、姓名、腕带等),评估患者病情、心理状态以及合作程度。

环境评估:环境安静、安全、清洁,温度适宜。

准备 {

护士准备:着装整齐,洗手,戴口罩。

用物准备:治疗盘内置常规消毒用物 1 套、试管 2 支、止血带 1 根、5 mL 注射器 2 支、小枕 1 只、300 mL 温开水、手表、化验单、记录单、呋塞米、干燥试管若干(注明各测定内容)。

患者准备:解释试验目的、配合要点以及注意事项,取得配合。晚餐后禁食;夜间卧床大于 6 h,在基础状态(即未进行任何活动)下进行试验。

操作过程 {

备齐用物至床旁。

核对患者信息,告知患者注意事项,取得配合。

抽取空腹血,选择合适静脉,在穿刺点上方 6 cm 处扎紧止血带。用含碘消毒剂消毒 2 次,棉签应从中央向外周旋转涂擦,直径大于 5 cm;嘱患者握拳,按静脉穿刺法穿刺血管,见回血后,取所需血量 2 mL(测定血液醛固酮、肾素和血管紧张素Ⅱ);嘱患者松拳,迅速拔出针头,用棉签按压穿刺点 1—2 min;取下针头,将血液沿管壁注入 1 号试管内,并再次核对。

立即肌肉注射呋塞米,记录注射时间,注射后走动 2 h 再采血(操作方法和测定目的同上),核对、送检。

协助患者取舒适卧位,交代注意事项。观察患者病情及生命体征变化。

整理 {

整理用物,污物处置符合院感要求。

标本及时送检。

洗手,记录。

76. 呋塞米激发试验操作考核细则及评分标准

项目	分值	评分细则	扣分标准	扣分	得分
评估 (5分)	5	核对患者信息,评估患者病情及局部皮肤情况等;环境适于操作	一项不符合扣2分		
操作前准备 (10分)	2	护士着装整齐,洗手,戴口罩	一项不符合扣1分		
	3	用物准备:备齐用物	少一物扣1分,多一物扣0.5分		
	5	患者准备:向患者解释操作目的及配合要点,取得配合	一项不符合扣1分		
操作过程 (60分)	5	核对患者信息,取得配合	未做到准确核对不得分,一项不符合扣2分		
	5	粘贴化验单附联于试管上,并按抽血时间,依次编排好试管的先后顺序	未做到准确编号不得分		
	5	解释操作目的,告知患者注意事项	一项不符合扣2分		
	5	早晨8时空腹卧位抽取静脉血:选择合适静脉,在穿刺点上方6 cm处扎紧止血带,用含碘消毒剂消毒2次,棉签应从中央向外周旋转涂擦,直径大于5 cm,嘱患者握拳	一项不符合扣1分		
	5	按静脉穿刺法穿刺血管见回血后,取所需血量2 mL,测定血液醛固酮、肾素和血管紧张素Ⅱ	一次穿刺不成功不得分,采血不符合要求不得分		
	5	松开止血带,嘱患者松拳,迅速拔出针头,用棉签按压穿刺点1—2 min	一项不符合扣1分		
	5	取下针头,将血液沿管壁注入1号试管内,并再次核对	针头未取下扣3分,血液未沿管壁注入扣2分		
	5	立即肌肉注射呋塞米0.7 mg/kg,最大剂量不超过50 mg,记录注射时间	一项不符合扣2分		
	5	嘱患者注射后走动2 h再取血,采血方式和测定项目同上	一项不符合扣2分		
	5	妥善保管血液标本,避免出现震荡溶血,将标本连同化验单双人核对后及时送检	一项不符合扣1分		
	5	每次采血后帮助患者取舒适卧位,交代注意事项	一项不符合扣2分		
	5	观察病情及生命体征变化	一项不符合扣2分		
操作后处理 (10分)	8	整理用物,污物处置符合院感要求	一项不符合扣2分		
	2	标本及时送检,洗手,记录	一项不符合扣1分		
结果标准 (15分)	15	标本留取符合要求;动作轻柔,有爱伤观念;操作程序流畅;患者体位适当,卧位舒适	一项不符合扣2分		

评估 ┤

患者评估：核对患者信息（床号、姓名、腕带等），评估患者病情、心理状态以及合作程度。

环境评估：环境安静、清洁、安全，温度适宜。

准备 ┤

护士准备：着装整齐，洗手，戴口罩。

用物准备：螺内酯药物、血压计、听诊器、温开水、笔、手表、血压记录单。

患者准备：解释试验目的、配合要点以及对照期间和试验期间的注意事项，取得配合。给予患者固定钾钠饮食 7—14 d（钾 50—60 mmol/d、钠 150—160 mmol/d），饮用蒸馏水或纯净水，不用牙膏刷牙。

操作过程 ┤

备齐用物至床旁。

核对患者信息，解释操作目的，告知患者注意事项，取得配合。对照期的 3—7 d，检测 2 次以上血 K、Na、Cl 和 HCO_3^-，及 24 h 尿 K、Na、Cl。每日早晚各测血压 1 次并记录。

试验期的 7—14 d，服用螺内酯（80mg/6 h）。

服用螺内酯期间，每天早晚分别测量血压并准确记录，每 3 日重复上述检测指标。

协助患者取舒适体位，交代注意事项。

观察患者病情及生命体征变化。

整理 ┤

整理用物，污物处置符合院感要求。

洗手，记录。

78. 螺内酯试验操作考核细则及评分标准

项目	分值	评分细则	扣分标准	扣分	得分
评分 (5分)	5	核对患者信息,评估患者病情及局部皮肤情况等;环境适于操作	一项不符合扣2分		
操作前准备 (10分)	2	护士着装整齐,洗手,戴口罩	一项不符合扣1分		
	3	用物准备:备齐用物	少一物扣1分,多一物扣0.5分		
	5	患者准备:向患者解释操作目的及配合要点,取得配合	一项不符合扣1分		
操作过程 (60分)	5	核对患者信息,解释操作目的,告知患者注意事项,取得配合	未做到准确核对不得分,一项不符合扣2分		
	20	给予固定钾钠饮食,服用螺内酯(80 mg/6 h),连续服用7—14 d,每3日留取标本进行检测	未按时准确服用药物不得分,未准确留取标本不得分		
	20	早晚分别测量血压,并准确记录	一项不符合扣5分		
	5	协助患者取舒适体位	一项不符合扣2分		
	5	交代注意事项	一项不符合扣2分		
	5	观察患者病情及生命体征变化	一项不符合扣2分		
操作后处理 (10分)	8	整理用物,污物处置符合院感要求	一项不符合扣2分		
	2	标本及时送检,洗手,记录	一项不符合扣1分		
结果标准 (15分)	15	标本留取符合要求;动作轻柔,有爱伤观念;操作程序流畅;患者体位适当;床单位整齐、平整	一项不符合扣2分		

79. 胰高血糖素激发试验操作流程

评估
- 患者评估:核对患者信息(床号、姓名、腕带等),评估患者病情、心理状态以及合作程度。
- 环境评估:整洁、安静、安全,温度适宜。

准备
- 护士准备:着装整洁,洗手,戴口罩。
- 用物准备:治疗盘内置常规消毒用物1套、血压计、听诊器、胰高血糖素、止血带1根、1 mL注射器、头皮针、胶布、记录单、笔。
- 患者准备:向患者解释试验目的、配合要点以及注意事项,取得患者配合;禁食8 h,在基础状态(即未进行任何活动)下进行试验。

操作过程
- 备齐用物至床旁。
- 核对患者信息,解释操作目的,告知患者注意事项,取得配合。
- 每15 min测量患者上肢血压1次,至血压平稳。
- 静脉穿刺推注胰高血糖素0.5—1 mg,每30 s测血压1次,连续测血压5 min后,改为每分钟测血压1次,连续测10次,并准确记录(测血压的同时,观察患者皮肤、瞳孔和心率情况)。
- 协助患者取舒适卧位,交代注意事项。
- 观察患者病情及生命体征变化。

整理
- 整理用物,污物处置符合院感要求。
- 洗手,记录。

80. 胰高血糖素激发试验操作考核细则及评分标准

项目	分值	评分细则	扣分标准	扣分	得分
评估 (5分)	5	核对患者信息,评估患者病情及局部皮肤情况等;环境适于操作	一项不符合扣2分		
操作前准备 (10分)	2	护士着装整齐,洗手,戴口罩	一项不符合扣1分		
	3	用物准备:备齐用物	少一物扣1分,多一物扣0.5分		
	5	患者准备:向患者解释操作目的及配合要点,取得配合	一项不符合扣1分		
操作过程 (60分)	5	核对患者信息,解释操作目的,告知患者注意事项,取得配合	未做到准确核对不得分,一项不符合扣2分		
	10	每15 min测量患者上肢血压1次,至血压平稳(或者冷加压实验后,血压恢复原有水平)	一项不符合扣2分		
	10	用含碘消毒剂消毒皮肤2次,静脉穿刺推注胰高糖素0.5—1 mg	未正确推注胰高糖素不得分,一次穿刺不成功不得分,一项不规范扣2分		
	25	每30 s测血压1次,连续测血压5 min后,改为每分钟测血压1次,连续测10次,并准确记录,观察患者的皮肤、瞳孔和心率情况	未准确、及时测量血压不得分,记录不准确不得分,一项不规范扣2分		
	5	协助患者取舒适卧位,交代注意事项	一项不规范扣3分		
	5	观察患者病情及生命体征变化	未观察不得分,不完善扣3分		
操作后处理 (10分)	8	整理用物,污物处置符合院感要求	一项不符合扣2分		
	2	标本及时送检,洗手,记录	一项不符合扣1分		
结果标准 (15分)	15	标本留取符合要求;动作轻柔,有爱伤观念;操作程序流畅;患者体位适当;床单位整齐、平整	一项不符合扣2分		

81. 人绒毛膜促性腺激素兴奋试验操作流程

评估

患者评估:核对患者信息(床号、姓名、腕带等),评估患者病情、心理状态以及合作程度。

环境评估:清洁、安静、安全,温湿度适宜。

准备

护士准备:着装整齐,洗手,戴口罩。

用物准备:治疗盘内置常规消毒物品1套、试管4支、止血带1根、5 mL注射器5支、小枕1只、人绒毛膜促性腺激素2000 U、生理盐水2 mL、干燥试管4支(依次编号)、手表。

患者准备:向患者解释目的、配合要点以及注意事项,取得配合;在基础状态(即未进行任何活动)下进行试验。

操作过程

备齐用物至床旁。

再次向患者解释操作目的及配合要点,告知患者注意事项,取得配合。

试验前15 min,抽空腹血,选择合适静脉,在穿刺点上方6 cm处扎紧止血带,用含碘消毒剂消毒皮肤2次,棉签应从中央向外周旋转涂擦,直径大于5 cm。嘱患者握拳,静脉穿刺法穿刺血管,见回血后,取所需血量2 mL,松开止血带,嘱患者松拳,迅速拔出针头,用棉签按压穿刺点1—2 min,取下针头,将血液沿管壁注入1号试管内并再次核对相关信息。

试验时再次抽取空腹血,步骤同上,将血液沿壁注入2号试管内。肌肉注射人绒毛膜促性腺激素2000 U,并在注射后24 h、48 h、72 h分别在前臂采血2 mL,并依次将所采血标本放置于3、4号试管内,做睾酮测定,核对、送检。

协助患者取舒适体位,交代注意事项。

观察病情及生命体征变化。

整理

整理用物,污物处理符合院感要求。

血标本及时送检。

洗手,记录。

82. 人绒毛膜促性腺激素兴奋试验操作考核细则及评分标准

项目	分值	评分细则	扣分标准	扣分	得分
评估 (5分)	5	核对患者信息,评估患者病情及局部皮肤情况等;环境适于操作	一项不符合扣2分		
操作前 准备 (10分)	2	护士着装整齐,洗手,戴口罩	一项不符合扣1分		
	3	用物准备:备齐用物	少一物扣1分,多一物扣0.5分		
	5	患者准备:向患者解释操作目的及配合要点,取得配合	一项不符合扣1分		
操作 过程 (60分)	2	核对患者信息	未做到准确核对不得分		
	5	粘贴化验单附联于试管上,并按抽血时间,依次编排好试管的先后顺序	未做到正确编码不得分		
	5	解释操作目的,告知患者注意事项,取得配合	一项不符合扣2分		
	5	试验前15 min,抽空腹血,选择合适静脉,在穿刺点上方6 cm处扎紧止血带,用含碘消毒剂消毒皮肤2次,棉签应从中央向外周旋转涂擦,直径大于5 cm,嘱患者握拳	一项不符合扣1分		
	5	静脉穿刺法穿刺血管,见回血后,取所需血量2 mL	一次穿刺不成功不得分,采血不符合要求不得分		
	5	松开止血带,嘱患者松拳,迅速拔出针头,用棉签按压穿刺点1—2 min	一项不符合扣1分		
	5	取下针头,将血液沿管壁注入1号试管内并再次核对	针头未取下扣3分,血液未沿管壁注入扣2分,未核对不得分		
	5	试验时再次抽取空腹血,步骤同上,将血液沿壁注入2号试管内	一项不符合扣2分		
	10	肌肉注射人绒毛膜促性腺激素2000 U,并在注射后24 h、48 h、72 h分别在前臂采血2 mL,并依次将所采血标本放置于3、4号试管内,做睾酮测定	未按规定时间服用规定药物剂量不得分,未按时间要求采血,或未做到依次将血液标本放入相应编号的试管内均不得分		
	5	妥善保管血液标本、避免出现震荡溶血,将标本连同化验单认真核对后及时送检	一项不符合扣1分		
	5	每次采血后帮助患者取舒适卧位,交代注意事项	一项不符合扣2分		
	3	观察患者病情及生命体征变化	未做到不得分		
操作后 处理 (10分)	8	整理用物,污物处置符合院感要求	一项不符合扣2分		
	2	标本及时送检,洗手,记录	一项不符合扣1分		
结果 标准 (15分)	15	标本留取符合要求;动作轻柔,有爱伤观念;操作程序流畅;患者体位正确;床单位整齐、平整	一项不符合扣2分		

83. 瞬感血糖监测系统操作流程

评估
- 患者评估：核对患者信息（床号、姓名、腕带等），评估患者心理状态、合作程度，以及局部皮肤情况。
- 环境评估：清洁、安静、安全，温湿度适宜。

准备
- 护士准备：着装整齐，洗手，戴口罩。
- 用物准备：治疗盘内置常规消毒物品 1 套、瞬感监测探头、瞬感扫描仪，必要时备贴膜、医嘱执行单。
- 患者准备：向患者解释目的、配合要点以及注意事项，取得配合；患者摆好体位，充分暴露植入部位。
- 环境准备：安静、清洁、安全，温度适宜，光线充足。

操作过程
- 备齐用物至床旁。
- 再次核对患者信息，解释操作目的，告知患者注意事项，取得配合。
- 安装：患者坐位或侧卧，充分暴露皮肤，选好植入点用酒精棉签消毒 2 次，待干→撕下包装膜，拧开盖子对齐黑色标记，用力按下→提起探头敷贴，对准植入部位，用力按下，轻轻移开→用拇指轻轻按揉探头两侧。
- 启动探头：打开扫描检测仪，点击"启动新的传感器"→靠近探头，距离小于 4 cm，系统提示传感器正常工作，可佩戴 14 天。监测葡萄糖：启动探头 60 min 后读取第一个葡萄糖值→按下主页按钮，触摸"检测葡萄糖"→握住扫描检测仪使其距离探头 4 cm 之内→查看当前传感器最近 8 h 内每 15 min 记录一次的传感器葡萄糖读数。
- 获取传感器数据：打开扫描检测仪→靠近探头，距离小于 4 cm，获取数据→将扫描检测仪连接到计算机。
- 协助患者取舒适体位，交代注意事项。

整理
- 整理用物，污物处理符合院感要求。
- 洗手，记录。

84. 瞬感血糖监测系统操作考核细则及评分标准

项目	分值	评分细则	扣分标准	扣分	得分
评估 （5分）	5	核对患者信息，评估患者病情、心理状态、合作程度等；环境适于操作	一项不符合扣2分		
操作前准备 （10分）	2	护士准备：着装整齐，洗手，戴口罩	一项不符合扣1分		
	3	用物准备：备齐用物	少一物扣1分，多一物扣0.5分		
	5	患者准备：向患者解释操作目的及配合要点，取得配合	一项不符合扣1分		
操作过程 （60分）	20	携用物至床旁，核对患者信息，取得配合	一项做不到扣2分		
		患者平卧或者侧卧，充分暴露注射部位	一项做不到扣2分		
		常规消毒皮肤2遍	一项不符合扣2分		
	20	撕下包装膜，拧开盖子对齐黑色标记，用力按下	一项不符合扣2分		
		提起探头敷贴，对准植入部位，用力按下，轻轻移开，用拇指轻轻揉按探头两侧	一项不符合扣2分		
		启动探头：打开扫描检测仪，点击"启动新的传感器"，靠近探头，距离小于4 cm，系统提示传感器正常工作，可佩戴14天	一项不符合扣5分		
		记录穿刺日期	不符合扣2分		
	20	观察植入部位皮肤情况	一项不符合扣1分		
		再次查对，交代注意事项	一项不符合扣2分		
操作后处理 （10分）	5	整理用物，污物处理符合院感要求	一项不符合扣2分		
	5	洗手，记录	一项不符合扣1分		
结果标准 （15分）	15	仪器妥善安装、固定；动作轻柔，有爱伤观念；操作程序流畅；患者体位适当，卧位舒适；床单位整齐、平整	一项不符合扣2分		

85. 胰岛素笔注射操作流程

评估
- 患者评估：评估患者配合程度，注射部位，皮肤有无瘢痕、硬结，测指尖末梢血糖值，避开血管及上次注射部位。
- 环境评估：环境安静、整洁，私密性好，便于操作。

准备
- 护士准备：着装整齐，洗手，戴口罩、帽子。
- 用物准备：治疗盘、75％酒精、无菌棉签、弯盘、胰岛素笔（诺和笔需备笔芯，要注明开封时间）、针头、治疗单、手表、锐器盒、速干手消毒液。
- 患者准备：向患者解释注射目的及配合要点。
- 环境准备：安静、清洁、安全，温度适宜，光线充足。

操作过程
- 核对医嘱，备齐用物（必须检查胰岛素笔芯外观有无异常、是否有足量的胰岛素、胰岛素有效期、核对胰岛素剂型是否正确。若胰岛素于冰箱保存，需提前30 min取出，室温下回温）。
- 携用物至床旁，核对患者信息，解释胰岛素注射的作用，评估患者是否进食及血糖情况。
- 根据胰岛素剂型摇匀，以75％酒精消毒笔芯前端橡皮膜。正确安装胰岛素针头，竖直向上排气（诺和笔需先装笔芯），见一滴药液从针头溢出即可，遵医嘱调节剂量。
- 选择合适的注射部位：腹部（耻骨联合以上约1 cm、最低肋缘以下约1 cm，脐周2.5 cm外的双侧腹部）、上臂（上臂外侧中段1/3处）、大腿（前外侧上1/3处）、臀部（双侧臀部外上侧），以75％酒精消毒，待干，注意注射部位的轮换。

操作过程
- 再次核对，一只手握笔法或持笔法，正常及肥胖患者90°进针，极度消瘦者45°进针或者捏起皮肤90°进针，另一只手推注药液，直至刻度为0并继续保持10—15 s以上。
- 注射完毕，用干棉签按压注射部位，并再次核对。
- 操作完毕，禁止回套小针帽，套上外针帽，卸下针头，废弃针头置锐器盒。
- 安置患者，告知进食时间。

整理
- 整理用物，污物处理符合院感要求。
- 洗手，记录。
- 评估胰岛素剩余量，判断是否够下次使用，若不足及时联系医生。

86. 胰岛素笔注射操作考核细则及评分标准

项目	分值	评分细则	扣分标准	扣分	得分
评估 （5分）	5	核对患者信息,评估患者病情、心理状态、合作程度等;环境适于操作	一项不符合扣2分		
操作前准备 （10分）	2	护士准备:着装整洁,洗手,戴口罩.	一项不合格扣2分		
	3	用物准备:备齐用物	少一物扣1分,多一物扣0.5分		
	5	患者准备:向患者解释操作目的及配合要点,取得配合	一项不符合扣1分		
操作过程 （60分）	5	携用物至床旁,核对患者信息、笔芯的有效期及质量	一项未核对到扣1分		
	5	患者体位正确、舒适	未做到酌情扣分		
	5	拔出笔帽,把胰岛素笔笔芯架旋开,将活塞杆旋至不能移动为止,插入笔芯并旋紧,预混胰岛素需混匀,先水平滚动10次,然后再上下晃动10次	未摇匀扣2分		
	4	以75%酒精消毒笔芯橡皮膜,撕下针头保护膜拧上一个新的胰岛素针头,依次去掉外针帽和内针帽	一项未做到扣2分		
	5	排气:新笔芯4个单位;已开始使用的笔芯2个单位。针尖向上竖直笔身,用手指轻弹笔芯架数下。完全按下注射推键,直至听到"咔嗒"一声,剂量显示应回到零,针尖应出现胰岛素液滴。如果没有,重复操作直至出现液滴为止	排气动作不到位酌情扣分		
	5	调节剂量:旋转剂量选择器,直到剂量指针指向所需剂量的位置,确认剂量调整正确	未一次调准剂量扣2分		
	6	选择合适的注射部位,一般选择上臂外侧三角肌下缘、腹部、大腿外侧方、臀部,注意注射部位轮换	位置不正确扣2分		
	5	用75%酒精棉签以注射点为中心,由内向外螺旋式消毒,消毒直径大于5 cm	消毒方法不对、直径不够各扣2分		
	10	再次核对患者及药物剂量,右手呈握笔姿势垂直注射(根据针头长短、注射部位决定是否捏起皮肤),迅速刺入针头,完全按下注射推键,直至听到"咔嗒"一声提示音,剂量显示读数为0。推注药液过程中随时询问患者感受,大拇指继续按压推注按钮,将针头置于皮下至少10 s	一项做不到扣2分		

项目	分值	评分细则	扣分标准	扣分	得分
	5	注射毕,将无菌干棉签置于进针点上方,拔出针头的同时将棉签压下。套上外针帽,旋下针头	按压方法不正确扣2分,未快速拔针扣2分		
	5	看时间,再次核对并交代不良反应及注意事项	一项不符合扣1分		
操作后处理(10分)	5	安置患者于舒适体位,整理好床单位	未置舒适体位、未整理床单位各扣2分		
	5	处理用物,签字	一项不符合扣2分		
结果标准(15分)	5	动作轻巧、准确,操作熟练、规范	较熟练扣2分,不熟练扣5分,程序错误扣2分		
	5	尊重患者,与患者交流有效,患者感觉良好	一项达不到扣2分		
	5	相关理论知识提问回答正确	未做到酌情扣分		

87. 洼田饮水试验操作流程

评估 {
患者评估:评估患者病情、意识情况、合作程度。
环境评估:整洁、安静,温度适宜,便于操作。
}

准备 {
护士准备:着装整齐、清洁,洗手,戴口罩。
用物准备:温开水(38—40 ℃)1 杯、水温计、小量杯、茶匙、治疗巾、氧饱和度指套、手电筒、压舌板、弯盘、免洗手消毒凝胶,必要时备吸引器。
患者准备:向患者解释操作目的、配合要点及注意事项。
}

操作过程 {
备齐用物至床边,核对患者信息,解释操作目的,松开盖被,摇高床头。

协助患者取坐位或者半卧位;围治疗巾;检查患者指甲,将氧饱和度指套套至患者手指上。

将准备好的温开水取出,测试水温;取一茶匙温开水,协助患者饮下;观察患者是否可以顺利饮下。

如患者在饮水过程中无明显异常可继续操作,如患者呛咳,氧饱和度下降大于 2%,则停止洼田饮水试验。

如患者将茶匙内水顺利饮下,协助患者取坐位或者半卧位;再取 30 mL 温开水,协助患者饮下,饮水过程中如有明显呛咳等异常立即停止。

饮水过程中严密观察患者面色、记录有无呛咳情况;记录饮水需要的时间;记录饮水过程中患者氧饱和度变化情况;记录喝完水的次数等。

判断饮水试验结果:

  Ⅰ级:可一次 5 s 内饮完,无咳嗽。

  Ⅱ级:一次饮完,但超过 5 s 或分 2 次或以上饮完,无咳嗽。

  Ⅲ级:能一次饮完,但有咳嗽。

  Ⅳ级:分两次以上饮完,且有咳嗽。

  Ⅴ级:多次饮完,或难以饮完,常常有咳嗽。

结果判断。正常:Ⅰ级,可疑:Ⅱ级,异常:Ⅲ、Ⅳ、Ⅴ级。

整理床单位;观察患者口腔有无液体残留,清洁患者面部;撤除治疗巾,协助患者取舒适体位。
}

整理 {
整理床单位及用物,向患者交代注意事项。
洗手,记录,用物处理符合院感要求。
}

临床护理技术操作流程及考核指南

88. 洼田饮水试验操作考核细则及评分标准

项目	分值	评分细则	扣分标准	扣分	得分
评估 (5分)	5	核对患者信息,评估患者病情及合作程度;环境适于操作	一项不符合扣2分		
操作前 准备 (10分)	2	护士准备:着装整齐,洗手,戴口罩	一项做不到扣1分		
	5	用物准备:备齐用物	少一物扣1分,多一物扣0.5分		
	3	患者准备:向患者解释操作目的及配合要点,取得配合	未评估不得分		
操作 过程 (60分)	5	携用物至床边,核对患者信息,解释操作目的,取得配合	一项不符合扣1分		
	10	协助患者取坐位或者半卧位;围治疗巾;检查患者指甲,将氧饱和度指套套至患者手指上	一项不符合扣3分		
	10	将准备好的温开水取出,测试水温;取一茶匙温开水,协助患者饮下;观察患者是否可以顺利饮下	操作不正确不得分,一项做不到扣3分		
	10	判断患者有无异常;协助患者取坐位或者半卧位;取30 mL温开水,协助患者饮下,饮水过程中如有明显呛咳等异常应立即停止	操作不正确不得分,一项做不到扣2分		
	10	饮水过程中严密观察患者面色、记录有无呛咳情况;记录饮水需要的时间;记录饮水过程中患者氧饱和度变化情况;记录喝完水的次数等	操作不正确不得分,一项做不到扣2分		
	10	判断饮水试验分级正确	判断不正确不得分		
	5	整理床单位;观察患者口腔有无液体残留,清洁面部,撤除治疗巾,协助患者取舒适体位	一项不符合扣2分,扣完为止		
操作后 处理 (10分)	8	整理用物,污物处置符合院感要求	一项不符合扣2分		
	2	洗手,记录	一项不符合扣2分		
结果 标准 (15分)	15	患者卧位舒适;动作轻柔,有爱伤观念;操作程序流畅;床单位整齐、平整	一项不符合扣2分		

专科篇

89. 瞳孔观察操作流程

评估 {
患者评估:核对患者信息(床号、姓名、腕带),评估患者病情、有无眼部疾病、合作程度等。

环境评估:整洁、安静,光线适宜。
}

准备 {
护士准备:着装规范,洗手。

用物准备:手电筒、瞳孔比对尺、免洗手消毒凝胶。

患者准备:向患者解释操作目的、配合要点及注意事项,取得配合,患者体位舒适,适于操作。
}

操作过程 {
携带用物到床边,核对患者信息。

帮助患者取舒适卧位。

双手拇指、食指分别拨开患者两眼上下眼睑,在自然光下观察患者两侧瞳孔;对比患者两侧瞳孔形状是否对称。

松开一手,拿取瞳孔测量尺,测量患者瞳孔并与测量尺上的数值对比,读出瞳孔的直径数值。

同法观察另一侧瞳孔直径。

观察直接对光反射:用一只手拇指、食指拨开患者一侧眼睛上下眼睑,另一只手打开手电筒,将手电光源照在眉心,迅速移向瞳孔再移开,观察瞳孔对光反应。

同法观察另一侧瞳孔直接对光反应。

观察间接对光反射:一只手四指并拢,将手掌立于患者两眼之间,遮住光源,另一只手持手电筒照光至一侧瞳孔,观察另一侧瞳孔对光反应。

同法观察另一侧瞳孔间接对光反应。
}

整理 {
安置患者于舒适体位,整理床单元,用物处理符合院感要求。

洗手,记录。
}

90. 瞳孔观察操作考核细则及评分标准

项目	分值	评分细则	扣分标准	扣分	得分
评估 (10分)	8	核对患者信息,评估患者病情、有无眼部疾病、合作程度等	一项不符合扣2分		
	2	环境评估:整洁、安静,光线适宜	一项不符合扣1分		
操作前准备 (10分)	2	护士准备:着装规范,洗手	一项不符合扣2.5分		
	6	用物准备:备齐用物	少一物扣2分,多一物扣0.5分		
	2	患者准备:向患者解释操作目的及配合要点,取得配合	一项不符合扣2分		
操作过程 (60分)	2	携带用物到床边,核对患者信息	一项做不到扣2.5分		
	2	帮助患者取舒适卧位	一项做不到扣5分		
	8	双手拇指、食指分别拨开患者两眼上下眼睑,在自然光下观察患者两侧瞳孔;对比患者两侧瞳孔形状是否对称	一项做不到扣2分,观察结果一项不正确扣3分		
	8	松开一手,拿取瞳孔测量尺,测量患者瞳孔并与测量尺上的数值对比,读出瞳孔的直径数值	一项做不到扣2分		
	8	同法观察另一侧瞳孔直径	一项做不到扣2分		
	8	观察直接对光反射:用一只手拇指、食指拨开患者一侧眼睛上下眼睑,另一只手打开手电筒,将手电光源照在眉心,迅速移向瞳孔再移开,观察瞳孔对光反应	一项不符合扣2分,判断不正确扣3分		
	8	同法观察另一侧瞳孔直接对光反应	一项不符合扣2分,判断不正确扣3分		
	8	观察间接对光反射:一只手四指并拢,将手掌立于患者两眼之间,遮住光源,另一只手持手电筒照光至一侧瞳孔,观察另一侧瞳孔对光反应	一项不符合扣2分,判断不正确扣3分		
	8	同法观察另一侧瞳孔间接对光反应	一项不符合扣2分,判断不正确扣3分		
操作后处理 (10分)	5	安置患者于舒适体位,整理床单元,用物处理符合院感要求	一项不符合扣2分		
	5	洗手,记录	一项不符合扣2.5分		
结果标准 (10分)	10	操作熟练,动作轻柔,程序流畅,体现爱伤观念,无并发症	一项不符合扣3分		

91. 偏瘫患者体位转移(卧位→坐位)操作流程

评估 {
患者评估:评估患者病情、意识、肌力、有无导管、配合程度。
环境评估:安静整洁,温度适宜,光线充足。
}

准备 {
护士准备:着装整齐、清洁,洗手,戴口罩。
用物准备:翻身卡、快速手消毒液、合适的鞋子、轮椅、免洗手消毒凝胶。
患者准备:向患者解释操作目的、配合要点及注意事项。
}

操作过程 {
备齐用物至床边,核对患者信息,解释操作目的。

护士立于患者患侧,将轮椅置于床位,与床成45°角,拉上手刹,松开盖被,放下床栏。

患者仰卧,健侧下肢屈曲,协助患者上肢bobath握手(十指交叉相握,患肢拇指向上),交叉的双手伸直举向上方。

护士一手扶于患者健侧髋关节,一手扶于患者健侧膝关节,嘱患者钟摆样摆动,借助摆动的惯性,使双上肢与躯干一起翻向患侧。

协助患者健足伸至患侧膝部,下滑至足部,健足勾住患足,移动至床沿。

指导患者健侧手支撑床面,协助患者坐起。

嘱患者健手撑床,指导患者左右移动身体,将双足伸至地面;协助患者穿鞋。

将患者双腿位置正确摆放:健腿稍向前,患腿在后。

指导患者bobath握手;绕过护士头部,抱住护士肩膀;将下颌靠在护士一侧肩膀上。

护士双下肢屈曲,注意固定患者患侧下肢;双手抱住患者腰臀部;协助患者站立。

将患者的重心前移至其健足;以健侧为轴,转身坐于轮椅上。

询问患者有无不适,确认患者坐稳后再松开双手,系上安全带。

协助患者取良肢位(轮椅坐位),拉上轮椅手刹,交代患者注意事项。
}

整理 {
整理床单位,用物按规定处理,符合院感要求。
洗手,记录。
}

92. 偏瘫患者体位转移(卧位→坐位)操作考核细则及评分标准

项目	分值	评分细则	扣分标准	扣分	得分
评估 (5分)	5	核对患者信息,评估患者病情及合作程度;环境适于操作	一项不符合扣1分		
操作前准备 (10分)	2	护士准备:服装、鞋帽整洁,着装符合要求,洗手,戴口罩	一项不符合扣1分		
	3	用物准备:备齐用物	少一物扣1分,多一物扣0.5分		
	5	患者准备:向患者解释操作目的及配合要点,取得配合	一项不符合扣1分		
操作过程 (60分)	2	核对患者信息,解释操作目的及注意事项	未核对扣2分,未解释扣2分		
	4	护士立于患者患侧,检查轮椅性能,将轮椅置于床位,与床成45°角,拉上手刹,松开盖被,放下床栏	轮椅摆放位置不正确扣2分,未拉手刹扣2分,未松开盖被、放床栏各扣1分		
	6	患者仰卧,健侧下肢屈曲;协助患者上肢bobath握手(十指交叉相握,患肢拇指向上);交叉的双手伸直举向上方	一项不符合扣2分		
	6	护士一手扶于患者健侧髋关节,一手扶于患者健侧膝关节,嘱患者钟摆样摆动;借助摆动的惯性,使双上肢与躯干一起翻向患侧	一项不符合扣2分		
	4	协助患者健足自患侧膝部下滑至足部;健足勾住患足,移动至床沿	一项不符合扣2分		
	4	指导患者健侧手支撑床面,协助患者坐起	一项不符合扣2分,患者未转移成侧卧位扣3分		
	4	嘱患者健手撑床,指导患者左右移动身体,将双足伸至地面;协助患者穿鞋	一项不符合扣2分		
	4	将患者双腿位置摆放正确:健腿稍向前,患腿在后	一项不符合扣2分		
	6	指导患者bobath握手;绕过护士头部,抱住护士肩膀;将下颌靠在护士一侧肩膀上	一项不符合扣2分		
	6	护士双下肢屈曲,注意固定患者患侧下肢;双手抱住患者腰臀部;协助患者站立	一项不符合扣2分,患者未转移成坐位扣3分		

项目	分值	评分细则	扣分标准	扣分	得分
	4	将患者的重心前移至其健足;以健侧为轴,转身坐于轮椅上	一项不符合扣2分,患者未转移成立位扣3分		
	4	询问患者有无不适,确认患者坐稳后再松开双手,系上安全带	一项不符合扣2分		
	6	协助患者取良肢位(轮椅坐位);拉上轮椅手刹;交代患者注意事项	一项不符合扣2分,轮椅坐位不正确扣3分		
操作后处理(10分)	5	整理床单位,用物按规定处理,符合院感要求	一项不符合扣2分		
	5	洗手,记录	一项不符合扣2分		
结果标准(15分)	5	程序正确,动作规范,操作熟练	程序不正确扣2分,操作不熟练扣3分		
	4	护患沟通有效,操作过程体现人文关怀、注意安全	沟通无效扣2分,未体现人文关怀扣2分		
	4	无操作并发症;及时发现病情变化	一项不符合扣2分		
	2	相关理论知识、并发症的预防和处理提问回答正确	相关知识掌握不全面扣1分,未掌握不得分		

93. 冲吸式口护吸痰管口腔护理操作流程

评估 {
患者评估:评估患者病情、意识、自理能力及配合程度,观察口唇、口腔黏膜、牙龈、舌苔有无异常,牙齿有无松动,有无活动性义齿。

环境评估:安静整洁,温湿度适宜,光线适中,适宜操作。
}

准备 {
护士准备:着装整齐,洗手,戴口罩。

用物准备:冲吸式口护吸痰管、负压装置、输液器、250 mL 或 100 mL 0.9% 生理盐水 1 瓶、牙膏、纱布、弯盘、治疗巾、吸水管、棉签、水杯 2 个、手电筒、液体石蜡免洗手消毒凝胶,必要时备开口器(昏迷患者)及锡类散或冰硼散。

患者准备:向患者解释操作目的、配合要点及注意事项。
}

操作过程 {
携用物至床边,核对患者信息、医嘱,解释操作目的,取得配合。

按病情取适当体位,颌下铺治疗巾。

检查口腔有无异常,有活动义齿者取下。

以温开水棉签湿润口唇,协助患者用温开水漱口(昏迷患者禁漱口)。

生理盐水接输液器挂于输液架上,排气。

拆开冲吸式口护吸痰管,连接负压接头,冲洗管与冲洗接头连接,保持紧密,将拇指放在控压孔上,调节负压至 40—53.3 kPa,试吸确保管路通畅。

先用冲吸式口护吸痰管将现存在口腔内的分泌物及痰液吸净。

牙刷头涂上牙膏;嘱患者张口,昏迷患者可用开口器协助张口;刷洗患者的牙齿及口腔,并及时吸出痰液及泡沫(顺序:左外侧面→右外侧面→左上内侧面→左上咬合面→左下内侧面→左下咬合面→左侧颊部)。打开冲洗装置,速度为 80 滴/min 左右,用生理盐水冲洗口腔,利用负压一边冲洗一边刷,同时吸干净口腔内的冲洗液。同法刷洗右侧。
}

操作过程 {
Z 形刷洗硬腭,Z 形刷洗舌面,刷洗舌下。

确认口腔清洁干净后,先关输液开关,再关负压开关。

协助患者用漱口液漱口(昏迷患者禁忌漱口),用纱布擦净患者口唇。

再次用手电筒查看口腔情况,确定是否刷洗干净,有无黏膜损伤。

口唇干裂者予涂石蜡油或唇膏;口腔溃疡者,根据需要用药(锡类散或冰硼散)。

协助患者取舒适体位,整理床单位,向患者或家属交代注意事项。
}

整理 {
整理用物,污物处置符合院感要求。

洗手,记录。
}

94. 冲吸式口护吸痰管口腔护理操作考核细则及评分标准

项目	分值	评分细则	扣分标准	扣分	得分
评估 （5分）	5	核对患者信息，评估患者病情、合作程度等；环境适于操作	一项不符合扣1分		
操作前准备 （10分）	2	护士准备：着装、仪容、手卫生符合要求	一项做不到扣1分		
	3	用物准备：备齐用物	少一物扣1分，多一物扣0.5分，漱口液选择不正确不得分		
	5	患者准备：向患者解释操作目的及配合要点，取得配合	一项做不到扣1分		
操作过程 （70分）	3	携用物至床边，核对患者信息，解释操作目的，与患者或家属交流，取得配合	未核对扣2分，未解释扣1分		
	4	按病情取适当体位，颌下铺治疗巾	一项不符合扣2分，一项不完善扣1分		
	2	检查口腔有无异常，有活动义齿取下	一项不符合扣1分		
	4	湿润口唇，协助患者漱口	未湿润口唇、未漱口一项扣2分，未嘱吐水扣1分		
	2	生理盐水接输液器挂于输液架上，排气	排气方法不当扣1分		
	8	冲吸式口护吸痰管连接负压接头，冲洗管与冲洗接头连接，调节负压至40—53.3 kPa，试吸	一项不符合扣3分，一项不完善扣2分，负压调节不当扣3分		
	2	用冲吸式口护吸痰管将现存在口腔内的分泌物及痰液吸净	一项不符合扣2分，一项不完善扣1分		
	12	牙刷头涂上牙膏；嘱患者张口，昏迷患者可用开口器协助张口；按左外侧面、右外侧面、左上内侧面、左上咬合面、左下内侧面、左下咬合面、左侧颊部顺序刷洗患者的牙齿及口腔，并及时吸出痰液及泡沫；打开冲洗装置，速度为80滴/min左右，用生理盐水冲洗口腔，利用负压一边冲洗一边刷，同时吸干净口腔内的冲洗液	一项不符合扣2分，一项不完善扣1分		
	12	同法刷洗右侧	一项不符合扣2分，一项不完善扣1分		
	6	刷洗硬腭、舌面、舌底	一项不符合扣2分		
	3	口腔清洁干净后，先关输液开关，再关负压开关	一项不符合扣1分，顺序错误扣2分		
	3	协助用漱口液漱口，擦净面部	一项不符合扣1分		

项目	分值	评分细则	扣分标准	扣分	得分
	3	再次评估口腔黏膜情况、清洁度	一项不符合扣1分		
	4	口腔疾患处理正确,用石蜡油或润唇膏润滑口唇	一项不符合扣2分		
	2	协助患者取舒适体位,整理床单位	一项不符合扣1分		
操作后处理(5分)	5	用物终末处理正确,操作后洗手,必要时记录	终末未处理扣2分,操作后未洗手扣2分,特殊感染处理不当扣5分		
结果标准(10分)	10	步骤完整,动作规范,程序熟练,爱伤观念强	操作不熟练、程序不符、动作不规范各扣3分,无爱伤观扣3分		

95. 气压治疗仪操作流程

评估
- 患者评估：评估患者病情、意识、肢体活动及皮肤情况(肌力、肌张力、有无出血倾向、有无尚未结痂的溃疡或压力性损伤)、有无血栓病史,询问排便需求。
- 环境评估：安全、整洁,温湿度适宜,便于操作,有围帘遮挡,有电源。

准备
- 护士准备：着装规范,洗手,戴口罩。
- 用物准备：气压治疗仪、记录单、笔、病员裤、袜子(患者自备)、电插板(必要时)、免洗手消毒凝胶。
- 患者准备：向患者解释操作目的及注意事项,取得配合;嘱患者取合适体位,排大小便。

操作过程
- 携用物至床旁,核对患者信息,解释操作目的,取得患者配合;保护患者隐私,拉上窗帘,以屏风遮挡,调节室温至 24—26 ℃。
- 检查仪器(接上电源,必要时使用电插板),调试,确保性能良好,并设置好参数。
- 协助患者取平卧位,协助患者穿裤子、袜子,双手抬起需治疗的肢体,将治疗仪套筒穿在患者治疗侧肢体上,包裹小腿和大腿,腿套必须牢固,松紧以两指为宜。
- 再次核对患者信息,查看电源连接及气压接口连接是否完好。根据患者情况遵医嘱调整治疗模式及时间(一般患者时间为 20 min,压力为 20—200 mmHg),核对患者信息无误后按电源键开始,观察机器运转情况,询问患者感觉(以肢体有明显压力感但不引起不适为宜)。正常运行,压力适中,保持工作状态。
- 交代注意事项：① 患者不要自行调节仪器;② 有任何不适症状及时按铃;③ 治疗过程中尽量保持平卧体位,勿活动。
- 再次核对患者信息及治疗压力、时间,签字并记录。
- 治疗结束后仪器自动停止,发出提示音,关仪器开关。拔出电源,撤离套筒,分离通气接口,妥善放置。协助患者取舒适体位,观察患者局部皮肤情况,为患者盖好被子。询问有无其他需要,若无则感谢患者的配合。洗手。推气压治疗仪返回放置治疗室。

整理
- 整理用物,按院感要求终末处理。
- 洗手,记录。

96. 气压治疗仪操作考核细则及评分标准

项目	分值	评分细则	扣分标准	扣分	得分
评估 （5分）	5	核对患者信息，评估患者病情、合作程度等；环境适于操作	一项不符合扣1分		
操作前 准备 （15分）	5	护士准备：着装整洁，洗手，戴口罩	一项不符合要求扣1分		
	5	用物准备：备齐用物	少一物扣1分，多一物扣0.5分		
	5	患者准备：向患者解释操作目的及配合要点，取得配合	一项不符合扣2分		
操作 过程 （50分）	6	核对患者信息、医嘱；保护患者隐私，拉上窗帘，以屏风遮挡，调节室温至24—26 ℃	未核对信息扣2分，未遮挡扣2分，室温调节不当扣2分		
	6	松开被尾，协助患者取平卧位，穿裤子、袜子	有拖拉动作扣2分		
	5	连接电源，再次检查仪器性能并调试	未再次检查扣2分		
	8	双手抬起需治疗肢体，腿套放在肢体下，按顺序包裹小腿和大腿，腿套必须牢固，松紧以容纳两指为宜	部位不对扣3分，过紧扣2分		
	4	查看电源连接及气压接口连接是否完好	顺序不符扣4分，未查看连接扣2分		
	6	根据患者情况遵医嘱调整治疗模式：治疗时间（一般患者为20 min）、压力（20—200 mmHg）；再次核对患者信息	调节不对扣4分，未再次核对扣2分		
	4	核对无误后按电源键，观察机器运转情况，询问患者感觉（以肢体感觉有明显压力而无不适为宜）。正常运行压力适中，保持工作状态	未询问患者扣2分，一项不符合要求扣2分		
	6	交代注意事项：患者不要自行调节仪器；有任何不适及时按呼叫器；治疗过程中尽量保持平卧位，勿活动	一项未交代扣2分		
	5	再次核对患者信息及治疗时间、压力。签字，记录	未核对一项扣2分，未签字、记录扣1分		
操作后 处理 （20分）	6	治疗结束后仪器自动停止，发出提示音，关仪器开关，拔出电源线，撤离套筒，分离通气接口，妥善放置	一项不符合扣2分		
	4	协助患者取舒适卧位，观察患者局部皮肤情况，再次核对患者信息	一项不符合扣1分		
	6	整理床单位，询问患者有无其他需要，感谢患者配合	一项不符合扣2分		
	4	整理用物，洗手，记录	一项不符合扣2分		
结果 标准 （10分）	5	操作顺序正确、熟练、动作规范	一项不符合扣1分		
	5	患者舒适，体现人文关怀	患者不舒适扣2分，未体现人文关怀扣3分		

97. 永久起搏器(单、双腔、三腔)植入术配合操作流程

评估 {

患者评估:核对患者信息(科室、床号、姓名等),评估患者一般情况、心理状态、皮肤情况。

评估环境评估:保持室温在 20—25 ℃、湿度在 50％—60％,环境安静、整洁,符合规范要求。

准备 {

护士准备:更换洗手衣并着装整齐,洗手,戴口罩、圆帽。

用物准备:一次性介入手术包、撕开鞘、起搏电极、单双腔起搏器。

患者准备:做好抗菌药物皮试,静脉留置通道备用,术前半小时静脉使用抗生素,术区皮肤准备,协助患者更换患者服,训练床上排便;向患者解释治疗目的和方法,使其能积极配合治疗,情绪稳定,态度积极。

操作过程 {

核对患者信息(科室、床号、姓名、性别、疾病诊断、介入治疗名称、手术部位),与患者做好沟通,并做好心理疏导。

开放静脉通道,做好心电、血氧、血压监护,必要时遵医嘱予以吸氧,协助患者取治疗体位。

按无菌要求打开一次性手术、器械包,并备好及术中所需手术耗材。按医嘱备好药品。

协助医生穿防辐射用品,穿手术衣,戴手套、圆帽,协助消毒、铺无菌巾。

术中注意患者病情、生命体征变化及患者主诉,及时评估患者一般情况,发现病情变化及时向医生报告,并积极配合医生进行治疗和抢救。

术中及时、准确供应手术所需物品,根据患者需要准备合适型号的起搏器及起搏电极。

介入治疗完成后,协助医生进行穿刺部位的加压包扎,并及时评估患者一般情况及手术部位有无血肿。

术后护送患者回病房并与责任护士进行床边交接。交代患者病情、术中用药、起搏器、手术部位有无血肿及注意事项等。

整理 {

整理用物,污物处置符合院感要求。

洗手,记录,并做好耗材的登记工作。

98. 永久起搏器(单、双腔、三腔)植入术配合操作考核细则及评分标准

项目	分值	评分细则	扣分标准	扣分	得分
评估 (5分)	5	评估患者情况和环境	一项不符合扣2分		
操作前 准备 (10分)	2	护士着装整齐,洗手,戴口罩、圆帽	一项不符合扣1分		
	4	用物准备:备齐用物	一项不符合扣2分		
	4	患者准备:向患者解释操作目的及配合要点,取得配合	一项不符合扣2分		
操作 过程 (60分)	5	执行核对制度,与患者做好沟通,使患者做好配合工作	一项不符合扣1分		
	5	开放静脉通道,做好心电、血压、血氧监护,取正确手术体位	一项不符合扣2分		
	5	协助医生穿防护服、无菌手术衣,戴手套	一项不符合2分		
	15	按无菌要求打开一次性手术包、器械包,并备好术中所需手术耗材。按医嘱备好药品	一项不符合扣5分		
	10	术中发现患者病情变化,及时向医生报告,并配合医生进行治疗和抢救	一项不符合扣5分		
	10	术中及时供应手术所需物品,并做好自我防护	一项不符合扣5分		
	5	治疗完成后,进行穿刺部位的加压包扎,评估患者一般情况及手术部位有无血肿	一项不符合扣5分		
	5	术后护送回病房并与责任护士进行床边交接	一项不符合或交接内容不全扣2分		
操作后 整理 (10分)	8	物品按要求处理并保证处于备用状态,医疗垃圾处理符合院感要求	一项不符合扣2分		
	2	做好护理记录单的填写和耗材的登记工作	一项不符合扣1分		
结果 标准 (15分)	15	动作轻柔,有爱伤观念;配合熟练、默契,操作程序流畅;患者体位正确	一项不符合扣2分		

99. 冠状动脉造影及冠状动脉支架植入术配合操作流程

评估
患者评估：核对患者信息（科室、床号、姓名等），评估患者一般情况及心理状态，进行术侧上肢艾伦（Allen）实验。

环境评估：保持室温在 20—25 ℃、湿度在 50%—60%，环境安静、整洁，符合规范要求。

准备
护士准备：更换洗手衣并着装整齐，洗手，戴口罩、帽子。

用物准备：介入手术包、造影套件 1 套、各种导丝、导管、支架、球囊（根据手术需要选择合适类别型号）、造影剂、各种抢救药品及用物等。

患者准备：协助患者更换患者服，静脉留置通道备用，取下所有饰品，训练床上排便；向患者解释治疗的目的和方法，使其能积极配合治疗，情绪稳定、态度积极。

操作过程
核对患者信息（科室、床号、姓名、性别、疾病诊断、介入治疗名称），与患者做好沟通，并做好心理疏导。

开放静脉通道，做好心电、血压、血氧监护，必要时遵医嘱予以吸氧。协助患者取治疗体位。

按无菌要求打开一次性手术包、器械包并备好术中所需手术耗材。按医嘱备好药品。

协助医生穿防辐射用品，穿手术衣，戴手套，协助消毒，铺无菌巾。

术中注意患者病情变化、生命体征变化及患者主诉，及时评估患者一般情况，发现病情变化及时向医生报告，并积极配合医生进行各种治疗和抢救。

术中及时、准确供应手术所需物品及药品，并做好自我防护。

介入治疗完成后，协助医生进行穿刺部位的加压包扎，并配合评估患者肢端及足背动脉搏动情况。

术后护送患者回病房并与责任护士进行床旁交接。交代患者病情、术中用药、病变部位及支架植入数量、穿刺点情况及注意事项等。

整理
整理用物，污物处置符合院感要求。

洗手，记录，并做好耗材的登记工作。

100. 冠状动脉造影及冠状动脉支架植入术配合操作考核细则及评分标准

项目	分值	评分细则	扣分标准	扣分	得分
评估 (5分)	5	评估患者情况和环境	一项不符合扣2分		
操作前 准备 (10分)	2	护士着装整齐,洗手,戴口罩、圆帽	一项不符合扣1分		
	4	用物准备:备齐用物	一项不符合扣2分		
	4	患者准备:向患者解释操作目的及配合要点,取得配合	一项不符合扣2分		
操作 过程 (60分)	5	执行核对制度,与患者沟通,做好配合工作	一项不符合扣1分		
	5	开放静脉通道,做好心电、血压、血氧监护,取正确体位介入治疗	一项不符合扣2分		
	5	协助医生穿防护服、无菌手术衣,戴手套	一项不符合2分		
	15	按无菌要求打开一次性手术包、器械包并备好术中所需手术耗材。按医嘱备好药品	一项不符合扣5分		
	10	术中发现患者病情变化,及时向医生报告,并配合医生进行治疗和抢救	一项不符合扣5分		
	10	术中及时供应手术所需物品、抢救药物,并做好自我防护	一项不符合扣5分		
	5	治疗完成后,进行穿刺部位的加压包扎,评估患者一般情况,肢端血运、穿刺点情况	一项不符合扣5分		
	5	术后护送患者回病房,并与责任护士进行床边交接	一项不符合或交接内容不全扣2分		
操作后 处理 (10分)	8	物品按要求处理并保证其备用状态,医疗垃圾处理符合院感要求	一项不符合扣2分		
	2	做好护理记录单的填写和耗材的登记工作	一项不符合扣2分		
熟练 程度 (15分)	15	动作轻柔,有爱伤观念;配合熟练、默契,操作程序流畅;患者体位正确	一项不符合扣2分		

101. 各类心律失常行射频消融术配合操作流程

评估 {
患者评估:核对患者腕带信息(科室、床号、姓名等),评估患者一般情况、心理状态。

环境评估:保持室温在 20—25 ℃、湿度在 50%—60%,环境安静、整洁,符合规范要求。
}

准备 {
护士准备:更换洗手衣并着装整齐,洗手,戴口罩、圆帽。

用物准备:手术包、穿刺套装、各种电极连线、标测导管、尾线、射频消融导管(根据手术需要选择合适类别及型号)。

患者准备:协助患者更换患者服,静脉留置通道备用,取下所有的饰品,留置导尿管,训练床上排便;向患者解释治疗的目的和方法,使其能积极配合治疗,情绪稳定,态度积极。
}

操作过程 {
核对患者信息(科室、床号、姓名、性别、疾病诊断、介入治疗名称),与患者沟通,并做好心理疏导。

开放静脉通道,做好心电、血压、血氧监护,必要时遵医嘱予以吸氧,协助患者取治疗体位。

按无菌要求打开一次性手术包、器械包并备好术中所需手术耗材。按医嘱备好药品。

协助医生穿防辐射用品、穿手术衣、戴手套,协助消毒,铺无菌巾。

术中注意患者病情变化、生命体征变化及患者主诉,及时评估患者一般情况,发现病情变化及时向医生报告,并积极配合医生进行治疗和抢救。

术中及时准确供应手术所需物品、药品,根据患者需要递送合适型号导管。

介入治疗完成后,协助医生进行穿刺部位的加压包扎,并配合评估患者肢端及足背动脉搏动情况。

治疗后护送回病房并与责任护士进行床旁交接。交代患者病情、术中用药、穿刺点情况及注意事项等。
}

整理 {
整理用物,污物处置符合院感要求。

洗手,记录,并做好耗材的登记工作。
}

102. 各类心律失常行射频消融术配合操作考核细则及评分标准

项目	分值	评分细则	扣分标准	扣分	得分
评估 (5分)	5	评估患者情况和环境	一项不符合扣2分		
操作前 准备 (10分)	2	护士着装整齐,洗手,戴口罩、圆帽	一项不符合扣1分		
	4	用物准备:备齐用物	一项不符合扣2分		
	4	患者准备:向患者解释操作目的及配合要点,取得配合	一项不符合扣2分		
操作 过程 (60分)	5	执行核对制度,与患者沟通,做好患者配合工作	一项不符合扣2分		
	5	开放静脉通道,做好心电、血压、血氧监护,取正确介入治疗体位,妥善固定导尿管	一项不符合扣2分		
	5	协助医生穿防护服、无菌手术衣,戴手套	一项不符合2分		
	15	按无菌要求打开一次性手术包、器械包并备好术中所需手术耗材。按医嘱备好药品	一项不符合扣5分		
	10	术中发现病情变化,及时向医生报告,并配合医生进行治疗和抢救	一项不符合扣5分		
	10	术中及时供应手术所需物品及药品	一项不符合扣5分		
	5	妥善固定,注意穿刺点有无血肿情况,做好应对措施	一项不符合扣5分		
	5	术后护送患者回病房,并与责任护士进行床边交接	一项不符合或交接内容不全扣2分		
操作后 处理 (10分)	8	物品按要求处理后并保证处于备用状态,医疗垃圾处理符合院感要求	一项不符合扣2分		
	2	做好护理记录单的填写和耗材的登记工作	一项不符合扣2分		
熟练 程度 (15分)	15	动作轻柔,有爱伤观念;配合熟练、默契,操作程序流畅;患者体位正确	一项不符合扣2分		

103. 先心封堵术配合操作流程

评估

患者评估:核对患者信息(科室、床号、姓名等),评估患者一般情况、心理状态。

环境评估:保持室温在 20—25 ℃、湿度在 50%—60%,环境安静、整洁,符合规范要求。

准备

护士准备:更换洗手衣并着装整齐,洗手,戴口罩、圆帽。

用物准备:介入手术包、穿刺套装、加硬导丝、封堵器(根据手术需要选择合适类别及型号)。

患者准备:协助患者更换患者服,静脉留置通道备用,取下所有饰品,训练床上排便;向患者解释治疗的目的和方法,使其能积极配合治疗,情绪稳定,态度积极。

操作过程

核对患者信息(科室、床号、姓名、性别、疾病诊断、介入治疗名称),与患者沟通,并做好心理疏导,缓解紧张情绪。

开放静脉通道,做好心电、血压、血氧监护,必要时遵医嘱予以吸氧。协助患者取治疗体位。

按无菌要求打开一次性手术包、器械包并备好术中所需手术耗材。按医嘱备好药品。

协助医生穿防辐射用品,穿手术衣,戴手套,协助消毒,铺无菌巾。

术中及时、准确供应手术所需物品、药品,根据患者需要递送合适型号封堵器,并做好自我防护。

术中注意患者病情变化、生命体征变化及患者主诉,及时评估患者一般情况,发现病情变化及时向医生报告,并积极配合医生进行治疗和抢救。

介入治疗完成后,协助医生进行穿刺部位的加压包扎,并配合评估患者肢端及足背动脉搏动情况。

治疗后护送患者回病房并与责任护士进行床旁交接。交代患者病情、术中用药、穿刺点情况及注意事项等。

整理

整理用物,污物处置符合院感要求。

洗手,记录,并做好耗材的登记工作。

104. 先心封堵术配合操作考核细则及评分标准

项目	分值	评分细则	扣分标准	扣分	得分
评估 (5分)	5	评估患者情况和环境	一项不符合扣2分		
操作前 准备 (10分)	2	护士着装整齐,洗手,戴口罩、圆帽	一项不符合扣1分		
	4	用物准备:备齐用物	一项不符合扣2分		
	4	患者准备:向患者解释操作目的及配合要点,取得配合	一项不符合扣2分		
操作 过程 (60分)	5	执行核对制度,与患者沟通,做好患者配合工作	一项不符合扣1分		
	5	开放静脉通道,做好心电、血压、血氧监护,取正确介入治疗体位	一项不符合扣2分		
	5	协助医生穿防护服、无菌手术衣,戴手套	一项不符合2分		
	15	按无菌要求打开一次性手术包、器械包并备好术中所需手术耗材。按医嘱备好药品	一项不符合扣5分		
	10	术中发现患者病情变化,及时向医生报告,并配合医生进行治疗和抢救	一项不符合扣5分		
	10	术中及时供应手术所需物品,并做好自我防护	一项不符合扣5分		
	5	妥善固定,注意穿刺点有无血肿情况,做好应对措施	一项不符合扣5分		
	5	治疗后护送回病房并与责任护士进行床边交接	一项不符合或交接内容不全扣2分		
操作后 处理 (10分)	8	物品按要求处理并保证处于备用状态,医疗垃圾处理符合院感要求	一项不符合扣2分		
	2	做好护理记录单的填写和耗材的登记工作	一项不符合扣2分		
结果 标准 (15分)	15	动作轻柔,有爱伤观念;配合熟练、默契,操作程序流畅;患者体位正确	一项不符合扣2分		

105. 主动脉球囊反搏术配合操作流程

评估

患者评估：核对患者信息（科室、床号、姓名等），评估患者一般情况、心理状态。

环境评估：介入导管室保持室温在 20—25 ℃、湿度在 50％—60％，环境安静、整洁，符合规范要求。

准备

护士准备：更换洗手衣并着装整齐，洗手，戴口罩、圆帽。

用物准备：介入手术包、动脉鞘、穿刺套装、主动脉球囊导管（根据患者手术需要选择合适型号）及主动脉球囊反搏仪（IABP 机）。

患者准备：协助患者更换患者服，静脉留置通道备用，取下所有饰品，训练床上排便；向患者解释治疗的目的和方法，使其能积极配合治疗，情绪稳定，态度积极。

操作过程

核对患者信息（科室、床号、姓名、性别、疾病诊断、介入治疗名称），与患者做好沟通，并做好心理疏导。

开放静脉通道，做好心电、血压、血氧监护，必要时遵医嘱予以吸氧。

必要时配合麻醉医生给患者进行麻醉，并协助患者取治疗体位，妥善固定各肢体。

按无菌要求打开一次性手术包、器械包并备好术中所需手术耗材，开启球囊反搏仪开关，检查反搏仪性能是否完好，连接心电各导联，打开氦气开关，设置好相关参数，处于备用状态。

协助医生穿防辐射用品，穿手术衣、戴手套，协助消毒，铺无菌巾。

治疗中及时、准确供应治疗所需物品及药品，正确递送主动脉球囊导管型号。

治疗中密切注意患者病情变化、生命体征变化及患者主诉，及时评估患者一般情况，发现病情变化及时向医生报告，并积极配合医生进行治疗和抢救。

介入治疗完成后，协助医生将 IABP 导管连接到 IABP 机上，点击启动开关，观察反搏效果，穿刺处 IABP 管道要妥善固定。及时评估足背动脉搏动及下肢血运情况。

治疗后护送患者和球囊反搏仪回病房，并与责任护士进行床旁交接。交代患者病情、导管及穿刺点情况、术中用药情况及注意事项等。

整理

整理用物，污物处置符合院感要求。

洗手，记录，并做好耗材的登记工作。

106. 主动脉球囊反搏术配合操作考核细则及评分标准

项目	分值	评分细则	扣分标准	扣分	得分
评估 (5分)	5	评估患者情况和环境	一项不符合扣2分		
操作前 准备 (10分)	2	护士着装整齐,洗手,戴口罩、圆帽	一项不符合扣1分		
	4	用物准备:备齐用物,确认IABP机性能完好	一项不符合扣2分		
	4	患者准备:向患者解释操作目的及配合要点,取得配合	一项不符合扣2分		
操作 过程 (60分)	5	执行核对制度,与患者沟通,做好患者配合工作	一项不符合扣1分		
	5	开放静脉通道,做好心电、血压、血氧监护,取正确介入治疗体位	一项不符合扣2分		
	5	协助医生穿防护服、无菌手术衣,戴手套	一项不符合扣2分		
	15	按无菌要求打开一次性手术包、器械包并备好术中所需手术耗材。打开IABP机开关,检查性能是否完好,连接心电各导联,并设置参数	一项不符合扣5分		
	10	术中发现患者病情变化,及时向医生报告,并配合医生进行治疗和抢救	一项不符合扣5分		
	10	术中及时供应手术所需物品,并做好自我防护	一项不符合扣5分		
	5	治疗完成后,进行穿刺部位导管固定,评估足背动脉搏动及下肢血运情况	一项不符合扣5分		
	5	治疗后护送患者及球囊反搏仪回病房并与责任护士进行床边交接	一项不符合或交接内容不全扣2分		
操作后 处理 (10分)	8	物品按要求处理并保证处于备用状态,医疗垃圾处理符合院感要求	一项不符合扣2分		
	2	做好护理记录单的填写和耗材的登记工作	一项不符合扣2分		
结果 标准 (15分)	15	动作轻柔,有爱伤观念;配合熟练、默契,操作程序流畅;患者体位正确	一项不符合扣2分		

107. 经鼻高流量湿化氧疗技术(HFNC)操作流程

评估 {
患者评估：核对患者信息(床号、姓名、腕带等)，评估患者病情、缺氧状况，了解血气分析结果，检查鼻腔有无分泌物堵塞和鼻中隔偏曲，评估患者心理状态以及合作程度等。

环境评估：整洁、安静，便于操作。

护士准备：着装整齐，洗手，戴口罩。

准备 {
用物准备：经鼻高流量湿化氧疗仪器(中心供氧装备)、一次性经鼻高流量湿化氧疗仪器的配套管路、灭菌注射用水、棉签、纱布、弯盘、氧气记录卡、笔。

患者准备：向患者解释操作目的，体位舒适，并取得配合。

操作过程 {
携用物至床旁，核对患者信息，告知注意事项，取得配合。

连接经鼻高流量湿化氧疗仪器的配套管路及灭菌注射用水，接中心供氧及电源插座，设置参数，调节氧浓度。

打开仪器开关，确定氧气流出通畅，无漏气，关上开关。

用湿棉签清洁双侧鼻孔，指导患者正确佩戴软硅胶鼻塞，将固定带挂于患者颈部，调节至合适长度，并将固定带上卡扣固定在患者衣领处。

记录给氧时间、氧流量，签名；观察患者是否适应及耐受，并交代注意事项。

使用过程中加强巡视，指导患者用鼻呼吸，不能张口呼吸，观察患者的呼吸形态、脉氧饱和度、面色及各项生命体征，鼓励患者咳嗽咳痰，指导患者有效咳嗽。

定期检测患者的动脉血气，根据医嘱正确调节氧浓度、吸气流速、温度；及时处理报警；根据医嘱停用，撤机前评估缺氧改善情况。

取下一次性高流量湿化氧疗管路，用纱布擦拭鼻子周围皮肤；关机，取下中心供氧管，记录停氧时间。

整理床单位并安置患者于舒适体位。

整理 {
整理用物，污物处理符合院感要求，以 75% 酒精擦拭高流量湿化氧疗仪器。

洗手，记录。

108. 经鼻高流量湿化氧疗技术(HFNC)操作考核细则及评分标准

项目	分值	评分细则	扣分标准	扣分	得分
评估 (5分)	5	核对患者信息,评估患者病情、缺氧状况、鼻腔情况及配合程度等;环境适于操作	一项不符合扣2分		
操作前准备 (10分)	2	护士准备:着装整齐,洗手,戴口罩	一项不符合扣1分		
	3	用物准备:备齐用物	少一物扣1分,多一物扣0.5分		
	5	患者准备:向患者解释操作目的及配合要点,取得配合	一项不符合扣1分		
操作过程 (70分)	5	携用物至床旁,核对患者信息,解释操作目的,取得配合	一项不符合扣2分		
	10	连接经鼻高流量湿化氧疗仪器的配套管路及灭菌注射用水,接中心供氧及电源插座,设置参数,调节氧浓度	一项不符合扣2分		
	5	打开仪器开关,确定氧气流出通畅,无漏气,关上开关	一项不符合扣2分		
	15	用湿棉签清洁双侧鼻孔,指导患者正确佩戴软硅胶鼻塞,将固定带挂于患者颈部,调节至合适长度,并将固定带上卡扣固定在患者衣领处	一项不符合扣3分		
	10	记录给氧时间、氧流量,签名;观察患者是否适应及耐受,并交代注意事项	一项不符合扣2分		
	10	使用过程中加强巡视,指导患者用鼻呼吸,不能张口呼吸,观察患者的呼吸形态、脉氧饱和度、面色及各项生命体征,鼓励患者咳嗽咳痰,指导患者有效咳嗽	一项不符合扣2分		
	5	定期检测患者的动脉血气,根据医嘱正确调节氧浓度、吸气流速、温度;及时处理报警	一项不符合扣1分		
	5	根据医嘱停用,撤机前评估缺氧改善情况	一项不符合扣1分		
	3	取下一次性高流量湿化氧疗管路,用纱布擦拭鼻子周围皮肤;关机,取下中心供氧管,记录停氧时间	一项不符合扣1分		
	2	整理床单位并安置患者于舒适体位	一项不符合扣1分		
操作后处理 (10分)	10	整理用物,污物处理符合院感要求,以75%酒精擦拭高流量湿化氧疗仪器,备用。洗手,记录	一项做不到扣3分		
结果标准 (5分)	5	氧疗装置安全,氧疗效果适应病情需要;动作轻柔,有爱伤观念;操作程序流畅;患者体位适当,卧位舒适;床单位整齐、平整	一项不符合扣2分		

109. 高压氧舱治疗配合操作流程

评估
评估患者评估：核对患者信息（床号、姓名、腕带等），评估患者病情、生命体征、神志、意识、瞳孔、有无气管切开、心理状态以及合作程度，是否携带火种（如打火机、火柴、手机等）及手表、钢笔等物品。

环境评估：清洁、安静，温湿度适宜，无尘，周围无易燃物品。

准备
护士准备：着装整齐，能耐受 0.1 MPa 的压力，经过专业训练，洗手，戴口罩。

用物准备：治疗盘、输液器具、简易呼吸器、负压吸引器、面罩吸氧装置 1 套，对氧舱进行系统检查。

患者准备：进舱前不宜进食过饱，忌食产气食物，排空大小便，更换医院专用服装和鞋套，有引流装置时应倾倒瓶内液体，对于躁动患者用约束带固定或口服镇静药；向患者及家属解释治疗目的、配合要点以及注意事项，取得配合。

操作过程
核对患者信息，解释操作目的，取得配合，协助患者排便。

嘱患者做咽鼓管开启动作（如张口、咀嚼、吞咽、捏鼻、闭嘴、鼓气等动作），对昏迷患者加压时可上抬下颌，协助其开放咽鼓管。

加压阶段：① 应严格掌握加压速度，并询问舱内人员感觉，患者无不适再继续升压。加压初始阶段应缓慢加压，在表压为 0.1—0.15 MPa 时，总加压时间不得少于 15 min。调节舱内温度至 22—26 ℃，湿度大于 70％。② 加压过程中，应注意观察患者病情，询问有无耳朵不适，如有耳痛、听声音遥远等感觉，暂停加压，随时测量血压；保持呼吸道通畅；妥善固定引流管，有输液时注意调节输液速度以及莫菲氏管内液平面，协助患者戴好面罩吸纯氧，气管插管或鼻导管吸氧者调节氧流量至 10—15 L/min，不宜太大；注意观察所有仪表及氧浓度的正确与否，间歇吸氧，防止氧中毒。

稳压阶段：① 舱内压力加至治疗压力后，打开操纵台上的供氧阀和雾化吸氧控制阀，通知患者戴好面罩开始吸氧。供氧压力应保持在 0.4—0.6 MPa 范围内，同时打开操纵台上的排气阀。② 监测舱内氧浓度，严格控制在 23％ 以内。如氧浓度增高过快应及时查明原因并及时排除，同时应通风换气。③ 吸氧结束时，应及时关闭氧气气源。

减压阶段：① 通知舱内人员准备减压，按规定减压方案操作，表压超过 0.12 MPa，总减压时间不少于 30 min。② 减压时舱内温度下降，注意保暖；开放所有引流管及密闭气囊，禁止挤压气囊；及时吸除分泌物，保持引流通畅；嘱患者自由呼吸，禁止屏气，以免造成肺气压伤。注意观察患者有无不良反应，询问患者有无不适（如关节疼痛、皮肤瘙痒、头痛、腹痛等），以便采取相应措施，对于躁动患者应做好安全防护，注意为患者保暖。

治疗结束送患者回病房，协助患者取舒适卧位，交代注意事项。观察病情及生命体征变化。

整理
整理用物，污物处置符合院感要求。

保持舱内清洁，擦舱后，通风换气 10 min，整理舱内必要设施，检查各仪器是否完好，紫外线消毒 30 min 后通风换气，备用。

洗手，记录。

110. 高压氧舱治疗配合操作考核细则及评分标准

项目	分值	评分细则	扣分标准	扣分	得分
评估 （5分）	5	核对患者信息,评估患者病情及局部皮肤情况等;环境适于操作	一项不符合扣2分		
操作前 准备 （10分）	2	护士准备:着装整齐,洗手,戴口罩	一项不符合扣1分		
	3	用物准备:备齐用物	少一物扣1分,多一物扣0.5分		
	5	患者准备:向患者解释操作目的及配合要点,取得配合	一项不符合扣1分		
操作 过程 （70分）	5	核对患者信息,解释操作目的,交代注意事项,协助患者大小便	一项不符合扣2分		
	15	嘱患者进行张口咀嚼、吞咽、闭嘴、鼓气等动作,昏迷患者加压时可上抬下颌,协助其开放咽鼓管;加压速度要均匀,患者无不适再继续升压;调节舱内温度至22—26℃,湿度大于70%;固定引流管,输液者注意调节滴速	一项不符合扣2分		
	10	指导患者戴好面罩吸纯氧,气管插管或鼻导管吸氧者调节氧流量至10—15 L/min,不宜太大。注意观察所有仪表及氧浓度的正确与否,间歇吸氧防止氧中毒;供氧压力应保持在0.4—0.6 MPa范围内,舱内氧浓度控制在23%以内	一项不符合扣2分		
	10	嘱患者摘除面罩,自然呼吸,勿屏气及剧烈咳嗽;减压时舱内温度下降,注意保暖;开放所有引流管及密闭气囊,及时吸除分泌物,保持引流通畅	一项不符合扣2分		
	10	观察患者病情及生命体征变化,保持呼吸道通畅,观察不良反应,询问有无关节疼痛、皮肤瘙痒、头痛、腹痛等不适,采取相应措施,保暖,对于躁动患者做好安全防护	未观察扣5分,观察不完善扣3分,一项不符合扣2分		
	10	擦舱,通风换气10 min,整理舱内必要设施,检查各仪器是否完好,紫外线消毒30 min后通风换气,备用	一项不符合扣2分		
操作后 处理 （10分）	8	整理用物,污物处置符合院感要求	一项不符合扣2分		
	2	洗手,记录	一项不符合扣1分		
结果 标准 （15分）	15	动作轻柔,有爱伤观念;患者卧位舒适;配合熟练、默契,操作程序流畅	一项不符合扣2分		

内科护理技术操作流程知识点

1. 胸腔穿刺术的护理要点有哪些？

术前向患者说明胸腔穿刺的目的和术中注意事项，以取得患者配合。抽液时，协助患者反坐于靠背椅上，双手平放椅背上；或仰卧于床上，举起上臂，使肋间隙增宽。排气时，可取半卧位或平卧位。操作中应密切观察患者的反应，如有头晕、心悸、冷汗、面色苍白、胸部压迫感或剧痛、脉细、四肢发凉、晕厥等胸膜过敏反应，或出现连续性咳嗽、咳泡沫样痰等现象时，应立即停止抽液，协助患者平卧，密切观察血压，防止休克，必要时按医嘱及时进行对症处理。术后患者取平卧位或半卧位休息，观察患者呼吸、脉搏、血压以及穿刺处有无渗血或液体流出等情况；注入药物者，嘱患者变换体位，以便药物在胸腔内混匀，并观察患者对注入药物的反应。准确记录抽出的气体量以及液体的颜色、性质和量。标本及时送检。

2. 胸腔穿刺术操作的注意事项有哪些？

① 操作中密切观察患者反应，如有异常立即停止，给予处理。② 一次抽液不宜过多、过快。减压抽液，首次不超过 600 mL，以后每次不超过 1000 mL；抽气量不宜超过 1000 mL。如为脓液，每次尽量抽尽；诊断性抽液 50—100 mL 即可，置入无菌试管，立即送检，以免细胞自溶。③ 严格无菌技术操作，随时防止空气进入胸腔，始终保持胸膜内腔负压。④ 避免在第 9 肋骨以下穿刺，以免穿透膈肌损伤腹腔脏器。

3. 胸腔穿刺术主要有哪些并发症？

气胸、出血、血胸、邻近器官损伤、胸膜反应、复张性肺水肿、胸腔内感染。

4. 肝脏穿刺术后重点观察内容有哪些？

① 穿刺完毕立即用无菌纱布按压穿刺部位 5—10 min，穿刺点用无菌纱布覆盖，用腹带及沙袋加压包扎 12 h；② 术后绝对卧床 24 h，4 h 内密切观察患者生命体征变化，若出现脉率加快、血压下降、出冷汗、烦躁不安、面色苍白等内出血征象时，应紧急备血，迅速建立静脉通道，配合抢救；③ 如出现局部疼痛，应配合医生仔细查找原因；若系一般组织创伤性疼痛，可按医嘱给予止痛剂；若为气胸并发症等应积极配合医生给予有效处理；④ 观察伤口有无渗血，如敷料污染，及时更换，防止穿刺部位感染；⑤ 观察患者排尿情况，必要时送医院导尿。

5. 肝脏穿刺术常见的禁忌证有哪些？常见并发症有哪些？

禁忌证有：① 不合作的患者；② 异常的出凝血指标，如凝血酶原时间大于 18 s，血小板计数小于 5 万/L；③ 全身衰竭及严重贫血者；④ 大量腹水、肝包虫病、肝血管病者；⑤ 肝外梗阻性黄疸；⑥ 胸腹部有感染病灶存在，如右侧脓肿、腹膜炎等。

并发症有疼痛、严重出血、感染、胆汁性腹膜炎、气胸等。

6. 腹腔穿刺术的禁忌证有哪些？

有肝性脑病先兆；因既往手术或炎症腹腔内有广泛粘连；结核性腹膜炎；躁动不安不能配合；巨大卵巢肿瘤；严重肠胀气；妊娠；出血时间延长或凝血机制障碍。

7. 腹腔穿刺术的目的及注意事项有哪些？

目的：① 明确腹腔积液的性质，找出病因，协助诊断。② 适量抽出腹水，以减轻患者腹腔内的压力,缓解腹胀、胸闷、气急、呼吸困难等症状。减少静脉回流阻力,改善血液循环。③ 腹腔内注射药物,以达到治疗目的。④ 拟行腹水回输。

注意事项:① 严格遵守无菌技术操作规程,防止感染。② 穿刺点应视病情及需要而定,急腹症时穿刺点最好选择在压痛点及肌紧张最明显的部位。③ 勿在腹部手术瘢痕部位或肠袢明显处穿刺,妊娠时应距子宫外缘 1 cm 处穿刺。④ 少量腹水进行诊断性穿刺时,穿刺前嘱患者先侧卧于拟穿刺侧 3—5 min。⑤ 术中应密切观察患者,如有头晕、心悸、面色苍白者应立即中止放液,并建立静脉通路。⑥ 大量放腹水可引起电解质紊乱、血浆蛋白大量丢失。初次放液不宜超过 3000 mL(如有腹水回输设备则不在此限)。血性腹水留取标本后应停止放液。⑦ 腹带不宜过紧,以免造成呼吸困难。⑧ 大量放液者,应卧床休息 8—12 h,并密切观察病情变化。

8. 肾穿刺活检术的目的是什么?

通过肾穿刺获取肾组织活体标本,以明确病理诊断。

9. 肾穿刺活检术后主要进行哪些方面的病情观察?

① 观察呼吸、脉搏、血压,尤其是血压情况,如血压在短时间内迅速下降,应迅速建立静脉通道,快速补液、给予止血治疗,防止休克;② 观察患者尿液颜色,肾穿刺术后大多可见肉眼血尿,偶见重度肉眼血尿,如伴有频繁排出大血块,此时患者血压常迅速下降,这时应配合医生积极采取抢救措施;③ 观察患者有无腹痛、腰痛、心慌、恶心等不适。

10. 肾穿刺活检术后的护理要点有哪些?

① 穿刺结束时,加压压迫穿刺点 5 min 以上,而后嘱患者平卧于病床上,穿刺点处用一 500 g 重的盐袋继续压迫 6—8 h;② 嘱患者绝对平卧 4 h,24 h 内尽可能卧床;③ 每 30 min 测 1 次呼吸、脉搏、血压,共测 4 次,并准确记录;④ 嘱患者多饮水,留取术后前 3 次尿液,观察有无肉眼血尿;⑤ 加强巡视,询问患者有无腹痛、腰痛、心慌、恶心等不适;⑥ 做好生活护理,满足患者需要;⑦ 嘱患者术后 1 周内避免腰部、背部受力运动,1 个月内不进行剧烈运动,半年内不从事重体力劳动。

11. 肾穿刺活检术的注意事项是有哪些?

① 术前应做出凝血时间、血小板、凝血酶原时间等检查,有严重高血压的患者应先控制血压,如有明显出血倾向、重度高血压未能纠正者则不宜做此项检查;② 孤立肾、肾萎缩、肾动脉瘤、妊娠晚期的患者不宜做此项检查;③ 如有重度肉眼血尿、血压下降、明显腹痛腰痛、肾周围血肿,应延长卧床时间直至症状减轻或消失;④ 肾穿刺术后半年之内,原则上不能进行同侧肾脏重复穿刺。

12. 心包穿刺术的目的是什么?

① 穿刺心包放液,以解除心脏压塞;② 抽取心包内液体,对心包液进行常规、生化、细菌及细胞学检查,以明确病因;③ 对于某些心包积液,如化脓性心包炎,经过穿刺排脓、冲洗和注入药物可达到一定的治疗作用。

13. 心包穿刺术的护理要点有哪些?

① 术前护理:说明手术的意义和必要性,解除患者思想顾虑,必要时术前用少量镇静剂;操作前建立静脉通道,备静脉用阿托品,以备术中发生迷走神经反射作用;协助患者取坐位或半卧位;② 术中护理:嘱患者勿剧烈咳嗽或深呼吸;严密心电监护、血压监护,密切观察患者情况,若患者感到不适,如面色苍白、头晕、气急、出冷汗,同时有脉搏、血压、心率、心电图的变化,应立即停止操作,做好急救准备;③ 术后护理:患者静卧 4 h;观察患者呼吸、血压、

脉搏等病情变化,每 30 min 测量脉搏、血压 1 次,共 4 次,以后 24 h 内每 2—4 h 测量 1 次直至平稳。

14. 心包穿刺术可引起哪些严重并发症?

① 血管、心肌损伤,出血,心包压塞;② 神经源性休克、心律失常、心搏骤停;③ 肺水肿;④ 感染。

15. 行心包穿刺术应注意哪些问题?

① 术前需行心脏超声检查,以明确积液量、穿刺部位、穿刺方向和进针距离,选积液最深处、距体表最近点作为穿刺部位,或在超声显像指导下进行心包腔穿刺抽液更为准确、安全;② 麻醉要完善,以免因疼痛引起神经源性休克;③ 首次抽液量以 100 mL 左右为妥,以后每次抽液 300—500 mL,以免抽液过多引起心脏急性扩张,且抽液速度不宜过快,如过快、过多,短期内导致大量血液回心可能引起肺水肿;④ 若抽出液体为血性积液,应先抽出 3—5 mL,如果放置 5—10 min 不凝固,则继续抽液;若抽出鲜血,则应立即停止抽液,并严密观察有无心包压塞症状出现;⑤ 严格无菌技术操作,随时防止空气进入心包腔;⑥ 术中、术后均需密切观察呼吸、血压、脉搏等病情变化。

16. 膀胱穿刺术的目的及注意事项有哪些?

目的:在无菌操作下经皮穿刺,抽取患者膀胱内尿液,进行细菌培养,可以避免导尿、手术及中段尿留取术中标本易被污染而引起尿培养假阳性的缺点;急性尿潴留导尿未成功需穿刺引出尿液。

注意事项:① 穿刺留尿标本前三天停用抗生素;② 不宜饮水太多或用利尿药,以免稀释尿液,影响结果,最好选择清晨第一次隔夜尿;③ 穿刺前嘱患者憋足尿量,穿刺方能成功;④ 腹膜炎、大量腹水、妊娠晚期患者一般不做此项检查。

17. 膀胱穿刺术的病情观察及护理要点有哪些?

① 穿刺后嘱患者不要憋尿,及时排空膀胱;② 观察患者尿色,有无肉眼血尿,多饮水,冲洗膀胱,必要时遵医嘱予止血治疗;③ 观察患者有无腹痛等不适;④ 嘱患者多卧床休息,避免有增加腹压的动作;⑤ 保持穿刺点清洁,勿抓挠、污染穿刺点。

18. 哪些患者忌作骨髓穿刺术?骨髓穿刺术有何意义?

忌做骨髓穿刺术的有:血友病患者、凝血功能异常患者、肝肾功能明显异常患者。

骨髓穿刺术的意义:① 各种白血病的诊断及治疗;② 有助于各种贫血、恶性组织细胞病等血液病的诊断;③ 诊断部分恶性肿瘤,如多发性骨髓瘤、淋巴瘤、骨髓转移瘤等;④ 不明原因发热的诊断与鉴别诊断,可作骨髓细菌培养或涂片,检查某些寄生虫病,如找疟原虫、黑热病病原体等;⑤ 用于骨髓移植时骨髓的采集。

19. 骨髓穿刺有哪些部位可以选择?穿刺时有哪些注意事项?

一般选择髂前上棘为穿刺点,必要时也可选择髂后上棘、脊椎棘突、胸骨柄、胫骨粗隆前下方等部位。2 岁以下儿童取胫骨粗隆前下方为好,因为其他穿刺部位尚未骨化好。

注意事项有:① 术前行出凝血功能检查;② 注射器及穿刺针必须干燥,以免发生溶血;③ 穿刺时嘱患者保持固定的姿势,避免翻动;④ 穿刺针头进入骨质后,避免摆动过大,以免折断;⑤ 胸骨穿刺不可用力过猛,以免穿刺内侧骨板;⑥ 骨髓抽吸量用于细胞形态学检查不宜过多,以 0.2—0.3 mL 为宜,以免稀释影响有核细胞增生度判断、细胞计数及分类结果。若行骨髓培养则抽取 2—3 mL 注入培养液内;⑦ 骨髓抽出后应迅速涂片,以免凝固,导致涂片失败;⑧ 多次干抽时应进行骨髓活体组织检查。

20.腰椎穿刺的目的及主要禁忌证有哪些?

目的:① 用于诊断:了解脑血管疾病患者的颅内压,诊断是否有蛛网膜下腔出血、脑出血,进行脑脊液生化、微生物学、细胞学检查;② 用于治疗:抽出血性、感染性、化学性脑脊液,椎管内注入抗生素或其他治疗性药物;③ 用于检查:椎管造影、气脑造影、脑脊液核素扫描、脑脊液鼻漏检查、椎管 CT 增强扫描。

禁忌证:① 穿刺部位软组织或脊柱有感染灶;② 可疑颅内压增高、脑疝;③ 出血倾向;④ 枕骨大孔区和椎管内占位性病变以及脊髓外伤的急性期;⑤ 全身疾患不能或无法进行腰穿的患者;⑥ 休克等危重患者。

21.腰椎穿刺术的注意事项有哪些?

① 严格执行无菌技术操作,防止颅内、腰穿局部感染;② 对躁动患者应进行四肢或体位固定或使用镇静剂,防止穿刺针折断;③ 术中密切观察患者的意识及生命体征,如出现脑疝或病情突变,应立即停止操作,同时配合医生积极采取抢救措施;④ 穿刺结束后去枕平卧6 h;⑤ 术后观察生命体征变化和药物反应,准确做好记录。

22.脑室穿刺术的禁忌证有哪些? 有哪些并发症?

禁忌证:① 穿刺部位局部感染;② 大脑半球占位性病变、脑室受压明显变形者;③ 严重颅内高压,视力低于 0.1 者;④ 硬膜下积脓或脑脓肿;⑤ 脑血管畸形。

并发症:① 脑室内出血;② 硬膜下和硬膜外血肿;③ 脑室系统感染;④ 视力突然减退甚至失明。

23.脑室穿刺配合的注意事项有哪些?

① 严格执行无菌技术操作,防止颅内感染;② 穿刺过程中患者如有躁动或不配合时,遵医嘱使用镇静剂,防止损伤脑组织;③ 手术中应严密观察患者的意识及生命体征,发生异常时及时通知医生紧急处理;④ 记录引流液颜色、性质和量,需冲洗或注入药物时协助医生将生理盐水、灭菌注射用水倒入无菌弯盘内,为患者做相应治疗;⑤ 需持续引流的患者协助医生固定引流瓶;⑥ 遵医嘱观察引流管是否通畅,如引流不通或头皮渗漏及时通知医生;⑦ 检查穿刺点有无渗血情况并用胶布固定。

24.脑室引流的护理要点有哪些?

① 引流袋悬挂于床头,引流管开口需高出侧脑室平面 10—15 cm,以维持正常颅内压。② 保持引流通畅,防止引流管脱出。对于小儿及神志不清、躁动的患者应使用约束带,防止将引流管意外扯断或拉出。引流管外接导管长约 1 m,使患者的头部有适当的活动空间,进行翻身等护理操作时必须先将引流管安置妥当,避免意外拔管。③ 控制引流速度:在脑室引流的早期要特别注意,避免突然降压造成脑皮质塌陷。④ 观察脑脊液的性状:正常脑脊液为无色透明的液体。术后 1—2 d 常常略带血性,以后转为橙黄色。若术后有大量鲜血或血性脑脊液颜色加深,提示脑室内出血,若脑脊液浑浊或有絮状物,提示颅脑感染,应报告管床医师。必要时进行细菌培养,并按医嘱给予抗感染治疗。⑤ 每日准确记录脑脊液的量。脑脊液的总量成人 100—150 mL,脑脊液每分钟分泌 0.3 mL,每日 400—500 mL,每6—8 h 更新一次,每日分泌的量为全部脑脊液的 3 倍,因此,每日引流量应小于 500 mL,脑脊液量增多应查明原因,及时处理。⑥ 预防感染:保持室内空气的清洁,倾倒引流液时必须严格消毒,接口处严格保持无菌状态。

25. 简述脑室穿刺引流的拔管护理要点。

脑室引流管一般放置3—7 d,病情稳定准备拔管前24 h夹闭脑室引流管或试行抬高引流袋,了解脑脊液的循环是否通畅。若无颅内压增高如头痛、呕吐的现象,或监测颅内压小于20 cmH$_2$O(1.96 kPa),即可拔管,反之则应推迟拔管时间。拔管时应严格消毒引流管周围皮肤,拔管后立即压迫伤口数分钟,再用无菌敷料覆盖包扎。拔管后仍需注意有无颅内压增高及局部有无脑脊液漏。

26. 胃镜检查的目的是什么? 禁忌证和并发症各有哪些?

目的:通过胃镜检查诊断食管、胃、十二指肠疾病,并可通过管道采取活体组织做病理检查,提高诊断率;通过胃镜实施上消化道疾病的内镜治疗。

禁忌证:昏迷患者、精神病患者、严重心血管疾病的患者。

一般并发症有咽喉部擦伤、贲门黏膜撕裂、下颌关节脱臼、腮腺肿大等。严重并发症有心脏意外、消化道穿孔、严重感染等。

27. 纤维支气管镜检查的目的是什么?

直接观察气管、支气管黏膜情况,做黏膜刷检或钳检,进行组织学检查,是诊断肺癌的重要手段。可行支气管肺泡灌洗术收集肺泡灌注液,进行微生物、细胞、免疫学检查以明确病原和病理诊断。进行气管内治疗。

28. 纤维支气管镜检查术前检查有哪些? 术后应如何护理?

术前必须检测血小板,出、凝血时间,胸片,对心肺功能不全的患者,必要时做心电图和血气分析;术后2 h禁食、水,尽量少说话,避免声音嘶哑。观察患者有无咯血情况发生,咯血量多时,应及时通知医师,并按咯血护理常规进行护理;观察患者体温情况,必要时按医嘱使用抗生素。

29. 胃酸分泌功能检查术的意义是什么?

胃溃疡患者胃酸分泌正常或稍低,十二指肠溃疡胃酸分泌过多。一般以基础排酸量和五肽胃泌素刺激后的最大排酸量为明显。如果最大排酸量很低或缺乏,应高度怀疑溃疡恶变,如果基础排酸量和最大排酸量分泌均升高,提示有促胃泌素瘤可能。

30. 胃酸分泌功能检查术前应如何准备? 术后护理要点有哪些?

做胃酸分泌功能检查术的患者在检查前一日晚餐后禁食,检查当日晨空腹,胃酸分泌功能检查术后嘱患者卧床休息,不适缓解后可进食。术后观察病情变化,有无恶心、呕吐、呕血、黑粪现象,如有异常及时通知医生给予有效处理。

31. 胃肠起搏胃电极的位置在哪里? 肠电极的位置在哪里?

胃电极的位置:胃正极——剑突与脐连线中点左侧2—4 cm;胃负极——剑突与脐连线中点右侧3—5 cm向上移行1 cm;肠电极的位置:肠正极——脐上2 cm;肠负极——剑突与脐连线中点右侧5—10 cm。

32. 胃肠起搏器的用法是什么?

每天1—2次,每次30 min。

33. 双囊三腔管使用的目的是什么?

利用气囊压力,直接压迫胃底、食道下段达到止血治疗目的。

34. 双囊三腔管使用的并发症有哪些?

三腔管滑脱和气囊破损可引起窒息、胸骨下不适或频繁期前收缩,以及食管胃底黏膜糜烂坏死。

35．双囊三腔管的拔管条件有哪些？

三腔管一般压迫 2—3 d 后，若出血停止可考虑拔管。可在放气留管后再观察 24 h，无出血，即可拔管，拔管前口服液体石蜡 20—30 mL，使黏膜与管外壁充分润滑后，再缓慢拔出。

36．自体腹水浓缩回输要遵守的原则是什么？自体腹水浓缩至多少量为宜？

要严格遵守无菌技术操作；将腹水浓缩至所放腹水总量的 1/10—1/8 为宜。

37．自体腹水浓缩回输的注意事项有哪些？

腹水回输速度由慢至快，保持管道通畅，回输过程中密切观察患者有无心悸、胸闷及呕血等情况，发现异常应及时减慢回输速度或停止输入。

38．行十二指肠引流术时，当胃肠管进入到 55—60 cm 时应如何判断管端位置？

应经常抽取少量液体，根据液体性质判断管端位置，如液体呈淡黄色、较清澈、黏稠。酚红试验液体为红色时，表示管端已进入十二指肠。

39．如何留取十二指肠液标本？

引流管外口用酒精消毒，对准无菌试管，留十二指肠液 10 mL 并标记为"D"管送检。继续引流至十二指肠液流尽，将 30—50 mL 温热的 33%硫酸镁溶液注入引流管中，用血管钳夹闭引流管外口，约 5 min 后松开血管钳，弃去硫酸镁溶液，将流出的金黄液体留取 10 mL 于标本瓶中，标记为"A"管。15—30 min 后，将暗棕色浓缩液体流于标本瓶内，标记为"B"管。最后流出淡黄稀薄液体，留于标本瓶内，标记为"C"管，一并送检。

40．行十二指肠引流术时为减轻患者痛苦应采取何种措施？

可让患者吸入亚硝酸异戊酯 0.2 mL，如再不见胆汁流出，表示胆道痉挛或梗阻；如引流管在 3 h 内仍不能进入十二指肠，应停止或延期再做。

41．纤维结肠镜检查前应如何准备？肠道准备的药物选择有哪些？

做纤维结肠镜检查的患者于检查前 2—3 d 进少渣饮食，检查前一日进流质，晚餐后禁食，检查当日清晨空腹，做好肠道准备。

一般患者可选择清洁灌肠，也可以用 30%硫酸镁溶液或 25%甘露醇口服导泻，对行高频电凝治疗的患者不得使用 25%甘露醇导泻。

42．纤维结肠镜检查术后护理要点是什么？

检查后询问患者腹痛、腹胀及排便情况；患者卧床休息，做好肛门清洁护理；患者进少渣饮食 3 d，注意粪便颜色。

43．肺部体位引流的原理是什么？慎用于哪些患者？

根据重力原理抬高患肺位置，使需引流的肺段的支气管开口向下，有利于潴留的分泌物随重力作用流入大支气管和气管排出；慎用于呼吸功能不全者、近 1—2 周内曾有大咯血史者、患有严重心血管疾病者、年老体弱不能耐受者。

44．何谓杯状手叩背有哪些？

操作者的手指并拢使掌侧似杯状，以手腕力量迅速而有节奏地叩击胸壁，以震动气道内的分泌物，使其利于排出。叩击时发出一种空而深的拍击音则表明手法正确，多为体位引流的辅助手段。

45．体位引流过程中出现窒息征象时应如何处理？

出现窒息征象时，应立即取头低脚高俯卧位，脸侧向一边，叩击背部并迅速清除口、鼻、咽、喉部的分泌物，无效时行气管插管或气管切开，解除呼吸道阻塞。

46．体位引流的注意事项有哪些？

① 评估患者，掌握适应证和禁忌证，并备好吸痰装置；② 引流宜在饭前 1 h 或饭后 2 h 进行，以免影响食欲或导致呕吐；③ 若痰液黏稠可先行雾化吸入或服用化痰药物以稀释痰液，提高引流效果；④ 引流过程中如果患者出现胸闷、呼吸困难、心悸、大汗时应停止引流，卧床休息；⑤ 体位引流不宜刻板执行，必须采用患者既能接受，又易于排痰的体位。

47．双重血浆置换术中，血液流经血浆分离器的速度为多少？血液流经血浆成分分离器的血流速度是多少？发现破膜时是否应更换滤器？

血液流经血浆分离器的速度为 100—150 mL/min；血液流经血浆成分分离器的血流速度是 30—40 mL/min；血浆置换术中，发现破膜时应更换滤器。

48．漂浮导管置入术中，测肺毛细血管嵌压时，护士配合用注射器向气囊内注入多少气体为宜，测完后气体是否需抽出？为什么？

注入 1.5 mL 气体。气体需要抽出，因为避免充盈的气囊嵌入肺小动脉时间过长，而引起局部肺组织损伤。

49．正常肺动脉压和肺毛细血管嵌压各是多少？漂浮导管置管患肢应如何护理？

肺动脉压：收缩压为 20—25 mmHg，舒张压为 8—14 mmHg；肺毛细血管嵌压：6—12 mmHg。嘱患者置管肢体保持伸直位，不能过度弯曲，移动体位时，动作应慢，不可过度牵拉管道，以防管道脱落移位。如有脱落移位，切忌用手直接将导管向内推送。

50．漂浮导管置入术中，测心排血量时，一人应快速推注多少冰盐水，在多长时间内推完？测压时零点位置在哪里？

注入冰水的速度应快而均匀，一般 5 mL 液体应在 3 s 内注射完毕，此操作重复 3 次，取其平均值并记录。零点位置在腋中线第四肋间。

51．腹膜透析的目的是什么？

利用腹膜透析功能，使透析液与腹膜毛细血管内的血液之间进行物质交换，清除代谢产物与过多水分，纠正水、电解质紊乱，保持机体内环境稳定。

52．腹膜透析过程中引流液内有絮状物或血块阻塞引流不畅时应如何处理？

发现引流物中有絮状物或血块阻塞引流不畅时及时汇报医生，遵医嘱给予肝素或尿激酶加入腹膜透析液内，并保留 2 h，切不可抽吸，以免将大网膜吸入腹膜透析管的微孔。

53．哪些患者不宜做腹膜透析治疗？

腹腔感染或肿瘤所致腹膜广泛性粘连或纤维化、胸腹部大手术 3 h 内、妊娠、肿瘤晚期、腹壁广泛感染或严重烧伤和皮肤病等患者不宜做此项治疗。

54．血液透析的目的是什么？

清除体内多余水分及代谢废物（如尿素氮、肌酐等）或毒物，纠正水、电解质与酸碱失衡，以治疗急、慢性肾衰竭和某些药物中毒等疾病。

55．血液透析过程中病情观察的要点是什么？

严密观察意识、血压、脉搏、体温等变化，注意有无低血压、发热、高血压及心律失常。观察透析器及管路有无凝血、漏血，穿刺部位有无渗血，穿刺针有无脱落。

56．无肝素血液透析如何操作？

无肝素透析患者平均每 20—30 min 用 100—200 mL 生理盐水冲洗管路，观察管路有无凝血现象，如果凝血严重，需立即结束透析。在透析过程中，除特殊治疗外，尽量不输血液制品或黏稠度较高的液体，防止阻塞透析器，造成凝血现象。

57. 糖尿病足换药的目的是什么?

① 观察伤口情况,便于及时处理;② 保持伤口清洁,清除脓液、坏死组织与异物,促进伤口愈合;③ 使用药物、敷料和引流物,抑制细菌繁殖和减少分泌物的刺激;④ 保护创面。

58. 糖尿病足应如何进行分级?

经典的分级法为 Wagner 分级法,将糖尿病足分为 0—5 级:

0 级:有发生足溃疡的危险,皮肤无开放性病灶。

1 级:表面有溃疡,临床上无感染。

2 级:较深的溃疡感染病灶,常合并软组织炎,无脓肿或骨的感染。

3 级:深度感染,伴有骨组织病变或脓肿。

4 级:骨质缺损,部分趾、足坏疽。

5 级:足的大部分或全足坏疽。

59. 糖尿病足部伤口换药原则是什么?

① 换药时环境应清洁、安静;② 严格执行无菌技术操作规程,换药前应戴口罩、圆帽,洗手;③ 换药前应了解和掌握伤口情况,并按伤口情况准备换药用具、药品和敷料,用物要一次备齐,防止往返取物增加感染机会;④ 换药动作要轻稳,尽量减少患者痛苦;⑤ 换药次序是先换感染伤口,再换特殊感染伤口,每换一次药后要洗手;⑥ 换药间隔时间应视伤口情况而定;⑦ 特殊感染伤口要实行接触隔离,敷料应焚毁,换药用具先消毒后清洁。

60. 微量血糖监测的意义是什么?

微量血糖监测是糖尿病综合治疗方法中的一个重要组成部分,有规律地行血糖监测和保存血糖监测的结果记录,有利于为医护人员做出临床决策提供所需的数据,并可帮助医护人员确定饮食、运动和药物治疗的有效性。对不同病情、不同治疗方法的糖尿病患者,监测的频率不同。当调整饮食、运动和药物治疗方案后,所需要的血糖监测次数也要相应发生改变。

61. 何谓血糖?

血糖是指存在于血液中的葡萄糖,主要来自于食物。正常人进餐后,血糖会升高,但在胰岛素的控制下,血糖被限制在一个正常的波动范围。正常人的血糖为空腹 3.9—6.1 mmol/L,非空腹 4.4—8.0 mmol/L。

62. 微量血糖监测的注意事项有哪些?

微量血糖测定最常用的采血部位是手指的指腹外侧;测试前应仔细核对血糖仪代码与所用试纸代码是否一致;检查试纸是否在有效期内;取出的试纸勿在空气中暴露过久;待消毒酒精完全挥发后方可扎针采血;所采集血量合适,合适的标准是试纸条背面的"血量确认圆点"均匀变色;血流不畅时切勿过度挤压;血糖仪需定期检查、清洁、校准;血液中红细胞压积、甘油三酯(三酰甘油)浓度、低血压、缺氧状态、某些药物等也会影响血糖的测试结果。

63. 口服葡萄糖耐量试验的目的是什么?

利用口服葡萄糖刺激胰岛 B 细胞释放胰岛素,从而反映 B 细胞的功能状态,对糖尿病的诊断、分型以及治疗有一定价值。适用于可疑有糖尿病而空腹或餐后血糖未达到诊断标准者。

64. 口服葡萄糖耐量试验的注意事项有哪些?

① 试验前应避开中风、心肌梗死、外伤、手术等应激状态至少 2 周;② 试验前 3 d,每天饮食中碳水化合物含量不应低于 200 g,并且维持正常活动;③ 停用可能影响血糖的药物(如

糖皮质激素、避孕药、利尿剂,氨茶碱等);④ 试验前 8—12 h 停止进食,可以适当饮水(不能喝茶和其他饮料);⑤ 试验当日清晨将 75 g 无水葡萄糖粉溶解于 300 mL 温开水中(水温以 20—30 ℃为宜),从喝第一口糖水开始计时,3—5 min 内饮完;⑥ 整个试验过程中停服一切药物,不可进食、吸烟、喝茶或喝咖啡,保持情绪稳定,尽量减少走动,避免剧烈活动;⑦ 空腹血糖大于 13.9 mmol/L 者不宜进行该项试验。

65. 需要接受口服葡萄糖耐量试验的高危人群有哪些?

① 空腹血糖 6.1—7.0 mmol/L 者(即合并空腹血糖受损);② 合并高血压、高血脂、痛风、冠心病、中风等病史者;③ 年龄在 45 岁以上;④ 合并肥胖或者超重者;⑤ 有糖尿病家族史;⑥ 有分娩过体重超过 4 kg 婴儿历史的妇女;⑦ 有妊娠糖尿病史的妇女。

66. 胰岛素(低血糖)兴奋生长激素试验的目的是什么?

利用一种标准量的胰岛素引起低血糖,以检测生长激素(GH)的储备功能,亦可同时测定垂体-肾上腺轴功能。该项试验对垂体性侏儒症具有诊断意义。

67. 胰岛素(低血糖)兴奋生长激素试验的注意事项有哪些?

① 密切观察患者的神志、血压、脉搏变化;② 如有明显的低血糖反皮,应立即静脉注射 50%葡萄糖溶液 20—40 mL 或进食,不需中断试验;③ 如出现心绞痛、休克或意识丧失者,应立即终止试验,并遵医嘱静滴 50%葡萄糖溶液 60 mL,同时从另一侧手臂抽查血糖,如患者仍未恢复,遵医嘱静注胰升糖素 0.5—1 mg;④ 试验结束后,立即饮用 20 g 葡萄糖水,然后进早餐,如患者有垂体功能低下的可能,应加服泼尼松 5 mg,当天每 4 h 进餐 1 次。

68. 胰岛素(低血糖)兴奋生长激素试验的禁忌证有哪些?

有癫痫、严重低血糖发作史及心脑疾病的人禁止做该项试验。

69. 葡萄糖抑制生长激素试验的目的是什么?

下丘脑生长激素(GH)神经元上有调节生长激素分泌的糖受体,葡萄糖负荷后,通过下丘脑糖受体抑制促生长激素释放激素(GHRH)的分泌或兴奋生长激素(SS)的分泌,使垂体生长激素的分泌减少。

70. 葡萄糖抑制生长激素试验的注意事项有哪些?

① 服糖后有呕吐者应终止试验;② 试验结束前勿进其他任何食物;③ 试验期间应尽量卧床休息,切勿剧烈活动,以免影响结果;④ 标本注明时间顺序及时送检。

71. 简述葡萄糖抑制生长激素试验的试验程序。

① 夜间卧床 6 h 以上直至试验结束;② 葡萄糖粉 100 g,用 300 mL 温开水溶解,待抽取患者空腹血后,3—5 min 内喝完。从喝第一口糖水开始记录时间,分别于服糖后 30 min、60 min、120 min 和 180 min 采血测定血糖和生长激素。

72. 促甲状腺激素释放激素兴奋垂体泌乳素试验的目的是什么?

垂体泌乳素(PRL)细胞上有促甲状腺激素释放激素(TRH)受体,TRH 可以兴奋垂体泌乳素细胞分泌垂体泌乳素。通过注射一定剂量外源性促甲状腺激素释放激素,可以观察垂体泌乳素细胞的储备功能。

73. 促甲状腺激素释放激素兴奋垂体泌乳素试验的注意事项有哪些?

① 注射药液剂量要准确,注射时勿漏出血管外,以免影响结果;② 有心脏病者慎行该项试验;③ 促甲状腺激素释放激素注射时可引起心悸、恶心和尿急感等反应,但一般不严重。

74. 简述促甲状腺激素释放激素兴奋垂体泌乳素试验的试验程序。

① 患者清晨空腹,卧床休息,在基础状态(即未进行任何活动)下进行;② 抽取对照血

后,按医嘱将已经稀释好的 TRH 药液(TRH 200 μg 溶于 2 mL 生理盐水)迅速推注完毕并记录时间;③ 注射后 15 min、30 min、60 min、90 min 各采血 2 mL,检测垂体泌乳素。

75. 禁饮血管紧张素胺联合试验的目的是什么?

通过分析禁饮后血浆、尿渗透压和尿比重以及注射血管紧张素胺后尿渗透压和尿比重的相互关系,以鉴别正常人、精神性多饮、部分性尿崩症和尿崩症。

76. 禁饮血管紧张素胺联合试验的注意事项有哪些?

① 试验过程中密切观察病情,包括患者的神志、血压、体重等,以免发生严重脱水。禁水 3—5 h 体重下降 3%时,应终止试验。② 准确留取血、尿标本。③ 试验结束时,嘱患者勿快速大量饮水,以免引起水中毒。④ 如试验结果不明确,可嘱患者尽可能少饮水,将 24 h 饮水量和尿量维持在 4000—5000 mL 时再重复试验。

77. 禁饮血管紧张素胺联合试验的禁忌证有哪些?

由于垂体后叶素有升高血压作用,冠心病、高血压等老年患者慎用或禁用。

78. 地塞米松抑制试验的目的是什么?

外源性给予皮质醇对垂体分泌促肾上腺皮质激素(ACTH)抑制作用很强,用人工合成的皮质类固醇——地塞米松,因其剂量很小,用以观察血和尿皮质醇以及血 ACTH 的变化,以反映垂体分泌 ACTH 的功能以及肾上腺皮质功能是否依赖于 ACTH。通过不同剂量、不同的试验方法进行鉴别、诊断。

79. 地塞米松抑制试验的注意事项有哪些?

① 做该项试验女患者应在月经结束后或月经前一周进行;② 试验前 2 d 禁止使用一切药物,尤其是广谱抗生素、各种激素、中药、磺胺、降压药、镇静药、抗癫痫药等;③ 试验日应避免各种应激反应,如外伤、高热、精神过度紧张、剧烈体力活动和低血糖等,不饮浓茶、咖啡等饮料;④ 遵医嘱按时、准确剂量给药;⑤ 留取 24 h 尿标本的容器内,根据试验方法加入 10 mL 防腐剂,准确记录尿量,尿总量记录在报告单上,并取 10 mL 以上的尿标本送检;⑥ 患者尿量过多或过少均影响结果的准确性。

80. 地塞米松抑制试验的临床意义是什么?

小剂量地塞米松抑制试验的临床意义:皮质醇增多症时,尿 17-OHCS 或尿游离皮质醇降低幅度小于 50%。

81. 大剂量地塞米松抑制试验的临床意义是什么?

① 库欣病:尿 17-OHCS 或尿游离皮质醇下降幅度一般大于 50%;② 病因为肾上腺肿瘤的皮质醇增多症:尿 17-OHCS 或尿游离皮质醇下降幅度小于 50%;③ 异源 ACTH 综合征:尿 17-OHCS 或尿游离皮质醇下降幅度一般小于 50%。

82. 促肾上腺皮质激素兴奋试验的目的是什么?

利用外源性促肾上腺皮质激素(ACTH)对肾上腺皮质的兴奋作用,测定肾上腺皮质的最大反应能力,即储备功能,从而判断肾上腺皮质功能是否亢进、减低或丧失,也可鉴别肾上腺皮质功能减退是原发的还是继发的。

83. 促肾上腺皮质激素兴奋试验的注意事项有哪些?

① 少数患者对促肾上腺皮质激素过敏,严重者可导致过敏性休克,应立即停止试验并采取急救措施。有过敏史者,试验前做皮肤过敏试验。② 促肾上腺皮质激素制剂不纯可能会含有血管加压素(ADH),滴注后可引起水潴留。③ 试验日应避免各种应激反应。④ 女患者进行该项试验应避开经期,以免影响尿检结果。⑤ 留取 24 h 尿标本,应根据检验方法

加用 10 mL 防腐剂,准确记录尿量。

84. 促肾上腺皮质激素兴奋试验的试验程序是什么?

① 试验前 1 日采血测血皮质醇,收集 24 h 尿测定尿游离皮质醇(UFC)或 17 -羟、17 -酮作为对照;② 按医嘱从第 2 日开始将促肾上腺皮质激素 25U 溶于 5﹪葡萄糖溶液 500 mL 中,从 8:00—16:00 均匀滴入 8 h,连续 3 d;③ 连续收集滴注促肾上腺皮质激素 3 d 的 24 h 尿,测定尿游离皮质醇或 17 -羟、17 -酮,并每日采血 1 次测血皮质醇。

85. 呋塞米激发试验的目的是什么?

通过改变血容量(如卧位与立位)及使用一定剂量的排钠利尿药,可影响肾素、血管紧张素 II、醛固酮增多症的鉴别诊断。

86. 简述呋塞米激发试验的试验程序。

① 晚餐后禁食,夜间需卧床 6 h 以上。次日晨 8 时空腹卧位采血测定肾素、血管紧张素 II、醛固酮;② 采血后立即肌肉注射呋塞米 0.7 mg/kg,最大剂量不超过 50 mg;③ 注射药物后走动 2 h 后再采血,测定项目同上。

87. 呋塞米激发试验的注意事项有哪些?

① 试验前停用利尿药、血管紧张素转换酶抑制药、米诺地尔及 β-受体阻滞剂 2—4 周;② 患者应正常进钠、钾饮食 7 d 后进行采血,方法要准确,并在血标本试管上注明卧位与立位;③ 大量排尿患者发生虚脱时应中止试验;④ 试验结束后方可进食、进水;⑤ 抗凝标本(加盖)要充分摇匀,立即放入冰壶送检。

88. 螺内酯(安体舒通)试验的目的是什么?

螺内酯(安体舒通)有对抗醛固酮,在肾远端小管保钠排钾的作用。如果剂量充足,可使醛固酮增多症患者的尿钾排量减少,低血钾得以纠正,并降低血压。本试验有助于醛固酮增多症的诊断。

89. 螺内酯试验的注意事项有哪些?

① 留取 24 h 尿查钾、钠、氯,需加甲苯 10 mL 防腐,并注意准确记录尿量。② 试验前向患者解释试验目的,饮食固定物质的意义,以取得其配合。要求所配的食物全部吃完,不随便增加其他食物。③ 按医嘱服药及测量血压,并做好记录。④ 试验期间如螺内酯服至 320 mg/d,血钾仍无明显反应,按医嘱增加剂量和延长试验时间,但大剂量长期服用螺内酯,男性可引起乳腺发育,女性可引起月经紊乱,应注意观察。

90. 螺内酯试验的临床意义是什么?

原发性醛固酮增多症:一般服药 1 周后血钾上升,尿钾减少,血碳酸氢根离子下降,半数患者血压开始下降。如继续服药 2—3 周,多数患者血压下降,血钾基本恢复正常,碱血症纠正。

91. 胰高糖素激发试验的目的是什么?

胰高糖素兴奋肾上腺髓质和嗜铬细胞瘤迅速释放儿茶酚胺,使处于发作间期的嗜铬细胞瘤出现人工诱导发作。观察患者发作时的临床表现以及血和尿的生化改变,有助于对嗜铬细胞瘤的诊断和鉴别诊断。

92. 胰高糖素激发试验的注意事项是什么?

① 试验前先配合医生行冷加压试验,了解血管反应性;② 试验前停用降压药至少 1 周,停用镇静或麻醉药至少 48 h;③ 试验过程中,血压上升过高时,应按医嘱立即静脉注射酚妥拉明,以控制血压和症状;④ 阳性反应者可按医嘱同时采集血和尿做血糖及儿茶酚胺测定;

⑤ 血压超过 160—100 mmHg 者,不做该项试验。

93. 胰高糖素激发试验过程中护理人员应注意观察患者的哪些反应?

测量血压;观察患者的皮肤(苍白、潮红、出汗)、瞳孔(扩大或缩小)和心率情况(增快或减慢、心律失常),并准确做好记录。

94. 人绒毛膜促性腺激素兴奋睾酮试验的目的是什么?

通过肌肉注射人绒毛膜促性腺激素(HCG)兴奋睾酮这一生物合成过程,有助于评价睾酮的储备状况。

95. 简述人绒毛膜促性腺激素兴奋睾酮试验的试验程序。

① 核对床号、姓名,向患者解释操作目的,以取得配合;② HCG 2000 U,于上午 8—9 时行肌肉注射;③ 注射前 15 min 和准备注射时,以及注射后 48 h 和 72 h 分别在前臂采血 2 mL 做睾酮测定。

96. 人绒毛膜促性腺激素兴奋睾酮试验的注意事项是什么?

① HCG 宜用生理盐水 2 mL 溶解;② 采血时间要准确。

97. 脑血管造影的术前要做哪些准备?

① 术前检查心电图、胸片,了解心肺功能,抽血查血常规、电解质、生化以了解肝肾功能以及血型、出凝血时间等;② 做碘过敏试验;③ 穿刺部位备皮,常规选择右侧股动脉,备皮范围包括会阴部,上平脐,下至大腿上部 1/3 处;④ 术前 4 h 禁饮食;⑤ 术晨测体温、脉搏、呼吸、血压、神志、瞳孔并记录在病历上;⑥ 术前 30 min 遵医嘱肌肉注射苯巴比妥钠、阿托品,建立静脉通道,术前排便,必要时留置导尿;⑦ 心理护理:向患者及家属做好解释工作,说明脑血管造影术的必要性、方法、步骤以及可能出现的异常感觉和注意事项。

98. 脑血管造影穿刺点的护理要点有哪些?

① 常选择股动脉穿刺,穿刺部位绷带棉垫加压包扎 24 h 以上,并用 0.5 kg 沙袋压迫腹股沟穿刺点 6—8 h,防止该处渗血,避免沙袋移位,嘱患者不能私自取下沙袋及拆除绷带,以免发生血肿;② 维持穿刺侧下肢伸直 6—10 h,避免肢体蜷曲,避免剧咳、打喷嚏及用力排便;③ 注意观察腹股沟穿刺点敷料包扎情况、有无渗血、皮下有无血肿,注意观察足背动脉搏动及穿刺侧肢体血运情况。

99. 脑血管造影术后异常情况的护理要点有哪些?

① 观察患者意识、瞳孔的变化及有无偏瘫、失语、剧烈头痛症状出现,并及时处理;② 如伤口局部有渗血,应及时更换敷料,保持穿刺部位干燥,防止感染,加压包扎;③ 局部小血肿,一般不需处理,必要时用 33% 硫酸镁作局部湿热敷;④ 观察肢体运动功能,经常询问患者下肢有无疼痛感和感觉障碍,若趾端苍白,小腿疼痛剧烈,皮温下降,感觉迟钝,则提示有股动脉栓塞或痉挛的可能,应及时通知医生进行相应处理;⑤ 监测体温变化,DSA 检查后出现高热者,头部采用低温疗法以保护脑细胞;⑥ 准确记录出入量,鼓励患者多饮水,观察尿量及颜色,术后 2 h 无排尿者,应及时告知医生给予处理;⑦ 全脑血管造影术后 4—6 h 后如果无恶心、呕吐可进流质饮食,给予高热量、高蛋白、高维生素(不含高维生素 K)、低盐、低脂易消化食物;⑧ 预防再出血的发生,保持大便通畅,禁用力排便;加强巡视,观察有无头痛、呕吐,注意观察生命体征变化,及时发现再出血征象。

100. 椎管造影术的术前准备要点有哪些?

① 患者准备:造影前禁食,检查穿刺部位皮肤,必要时剃毛,做碘过敏试验,术前 30—60 min 肌肉注射安定 5 mg。② 在确定做椎管造影术后,做好心理护理。要取得患者的理解

与充分配合,特别是要向患者介绍椎管造影术的目的、过程、安全性及术后可能发生的并发症和术后注意事项,使患者对造影术有比较详细的了解,使患者在造影过程中保持情绪稳定,有利于造影术的顺利进行。

101．下行性椎管造影术(小脑延髓池穿刺造影)适应证是什么?

通常适用于蛛网膜下腔完全梗阻、腰椎退变成严重畸形、腰椎穿刺失败者以及腰椎穿刺部位感染者。

102．椎管造影术术后并发症的预防及护理要点是什么?

① 造影术后患者应卧床休息,遵医嘱肌肉注射安定 5 mg 使患者保持情绪稳定,有助于术后恢复;② 患者取半卧位或头高卧位 4—6 h;③ 遵医嘱常规给予抗生素 3 d,预防感染的发生;④ 此造影术应住院进行。

103．接受高压氧舱治疗的患者进舱前应做哪些准备?

① 了解高压氧治疗的基本过程以及加压、减压、稳压时的感觉及注意事项;② 不携带易燃易爆物品进舱;③ 应更换棉织衣物,不要穿戴易产生静电、火花的衣物进舱;④ 进舱前不宜进食过饱,不要食用易产气的食物及碳酸饮料,排空大小便;⑤ 带有引流装置的患者入舱前应倾倒瓶内引流液;⑥ 应了解舱内供氧装置及呼叫方法,并能正确使用面罩及调压动作,如有不适应立即与医务人员沟通,及时处理。

104．高压氧舱加压阶段的注意事项有哪些?

① 加压开始,嘱患者咀嚼糖果并进行张口、吞咽、鼓气等动作,对昏迷患者可上抬下颌骨,使耳咽鼓管张开。② 升压速度要均匀,患者无不适再进行升压。③ 经常询问舱内患者,如有耳痛等不适,应通知操舱人员暂停加压或适当降低压力;如耳痛剧烈,立即停止加压;必要时,适当排气减压,如无效应终止治疗,减压出舱。④ 危重患者,尤其是有高血压病史的患者,必须随时监测血压,防止血压突然升高发生意外,观察昏迷患者有无躁动、呻吟等,协助做咽鼓管开启动作,缓解耳部不适,注意呼吸、心率、血压、瞳孔变化。⑤ 气管切开或插管患者,应防止套管脱落,保持呼吸道通畅。舱内压力达 0.03 MPa(表压)以上时,可使用舱内吸引器清理呼吸道,保持通畅。⑥ 输液患者注意输液速度及莫菲氏管内液平面,必要时可下调。输液瓶中必须插入长针头直达液面上,以调节瓶内外压力。⑦ 暂时夹闭各引流管并妥善固定,防止脱落、移位。⑧ 在升压过程中患者如需做医疗操作(如注射药物,调换输液瓶等)应停止升压,在稳压情况下完成后再继续升压。

105．高压氧舱减压阶段应注意哪些问题?

① 嘱患者摘除面罩,保持自然呼吸,不要屏气及剧烈咳嗽,防止肺气压伤。② 严格执行减压方案,不得随意缩短时间及改变减压方案。③ 减压时空气膨胀吸热,舱内温度下降,注意保暖,防止受凉、冻伤。④ 减压时所有引流管及密闭气囊均应开放,及时吸除分泌物,保持引流通畅,放出适量气体,以免空气膨胀压迫气管壁,造成损伤或气囊破裂;因舱压降低,输液瓶及莫菲氏管内气体膨胀,瓶内压力增高,有气体进入血管造成气栓的危险,如病情许可,减压时可暂停输液,或插入长针头至液面上以保证排气,夹住通气管,防止液体溅溢;减压前可将莫菲氏管液面调至较高水平,防止气栓发生,有锁骨下静脉置管时应严密监测。开启的输液瓶,需加盖无菌纱布,防止药液外溢。⑤ 复苏患者如心内注射、气管切开或气管插管者,注意有无气胸及皮下气肿;手术者应加压包扎手术部位,防止出血。⑥ 脑水肿患者在减压时可出现反跳症状,可应用激素及脱水剂,同时缓慢减压;有害气体中毒、溺水、肺水肿患者减压时若出现反跳症状,可用强心剂、利尿剂、激素等治疗。⑦ 嘱患者治疗前勿进食易

产气食物及饮料,避免患者在减压时出现便意或尿急。

106. 简述中药熏蒸疗法的注意事项。

防止烫伤;各种用具牢固稳妥,热源合理;小儿及智能低下、年老体弱者在专人陪同下进行,且熏蒸时间不宜过长;熏蒸浴具符合院感要求。治疗期间对辛辣、油腻、甘甜等食物摄入应适当控制;治疗期间,停用各种洗面奶;熏蒸完毕饮用白开水 300—500 mL,以补充水分。

107. 简述中药熏蒸疗法的适应证。

类风湿病、风湿寒性关节痛、强直性脊柱炎、腰椎间盘突出症、骨性关节炎、肩周炎的治疗。

108. 何谓间充质干细胞?

间充质干细胞(mesenchymal stem cells,MSC)是干细胞家族的重要成员,来源于发育早期的中胚层和外胚层。MSC 最初在骨髓中发现,因其具有多向分化潜能、造血支持和促进干细胞植入、免疫调控和自我复制等特点而日益受到人们的关注。如间充质干细胞在体内或体外特定的诱导条件下,可分化为脂肪、骨、软骨、肌肉、肌腱、韧带、神经、肝、心肌、内皮等多种组织细胞,连续传代培养和冷冻保存后仍具有多向分化潜能,可作为理想的种子细胞用于衰老和病变引起的组织器官损伤修复。

109. 间充质干细胞静脉输入治疗后如何护理?

(1) 严密监测患者生命体征:术后连续 3 d 每日测血压、体温 4 次。

(2) 术后 24 h 内观察患者穿刺点有无出血、渗血、渗液情况,如有异常及时处理。

(3) 听取患者主诉,观察患者纳差、乏力、腹胀等症状的改善情况。

(4) 指导患者禁烟、禁酒,注意保暖,防止受凉。

(5) 协助患者术后第 1、4、8 周及 12 周分别复查谷丙转氨酶、总胆红素、白蛋白、凝血酶原活动度等。

110. 常用的肝动脉栓塞剂有哪些?

目前常用的肝癌血管栓塞剂分为两大类,一种是栓塞肝癌较大的血管,叫中央型栓塞剂,栓塞剂的直径比较大,如吸收性明胶海绵条或者碎屑,能栓塞供应肝癌的肝动脉分支;另一种是栓塞肝癌的末梢血管,栓塞剂为直径细小的微粒,或者是有栓塞作用的液体,如高分子微球、碘化油等。中央型栓塞剂栓塞作用强,不良反应大,栓塞效应持续时间不长;末梢型栓塞剂栓塞作用弱,不良反应小,栓塞效应持续时间长。

一般而言,对于体积较小的肝癌,常用末梢型的栓塞剂;对于体积巨大的肝癌,单纯用末梢型栓塞剂的效果不好,难以控制肝癌,如果同时用中央型栓塞剂,栓塞的效果就比较好,治疗的效果也好。

111. 简述肝动脉栓塞术适应证与禁忌证。

适应证:主要适合于肿瘤体积过大、肝内多发性肿瘤、肿瘤位于肝门区大血管周围以及合并严重肝硬化或其他严重的器质性病变等手术无法切除的肝癌。

禁忌证:对于肿瘤体积超过 2/3 体积,已有门静脉癌栓形成,严重的门静脉高压以及伴有严重心、肝、肾功能不全或凝血功能障碍和白细胞过低($<3\times10^9$/L)的肝癌患者,不适合做肝动脉栓塞化疗。

112. 血液滤过置换液输入方式有哪些?

① 前稀释法(动脉端输液);② 后稀释法(静脉端输液,目前多用);③ 混合稀释法。

113. 简述血液滤过的原理。

血液滤过是应用高通量滤过器及对流原理,利用患者自身动、静脉压力差或血泵作动力,将患者血液引入具有良好通透性的血液滤过器中,将血浆中除蛋白质及细胞等有形成分外的体内存贮的过多的水分及大部分中小分子溶质滤出,以达到清除潴留于血中过多的水分和排出体内废物的目的。

第十五章 外科护理技术操作流程及评分标准

1. 备皮法操作流程

评估
- 患者评估：核对患者信息（床号、姓名、腕带等），评估患者病情及配合程度、自理能力、预行手术时间、手术名称及方式、备皮范围及皮肤完整情况。
- 环境评估：清洁、安静、安全，温度适宜，光线适宜，必要时以屏风遮挡。
- 护士准备：着装整齐，洗手，戴口罩。

准备
- 用物准备：治疗盘（弯盘、电动剃毛器或脱毛膏、棉签、碘伏）、一次性中单、面盆、毛巾、温热水、纸巾、快速手消毒液、无菌手套。
- 患者准备：向患者说明即将进行的护理操作和配合方式，取得患者配合。
- 携用物至床旁，核对患者信息、诊断及手术部位。与患者交流，交代配合要点。
- 洗手，戴手套，协助患者取合适体位充分暴露备皮部位，在患者身下铺一次性中单。将弯盘置于一次性中单上。
- 备皮方法。① 使用脱毛膏的备皮方法：将脱毛膏均匀涂抹在备皮区域内，5 min后，用纸巾逆向擦拭备皮区域，毛发随之脱落。② 使用电动剃毛器的备皮方法：一手绷紧皮肤，另一只手持电动剃毛器剃净毛发（不能逆行剃除手发，以免损伤毛囊）。

操作过程
- 腹部手术用棉签蘸碘伏清洗脐部污垢。手或足手术：入院后指导患者用温水泡洗手脚20 min，剪去指/趾甲，已经浸软的胼胝应设法剪除，但应避免损伤皮肤。术前2 h，剃除或脱去手术区域毛发。颅脑手术：术前3 d剪短头发，并每天洗头一次（急症除外）；术前2 h剃净头发，剃后洗头，并戴清洁帽子。骨、关节、肌腱手术：术前2 h剃净或脱去手术区域毛发。
- 检查备皮区域毛发是否除净，皮肤有无损伤。
- 用毛巾浸温热水洗去局部毛发和残留的脱毛膏。生活可自理患者嘱淋浴，卧床患者给予床上擦浴。注意保护患者隐私。脱手套，洗手。
- 妥善安置患者。

整理
- 整理用物，污物处置符合院感要求。
- 洗手，记录。

2. 备皮法操作考核细则及评分标准

项目	分值	评分细则	扣分标准	扣分	得分
评估 (5分)	5	核对患者信息,评估患者病情及局部皮肤情况等;环境适于操作	一项不符合扣2分		
操作前准备 (10分)	2	护士准备:着装整齐,洗手,戴口罩、帽子	一项不符合扣1分		
	3	用物准备:备齐用物	少一物扣1分、多一物扣0.5分		
	5	患者准备:向患者解释操作目的及配合要点,取得配合	一项不符合扣1分		
操作过程 (60分)	2	携用物到床边,核对患者信息,与患者交流	一项不符合扣1分		
	5	洗手,充分暴露备皮部位,注意遮挡保暖,在患者身下铺一次性中单。将弯盘置于一次性中单上	一项不符合扣2分		
	20 (根据需要任选一种)	备皮方法。① 使用脱毛膏的备皮方法:戴手套,将脱毛膏均匀涂抹在备皮区域内,5 min后,用纸巾逆向擦拭备皮区域,毛发随之脱落。② 使用电动剃毛器的备皮方法:一手绷紧皮肤,另一只手持电动剃毛器剃净毛发(不能逆行剃除毛发,以免损伤毛囊)	一项不符合扣3分,皮肤有损伤扣10分		
	15	腹部手术用棉签蘸碘伏清洗脐部污垢。手或足手术,颅脑手术,骨、关节、肌腱手术能正确做好皮肤准备	一项不符合扣3分		
	15	检查备皮区域毛发是否除净,皮肤有无损伤,用毛巾浸温热水洗去局部毛发和残留的脱毛膏。生活可自理患者嘱淋浴,卧床患者给予床上擦浴。注意保护患者隐私。脱手套,洗手	一项不符合扣2分		
	3	妥善安置患者	一项不符合扣1分		
操作后处理 (10分)	8	整理用物,污物处置符合院感要求	一项不符合扣2分		
	2	洗手,记录	一项不符合扣1分		
结果标准 (15分)	15	患者手术区域皮肤准备符合要求;动作轻稳、有爱伤观念;操作熟练、程序流畅	一项不符合扣2分		

3. 胃肠减压操作流程

评估
- 患者评估：核对患者信息（床号、姓名、腕带等），评估患者病情、意识状态及合作程度；了解患者口腔黏膜、鼻腔黏膜有无肿胀、有无鼻中隔偏曲或鼻息肉等；评估患者吞咽能力，了解有无食道胃底静脉曲张、既往插管经历等。评估时带手电筒。
- 环境评估：安静、安全、清洁，温度适宜，光线适宜。

准备
- 护士准备：着装整齐，洗手，戴口罩。
- 用物准备：治疗车、治疗盘、医嘱单、护理记录单、一次性负压吸引器、胃管 1 根、液状石蜡棉球、治疗巾 1 块、弯盘 2 个、无菌手套、镊子 1 把、20 mL 注射器 1 支、纱布 2 块、胶布、棉签、治疗碗（内盛温开水）、听诊器等。
- 患者准备：向患者解释操作目的及配合要点，取得配合，有义齿者取下义齿。

操作过程
- 携用物到床边，核对患者信息及医嘱。
- 协助患者取半卧位或坐位，昏迷者取去枕平卧位，头向后仰。
- 将治疗巾铺于患者颌下，弯盘放于便于取用处。观察鼻腔是否通畅，选择通畅一侧，用棉签清洁鼻腔。
- 准备插管：戴手套，取出胃管，用注射器抽吸，检查胃管是否通畅。
- 标记胃管：测量胃管插入长度（从颌前发际至胸骨剑突下的距离），并标记。用液状石蜡棉球润滑胃管前端 7.5—10 cm。
- 插入胃管：① 左手持纱布托住胃管，右手持镊子夹住胃管前端，沿选定侧鼻孔轻轻插入。② 插入胃管 10—15 cm（咽喉部）时，根据患者情况进行插管。清醒患者：嘱患者做吞咽动作，顺势将胃管向前推进，至预定长度。昏迷患者：左手将患者头托起，使下颌靠近胸骨柄，缓缓插入胃管至预定长度。插入过程中观察患者反应，若出现剧烈恶心、呕吐应暂停插入，嘱患者深呼吸；若出现咳嗽、呼吸困难、紫绀等现象应立即拔管，休息后重新插入。
- 确认胃管是否在胃内：将 20 mL 注射器与胃管末端相连，抽吸胃液；或持听诊器听诊患者胃部，用注射器经胃管快速注入 10 mL 空气，可闻及气过水声；或将胃管末端置于盛水的治疗碗中，未见气泡逸出。将负压吸引器放在低于患者头部合适位置，将胃管末端与负压吸引器连接，保持胃管通畅，避免胃管受压或扭曲。
- 脱手套，用胶布固定胃管。观察引流液的颜色、性质和量。
- 协助患者取舒适体位，告知患者注意事项。

整理
- 整理用物，污物处置符合院感要求。
- 洗手，记录。

4. 胃肠减压操作考核细则及评分标准

项目	分值	评分细则	扣分标准	扣分	得分
评估 (5分)	5	核对患者信息,评估患者病情、意识状态及合作程度,评估口腔、鼻腔黏膜等;环境适于操作	一项不符合扣2分		
操作前准备 (10分)	2	护士准备:着装整齐,洗手,戴口罩、帽子	一项不符合扣1分		
	3	用物准备:备齐用物	少一物扣1分、多一物扣0.5分		
	5	患者准备:向患者解释操作目的及配合要点,取得配合	一项不符合扣1分		
操作过程 (60分)	2	携用物到床边,核对患者信息、解释操作目的,与患者交流	一项不符合扣1分		
	5	协助取合适体位,将治疗巾铺于患者颌下,弯盘放于便于取用处,观察鼻腔是否通畅,选择通畅一侧,用棉签清洁鼻腔	一项不符合扣2分		
	8	戴手套取出胃管,检查胃管是否通畅。测量胃管插入长度,并标记	一项不符合扣3分		
	2	用液状石蜡棉球润滑胃管前端7.5—10 cm	未做到不得分		
	20	左手持纱布托住胃管,右手持镊子夹住胃管前端,沿选定侧鼻孔轻轻插入。插入胃管10—15 cm(咽喉部)时,根据患者情况进行插管	一项不符合扣3分		
	10	确认胃管是否在胃内	方法不正确不得分		
	5	将负压吸引器放在低于患者头部合适位置,将胃管末端与负压吸引器连接,保持胃管通畅,避免胃管受压或扭曲	一项不符合扣2分		
	5	脱手套,用胶布固定胃管。观察引流液的颜色、性质和量	一项不符合扣2分		
	3	协助患者取舒适卧位,告知患者注意事项	一项不符合扣1分		
操作后处理 (10分)	8	整理用物,污物处置符合院感要求	一项不符合扣2分		
	2	洗手,记录	一项不符合扣1分		
结果标准 (15分)	15	患者体位舒适,胃肠减压引流通畅;动作轻柔,有爱伤观念;操作熟练,程序流畅;床单位整齐、平整	一项不符合扣2分		

5. T形管引流护理操作流程

评估 {
患者评估：核对患者信息（床号、姓名、腕带等），评估患者病情，生命体征，腹部体征，有无发热、黄疸、腹痛；挤压引流管，查看 T 形管是否有效引流，引流液的色、量、性质，切口敷料有无渗血、渗液，患者合作程度等。

环境评估：整洁、安静、舒适、安全，光线良好，备屏风遮挡，保护患者隐私。
}

准备 {
护士准备：洗手，戴口罩。

用物准备：一次性引流袋、碘伏、棉签、血管钳、弯盘、治疗巾、无菌手套。

患者准备：向患者解释留置 T 形管及更换引流袋目的、留置时间、配合要点及注意事项，帮助患者取合适卧位。
}

操作过程 {
携用物至床边，再次核对患者信息。

嘱患者平卧，暴露 T 形管与引流连接处，松开引流袋系带，观察引流液的量、性状、颜色。

协助患者右臂上抬。暴露引流管，测量管道外露刻度，挤压引流管，观察有无阻力，确定引流管通畅。引流管连接处铺无菌巾、置弯盘，用血管钳夹住 T 形管尾端，松开原引流袋固定。检查新的一次性引流袋的密封性及有效期，检查引流袋有无破损。打开外包装后置于无菌巾上。

洗手，戴无菌手套，环形消毒管口及外周 2 次，左手捏住 T 形管尾端部分，右手分离引流袋，置污染引流袋于弯盘内或治疗车下层。再次消毒引流管接口处 2 次，迅速连接新的一次性引流袋，引流袋位置始终低于接口处，防止胆汁逆流。脱手套，洗手，松开止血钳，再次挤压引流管，观察引流管是否通畅，观察引流的情况。

再次确定管道外露情况，确保无滑脱，用系带妥善固定引流管。

协助患者取舒适卧位，整理床单，告知患者注意事项。
}

整理 {
处理用物，污物处置符合院感要求。

洗手，记录（引流液的量、颜色、性状；切口及引流管周围皮肤情况；患者主诉；体温、大便颜色及黄疸消退情况；有无腹痛情况等）。
}

6. T形管引流护理操作考核细则及评分标准

项目	分值	评分细则	扣分标准	扣分	得分
评估 (5分)	5	核对患者信息,评估患者病情及局部皮肤情况等;环境适于操作	一项不符合扣2分		
操作前准备 (10分)	2	护士准备:洗手,戴口罩	一项不符合扣1分		
	3	用物准备:备齐用物	少一物扣1分,多一物扣0.5		
	5	患者准备:向患者解释操作目的及配合要点,取得配合	一项不符合扣1分		
操作过程 (60分)	5	携用物到床边,核对患者信息,与患者交流,准备好更换的引流袋	一项不符合扣2分		
	5	嘱患者平卧位,暴露T形管与引流管连接处,松开引流袋系带。观察引流液的量、性状、颜色	一项不符合扣2分		
	10	洗手,戴无菌手套,正确挤捏引流管,观察有无阻力,引流管口连接处铺治疗巾、置弯盘	一项不符合扣3分		
	10	正确消毒T形管与引流管连接处,方法得当,符合无菌要求	一项不符合扣3分		
	10	正确分离引流管,再次消毒管口,方法正确,连接新的一次性引流袋	一项不符合扣3分		
	10	脱手套,洗手,松开止血钳,再次挤压引流管,确认通畅,固定引流袋,引流袋位置低于切口平面,防止胆汁逆流	一项不符合扣3分		
	5	正确观察引流液的量、颜色、性状	一项不符合扣2分		
	5	协助患者取舒适卧位,交代注意事项	一项不符合扣2分		
操作后处理 (10分)	8	整理用物,污物处置符合院感要求	一项不符合扣2分		
	2	洗手,记录	一项不符合扣2分		
结果标准 (15分)	15	体位舒适,T形管引流通畅;动作轻稳,有爱伤观念;操作熟练,程序流畅	一项不符合扣2分		

7. 胸腔闭式引流护理操作流程

评估

> 患者评估：核对患者信息（床号、姓名、腕带等），评估患者病情及合作程度，观察引流液颜色、量、性质和水柱波动情况。评估敷料是否干燥、引流管引流等情况。
>
> 环境评估：环境清洁、安静，光线良好。

准备

> 护士准备：着装整齐，洗手，戴口罩。
>
> 用物准备：无菌胸腔闭式引流瓶、血管钳 2 把、无菌生理盐水、无菌手套、管道固定胶布（或橡皮筋、别针）、碘伏、棉签、弯盘、布胶布。
>
> 患者准备：向患者解释操作目的及配合要点，取得配合。

操作过程

> 携用物至床边，核对患者信息，交代配合要点。
>
> 协助患者取半坐卧位或平卧位。
>
> 置弯盘于接口下。
>
> 打开无菌胸腔闭式引流瓶，倒入 400 mL 无菌生理盐水，使瓶内长管没入水面 3—4 cm，拧紧瓶盖并用布胶布在瓶身的水平线上注明日期。将延长管一端与胸腔闭式引流瓶长管的出口相连，保持另一端无菌。
>
> 用两把血管钳交叉夹闭胸腔引流管。
>
> 戴无菌手套，用碘伏环形消毒延长管与胸腔引流管接头处，拔除原来延长管，再次消毒胸腔引流管接口处。
>
> 将准备好的新装置中的延长管与胸腔引流管相连接，检查各个接头是否牢固、装置是否密闭，将引流瓶放于安全处，保持引流瓶低于胸腔 60—100 cm。
>
> 脱手套，松开血管钳。
>
> 挤压引流管，观察水柱波动及引流情况和患者的反应。
>
> 用胶布或橡皮筋、别针将管道妥善固定。
>
> 妥善安置患者，宣教放置胸腔引流管期间的注意事项。

处理

> 处理用物和引流物符合院感要求。
>
> 洗手，记录。

8. 胸腔闭式引流护理操作考核细则及评分标准

项目	分值	评分细则	扣分标准	扣分	得分
评估 (5分)	5	核对患者信息,评估患者病情、局部皮肤、切口敷料情况等;环境适于操作	一项不符合扣2分		
操作前准备 (10分)	2	护士准备:着装整齐,洗手,戴口罩	一项不符合扣1分		
	3	用物准备:备齐用物	少一物扣1分,多一物扣0.5分		
	5	患者准备:向患者解释操作目的及配合要点,取得配合	一项不符合扣1分		
操作过程 (60分)	2	携用物至床边,核对患者信息,交代配合要点	一项不符合扣1分		
	5	协助患者取合适体位,便于操作,注意遮盖和保暖;观察引流液颜色、量、性状和水柱波动情况;置弯盘于接口下	一项不符合扣2分		
	5	核对各种无菌物品及装置的包装、有效日期	未检查不得分,一项不符合扣1分		
	5	向引流瓶内倒入400 mL无菌生理盐水,并注明日期	未做到不得分,一项不符合扣2分		
	10	正确安装和连接胸腔闭式引流装置,并注意无菌操作	不符合不得分,连接时污染扣2分		
	20	两把血管钳交叉夹管,戴手套。消毒胸腔引流。管与延长管接头处,拔除原来的延长管,将新装置中的延长管与胸腔引流管连接,检查连接是否牢固、装置是否密闭,引流瓶放于安全处,保持引流瓶低于胸腔60—100 cm	一项不符合扣2分,更换装置时污染管道扣3分		
	10	脱手套,松开血管钳,挤压引流管,观察引流、水柱波动情况及患者反应,妥善固定管道及引流瓶	一项不符合扣2分		
	3	妥善安置患者,向患者宣教注意事项	一项不符合扣2分		
操作后处理 (10分)	8	处理用物,引流液处置符合院感要求	一项不符合扣2分		
	2	洗手,记录	一项不符合扣1分		
结果标准 (15分)	15	患者体位适当,胸腔闭式引流通畅;动作轻柔,有爱伤观念,无菌观念强;操作熟练,程序流畅;床单位整齐、平整	一项不符合扣2分		

9. 脑室引流护理操作流程

评估
- 患者评估：核对患者信息（床号、姓名、腕带等），评估患者病情及合作程度，观察引流管是否通畅，引流管液性质、量、颜色。
- 环境评估：环境清洁、安静、安全、舒适，减少人员走动。
- 护士准备：着装整齐，洗手，戴口罩。

准备
- 用物准备：无菌引流袋或脑室引流瓶、血管钳、普通胶布、管道固定胶布（或橡皮筋、别针）、换药碗（内置无菌纱布）、无菌手套、0.5%碘伏、棉签、弯盘、量杯、系带，必要时备玻璃接管。
- 患者准备：向患者解释操作目的及配合要点，取得配合。

操作流程
- 携用物至病房，核对患者信息，与患者或家属交流，交代注意事项。
- 协助患者取合适体位。
- 松开外置引流袋固定系带，用血管钳夹住脑室引流管尾端上3 cm处。
- 置弯盘于引流管接口处。
- 戴无菌手套，用0.5%碘伏消毒脑室引流管与外置引流袋连接管接口处，拔除已用外置引流管，连同引流袋或引流瓶放弯盘内或治疗车下层，再次消毒脑室引流管接口处，取无菌引流袋或脑室引流瓶，将连接管与脑室引流管连接。
- 检查连接是否牢固、装置是否密闭。
- 脱手套，接口处用无菌纱布包裹。
- 松开血管钳，开放引流管，观察引流是否通畅，注意引流的速度和量，妥善固定，使引流管开口高出侧脑室平面10—15 cm，或遵医嘱放置高度，保持引流装置及管道的密闭，操作中注意保持无菌环境。
- 妥善安置患者，向患者及家属交代注意事项。
- 用量杯量出引流液量，或直接在负压球上读数。

处理
- 处理用物，污物处置符合院感要求。
- 洗手，记录。

10. 脑室引流护理操作考核细则及评分标准

项目	分值	评分细则	扣分标准	扣分	得分
评估 (5分)	5	核对患者信息,评估患者病情及局部皮肤情况等;环境适于操作	一项不符合扣2分		
操作前 准备 (10分)	2	护士准备:着装整齐,洗手,戴口罩	一项不符合扣1分		
	3	用物准备:备齐用物	少一物扣1分,多一物扣0.5分		
	5	患者准备:向患者解释操作目的及配合要点,取得配合	一项不符合扣1分		
操作 过程 (60分)	2	携用物至床边,核对患者信息,与其交流,交代注意事项	一项不符合扣1分		
	5	观察引流液性质、量、颜色,取合适体位	一项不符合扣2分		
	5	松开固定系带,用血管钳夹住脑室引流管尾端上3 cm处,置弯盘于引流管接口处	一项不符合扣2分		
	20	戴无菌手套,正确消毒引流管接口和更换连接引流袋。脱手套,接口处用无菌纱布包裹	一项不符合扣5分,未遵守无菌操作原则扣5分		
	13	松开血管钳,保持管道引流通畅和无菌操作,正确固定引流袋	一项不符合扣3分		
	5	观察引流速度和量	未做到不得分		
	10	妥善安置患者,交代引流目的和注意事项。用量杯量出引流液量	一项不符合扣2分		
操作后 处理 (10分)	8	处理用物和引流液符合院感要求	一项不符合扣2分		
	2	洗手,记录	一项不符合扣1分		
结果 标准 (15分)	15	患者体位适当,卧位舒适,脑室引流通畅;动作轻柔,有爱伤观念,无菌观念强;操作熟练,程序流畅	一项不符合扣2分		

11. 膀胱冲洗操作流程

评估
- 患者评估：核对患者信息（床号、姓名、腕带等），评估患者病情及配合程度，检查导尿是否通畅，了解尿管型号：三腔、双腔、膀胱造瘘。
- 环境评估：环境整洁、安静、安全、舒适，必要时备屏风遮挡，根据季节关门窗。

准备
- 护士准备：着装整齐，洗手，戴口罩。
- 用物准备：生理盐水（100—250 mL/袋）、输液管、治疗盘、手套、弯盘、0.5%碘伏、输液架、胶布、膀胱冲洗标识牌。
- 患者准备：向患者解释操作目的及配合要点，取得配合。

操作过程
- 携用物至病房，核对患者信息，与其交流，交代配合要点。
- 将输液管与生理盐水连接好挂于输液架上，排空管内气体并夹闭输液管。
- 遮挡患者并协助取适当卧位，露出导尿管，注意保暖。
- 取弯盘置于尿管与引流袋接头处，戴无菌手套，用碘伏消毒导尿管的输入口。取下输液管，摘除保护帽，连接输液管与导尿管。
- 打开输液管调节器，使冲洗液缓慢注入膀胱，根据引流液颜色调整冲洗速度并观察尿流速度、色泽等。
- 妥善固定，协助患者取舒适体位。
- 悬挂膀胱冲洗标识牌，向患者交代冲洗注意事项。

整理
- 整理用物，污物处置符合院感要求。
- 洗手，记录。

12. 膀胱冲洗操作考核细则及评分标准

项目	分值	评分细则	扣分标准	扣分	得分
评估 (5分)	5	核对患者信息,评估患者病情及配合程度,检查导尿管是否通畅,了解导尿管型号;环境适于操作	一项不符合扣2分		
操作前准备 (10分)	2	护士准备:着装整齐,洗手,戴口罩	一项不符合扣1分		
	3	用物准备:备齐用物	少一物扣1分,多一物扣0.5分		
	5	患者准备:向患者解释操作目的及配合要点,取得配合	一项不符合扣1分		
操作过程 (60分)	5	携用物到床边,核对患者信息,交代注意事项	一项不符合扣1分		
	15	打开输液管道和生理盐水包装前仔细检查、核对,正确连接输液管道与冲洗用生理盐水,并排空管道内气体并夹闭输液管	一项不符合扣2分		
	10	协助取合适体位,露出导尿管,注意遮盖和保暖	一项不符合扣2分		
	20	取弯盘置于尿管与引流管接头处,戴手套,严格无菌操作,消毒连接输液管与导尿管的输入口,正确调节滴数,观察尿液速度、色泽等,妥善固定	一项不符合扣3分		
	10	协助患者取舒适体位,悬挂膀胱冲洗标识牌,向患者交代注意事项	一项不符合扣2分		
操作后处理 (10分)	8	整理用物,污物处置符合院感要求	一项不符合扣2分		
	2	洗手,记录	一项不符合扣1分		
结果标准 (15分)	15	患者体位适当,卧位舒适,膀胱冲洗通畅;动作轻柔,有爱伤观念,无菌观念强;操作熟练,程序流畅	一项不符合扣2分		

13. ZD 系列多功能超声药物熏洗治疗机操作流程

评估
- 患者评估：核对患者信息（床号、姓名、腕带、年龄等），评估患者生命体征、病情、治疗情况、肛周皮肤情况、切口情况、用药史、过敏史、禁忌证、皮肤痛觉、温度感、有无皮炎、当前心理状态、合作程度、对此项治疗方法的信任度、对 ZD 系列多功能超声药物熏洗治疗机相关知识的了解和掌握程度。
- 环境评估：安静、舒适、隐蔽、温度适宜，易于操作。

准备
- 护士准备：着装整洁，洗手，戴口罩。
- 用物准备：ZD 系列多功能超声药物熏洗治疗机、一次性手术孔巾、配制好的药液、毛巾被。
- 患者准备：向患者解释操作目的及配合要点，取得配合。嘱患者排尿、排便。

操作过程
- 护士洗手、戴口罩，核对患者信息，向患者解释药物熏蒸治疗仪熏蒸治疗的目的和方法，嘱患者先排尿、排便。
- 从雾化器内取出药液杯，将清洁的水注入水槽，待水位指示灯亮时即可。
- 将药杯放回原处，加入 100 mL 药液（事先按医嘱配好）。
- 打开总电源开关，按动启动/停止键自动进水。
- 协助患者坐在熏洗口上，喷口对准患部，依次执行熏蒸、冲洗、烘干（设置温度不得超过 40 ℃）。
- 用毛巾被遮盖患者，记录治疗开始时间。
- 治疗过程中随时询问患者感受，如有不适及时停止治疗，并报告医生。
- 治疗结束，记录停止时间，关闭电源，拔去插头。

整理
- 整理用物，污物处置符合院感要求。
- 洗手，记录。

14. ZD 系列多功能超声药物熏洗治疗机操作考核细则及评分标准

项目	分值	评分细则	扣分标准	扣分	得分
评估 (5分)	5	核对患者信息,评估患者病情及局部皮肤情况等;环境适于操作	一项不符合扣2分		
操作前 准备 (10分)	2	护士准备:着装整洁,洗手,戴口罩	一项不符合扣1分		
	3	用物准备:备齐用物	少一物扣1分,多一物扣0.5分		
	5	患者准备:向患者解释操作目的及配合要点,取得配合	一项做不到扣1分		
操作 过程 (60分)	5	从雾化器内取出药液杯,将清洁的水注入水槽,待水位指示灯亮时即可	水位指示灯未亮扣5分		
	5	将药杯放回原处,按医嘱配好药液,加入药杯	药液不符扣5分		
	5	打开总电源开关,按动启动/停止键,自动进水	未做到不得分		
	10	嘱患者排空大小便,协助坐在熏洗口上,喷口对准患部,依次执行熏蒸、冲洗、烘干	未嘱患者排空大小便扣3分,治疗部位未暴露扣2分,体位不舒适扣3分		
	10	设置温度不得超过40 ℃,用毛巾被遮盖患者	一项不符合扣5分		
	10	治疗过程中观察患者面色、脉搏,随时询问患者感受,如有不适及时停止治疗,并报告医生	一项不符合扣2分		
	5	准确记录治疗开始和停止时间	一项不符合扣2分		
	10	治疗结束,关闭电源,拔去插头,穿好衣服,休息5—10 min后送回病房	一项不符合扣2分		
操作后 处理 (10分)	8	整理用物,污物处置符合院感要求	一项不符合扣3分		
	2	洗手,观察并记录治疗效果	一项不符合扣2分		
结果 标准 (15分)	15	动作轻柔,有爱伤观念;操作程序流畅;患者体位正确	一项不符合扣2分		

15. 光子治疗仪操作流程

评估
- 患者评估：核对患者信息（床号、姓名、腕带等），评估患者生命体征、病情、治疗情况、肛周皮肤情况、切口情况及皮肤痛觉、温度感、有无皮炎、心理状态、合作程度、对此项治疗的信任度、对光子治疗仪相关知识了解和掌握程度。
- 环境评估：安静、舒适、隐蔽，温度适宜，易于操作。

准备
- 护士准备：着装整洁，洗手，戴口罩。
- 用物准备：光子治疗仪，必要时准备屏风。
- 患者准备：向患者解释操作目的，取得配合。嘱患者排尿、排便

操作过程
- 洗手，戴口罩，核对患者信息，向患者解释光子治疗仪治疗的目的和方法，协助患者取侧卧位，暴露肛周伤口，用床帘遮挡。嘱患者排尿、排便。
- 连接电源、开机。
- 调节照射距离（8—12 cm），设置治疗时间（10—20 min）。
- 调节治疗能量至 5 级，根据病情选择治疗模式。
- 勿将被服衣物覆盖在治疗仪上。
- 启动治疗仪，记录治疗开始时间。
- 治疗过程中随时询问患者感受，如有不适及时停止治疗，并报告医生。
- 治疗结束，记录停止时间，关闭电源，拔去插头。

整理
- 整理用物，污物处置符合院感要求。
- 洗手，记录。

16. 光子治疗仪操作考核细则及评分标准

项目	分值	评分细则	扣分标准	扣分	得分
评估 (5分)	5	核对患者信息,评估患者病情及局部皮肤情况等;环境适于操作	一项不符合扣2分		
操作前 准备 (10分)	2	护士准备:着装整洁,洗手,戴口罩	一项不符合扣1分		
	3	用物准备:备齐用物	少一物扣1分,多一物扣0.5分		
	5	患者准备:向患者解释操作目的及配合要点,取得配合	一项做不到扣1分		
操作 过程 (60分)	10	携用物至床旁,核对患者信息,向患者解释治疗目的及注意事项,以床帘或屏风遮挡,取侧卧位	一项不符合扣2分		
	5	接通电源,打开电源开关	未做到不得分		
	10	调节照射距离,设置治疗时间	一项不符合扣5分		
	10	调节治疗能量,选择治疗模式	一项不符合扣5分		
	10	治疗过程中观察伤口情况并随时询问患者感受,如有不适及时停止治疗,并报告医生	一项不符合扣2分		
	5	准确记录治疗开始和停止时间	一项不符合扣2分		
	10	治疗结束,关闭电源,拔去插头,穿好衣服,协助取舒适体位	一项不符合扣2分		
操作后 处理 (10分)	8	整理用物,污物处置符合院感要求	一项不符合扣3分		
	2	洗手,观察并记录治疗效果	一项不符合扣2分		
结果 标准 (15分)	15	动作轻柔,有爱伤观念;操作程序流畅;患者体位正确	一项不符合扣2分		

17. 皮肤牵引护理操作流程

评估
- 患者评估：核对患者信息（床号、姓名、腕带等），并使用 PDA 扫描腕带，评估患者病情、局部皮肤情况、肢端血运情况（感觉运动、足背动脉搏动）、意识、配合程度、心理状态。
- 环境评估：安全、整洁，便于操作，根据季节关闭门窗。

准备
- 护士准备：着装整齐，洗手、戴口罩。
- 用物准备：皮牵引套（根据患肢的粗细选择型号）、毛巾、牵引架、牵引绳、牵引砣（重量按医嘱执行）、软枕。
- 患者准备：向患者解释操作目的及配合要点，取得配合。

操作过程
- 携用物至床边，核对患者信息，与其交流，交代配合要点。
- 摆好患者体位，将皮牵引套平铺于床上。
- 需牵引的肢体用毛巾包裹，注意保护骨突处。
- 用皮牵引套包裹患肢，扣上尼龙搭扣，注意松紧适度。
- 系好牵引绳。
- 安装牵引架。
- 根据病情和体重，遵医嘱配置牵引砣，注意要悬离地面。
- 观察患肢末梢有无青紫、肿胀、麻木、疼痛等，保持患肢功能位，注意保暖，协助患者取舒适、合理体位，交代注意事项。

整理
- 整理用物，污物处置符合院感要求。
- 洗手，记录。

18. 皮肤牵引护理操作考核细则及评分标准

项目	分值	评分细则	扣分标准	扣分	得分
评估 (5分)	5	评估患者病情、局部皮肤情况、肢端血运情况,环境适于操作	一项不符合扣2分		
操作前准备 (10分)	2	护士准备:着装整齐,洗手,戴口罩。	一项做不到扣1分		
	3	用物准备:备齐用物	少一物扣1分,多一物扣0.5分		
	5	患者准备:向患者解释操作目的及配合要点,取得配合	一项做不到扣1分		
操作过程 (60分)	2	携用物至床边,核对患者信息,与患者交流	一项做不到扣1分		
	5	患者体位摆放正确	未做到不得分,不完善扣2分		
	5	用大毛巾包裹患肢或骨折部位	未做到不得分,不完善扣2分		
	5	牵引带松紧适宜	未做到不得分,不完善扣2分		
	6	牵引绳栓系正确	未做到不得分,不完善扣2分		
	6	牵引架摆放正确	未做到不得分,不完善扣2分		
	6	牵引重量符合要求	未做到不得分,不完善扣2分		
	5	牵引砣要悬离地面	未做到不得分,不完善扣2分		
	5	观察牵引肢体血运和皮肤情况	未做到不得分,不完善扣2分		
	5	为保温加盖被时不要将盖被压在牵引绳上	未做到不得分,不完善扣2分		
	10	保持患肢功能位,整理床单位,交代注意事项	未做到不得分,不完善扣1分		
操作后处理 (10分)	8	整理用物,污物处置符合院感要求	一项不符合扣2分		
	2	洗手,记录	一项不符合扣2分		
结果标准 (15分)	15	患者体位适当,卧位舒适,皮肤牵引符合要求,动作轻柔,有爱伤观念,操作熟练,程序流畅,床单位整齐、平整	一项不符合扣2分		

19. 关节持续被动活动器(CPM 机)操作流程

评估 {
患者评估:核对患者信息,评估患者病情、手术方式、切口情况、患肢疼痛程
　　度、下肢及小腿长度、躯体活动能力及合作程度。

环境评估:整洁,便于操作,根据季节关闭门窗(室温适宜)。
}

准备 {
护士准备:着装整齐,洗手,戴口罩。

用物准备:CPM 机、接线板、棉垫、软尺、治疗巾、屏风或隔帘等。

患者准备:向患者解释操作目的及配合要点,取得配合。
}

操作过程 {
携用物至床边,核对患者信息,向患者解释操作目的,取得配合。

接通 CPM 机电源,检查接通 CPM 机电源,检查 CPM 机性能,将活力度数归
　　"0"后,根据患者肢体长短调节活力器各段臂长,使活力器的轴心与关节
　　位置一致,固定后再次核对医嘱,明确活动度数范围。

将 CPM 机置于床上,再将患肢轻放于机器上,接触患肢的机器轴节部位垫
　　棉垫,固定束带,连接电源。

稳妥固定患肢。

遵医嘱选择活动时间(0.5—1 h)和活动角度,按"开始"键开始。

打开 CPM 总开关,调节面板上按钮至所需活力度数及速度,设定时间为
　　0.5—1 h。

注意观察关节活动及患者耐受情况,向患者交代注意事项。

治疗结束自动停止,关闭开关及电源。

将患肢从 CPM 机上移至床上,取下 CPM 机,保持患肢功能位。
}

整理 {
整理用物,污物处置符合院感要求。

洗手,记录时间、关节及躯体活动情况。
}

20. 关节持续被动活动器(CPM 机)操作考核细则及评分标准

项目	分值	评分细则	扣分标准	扣分	得分
评估 (5分)	5	核对患者信息,评估患者病情及局部皮肤情况等;环境适于操作	一项不符合扣2分		
操作前准备 (10分)	2	护士准备:着装整齐,洗手	一项不符合扣1分		
	3	用物准备:备齐用物	少一物扣1分,多一物扣0.5分		
	5	患者准备:向患者解释操作目的及配合要点,取得配合	一项不符合扣1分		
操作过程 (60分)	2	携用物到床旁,核对患者信息,交代注意事项	一项不符合扣1分		
	5	接通 CPM 机电源,检查 CPM 机性能,确保机器完好	一项不符合扣2分		
	5	正确摆放患肢于 CPM 机上	摆放不正确不得分		
	10	调节活动器轴心与关节位置一致	位置不一致不得分		
	10	患肢固定稳妥	不完善扣2分		
	10	正确设置时间(0.5—1 h)和活动角度,按"开始"键开始	一项不正确扣5分		
	5	注意观察关节活动情况及患者耐受情况,向患者交代注意事项	未做到不得分,不完善扣1分		
	5	治疗结束时关机正确	顺序错误扣2分		
	8	结束后将患肢移置于床上,取下 CPM 机,保持患肢功能位	一项不符合扣2分		
操作后处理 (10分)	8	整理 CPM 机,并清洁	一项不符合扣2分		
	2	洗手,记录	一项不符合扣1分		
结果标准 (15分)	15	动作轻柔,有爱伤观念;操作熟练,程序流畅;患者体位适当,卧位舒适	一项不符合扣2分		

21. 关节腔持续冲洗操作流程

评估 {
患者评估：核对患者信息，评估患者病情、伤口敷料、管道、患肢末梢血运情况、疼痛情况及自理合作程度。

环境评估：安全、整洁，便于操作。
}

准备 {
护士准备：着装整洁，洗手，戴口罩。

用物准备：遵医嘱配置冲洗品、引流袋、出入量记录单、碘伏、棉签、弯盘、关节腔冲洗标志牌、输液架、输液器、管道固定装置。

患者准备：向患者解释操作目的及配合要点，取得配合。
}

操作过程 {
携用物至床边，核对患者信息，向患者解释操作目的，取得配合。

将无菌冲洗液连接输液器，悬挂于输液架上，排气后关闭输液器调节器。

抬高患肢。

暴露关节腔引流管，注意保暖，置弯盘于引流管接口处。

正确消毒接口，将输液器与关节腔引流管进口连接，将引流袋与关节腔引流管出口连接。

打开输液器开关。

保持管道通畅，持续进行关节腔冲洗，根据引流液温度的情况控制冲洗速度。

观察引流液的颜色、性质、量以及局部切口、伤口敷料情况，注意监测患者生命体征变化，注意倾听患者主诉，并记录。

妥善固定冲洗管，保持患肢功能位。

悬挂关节腔冲洗标志，向患者交代注意事项，整理，洗手，必要时记录。
}

整理 {
整理用物，污物处置符合院感要求。

洗手，记录。
}

22. 关节腔持续冲洗操作考核细则及评分标准

项目	分值	评分细则	扣分标准	扣分	得分
评估 （5分）	5	核对患者信息，评估患者病情及局部皮肤情况等；环境适于操作	一项不符合扣2分		
操作前准备 （10分）	2	护士准备：着装整齐，洗手，戴口罩	一项不符合扣1分		
	3	用物准备：备齐用物	少一物扣1分，多一物扣0.5分		
	5	患者准备：向患者解释操作目的及配合要点，取得配合	一项不符合扣1分		
操作过程 （60分）	2	携用物到床边，核对患者信息，交代注意事项	一项不符合扣1分		
	5	将无菌冲洗液与输液器连接，悬挂于输液架上，排气后关闭输液器调节器	一项不符合扣2分		
	5	抬高患肢	未做到扣2分		
	10	暴露关节腔引流管，注意保暖，置弯盘于引流管接口处	一项不符合扣2分		
	15	消毒接口，将输液器与关节腔引流管进口连接，将引流袋与关节腔引流管出口连接	一项不符合扣2分		
	5	打开输液器开关	一项不符合扣2分		
	10	保持管道通畅，持续进行关节腔冲洗，根据引流液温度的情况控制冲洗速度。观察引流液的颜色、性质、量以及局部切口、伤口敷料情况并记录	一项不符合扣2分		
	3	妥善固定冲洗管，保持患肢功能位	一项不符合扣2分		
	5	悬挂关节腔冲洗标志，向患者交代注意事项	一项不符合扣2分		
操作后处理 （10分）	8	整理用物，污物处置符合院感要求	一项不符合扣2分		
	2	洗手，记录	一项不符合扣1分		
结果标准 （15分）	15	患者体位适当，卧位舒适，持续冲洗通畅、有效；动作轻柔，有爱伤观念；操作熟练，程序流畅	一项不符合扣2分		

23. 翻身床护理操作流程

评估
- 患者评估：核对患者信息（床号、姓名、腕带等），评估患者病情、意识、状态、身高及有无气管切开等。
- 环境评估：环境符合要求，温度保持在 28—32 ℃，湿度保持在 60%。

准备
- 护士准备：着装整齐，态度庄重，反应敏捷。
- 用物准备：翻身床（转盘轴、螺丝等是否牢固灵活）、消毒垫、翻身带、上下床片（包括海绵垫）、摇手。
- 患者准备：有气管切开需要吸痰者应及时吸净痰液，各类导管正确安置，防止拖拉、扭曲或阻塞。创面暴露或半暴露。

操作过程
- 携用物至床旁，核对患者信息，解释操作目的，交代配合要点。
- 一取：去掉便盆、搁手板、挡脚，将患者置于平卧位。
- 二铺：患者躯干、双下肢下铺看护垫、消毒垫（根据渗出情况）。
- 三管：各种管道置于向上翻转的一侧。
- 四合：合紧上下床片，系紧翻身带。
- 五松：上床尾螺丝，上床头螺丝，打开转盘轴，放床头支撑架。
- 六翻：两人同时进行，各站于床的一端，检查并旋紧床片螺丝，朝着挂钩方向一起用力翻转，速度不宜过快。
- 七固定：翻身后立即固定转盘轴，撑起脚架，去除翻身带、床片、消毒垫。
- 八观察：观察患者面色及一般情况、隔离导管固定位置及通畅情况、大小便孔的位置。
- 九整理：检查并妥善固定各种导管，确保通畅，并调整患者体位，使其舒适。

整理
- 整理用物，污物处置符合院感要求。
- 洗手，记录。

24. 翻身床护理操作考核细则及评分标准

项目	分值	评分细则	扣分标准	扣分	得分
评估 (5分)	5	核对患者信息,评估患者病情、身高、意识状态等;环境适于操作	一项不符合扣2分		
操作前准备 (10分)	2	护士准备:着装整齐,态度庄重,反应敏捷	一项不符合扣2分		
	3	用物准备:备齐用物	缺一项扣2分		
	5	患者准备:向患者解释操作目的及配合要点,取得配合	缺一项扣2分		
操作过程 (60分)	5	核对患者信息,解释操作目的,交代配合要点。去掉便盆、搁手板、挡脚,将患者置于平卧位	未解释、核对扣2分,未去掉用物扣1分		
	5	躯干、双下肢下铺看护垫、消毒垫(根据渗出情况)	一项不符合扣2分		
	5	各种管道置于向上翻转的一侧	管道处理不正确一项扣2分		
	10	合紧上下床片,系紧翻身带	一项不符合扣2分		
	10	上床尾螺丝,上床头螺丝,打开转盘轴,放床头支撑架	顺序错误扣3分,未打开转盘轴扣2分,未放床头支撑架扣5分		
	10	翻身后立即固定转盘轴,撑起脚架,去除翻身带、床片、消毒垫	未固定扣2分,未撑起脚架扣2分,未去除翻身带、床片、消毒垫各扣2分		
	10	观察患者面色及一般情况、隔离导管固定位置及通畅情况、大小便孔的位置	未观察患者面色扣3分,导管位置不合适、不通畅扣3分,大小便孔位置不合适扣3分		
	5	检查并妥善固定各种导管,确保通畅,并调整患者体位,使其舒适	导管未固定扣2分,未调整体位、体位不舒适扣3分		
操作后处理 (10分)	8	撤除翻身用物、污被服、敷料,污物处置符合院感要求	一项不符合扣2分		
	2	洗手,记录	一项不符合扣1分		
结果标准 (15分)	15	翻身后患者生命体征平稳;动作轻柔,有爱伤观念;操作程序流畅,在规定时间内完成	一项不符合扣2分		

25. 骨牵引针护理操作流程

评估
- 患者评估：核对患者信息（床号、姓名、腕带等），用 PDA 扫描腕带，评估患者病情、局部皮肤情况、针眼处皮肤情况、患者意识及配合程度。
- 环境评估：安全、整洁，便于操作，根据季节关闭门窗。

准备
- 护士准备：着装整齐，洗手，戴口罩。
- 用物准备：治疗盘内置抽有 75% 酒精的 10 mL 注射器 1 支、浸有 75% 酒精的纱布 1 块、无菌镊子 2 把、弯盘、棉签。
- 患者准备：向患者解释操作目的及配合要点，取得配合。

操作过程
- 携用物至床边，核对患者信息，解释操作目的，与其交流，交代注意事项。
- 去除原有酒精纱布，暴露骨牵引针眼，观察局部有无感染、血迹等。
- 用抽有 75% 酒精的注射器向两针眼处滴注消毒，针眼处被血迹污染时应用棉签拭去。
- 更换酒精纱布：用 2 把无菌镊夹取换药碗内酒精纱布，2 把镊子各夹住酒精纱布的对角，使其成绳状，以"8"字形将酒精纱布缠绕在骨牵引两针眼处并打结固定。
- 保持牵引针的正确位置，避免偏移。
- 保持肢体功能位。

整理
- 整理用物，污物处置符合院感要求。
- 洗手，记录。

26. 骨牵引针护理操作考核细则及评分标准

项目	分值	评分细则	扣分标准	扣分	得分
评估 （5分）	5	核对患者信息，评估患者病情及局部皮肤情况等；环境适于操作	一项不符合扣2分		
操作前 准备 （10分）	2	护士准备：着装整齐，洗手，戴口罩	一项做不到扣1分		
	3	用物准备：备齐用物	少一物扣1分，多一物扣0.5分		
	5	患者准备：向患者解释操作目的及配合要点，取得配合	一项做不到扣1分		
操作 过程 （60分）	5	携用物至床边，核对患者信息，与其交流，交代注意事项	一项做不到扣1分		
	5	去除原有酒精纱布，暴露骨牵引针眼，动作轻柔，观察局部有无感染、血迹等	一项不符合扣2分		
	15	滴酒精方法正确，符合无菌操作	不完善扣3分		
	5	针眼处污染时处理方法正确	一项做不到扣2分，未处理不得分		
	15	更换纱布方法正确，符合无菌操作	不完善扣3分		
	5	保持牵引针的正确位置，避免偏移	不符合不得分，不完善扣2分		
	10	患肢保持功能位，交代注意事项	一项做不到扣3分		
操作后 处理 （10分）	8	整理用物，污物处置符合院感要求	一项不符合扣2分		
	2	洗手，记录	一项不符合扣1分		
结果 标准 （15分）	15	患者体位适当，卧位舒适；骨牵引护理到位，动作轻柔，有爱伤观念；操作熟练，程序流畅	一项不符合扣2分		

27. 负压封闭引流操作流程

评估
- 患者评估:核对患者信息(床号、姓名、腕带等),评估患者病情、伤口敷料、管道患肢末梢血运情况、疼痛程度及自理合作程度。
- 环境评估:安全、整洁,便于操作。

准备
- 护士准备:着装整齐,洗手,戴口罩。
- 用物准备:负压吸引器1台、插电板或中心负压装置、治疗盘、手套若干。
- 患者准备:向患者解释操作目的及配合要点,取得配合。

操作过程
- 患者术后返回病房,携用物至床旁,核对患者信息、解释操作目的,告知注意事项,取得配合。
- 接通电源,打开开关,检查机器性能,调节负压(一般为0.08 MPa)。
- 将患者身上的Y形管连接负压吸引器上的引流管,24 h持续不间断吸引。
- 在连接于患者身上的引流管下1/3处贴上持续负压吸引标记。
- 妥善固定引流管保持有效负压状态。
- 注意观察引流液的量、性状和颜色,注意观察患者伤口有无渗出,注意监测患者生命体征变化,注意倾听患者主诉。
- 遵医嘱停止负压吸引。
- 冲洗引流器并浸泡消毒,整理,洗手,必要时记录。

整理
- 整理用物,污物处置符合院感要求。
- 洗手,记录。

28. 负压封闭引流操作考核细则及评分标准

项目	分值	评分细则	扣分标准	扣分	得分
评估 （5分）	5	核对患者信息,评估患者病情及局部皮肤情况等;环境适于操作	一项不符合扣2分		
操作前 准备 （10分）	2	护士准备:着装整齐,洗手,戴口罩	一项不符合扣1分		
	3	用物准备:备齐用物	少一物扣1分,多一物扣0.5分		
	5	患者准备:向患者解释操作目的及配合要点,取得配合	一项不符合扣1分		
操作 过程 （60分）	5	携用物至床边,核对患者信息,解释操作目的,取得配合	一项不符合扣2分		
	5	接通电源,打开开关,检查机器性能,调节负压至最大(一般为0.08 MPa)	一项不符合扣2分		
	15	将患者身上的Y形管连接负压吸引器上的引流管,24 h持续不间断吸引	一项不符合扣2分		
	5	在连接于患者身上的引流管下1/3处贴上持续负压吸引标记	一项不符合扣2分		
	15	注意观察引流液的量、性状和颜色,注意观察患者伤口有无渗出,注意监测患者生命体征变化,注意倾听患者主诉	一项不符合扣3分		
	5	遵医嘱停止负压吸引,冲洗引流器并浸泡消毒	一项不符合扣2分		
操作后 处理 （10分）	8	整理用物,污物处置符合院感要求	一项不符合扣2分		
	2	洗手,记录	一项不符合扣1分		
结果 标准 （15分）	15	患者体位适当,卧位舒适,负压引流通畅;动作轻柔,有爱伤观念;操作熟练,程序流畅	一项不符合扣2分		

29. 轴线翻身法操作流程

评估
- 患者评估：核对患者信息（床号、姓名、腕带等），并使用 PDA 扫描腕带，评估患者病情、意识状态、肢体活动、损伤部位、体重、伤口、管道、配合能力及患者皮肤情况。
- 环境评估：安全、整洁，便于操作，根据季节关闭门窗。

准备
- 护士准备：着装整齐，洗手，戴口罩。
- 用物准备：翻身枕若干。
- 患者准备：向患者解释操作目的及配合要点，取得配合。

操作过程
- 携用物到床边，核对患者信息，与其交流，交代注意事项。
- 松开被尾，移去头下枕头。
- 无颈椎损伤时两人操作：两位操作者站于患者同侧，将患者两臂置于胸前，一人将双手分别置于患者肩、腰部，另一人将双手分别置于腰、臀部，使躯干保持在水平位，两人动作一致，翻转到侧卧位，将一翻身枕放于背部支撑身体，另一翻身枕放于两膝之间并使两膝自然弯曲，胸腹部放一枕头，移枕头至头下，手臂放在枕上。
- 有颈椎损伤时三人操作：一人固定患者头部，沿纵轴向上略加牵引，使头、颈、躯干一起缓慢移动，第二人将双手分别置于肩、腰部，第三人将双手置于腰、臀部，使头、颈、肩、腰、髋保持在同一水平线上且动作一致，翻转至侧卧位，翻身角度小于 60°，垫翻身枕。
- 翻身过程中注意观察病情变化、伤口敷料及皮肤情况。
- 注意保暖。

整理
- 整理用物，污物处置符合院感要求。
- 洗手，记录。

30. 轴线翻身法操作考核细则及评分标准

项目	分值	评分细则	扣分标准	扣分	得分
评估 (5分)	5	核对患者信息,评估患者病情、活动、肌力、体重及局部皮肤情况;环境适于操作	一项不符合扣2分		
操作前 准备 (10分)	2	护士准备:着装整齐,洗手,戴口罩	一项不符合扣1分		
	3	用物准备:备齐用物	少一物扣1分,多一物扣0.5分		
	5	患者准备:向患者解释操作目的及配合要点,取得配合	一项不符合扣1分		
操作 过程 (60分)	5	携用物到床边,核对患者信息,解释操作目的,与其交流。观察患者意识状态、皮肤情况及配合能力	一项不符合扣1分		
	5	松开被尾,移去头下枕头	一项不符合扣1分		
	15	两人操作方法正确	操作手法不正确扣5分,不完善扣2分		
	20	三人操作方法正确	操作手法不正确扣5分,不完善扣2分		
	10	翻身枕放置位置正确,翻身过程中注意观察病情变化	不正确不得分,不完善扣2分,未观察病情扣3分		
	5	注意保暖	一项不符合扣2分		
操作后 处理 (10分)	8	整理用物,污物处置符合院感要求	一项不符合扣2分		
	2	洗手,记录	一项不符合扣1分		
操作 标准 (15分)	15	动作轻柔,有爱伤观念;操作熟练,程序流畅;患者体位适当,卧位舒适	一项不符合扣2分		

31. 股四头肌功能锻炼操作流程

评估
- 患者评估：评估患者手术方式、年龄、病情、躯体活动能力及合作程度。
- 环境评估：整洁，便于操作，室温适宜，备屏风或隔帘。

准备
- 护士准备：着装整洁，洗手，戴口罩、帽子。
- 用物准备：健康教育手册。
- 患者准备：向患者解释操作目的及配合要点，取得配合。

操作过程
- 核对患者信息，向患者解释操作目的及配合要点，取得配合。
- 非负重直腿抬高等长收缩训练：膝关节尽量伸直，大腿前方的股四头肌收缩，踝关节尽量背伸，缓慢抬起整个下肢约 15 cm，保持 5 s，再保持同样姿势，缓慢直腿放下。
- 负重直腿抬高等长收缩训练：一般使用 2 kg 的沙袋开始训练，将沙袋固定在踝关节进行等长收缩训练。
- 床上股四头肌等张收缩训练：仰卧床上，双膝并拢屈曲 90°，保持健膝屈曲 90°，患膝大腿与健膝侧持平，快速伸直膝关节保持 5 s，并缓慢放下。
- 床边股四头肌等张收缩训练：坐在床边，双小腿自然垂直，双手扶双侧大腿，双小腿交替快速伸直，缓慢落下。
- 交叉效应：这是一种神经生理概念，指的是一侧肢体用力可以导致对侧肢体正在同时收缩的肌肉力量增加，可以让手术这一侧腿的肌力增加 30%。
- 协助患者取舒适卧位，交代注意事项。

整理
- 整理床单位，整理用物，污物处置符合院感要求。
- 洗手，记录。

32. 股四头肌功能锻炼操作考核细则评分标准

项目	分值	评分细则	扣分标准	扣分	得分
评估（5分）	5	核对患者信息，评估患者全身情况、心理状态、骨折部位及配合程度；环境适于操作	一项不符合扣2分		
操作前准备（10分）	2	护士准备：着装整齐，洗手，戴口罩、帽子	一项不符合扣1分		
	3	用物准备：备齐用物	一项不符合扣3分		
	5	患者准备：向患者解释操作目的及配合要点，取得配合	一项不符合扣1分		
操作过程（60分）	5	核对患者信息，向患者解释操作目的，取得配合	一项不符合扣2分		
	10	非负重直腿抬高等长收缩训练：膝关节尽量伸直，大腿前方的股四头肌收缩，踝关节尽量背伸，缓慢抬起整个下肢约15 cm，保持5 s，再保持同样姿势，缓慢直腿放下	一项不符合扣2分		
	10	负重直腿抬高等长收缩训练：一般使用2 kg的沙袋开始训练，将沙袋固定在踝关节进行等长收缩训练	一项不符合扣2分		
	10	床上股四头肌等张收缩训练：仰卧床上，双膝并拢屈曲90°，保持健膝屈曲90°，患膝大腿与健侧持平，快速伸直膝关节保持5 s，并缓慢放下	一项不符合扣2分		
	10	床边股四头肌等张收缩训练：坐在床边，双小腿自然垂直，双手扶双侧大腿，双小腿交替快速伸直，缓慢落下	一项不符合扣2分		
	10	交叉效应，这是一种神经生理概念，指的是一侧肢体用力可以导致对侧肢体正在同时收缩的肌肉力量增加，可以让手术这一侧腿的肌力增加30%	一项不符合扣5分		
	5	循序渐进，逐渐增加锻炼量，听取患者主诉，观察锻炼效果	一项不符合扣5分		
操作后处理（10分）	10	协助患者取舒适体位，交代注意事项，并记录	一项不符合扣2分		
操作标准（15分）	5	操作熟练，程序流畅	较熟练扣1分，不熟练扣3分；程序不流畅扣3分		
	10	提问回答正确、流畅	回答不完整扣5分，不流畅扣5分		

33. 踝泵锻炼操作流程

评估 {
  患者评估:评估患者病情、配合程度、肢体活动度。
  环境评估:安全、整洁,便于操作,备屏风或隔离。
}

准备 {
  护士准备:着装整洁,洗手,戴口罩、帽子。
  用物准备:健康教育手册。
  患者准备:核对患者信息,解释操作目的,取得配合。
}

操作过程 {
  核对患者信息,与其交流,交代注意事项。

  患者在卧床伸直双下肢的情况下,双踝先自然放松。做背伸动作,背伸时一定要达到最大限度。从最大背伸状态开始做跖屈,跖屈也要达到最大限度,绕环一周,如此反复进行。指导患者不断进行背伸、跖屈练习,每天共 8 组,每组 200 次,共 1600 次。
}

整理 {
  练习结束后保持患者肢体功能位,整理床单位。
  洗手,记录。
}

34. 踝泵锻炼操作考核细则及评分标准

项目	分值	评分细则	扣分标准	扣分	得分
评估 （5分）	5	核对患者信息，评估患者病情、合作程度等；环境适于操作	一项不符合扣2分		
操作前准备 （10分）	2	护士准备：着装规范，洗手，戴口罩	一项不符合扣1分		
	3	用物准备：备齐用物	不符合扣3分		
	5	患者准备：向患者解释操作目的及配合要点，取得配合	一项不符合扣1分		
操作流程 （45分）	6	携用物至床旁，核对患者信息及医嘱，解释操作目的，取得配合	一项不符合扣2分		
	39	患者在卧床伸直双下肢的情况下，双踝先自然放松。 做背伸动作，背伸时一定要达到最大限度。 从最大背伸状态开始做跖屈，跖屈也要达到最大限度，绕环一周，如此反复进行。 在患者卧床看电视、看书或读报纸及与家人谈话过程中都可以不断进行跖屈、背伸练习。 每天共8组，每组200次，共1600次。 练习结束后，保持患者肢体功能位	一项不符合扣3分		
操作后处理 （15分）	5	整理床单位	未做到扣5分		
	10	洗手，记录	一项不符合扣5分		
操作标准 （25分）	9	护患沟通有效，爱伤观念强，操作过程中注意给患者保暖	一项不符合扣3分		
	6	程序正确，操作熟练，确保安全	一项不符合扣2分		
	10	用物齐备，处理规范	一项不符合扣5分		

35. 结膜囊冲洗操作流程

评估
- 患者评估:核对患者信息(床号、姓名、腕带等),评估患者年龄、耐受力、敏感性、配合程度、有无角膜溃疡和眼球穿孔、有无传染性眼病和分泌物。
- 环境评估:光线充足、安静,避免人员走动。

准备
- 护士准备:向患者解释操作目的及配合要点,取得配合。
- 用物准备:治疗盘内含冲洗注射器、生理盐水、治疗巾或一次性中单、受水器、消毒棉签或干棉球、弯盘、消毒眼垫、无菌纱布、胶布,必要时备消毒眼睑拉钩、快速手消毒液。
- 患者准备:向患者解释操作目的及配合要点,取得配合。

操作过程
- 携用物至床旁,核对患者信息,与其交流,交代注意事项。
- 患者取仰卧位或坐位,头偏向冲洗侧。
- 铺治疗巾于冲洗侧肩部及头下,患者手持受水器将凹面紧贴于待洗眼颊部颧骨下方或颞侧,并使其低于待洗眼水平。
- 擦净分泌物。
- 操作者左手分开患者上下眼睑,必要时用拉钩拉开,右手持注射器距眼球10—15 cm 处。
- 先将液体流于患侧颊部再移至眼部进行结膜囊冲洗,由近至远增加冲力。
- 冲洗下结膜囊时,嘱患者眼睛向上注视;冲洗上结膜囊时,嘱患者眼睛向下注视,然后嘱患者上下左右转动眼球以冲净结膜囊,必要时翻转眼睑以充分冲洗睑部及穹隆部结膜,但不可直接冲洗角膜。
- 冲洗完毕,用干棉球擦净眼睑及面部冲洗液,取下受水器,滴抗生素眼药水,必要时覆盖无菌纱布。

整理
- 整理用物,污物处置符合院感要求。
- 洗手,记录。

36. 结膜囊冲洗操作考核细则及评分标准

项目	分值	评分细则	扣分标准	扣分	得分
评估 (5分)	5	核对患者信息,评估患者耐受力及配合程度、有无角膜溃疡和眼球穿孔等;环境适于操作	一项不符合2分		
操作前准备 (10分)	2	护士准备:着装整齐,洗手,戴口罩	一项做不到扣1分		
	3	用物准备:备齐用物	少一物扣1分,多一物扣0.5分		
	5	患者准备:向患者解释操作目的及配合要点,取得配合	一项不符合扣1分		
操作过程 (60分)	5	携用物至床旁,核对患者信息,与其交流,交代注意事项	一项不正确扣1分		
	5	患者体位摆放正确	不正确不得分,不到位扣2分		
	10	铺治疗巾于冲洗侧肩部及头下,受水器使用正确	一项不符合扣2分		
	10	擦净分泌物	未做到不得分,方法不正确扣2分		
	20	冲洗方法正确	未分开上下眼睑扣3分,冲洗器距离不正确扣2分,冲洗程序不正确扣3分		
	10	拉钩使用方法正确	方法不正确不得分		
操作后处理 (10分)	8	整理用物,污物处置符合院感要求	一项不符合扣1分		
	2	洗手,记录	一项不符合扣2分		
结果标准 (15分)	15	患者体位适当,卧位舒适,冲洗有效;动作轻柔,有爱伤观念;操作熟练,程序流畅	一项不符合扣2分		

37. 滴眼药水操作流程

评估
- 患者评估:核对患者信息(床号、姓名、腕带等),评估患者年龄、认知及配合程度,观察患者患眼情况,有无分泌物、溃疡、手术外伤及传染眼病等。
- 环境评估:清洁,安静,光线充足,避免人员走动。

准备
- 护士准备:着装整齐,举止端庄,洗手,戴口罩。
- 用物准备:按医嘱准备并核对眼药水,备消毒棉签、弯盘。
- 患者准备:向患者解释操作目的,取得配合;患者卧位舒适。

操作过程
- 携用物至床旁,核对患者信息,与其交流,交代注意事项。
- 正确核对药名及所点眼睛,并检查眼药水有无变质。
- 患者取合适体位,取坐位或仰卧位,头稍后仰,眼睑放松,眼球呈上转动状态。
- 用消毒干棉签吸去泪液,拭去分泌物。
- 撑开上下眼睑,嘱患者眼球上转。
- 眼药水瓶距眼 1—2 cm 向下穹窿滴眼药水 1—2 滴,轻轻闭眼片刻(约 2 min)。
- 眼药水如有溢出用干棉签轻轻擦拭。
- 阿托品等毒性较大眼药水滴入后,应压迫泪囊 2—3 min,以免吸收中毒。
- 协助患者取舒适卧位,向患者交代注意事项。

整理
- 整理用物,污物处置符合院感要求。
- 洗手,记录。

38. 滴眼药水操作考核细则及评分标准

项目	分值	评分细则	扣分标准	扣分	得分
评估 （5分）	5	核对患者信息、评估患者认知及配合程度；评估患眼情况，有无分泌物、溃疡、手术外伤及传染病眼等；环境适于操作	一项不符合扣2分		
操作前准备 （10分）	2	护士准备：着装整齐，举止端庄，洗手，戴口罩	一项做不到扣1分		
	3	用物准备：备齐用物	少一物扣1分，多一物扣0.5分		
	5	患者准备：向患者解释操作目的及配合要点，取得配合	未评估不得分，一项做不到扣1分		
操作过程 （60分）	2	携用物至床旁，核对患者信息，与其交流，交代注意事项	一项做不到扣1分		
	8	正确核对药名及所点眼睛，并检查眼药水有无变质	做不到不得分，少核对一项扣2分		
	5	患者取合适体位	做不到不得分		
	5	用消毒干棉球吸去泪液，拭去分泌物	做不到不得分，一项不完善扣2分		
	10	撑开上下眼睑，嘱患者眼球上转动	做不到不得分，一项不完善扣2分		
	10	向下穹窿滴眼药水1—2滴	未先丢弃1—2滴眼药水扣2分；混悬液未先摇匀扣2分；滴眼药水量不正确扣2分；滴管与眼距离不正确扣2分；未嘱患者轻轻闭眼片刻扣2分		
	10	阿托品等毒性较大眼药水滴入后，应压迫泪囊2—3 min，以免吸收中毒	做不到不得分，压迫手法不符合扣2分		
	5	眼药水如有溢出用干棉球轻轻擦拭	做不到不得分		
	5	协助患者舒适卧位，向患者交代注意事项	一项不符合扣1分		
操作后处理 （15分）	10	整理用物	一项不符合扣2分		
	5	洗手，记录	一项不符合扣2分		
操作熟练程度 （10分）	10	操作熟练，程序流畅；动作轻稳，有爱伤观念	较熟练扣3分，不熟练扣5分，爱伤观念不强扣3分		

39. 泪道冲洗操作流程

评估
- 患者评估：核对患者信息（床号、姓名、腕带等），评估患者年龄、耐受力、敏感性以及配合程度；了解患者有无溢泪、溢脓症状和类似病史；挤压泪囊以检查有无脓性分泌物；评估泪小点大小、是否需行泪小点扩张。
- 环境评估：光线充足、安静，避免人员走动。

准备
- 护士准备：治疗盘内备泪道冲洗专用注射器及 7 号无菌针头各 1 支、无菌生理盐水或抗生素溶液、抗生素眼药水、表面麻醉药、消毒点扩张器、弯盘、消毒干棉球、受水器、快速手消毒液。
- 患者准备：向患者解释操作目的及配合要点，取得配合。

操作过程
- 携用物至床旁，核对患者信息及患眼，与其交流，交代注意事项。
- 协助患者取坐位或仰卧位，头部有依靠并稍向后仰，固定不动，一手拿受水器固定于冲洗眼面部。
- 用蘸有 0.5% 的卡丁因棉签夹持在上下泪点之间，表面麻醉 5 min 或滴表面麻醉药于泪点处（耐受力强的成人可免除）。
- 泪小点狭窄者用泪点扩张器先扩张泪小点。
- 取专用注射器换 7 号针头抽取生理盐水或抗生素溶液后接上弯针头。
- 嘱患者眼向上注视，左手将下睑向外下方牵拉暴露泪小点，右手持冲洗针头垂直插入泪小点 1—2 mm 后转向鼻侧水平方向进入泪小管后缓缓注入药液。冲洗不畅或阻力大时，轻轻转动冲洗。观察泪点溢液情况，并询问患者鼻咽部是否有液体流入。液体全部顺利进入鼻腔和咽部为泪道通畅；仅有少量液体流入而部分从上泪点反流者为泪道狭窄；若有脓性分泌物流出则为慢性泪囊炎体征。液体全部由原下泪点返回并感觉阻力大时再从上泪点冲洗，若通畅为下泪管阻塞；若由上泪点返回且感觉阻力大时则为总泪管阻塞。
- 冲洗完毕慢慢退出针头，用棉球擦净眼部及面部。必要时滴抗生素眼药水。
- 协助患者取舒适卧位，向患者交代注意事项。

整理
- 整理用物，污物处置符合院感要求。
- 洗手，记录。

40. 泪道冲洗操作考核细则及评分标准

项目	分值	评分细则	扣分标准	扣分	得分
评估 （5分）	5	核对患者信息，评估患者病情及局部皮肤情况等；环境适于操作	一项不符合扣2分		
操作前准备 （10分）	2	护士准备：着装整齐，洗手，戴口罩	一项做不到扣1分		
	3	用物准备：备齐用物	少一物扣1分，多一物扣0.5分		
	5	患者准备：向患者解释操作目的及配合要点，取得配合	一项做不到扣1分		
操作过程 （60分）	2	携用物至床旁，核对患者信息及患眼，与其交流，交代注意事项	一项做不到扣1分		
	5	体位摆放正确	不正确不得分，不到位扣2分		
	5	用0.5%的卡丁因棉签行泪小点表面麻醉	未做到不得分，方法不正确扣3分		
	8	泪小点狭小不能进针时应先扩张泪小点	未做到不得分，方法不正确扣5分		
	5	抽药前后换针头方法正确	未做到不得分		
	5	泪点暴露方法正确	未暴露不得分，方法不完善扣3分		
	10	垂直进针1—2 mm再转向鼻侧水平进泪小管后缓缓注入药液	方法不正确不得分		
	5	冲洗不畅或阻力大时，轻轻转动冲洗	未做到不得分，方法不正确扣5分		
	10	观察泪点溢液情况，询问患者是否有液体流入鼻、咽部，正确判断泪道情况，冲洗完毕慢慢推出针头，用棉球擦净眼及面部。必要时滴抗生素眼药水	未观察不得分，判断不正确扣3分，未擦净扣1分		
	5	协助患者舒适卧位，向患者交代注意事项，整理床单位	一项不符合扣1分		
操作后处理 （10分）	8	整理用物，污物处置符合院感要求	一项不符合扣2分		
	2	洗手，记录	一项不符合扣1分		
结果标准 （15分）	15	患者体位适当，卧位舒适，泪道冲洗有效；动作轻柔，有爱伤观念；操作熟练，程序流畅，无并发症	一项不符合扣2分		

41. 涂眼药膏操作流程

评估
- 患者评估：核对患者信息（床号、姓名、腕带等），评估患者年龄、配合程度、患眼有无分泌物及传染性眼病等。
- 环境评估：光线充足、安静，避免人员走动。

准备
- 护士准备：着装整齐，洗手，戴口罩。
- 用物准备：治疗盘内备眼药膏、弯盘、消毒干棉球或棉签，必要时备消毒圆头玻璃棒、快速手消毒液。
- 患者准备：向患者解释操作目的及配合要点，取得配合。

操作过程
- 携用物至床旁，核对患者信息，与其交流，交代注意事项。
- 协助患者取坐位或仰卧位，头稍后仰。
- 撑开上下眼睑，嘱患者眼球上转。
- 软管法：先挤出一段眼药膏弃去，再将眼药膏挤入下睑穹隆结膜囊内，轻轻提眼睑使之闭合。
- 玻璃棒法：操作者左手拇指与食指分开患者上下眼睑，右手持玻璃棒蘸少许药膏，玻璃棒与睑裂平行，自颞侧将药膏涂在下睑穹隆部。左手放开眼睑，嘱患者轻轻闭合眼睑，同时转动玻璃棒从水平方向抽出，药膏留在结膜囊内。
- 按摩眼球，使眼药膏分布均匀。
- 涂散瞳药膏后，必须压迫泪囊 2—3 min。
- 用棉球轻轻擦拭溢出眼外的药膏，嘱患者闭眼 1—2 min，并交代注意事项。

整理
- 整理用物，污物处置符合院感要求。
- 洗手，记录。

42. 涂眼药膏操作考核细则及评分标准

项目	分值	评分细则	扣分标准	扣分	得分
评估 (5分)	5	核对患者信息,评估患者病情及局部皮肤情况等;环境适于操作	一项不符合扣2分		
操作前准备 (10分)	2	护士准备:着装整齐,洗手,戴口罩	一项做不到扣1分		
	3	用物准备:备齐用物	少一物扣1分,多一物扣0.5分		
	5	患者准备:向患者解释操作目的及配合要点,取得配合	一项做不到扣1分		
操作过程 (60分)	2	携用物至床边,核对患者信息,与其交流,交代注意事项	一项做不到扣1分		
	10	正确核对药名及所涂眼睛,并检查眼药膏管口及玻璃棒是否光滑	未做到不得分,少核对一项扣2分		
	5	患者取舒适体位	未做到不得分,方法不正确扣3分		
	5	撑开上下眼睑,嘱患者眼球向上转	未做到不得分,不完善扣2分		
	10	正确使用软管法在下睑穹窿涂眼药膏,方法正确	未先挤出一段眼药膏弃去扣5分,未提眼睑使之闭合扣5分		
	10	正确使用玻璃棒法涂眼药膏	不会使用不得分,不完善扣2分		
	5	按摩眼球,使眼药膏分布均匀	未做到不得分		
	5	涂散瞳药膏后,必须压迫泪囊2—3 min	未做到不得分,不完善扣2分		
	5	用棉球轻轻擦拭溢出眼外的药膏,嘱患者闭眼1—2 min,并交代注意事项	未观察不得分		
	3	协助患者取舒适卧位	一项不符合扣1分		
操作后处理 (10分)	8	整理用物,污物处置符合院感要求	一项不符合扣2分		
	2	洗手,记录	一项不符合扣1分		
结果标准 (15分)	15	患者体位适当,卧位舒适;涂眼药膏符合要求;动作轻柔,有爱伤观念;操作熟练,程序流畅	一项不符合扣2分		

43. 外耳道清洁操作流程

评估 {
  患者评估：核对患者信息（床号、姓名、腕带等），评估患者年龄、病情、配合程度及外耳情况（有无耵聍、分泌物等）。

  环境评估：环境整洁、安静，光线充足，避免人员走动。
}

准备 {
  用物准备：额镜、鹅颈灯、卷棉子、耳镜、耳镊或耵聍钩、耳用小棉签、弯盘、3％双氧水（过氧化氢）、快速手消毒液。

  护士准备：洗手，戴口罩、帽子，衣着整齐。

  患者准备：向患者解释操作目的及配合要点，取得配合。
}

操作过程 {
  携用物至床边，核对患者信息，与其交流，交代注意事项。

  协助患者取坐位或卧位，头偏向对侧。

  操作者佩戴好额镜并调节光线。

  整块耵聍用耳镊或耵聍钩轻轻取出，耵聍碎屑用卷棉子清除。

  外耳道内的分泌物用蘸有3％双氧水（过氧化氢）的耳用小棉签清洗，然后用干棉签拭净。

  操作时动作轻柔，不可损伤外耳道皮肤和鼓膜。

  协助患者取舒适体位，向患者交代注意事项。
}

整理 {
  用物按院感要求处理。

  洗手，记录。
}

44. 外耳道清洁操作考核细则及评分标准

项目	分值	评分细则	扣分标准	扣分	得分
评估 （5分）	5	核对患者信息，评估患者病情及局部皮肤情况等；环境适于操作	一项不符合扣2分		
操作前准备 （10分）	2	护士准备：着装整齐，洗手，戴口罩	一项不符合扣1分		
	3	用物准备：备齐用物	少一物扣1分，多一物扣0.5分		
	5	患者准备：向患者解释操作目的及配合要点，取得配合	一项不符合扣1分		
操作过程 （60分）	2	携用物至床边，核对患者信息，与其交流，交代注意事项	一项不符合扣1分		
	5	体位摆放正确	不正确不得分，不到位扣2分		
	10	操作者正确佩戴额镜，调节光线	一项不符合扣5分		
	10	将整块耵聍用耳镊或耵聍钩轻轻取出	耳镊使用不正确不得分		
	10	将耵聍碎屑用卷棉子清除	卷棉子使用不正确不得分		
	10	外耳道内的分泌物用蘸有3％双氧水（过氧化氢）的耳用小棉签清洗	未做到不得分		
	5	用干棉签拭净耳道	未做到不得分		
	5	操作时动作轻柔，不可损伤外耳道皮肤和鼓膜	未做到不得分		
	3	协助患者取舒适体位，向患者交代注意事项	一项不符合扣1分		
操作后处理 （10分）	8	整理用物，污物处置符合院感要求	一项不符合扣2分		
	2	洗手，记录	一项不符合扣1分		
结果标准 （15分）	15	患者体位适当，卧位舒适，外耳道清洁符合要求，无并发症；动作轻柔，有爱伤观念；熟练操作，程序流畅	一项不符合扣2分		

45. 外耳道滴药液操作流程

评估
- 患者评估：核对患者信息（床号、姓名、腕带等），评估患者年龄、病情、配合程度及有无禁忌证。检查外耳情况：有无分泌物及闭锁等畸形。询问患者药物过敏史。
- 环境评估：环境整洁、安静，光线充足，避免人员走动。

准备
- 护士准备：洗手，戴口罩、帽子，衣着整齐。
- 用物准备：消毒棉签、无菌小棉球、滴耳药液、3％过氧化氢溶液、生理盐水500 mL、弯盘、小药杯1个、快速手消毒液。
- 患者准备：向患者解释操作目的及配合要点，取得配合。

操作过程
- 携用物至床边，核对患者信息，与其交流，交代注意事项。
- 协助患者取侧卧位，患耳朝上。
- 用快速手消毒液洗手。
- 用棉签蘸取生理盐水轻拭外耳道分泌物，必要时用3％过氧化氢溶液反复清洗至清洁为止，使耳道保持清洁通畅。
- 轻拉耳郭，充分暴露耳道（小儿将耳郭向后下方牵拉，成人则向后上方牵拉）。
- 将药液（药液温度与体温相近）沿外耳道后壁缓慢滴入2—3滴后，轻轻拉耳郭或轻压耳屏，使药液充分进入中耳，将小棉球塞入外耳道口，以免药液流出。
- 保持原卧位5—10 min后，交代注意事项。
- 协助患者取舒适体位，整理床单位。

整理
- 整理用物，污物处理符合院感要求。
- 洗手，记录。

46. 外耳道滴药液操作考核细则及评分标准

项目	分值	评分细则	扣分标准	扣分	得分
评估 (5分)	5	核对患者信息,评估患者病情及局部皮肤情况等;环境适于操作	一项不符合扣2分		
操作前 准备 (10分)	2	护士准备:着装整齐,洗手,戴口罩	一项不符合扣1分		
	3	用物准备:备齐用物	少一物扣1分,多一物扣0.5分		
	5	患者准备:向患者解释操作目的及配合要点,取得配合	一项不符合扣1分		
操作 过程 (60分)	2	携用物至床边,核对患者信息,解释操作目的,取得配合	一项不符合扣1分		
	5	协助患者取侧卧位,患耳朝上	一项不符合扣2分		
	10	用快速手消毒液洗手后正确清洗外耳道	未做到不得分,不完善扣2分		
	5	询问患者过敏史	未做到不得分		
	10	轻拉耳郭,充分暴露耳道(小儿将耳郭向后下方牵拉,成人则向后上方牵拉)	不正确不得分,不完善扣2分		
	15	将药液(药液温度与体温相近)沿外耳道后壁缓慢滴入2—3滴后,轻轻拉耳郭或轻压耳屏,使药液充分进入中耳,将小棉球塞入外耳道口,以免药液流出	未轻拉耳郭或按压耳屏扣5分,滴药后未用小棉球塞耳扣5分		
	5	药液不可过凉或过热,否则可刺激内耳引起眩晕等症状,甚至出现眼震	未做到不得分		
	5	嘱患者保持原卧位5—10 min后,交代注意事项	未做到不得分,不完善扣2分		
	3	协助患者取舒适体位	不符合不得分		
操作后 处理 (10分)	8	整理用物,污物处置符合院感要求	一项不符合扣2分		
	2	洗手,记录	一项不符合扣1分		
结果 标准 (15分)	15	患者体位适当,卧位舒适,无药液渗出;动作轻柔,有爱伤观念;熟练操作,程序流畅	一项不符合扣2分		

47. 鼻腔冲洗药操作流程

评估 {
- 患者评估:核对患者信息(床号、姓名、腕带等),评估患者年龄、耐受性、配合程度及鼻腔情况,了解患者病情及有无手术及禁忌证。
- 环境评估:环境整洁、安静,光线充足,避免人员走动。
}

准备 {
- 护士准备:洗手,戴口罩、帽子,衣着整齐。
- 用物准备:鼻腔冲洗器、小毛巾、弯盘、鼻腔清洗剂、量杯、温开水 500 mL、水温计、手电筒、快速手消毒液。
- 患者准备:向患者解释操作目的及配合要点,取得配合。
}

操作过程 {
- 携用物至床边,核对患者信息,与其交流,交代配合要点,用快速手消毒液洗手。
- 协助患者取坐位,嘱患者擤鼻,清理并检查鼻腔情况。
- 冲洗前先将鼻腔冲洗器用凉开水冲洗干净,防止冲洗器内有滑石粉。
- 将鼻腔清洗剂、温开水 500 mL 倒入量杯,保持温度在 37 ℃。
- 将鼻腔冲洗器的橄榄头塞入一侧鼻孔,另一端放入冲洗液中。
- 嘱患者头前倾30°,低头并张口,勿用鼻呼吸、说话及做吞咽动作(以免压力过高引起中耳炎),颌下置弯盘,使出水端低于入水端。
- 挤压负压球,进行鼻腔冲洗,使液体缓慢冲洗鼻腔、鼻窦,并从另一个鼻孔或口腔流出,每侧鼻腔使用冲洗液 250 mL。
- 同法冲洗另一侧,操作过程中交代注意事项。
- 冲洗完毕,轻轻拔出橄榄头,用小毛巾擦净面部水迹。
- 协助患者取舒适卧位,向患者交代注意事项。
}

整理 {
- 整理用物,按院感要求处理用物。
- 洗手,记录。
}

48. 鼻腔冲洗操作考核细则及评分标准

项目	分值	评分细则	扣分标准	扣分	得分
评估 (5分)	5	核对患者信息,评估患者病情及局部皮肤情况等;环境适于操作	一项不符合扣2分		
操作前准备 (10分)	2	护士准备:着装整齐,洗手,戴口罩	一项不符合扣1分		
	3	用物准备:备齐用物	少一物扣1分,多一物扣0.5分		
	5	患者准备:向患者解释操作目的及配合要点,取得配合	一项不符合扣1分		
操作过程 (60分)	2	携用物至床边,核对患者信息,与其交流,交代配合要点	一项不符合扣1分		
	5	协助患者取坐位,用快速手消毒液洗手	不正确不得分		
	5	清理并检查鼻腔	不正确不得分		
	10	冲洗前先将鼻腔冲洗器用凉开水冲洗干净,橄榄头塞鼻正确,吸水管在液面下;正确配置冲洗液,温度适宜	橄榄头塞法错误扣2分,吸水管浮在水面上扣2分,冲洗液配置不正确、温度不适宜各扣2分		
	10	嘱患者头向前倾30°,低头并张口呼吸,出水端低于入水端,颌下置弯盘	出水端高于入水端扣5分,体位不正确扣5分		
	5	冲洗量为每侧鼻腔250 mL	冲洗量过多或过少不得分		
	10	同法冲洗另一侧,操作过程中交代注意事项	另一侧未冲洗不得分		
	5	冲洗完毕,拔出橄榄头,动作轻柔,用小毛巾擦净鼻面部水迹	一项不符合扣2分,污染患者衣物扣2分		
	3	协助患者取舒适卧位,向患者交代注意事项	一项不符合扣1分		
操作后处理 (10分)	8	整理用物,污物处置符合院感要求	一项不符合扣2分		
	2	洗手,记录	一项不符合扣1分		
结果标准 (15分)	15	患者体位适当,卧位舒适,鼻腔冲洗有效,动作轻柔,有爱伤观念;熟练操作,程序流畅	一项不符合扣2分		

49. 鼻腔滴药操作流程

评估 {
　患者评估：核对患者信息（床号、姓名、腕带等），评估患者年龄、病情及配合程度。检查鼻腔情况：有无分泌物及鼻中隔偏曲等情况。询问用药过敏史。

　环境评估：环境整洁、安静，光线充足，避免人员走动。
}

准备 {
　护士准备：洗手，戴口罩、帽子，衣着整齐。

　用物准备：遵医嘱备药、无菌棉签、手电筒、小药杯、生理盐水 50 mL、纸巾、快速手消毒液。

　患者准备：向患者解释操作目的及配合要点，取得配合
}

操作过程 {
　携用物至床边，核对患者信息，与其交流，交代配合要点。

　嘱患者擤鼻，解开领口，取垂头仰卧位，肩下垫枕，病情许可下，头仰向床沿下垂。对于高血压及老年人，只能肩下垫枕位。用快速手消毒液洗手。

　用生理盐水棉签清理鼻腔，用手电筒检查鼻腔情况。

　左手轻推患者鼻尖，以充分暴露鼻腔，右手持滴鼻药瓶距患者鼻孔约 2 cm 处，轻滴药液 3—5 滴。

　轻捏鼻翼，使药物均匀分布鼻腔黏膜。

　保持原卧位 5 min 后，患者方能坐起或行患侧卧位，使药液进入患侧的前组鼻窦内。

　用纸巾擦去外流的药液。

　协助患者取舒适体位，向患者交代注意事项。
}

整理 {
　整理用物，按院感要求处理用物。

　洗手，记录。
}

50. 鼻腔滴药操作考核细则及评分标准

项目	分值	评分细则	扣分标准	扣分	得分
评估 (5分)	5	核对患者信息,评估患者病情、鼻腔情况及配合程度等,询问药物过敏史;环境适于操作	一项不符合扣2分		
操作前准备 (10分)	2	护士准备:着装整齐,洗手,戴口罩	一项不符合扣1分		
	3	用物准备:备齐用物	少一物扣1分,多一物扣0.5分		
	5	患者准备:向患者解释操作目的及配合要点,取得配合	一项不符合扣1分		
操作过程 (60分)	2	携用物至床边,核对患者信息,与其交流,交代配合要点	一项不符合扣1分		
	10	体位摆放正确。对于高血压及老年患者,只能肩下垫枕位。用快速手消毒液洗手	一项不符合扣2分		
	8	检查鼻腔情况并清理鼻腔	一项不符合扣2分		
	5	询问过敏史	未做到不得分		
	15	暴露鼻腔并正确滴药,药液不可过凉或过热	暴露方法不正确扣5分,滴鼻药瓶距患者鼻孔距离不当扣2分,滴药液量不正确扣2分,药液温度不适宜扣2分		
	10	轻捏鼻翼,使药液均匀分布于鼻腔黏膜	未做到不得分		
	5	嘱患者保持原卧位5 min,用纸巾擦去外流的药液	未做到不得分		
	5	协助患者取舒适卧位,向患者交代注意事项	一项不符合扣1分		
操作后处理 (10分)	8	整理用物,污物处置符合院感要求	一项不符合扣2分		
	2	洗手,记录	一项不符合扣1分		
结果标准 (15分)	15	患者体位适当,卧位舒适,无药液渗出;动作轻柔,有爱伤观念;熟练操作,程序流畅	一项不符合扣2分		

51. 剪鼻毛操作流程

评估
- 患者评估：核对患者信息（床号、姓名、腕带等），评估患者年龄及配合程度，观察鼻腔清洁情况及有无鼻前庭病变。
- 环境评估：环境整洁、安静，光线充足，避免人员走动。

准备
- 护士准备：洗手，戴口罩、帽子，衣着整齐。
- 用物准备：眼科弯剪 1 把、凡士林或金霉素眼药膏、无菌棉签、外用生理盐水适量、电动鼻毛修剪器（视情况而定）、额镜、鹅颈灯、弯盘、快速手消毒液。
- 患者准备：向患者解释操作目的及配合要点，取得配合。

操作过程
- 携用物至床边，核对患者信息，与其交流，交代配合要点。
- 协助患者取坐位头稍向后仰，用快速手消毒液洗手。
- 操作者打开鹅颈灯，佩戴额镜，对好光线，涂薄层凡士林或眼药膏于剪刀上，左手拇指和食指将患者鼻尖向上轻轻推起，固定鼻尖及鼻翼，充分暴露鼻前庭，右手持剪刀沿鼻毛根部剪除（若使用电动鼻毛修剪器，则先用小剪刀把鼻毛稍剪短，再用鼻毛修剪器贴着鼻前庭皮肤将鼻毛完全修剪干净）。
- 用蘸凡士林软膏或金霉素眼药膏的棉签将掉落在鼻前庭的鼻毛粘出。
- 用棉签蘸取生理盐水清洁鼻前庭，勿损伤患者鼻前庭皮肤及鼻腔黏膜。
- 协助患者取舒适体位，向患者交代注意事项。

整理
- 整理用物，按院感要求处理用物。
- 洗手，记录。

52. 剪鼻毛操作考核细则及评分标准

项目	分值	评分细则	扣分标准	扣分	得分
评估 (5分)	5	核对患者信息,评估患者病情及局部皮肤情况等;环境适于操作	一项不符合扣2分		
操作前 准备 (10分)	2	护士准备:着装整齐,洗手,戴口罩	一项不符合扣1分		
	3	用物准备:备齐用物	少一物扣1分,多一物扣0.5分		
	5	患者准备:向患者解释操作目的及配合要点,取得配合	一项不符合扣1分		
操作 过程 (60分)	2	携用物至床边,核对患者信息,与其交流,交代配合要点	一项不符合扣1分		
	5	患者体位正确,掌握配合要点	未做到不得分		
	5	正确使用额镜调节光线,用快速手消毒液洗手	使用额镜方法不正确不得分		
	5	涂薄层凡士林或眼药膏于剪刀上	未做到不得分		
	10	正确固定及暴露鼻前庭	固定方法错误扣5分,鼻镜使用错误扣5分		
	15	正确剪除鼻毛	未沿鼻毛根部剪除不得分		
	5	用蘸凡士林软膏或金霉素眼药膏的棉签将掉落在鼻前庭的鼻毛粘出	未做到不得分		
	5	用棉签蘸取生理盐水清洁鼻前庭	未做到不得分		
	5	勿损伤患者鼻前庭皮肤及鼻腔黏膜	未做到不得分		
	3	协助患者取舒适卧位,向患者交代注意事项	一项不符合扣1分		
操作后 处理 (10分)	8	整理用物,污物处置符合院感要求	一项不符合扣2分		
	2	洗手,记录	一项不符合扣1分		
结果 标准 (15分)	15	患者体位适当,卧位舒适;动作轻柔,有爱伤观念;熟练操作,程序流畅	一项不符合扣2分		

外科护理技术操作流程知识点

1. 备皮的目的及注意事项是什么?

目的:去除手术区毛发和污垢,彻底清洁皮肤,为手术时皮肤消毒做准备,预防术后切口感染。

注意事项:① 能不剃除毛发就尽量不剃除毛发,去除毛发时尽可能保持皮肤的完整性,推荐使用剪毛备皮法或脱毛备皮法;② 缩短备皮至手术时间,术前0.5—2 h备皮;③ 备皮前后,护理人员须认真检查手术区域的皮肤是否存在破损或感染,若存在应建议医生适当延期手术,以减少感染的可能。

2. 检查胃管在胃内的三种方法是什么?

① 胃管末端接注射器抽吸,有胃液抽出;② 置听诊器于胃部,用注射器抽 10 mL 空气注入胃管,听到气过水声;③ 当患者呼气时,将胃管末端置于水中,无气泡冒出。

3. 胃肠减压的目的是什么?

利用负压作用,将胃肠道内积聚的气体、液体吸出,减轻胃肠道内的压力。用于消化道及腹部手术,减轻胃肠胀气,增加手术安全性,通过对胃肠减压吸出物的判断,可观察病情变化协助诊断。

4. 胃肠减压期间注意事项是什么?

① 每日给予患者口腔护理 2 次;② 胃管不畅时遵医嘱予以 20 mL 生理盐水反复冲洗胃管直至通畅,但食管、胃手术后要在医生指导下进行,要少量、低压,以防吻合口瘘或出血;③ 注意观察和记录胃肠引流液的颜色、性质、量,观察患者水、电解质情况及胃肠功能恢复情况。

5. 肝脏每日分泌胆汁的量是多少? T 管引流时引流袋放置的位置在哪里?

正常的胆汁分泌量每天 600—1000 mL。

T 管引流时引流袋位置:平卧时引流管低于腋中线,站立或活动时不可高于腹部引流口平面,防止引流液逆流。

6. T 管拔管的指征是什么?

T 管拔管最佳时间建议在术后 2 周,对同时具有贫血、糖尿病、蛋白血症(A1D<35 g/L),长期运用皮质激素类药物,并肝硬化二次胆道手术史的患者,应延长拔管时间。若体温正常,白细胞计数正常,黄疸消退,胆汁引流量逐渐减少(每日 200—300 mL),胆汁清亮,可予试夹管 24 h;若无不良反应,可经 T 管行胆道造影,证实胆总管下段通畅,开放 T 管引流 1—2 天后拔除。

7. 观察术后早期造口应观察哪些方面?

观察造口的颜色、血运、排便、排气,以及造口是否有回缩和狭窄等情况。

8. 造口袋粘贴注意事项有哪些?

① 等皮肤彻底干燥后再粘贴;② 粘贴时,四周先微翘或从下向上粘贴,不要形成空隙和褶皱;③ 粘贴后,用手温将黏胶捂一下,使粘贴更牢固;④ 粘贴后,不宜立即活动,以静躺30—40 min 为宜。

9. 换药的原则是什么？换药时伤口擦洗的顺序如何？

原则：应按照从清洁、污染、感染到特殊感染的顺序进行，避免交叉感染。

创面处理方向由内向外，但如为污染伤口，则应由外向内清洗。

10. 包扎伤口时有何要求？

包扎伤口时要保持良好的血液循环，不可固定太紧，包扎肢体时从身体远端到近端进行，促进静脉血液回流。

11. 换药过程中使用镊子要注意什么？

保持双手持镊法，左手镊相对无菌，右手镊接触伤口，接触患者的镊子不得直接接触敷料。疑有镊子污染者，应重新更换。

12. 胸腔闭式引流管的安置部位在哪里？引流时水柱波动幅度为多少？

积液处于低位，一般在腋中线和腋后线之间第6—8肋间插管引流；积气多向上聚集，常选锁骨中线第2肋间；脓胸常选在脓液积聚的最低位。

一般情况下水柱波动范围为4—6 cmH$_2$O，若水柱波动幅度过高，可能存在肺不张；若无波动，则表示引流管不畅或肺已完全扩张，但若患者出现胸闷、气促、气管向健侧偏移等肺曼压的症状，应疑为引流管被血凝块堵塞，应设法使引流通畅，并通知医生。

13. 胸腔闭式引流的患者，转运或下床活动时引流管和引流瓶如何处置？

转运患者时双钳交叉夹闭胸管，并将引流瓶置于患者双腿之间；患者下床活动时嘱其保持水封瓶的直立和密闭，引流瓶应低于胸壁引流口平面60—100 cm。

14. 胸管的拔管指征是什么？

一般引流48—72 h后，临床观察无气体溢出，引流量明显减少或颜色变浅，24 h引流液50 mL、脓液10 mL，X线胸片示肺膨胀良好、无漏气，患者无呼吸困难，即可拔管。

15. 脑室引流的速度及量是多少？怎样维持正常颅内压？

引流早期，注意引流速度，防止引流过快。引流液以每日不超过500 mL为宜，如有感染，引流量可相应增多，可将引流瓶（袋）抬高至距侧脑室20 cm处，维持颅内压正常；引流袋（或瓶）悬挂于床头，引流管开口需高出侧脑室平面10—15 cm，以维持正常颅内压。

16. 脑室引流患者开颅手术前的皮肤准备有哪些？

如在开颅手术前已行脑室引流多日，备皮时尽量避免污染钻孔切口，头发剃去后切口周围再消毒，然后覆盖无菌纱布。

17. 搬运患者时脑室引流管如何处置？

搬运患者时应将引流管夹闭，以防因引流袋高度变化造成短时间内引流过量或逆流。

18. 简述膀胱冲洗目的及冲洗持续时间。

目的：① 对流质导管的患者，保持其尿液引流通畅；② 消除膀胱内的血凝块、黏液、细菌等异物；③ 治疗某些膀胱疾病，如膀胱炎、膀胱肿瘤；④ 鉴别上下尿路感染，膀胱冲洗实验阳性，提示上尿路感染。

持续时间：① 膀胱肿瘤术后，用生理盐水持续冲洗膀胱3—7 d；② 前列腺电切术后，用生理盐水持续冲洗2—3 d。

19. 如何调节膀胱冲洗的速度及观察冲洗液的颜色？

手术当天：冲洗速度100滴/min，术后第1天、第2天冲洗速度60—80滴/min或根据引流液颜色调整冲洗速度，一般先快速冲洗，至冲出液颜色变淡方可放慢，但不能停止。前列腺切除术后存在肉眼血尿，随着时间的延长血尿颜色逐渐变浅，若尿液颜色深红或逐渐加深,说明有活动性出血,应及时通知医生处理。

20．什么叫牵引术?

牵引术是利用适当的持续牵引力和对抗牵引力达到整复和维持复位的治疗方法。牵引带应注意松紧适度,太松易于滑脱,太紧妨碍血液循环,导致牵引肢体血循环障碍。

21．牵引重量过轻或过重会引起哪些不良后果?

牵引重量要适度,重量过轻会影响畸形的矫正和骨折的复位,重量过重会因过度牵引造成骨折不愈合。

22．常见的骨牵引部位有哪些? 如何判断患者的牵引重量?

常见的骨牵引部位有颅骨、尺骨鹰嘴、股骨髁上、胫骨结节、跟骨等。

牵引重量一般为患者体重的 1/10—1/7,或遵医嘱。

23．骨牵引患者针眼处如何消毒?

针眼处以无菌纱条包绕,用 75％酒精滴针眼处每天 2 次。

24．CPM 机的使用目的是什么?

① 防止关节粘连和周围肌肉、软组织挛缩,促进关节活动;② 改善关节活动度;③ 促进患肢血液循环,防止静脉血栓形成。

25．操作调节 CPM 机速度和角度的原则是什么?

速度应先慢后快,角度由小到大,循序渐进,不可操之过急,以患者能接受为宜。

患肢放在 CPM 机上后,要使关节与活动器轴心位置一致,防止肢体离开机器支架,达不到活动要求的角度。

26．关节腔闭合式连续冲洗术的适应证有哪些? 何谓连续冲洗?

适用于骨髓炎或化脓性关节炎和关节手术后感染的患者。

连续冲洗即进水管连续 24 h 点滴冲洗液至关节腔或骨髓腔内,引流管持续不断地将冲洗液排出。

27．关节腔闭合式连续冲洗术的目的是什么?

彻底清除坏死组织及炎症,防止继发感染,促进伤口愈合,并保持关节腔内一定的液体充盈,避免关节粘连。

28．骨质疏松的临床表现有哪些? 骨质疏松分哪几类?

临床表现:疼痛、身长缩短、驼背、骨折、口手等功能下降。

骨质疏松分原发性、继承性、持发性三类。

29．骨牵引针眼滴酒精的目的是什么? 酒精浓度是多少? 每天消毒几次?

骨牵引针眼滴酒精的目的是预防针眼处感染。酒精浓度是 75％。每天消毒 2 次。

30．轴线翻身的目的是什么? 轴线翻身的注意事项有哪些?

目的:① 协助脊椎损伤和脊椎手术后患者在床上翻身;② 保持脊椎平直,预防脊椎再损伤;③ 预防压疮,增加患者舒适度。

注意事项:① 翻转患者时,注意保持脊椎平直,以维持脊椎的正常生理弯曲;② 翻身时注意保护患者,防止坠床;③ 如为颈椎手术或颈椎损伤,应有另一位护理人员负责支托患者的头部、颈部,保持颈椎平直。

31．结膜囊冲洗操作中为什么要由内向外擦净分泌物? 为什么不可直接倾于角膜上?

因为内眦部有泪小点,由内向外可减少感染。

角膜是最敏感的组织,直接倾于角膜会造成患者不适,且易引起角膜上皮损伤。

32. 冲洗壶应距离眼球多远？为什么？

冲洗壶应距离眼球 10—15 cm,因为过高时压力加大可造成患者不适或损伤,过低可造成污染。

33. 滴眼药水时,在什么情况下勿压迫眼球？

患者在角膜溃疡、前房出血、眼外伤、眼球穿孔伤、手术后勿压迫眼球。

34. 在滴用阿托品、毒扁豆碱等剧毒性药品时应注意什么？

应注意:滴药后应用干棉球迅速压迫泪囊 2—3 min,以免药物经泪道流入鼻腔吸收引起中毒反应。

35. 滴眼药水的目的是什么？滴眼药水时为什么滴管应距离眼球 1—2 cm？滴用数种药液时应注意什么？

目的:预防、治疗眼部疾病、散瞳或缩瞳、眼部表面麻醉等。滴管应距离眼球 1—2 cm,以免药瓶或滴管触及眼睑或睫毛,引起污染或刺伤、损伤角膜。滴用数种药液时应注意两种药液间应间隔 5—10 min,不可同时滴入。

36. 外耳道清洗的目的是什么？外耳道内的分泌物应如何清洗？清洗时的注意事项有哪些？

目的:用于耳部检查及治疗,尤其是检查鼓膜时更为重要。

外耳道内的分泌物清洗应用蘸有 3% 双氧水的耳用小棉签清洗,然后用干棉签拭净。

清洗时应注意操作动作轻柔,不可损伤外耳道皮肤和鼓膜。

37. 简述泪道冲洗时患者头部固定的意义。

① 方便护士操作;② 减少损伤。

38. 如何暴露泪小点？

嘱患者眼向上注视,左手将下睑向外下方牵拉,暴露泪小点。

39. 泪道的组成和泪小管走向是什么？

组成:泪点、泪小管、泪囊和鼻泪管。上下泪点距内眦约 6 mm,上下泪小管长约 10 mm,起自泪点开始与睑缘垂直长约 1 mm,继则与睑缘平行单独或连成泪总管通入泪囊。

40. 溢泪的判断方法是什么？

方法:① 液体全部顺利进入鼻腔和咽部为泪道通畅;② 仅有少量液体流入而部分从上泪点反流者为泪道狭窄;③ 若有脓性分泌物流出则为慢性泪囊炎体征。

41. 涂眼药膏前应注意什么？

① 检查玻璃棒圆头是否光滑完整,若有破损应立即更换,以免损伤患者的结膜和角膜;② 检查患者患眼有无分泌物,若有应先用干棉签拭去,以免影响疗效。

42. 眼药膏宜在何时使用？涂眼药膏时应注意什么？

因为用眼药膏后会影响视力,故宜在晚间睡前或手术后使用。

涂眼药膏时应注意:① 不要将睫毛连同玻璃棒卷入结膜囊内,以免刺激角膜引起不适;② 用前应先将管口部的一段药挤掉,然后再用;同时,眼药膏管口切勿触碰睫毛及睑缘。

43. 剪眼睫毛的目的是什么？剪眼睫毛时应如何指导患者配合？

目的:便于暴露手术野及预防感染。

剪眼睫毛时应指导患者:① 嘱患者取垫枕仰卧位或坐位头稍向后仰;② 剪上睑睫毛时嘱患者眼向下看,剪下睑睫毛时眼向上看;③ 操作过程中尽量减少眼睑闭合。

44. 剪睫毛时应注意什么?

① 正确评估患者病情及配合程度,合理指导患者配合;② 剪刀上应涂薄层凡士林或眼膏,以便粘住剪下的睫毛,防止落入结膜囊内;③ 剪睫毛时应尽量剪短,动作稳、准,切勿损伤眼睑处皮肤及角膜。

45. 耳部滴药的目的是什么?滴药后保持原体位多长时间?如何避免滴药引起患者眩晕,甚至眼震?

耳部滴药的目的是治疗外耳道、鼓膜及中耳疾病。滴药后应保持原体位 5—10 min。药液温度应与体温相近,以免滴入后患者出现眩晕。

46. 鼓膜穿孔者如何使药液进入中耳腔?

滴入药液后可用手指按压耳屏数次,促使药液进入中耳腔。

47. 常用鼻腔冲洗液有哪些?冲洗量应是多少?

常用鼻腔冲洗液有生理盐水、无菌蒸馏水或遵医嘱给药。冲洗量一次为600—1000 mL。

48. 鼻腔冲洗器的出水端和进水端哪个高?为什么?吸水管为何必须在液面以下?

出水端应低于进水端,目的是防止污水逆流引起感染。这样可以防止将大量空气挤压进入鼻腔而造成不适。

49. 鼻腔滴药的目的是什么?

收缩或湿润鼻腔黏膜,改善鼻腔黏膜状况,达到引流、消炎、通气的作用。

50. 鼻腔滴药时,如何充分暴露鼻腔?鼻腔滴药后维持原体位应多长时间?高血压及老龄患者应取何种体位?

充分暴露鼻腔应做到:① 嘱患者擤鼻,解开领口,取垂头仰卧位,肩下垫枕,病情许可下头仰向床沿下垂;② 用生理盐水棉签清理鼻腔;③ 左手轻推患者鼻尖,以充分暴露鼻腔。滴药后维持原体位 5 min。高血压及老龄患者取垫肩仰卧位。

51. 剪鼻毛的目的是什么?剪鼻毛时护士应注意什么?

目的:做好鼻部及鼻窦手术的术前准备,使局部清洁、视野清楚,便于手术操作。

剪鼻毛时护士应注意:① 帮助患者取正确体位;② 正确评估患者及病情;③ 剪刀上应涂凡士林软膏以粘住剪下的鼻毛,以免吸入鼻腔,术后用盐水棉球清洗鼻腔;④ 动作应轻、稳、准,以免损伤鼻前庭黏膜。

52. 剪鼻毛时应如何固定鼻部、充分暴露鼻腔?

操作者应右手持剪,用左手拇指和食指将患者鼻尖向上轻轻推起,固定鼻尖和鼻翼,或用鼻镜扩大前鼻孔,充分暴露鼻前庭。

53. 何谓 VSD?

VSD 即负压封闭引流技术,是利用多聚乙烯醇海绵泡沫制作一种人工皮肤替代物,其内部的微孔结构具有极好的吸附性和透水性,能够与创面完全接触,连接高负压引流后,能持续彻底引流创面分泌物,从而减少分泌物对创面的刺激,破坏细菌生长的环境。

第十六章 妇产科护理技术操作流程及评分标准

1. 坐浴操作流程

评估
- 患者评估：核对患者信息（床号、姓名、腕带等），了解患者病情，评估患者局部皮肤情况、心理状态及合作程度，是否有阴道流血。
- 环境评估：注意环境清洁，温度适宜，注意保护患者隐私。

准备
- 护士准备：着装整齐，洗手，戴口罩。
- 用物准备：坐浴椅、消毒用坐浴盆、药物、温开水、纱布或干净小毛巾、水温计、屏风。
- 患者准备：向患者解释操作过程及注意事项，嘱其排便。

操作过程
- 将用物携至床旁，核对患者信息，解释操作目的，取得配合。
- 遵医嘱配置药液，水温保持在 35—37 ℃。
- 将坐浴盆放在坐浴椅上嘱患者将整个外阴部浸在药液中 15—20 min，以屏风遮挡，注意随时调节水温。如需加热水时需移开臀部以免烫伤，如使用恒温坐浴盆加热时要注意调节温度。
- 坐浴后协助擦干会阴部，有伤口者局部换药。

整理
- 整理用物，污物处置符合院感要求。
- 洗手，记录。

2. 坐浴操作考核细则及评分标准

项目	分值	评分细则	扣分标准	扣分	得分
评估 (5分)	5	核对患者信息,评估患者局部皮肤情况、心理状态及合作程度,是否有阴道流血;环境适于操作	一项不符合扣2分		
操作前准备 (10分)	2	护士准备:着装整洁、洗手,戴口罩	一项不符合扣1分		
	3	用物准备:备齐用物	少一项扣1分,多一物扣0.5分		
	5	患者准备:向患者解释操作目的及配合要点,取得配合	一项不符合扣1分		
操作过程 (60分)	10	遵医嘱配置药液,并核对相关信息,测水温	一项不符合扣2分		
	10	携用物至床旁,核对患者信息,解释操作目的及配合要点,取得配合	一项不符合扣2分		
	20	将坐浴盆放在坐浴椅上嘱患者将整个外阴部浸在药液中15—20 min,以屏风遮挡	一项不符合扣5分		
	10	随时调节水温	未做到扣10分,不完善扣5分		
	10	坐浴后协助擦干会阴部,有伤口者局部换药	一项不符合扣2分		
操作后处理 (10分)	8	整理用物,污物处置符合院感要求	一项不符合扣2分		
	2	洗手,记录	一项不符合扣1分		
结果标准 (15分)	15	动作轻柔,有爱伤观念;操作程序流畅;患者体位适当,卧位舒适;床单位整齐、平整	一项不符合扣2分		

3. 阴道灌洗操作流程

评估 {
患者评估:核对患者信息(床号、姓名、腕带等),评估患者病情、局部情况、心理状态及合作程度,是否有阴道流血。

环境评估:注意环境清洁,温度适宜,注意保护患者隐私。
}

准备 {
护士准备:着装整齐,洗手,戴口罩。

用物准备:垫巾、窥阴器、灌洗桶、橡皮管、灌洗头、弯盘、污物桶、灌洗药液(41—43 ℃)、阴道用药、无菌棉球、输液架。

患者准备:向患者说明操作过程及配合要点。
}

操作过程 {
遵医嘱配置药液,贴治疗单于灌洗桶壁上。

将用物携至治疗室,将灌洗桶悬挂在输液架上,置距床沿 60—70 cm 高处,连接橡皮管排去管内空气,测水温后备用,污物桶置于检查床下。

核对患者信息,扶患者至治疗室,交代注意事项。

协助患者卧于检查床上,脱去一裤腿,取膀胱截石位,暴露会阴部,臀下垫垫巾。

用灌洗液先冲洗外阴部,将窥阴器置入阴道内,将灌洗头沿阴道纵壁方向插入至后穹隆处,开始灌洗,冲洗时轻轻旋转窥阴器并更换位置,使灌洗液能达到阴道各部,冲净后取出灌洗头再次冲洗外阴。

协助患者坐起,使阴道内液体流出。

协助患者擦净外阴,穿好衣裤,协助患者下床。
}

整理 {
整理用物,污物处置符合院感要求。

洗手,记录。
}

4. 阴道灌洗操作考核细则及评分标准

项目	分值	评分细则	扣分标准	扣分	得分
评估 (5分)	5	核对患者信息,评估患者局部皮肤情况等;环境适于操作	一项不符合扣2分		
操作前 准备 (10分)	2	护士准备:着装整洁,洗手,戴口罩	一项不符合扣1分		
	3	用物准备:备齐用物	少一物扣1分,多一物扣0.5分		
	5	患者准备:向患者解释操作目的及配合要点,取得配合	一项不符合扣1分		
操作 过程 (60分)	10	遵医嘱配置药液,测水温	一项不符合扣2分		
	10	将用物携至治疗室,将灌洗桶悬挂在输液架上,置距床沿60—70 cm高处,连接橡皮管排去管内空气,测水温后备用,污物桶置于检查床下	一项不符合扣2分		
	5	核对患者信息,扶患者至治疗室,交代注意事项	一项不符合扣2分		
	5	协助患者卧于检查床上,脱去一裤腿,取膀胱截石位,暴露会阴部,臀下垫垫巾	一项不符合扣2分		
	5	用灌洗液先冲洗外阴部	未做到不得分,不完善扣2分		
	15	正确冲洗阴道	未做到不得分,不完善扣5分		
	5	再次冲洗外阴	未做到不得分,不完善扣2分		
	5	协助患者坐起,使阴道内液体流出。擦净外阴,穿好衣裤	一项不符合扣2分		
操作后 处理 (10分)	8	整理用物,污物处置符合院感要求	一项不符合扣2分		
	2	洗手,记录	一项不符合扣1分		
结果 标准 (15分)	15	动作轻柔,有爱伤观念;操作程序流畅;患者体位适当,卧位舒适;床单位整齐、平整	一项不符合扣2分		

5. 测量宫高、腹围操作流程

评估
- 孕妇评估：评估孕妇孕周、胎儿大小、胎方位、胎动情况、腹部皮肤及产检情况。
- 环境评估：安全、安静、舒适、清洁。

准备
- 护士准备：着装整齐，洗手，戴口罩。
- 用物准备：检查床、一次性中单、塑料软皮尺。
- 孕妇准备：向孕妇解释操作目的及配合要点，取得配合。排空膀胱。

操作过程
- 携用物至床旁，调节室温，必要时以屏风遮挡，核对孕妇信息，解释操作目的。
- 协助孕妇取仰卧屈膝位，两腿稍分开，暴露腹部。
- 测宫高：护士站于孕妇右侧，双手抚摸孕妇腹部使其放松，并触摸宫底位置，左手持软尺将零端置于宫底最高点固定。右手将软尺向下拉开，使软尺紧贴于腹部至耻骨联合上缘中点，读数值。
- 测腹围：嘱孕妇抬起腰部，以脐部为端点将软尺经脐绕腹部一周，读数值。
- 协助孕妇穿好衣裤。

整理
- 整理用物，污物处理符合院感要求。
- 洗手，准确记录宫高、腹围数值。

6. 测量宫高、腹围操作考核细则及评分标准

项目	分值	评分细则	扣分标准	扣分	得分
评估 (5分)	5	评估孕妇孕周、胎儿大小、胎方位、胎动情况、腹部皮肤及产检情况；环境适于操作	评估不全面少一项扣1分，未评估不得分		
操作前准备 (10分)	2	护士准备：着装整齐，洗手，戴口罩	一项不符合扣1分		
	3	用物准备：备齐用物	少一物扣1分，多一物扣0.5分		
	5	孕妇准备：向孕妇解释操作目的及配合要点，取得配合。排空膀胱	一项不符合扣1分		
操作过程 (60分)	5	携用物至床旁，调节室温，必要时屏风遮挡，核对孕妇信息，解释操作目的	一项不符合扣1分		
	10	协助孕妇平卧于检查床上，取仰卧屈膝位，两腿稍分开，暴露腹部	一项不符合扣2分		
	20	测宫高：护士站于孕妇右侧，双手抚摸孕妇腹部使其放松，并触摸宫底位置，左手持软尺将零端置于宫底最高点固定。右手将软尺向下拉开，使软尺紧贴于腹部至耻骨联合上缘中点，读数值	一项不符合扣5分		
	20	测腹围：嘱孕妇抬起腰部，以脐部为端点将软尺经脐绕腹部一周，读数值	一项不符合扣5分		
	5	协助孕妇穿好衣裤	未做到不得分		
操作后处理 (10分)	8	整理用物，污物处理符合院感要求	一项不符合扣2分		
	2	洗手，准确记录宫高、腹围数值	一项不符合扣1分		
结果标准 (15分)	15	孕妇体位适当，卧位舒适；动作轻柔，有爱伤观念；操作熟练，程序流畅；相关知识回答正确	一项不符合扣2分		

7. 听诊胎心音操作流程

评估 {
孕妇评估：评估孕妇孕周、胎方位、胎动情况、腹部形状及皮肤情况、自理能力、合作程度及耐受力。

环境评估：安全、安静，舒适、清洁。
}

准备 {
护士准备：着装整齐，洗手，戴口罩。

用物准备：多普勒胎心听筒、耦合剂、纱布或纸巾、秒表、待产记录单、弯盘。

孕妇准备：向孕妇解释操作目的及配合要点，取得配合。
}

操作过程 {
携用物至床旁，调节室温，必要时以屏风遮挡，核对患者信息，解释操作目的。

协助孕妇仰卧位，合理暴露腹部。

护士站于孕妇右侧，四步触诊，辨清胎方位及胎背方向，判断胎心位置。

临产孕妇选择宫缩间歇期听诊。

将听筒探头涂上耦合剂，打开开关置于孕妇腹部胎心音位置：枕先露位于孕妇脐下方（左或右）；臀先露位于脐部上方（左或右）；横位时位于脐周围。

轻轻下压，紧贴皮肤，听到胎心搏动，如钟表的"滴答"声，听取胎心 1 min 并计数。正常胎心率 110—160 次/min。胎心音应与子宫杂音、腹主动脉音、脐带杂音相鉴别。

关闭开关，擦净腹部耦合剂，协助孕妇穿好衣裤，取舒适体位，整理床单位。
}

整理 {
整理用物，污物处理符合院感要求。

洗手，准确记录胎心数据。
}

8. 听诊胎心音操作考核细则及评分标准

项目	分值	评分细则	扣分标准	扣分	得分
评估 (5分)	5	孕妇孕周大小、胎方位、胎动情况、腹部形状及皮肤情况、自理能力、合作程度及耐受力;环境适于操作	评估不全面少一项扣1分,未评估不得分		
操作前准备 (10分)	2	护士准备:着装整齐,洗手,戴口罩	一项不符合扣1分		
	3	用物准备:备齐用物	少一物扣1分,多一物扣0.5分		
	5	孕妇准备:向孕妇解释操作目的及配合要点,取得配合	一项不符合扣1分		
操作过程 (60分)	5	携用物至床旁,调节室温,必要时以屏风遮挡,核对孕妇信息,解释操作目的	一项不符合扣1分		
	5	协助孕妇仰卧位,合理暴露腹部	一项不符合扣2分		
	20	护士站于孕妇右侧,四步触诊,辨清胎方位及胎背方向,判断胎心位置	一项不符合扣5分		
	5	临产孕妇选择宫缩间歇期听诊	未做到不得分		
	10	将听筒探头涂上耦合剂,打开开关置于孕妇腹部胎心音位置	一项不符合扣5分		
	10	轻轻下压,紧贴皮肤,听到胎心搏动,如钟表的"滴答"声,听取胎心1 min并计数。正常胎心率110—160次/min。胎心音应与子宫杂音、腹主动脉音、脐带杂音相鉴别	一项不符合扣2分		
	5	关闭开关,擦净腹部耦合剂,协助孕妇穿好衣裤,取舒适体位,整理床单位	一项不符合扣1分		
操作后处理 (10分)	8	整理用物,污物处理符合院感要求	一项不符合扣2分		
	2	洗手,准确记录胎心数据	一项不符合扣1分		
结果标准 (15分)	15	孕妇体位适当,卧位舒适;动作轻柔,有爱伤观念;操作熟练,程序流畅;相关知识回答正确	一项不符合扣2分		

9. 子宫按摩术操作流程

评估
- 产妇评估:评估产妇面色、精神状态、生命体征、阴道流血量、子宫硬度、宫底高度、膀胱充盈情况。
- 环境评估:安全、安静,清洁、舒适。

准备
- 护士准备:着装整齐,洗手,戴口罩。
- 用物准备:无菌手套、消毒会阴物品、一次性计血量产妇纸。
- 产妇准备:向产妇解释操作目的,以取得配合。产妇排空膀胱。

操作过程
- 携用物至床旁,核对产妇信息。
- 调节室温,必要时以屏风遮挡,注意保暖。
- 协助产妇膀胱截石位。
- 胎盘娩出后或子宫收缩乏力时,立即按摩子宫,加强宫缩,迅速止血。
- 腹壁按摩宫底法:术者一手置于子宫底部,拇指在子宫前壁,其余四指在后壁,均匀有节律地按摩并压迫宫底,挤出宫腔内出血。
- 腹壁-阴道双手压迫子宫法:予产妇外阴消毒,术者外科手消毒,戴无菌手套一手伸入阴道,握拳置于阴道前穹窿,顶住子宫前壁,另一手在腹壁按压子宫后壁,使宫体前屈,子宫置于两手之间,两手相对紧压并均匀有节律地按摩子宫,压迫止血。
- 按摩子宫时,注意保暖,观察产妇面色、子宫收缩、阴道出血等情况,注意听取产妇主诉。
- 按压时间以子宫恢复正常收缩并能保持收缩状态为止。
- 按摩完毕,擦净会阴部血迹,更换一次性计血量产妇纸测量阴道出血量。
- 测量阴道出血量,观察子宫收缩及生命体征等情况。
- 协助孕妇穿好衣裤,保暖,卧位舒适,安全。

整理
- 整理用物,污物处理符合院感要求。
- 洗手,记录。

10. 子宫按摩术操作考核细则及评分标准

项目	分值	评分细则	扣分标准	扣分	得分
评估 (5分)	5	评估产妇面色、精神状态、生命体征、阴道流血、量子宫硬度、宫底高度、膀胱充盈情况;环境:安全、安静、清洁、舒适	评估不全面少一项扣1分,未评估不得分		
操作前 准备 (10分)	2	护士准备:洗手,戴口罩	一项不符合扣1分		
	3	用物准备:备齐用物	少一物扣1分,多一物扣0.5分		
	5	产妇准备:向产妇解释操作目的及配合要点,取得配合。产妇排空膀胱	一项不符合扣1分		
操作 过程 (60分)	3	携用物至床旁,核对产妇信息。调节室温,屏风遮挡,保暖	一项不符合扣1分		
	2	取膀胱截石位。按摩子宫及时	一项不符合扣1分		
	15	腹壁按摩宫底法:术者一手置于子宫底部,拇指在子宫前壁,其余四指在后壁,均匀有节律地按摩并压迫宫底,挤出宫腔内出血	一项不符合扣3分		
	20	腹壁-阴道双手压迫子宫法:予产妇外阴消毒,术者外科手消毒,戴无菌手套一手伸入阴道,握拳置于阴道前穹窿,顶住子宫前壁,另一手在腹壁按压子宫后壁,使宫体前屈,子宫置于两手之间,两手相对紧压并均匀有节律地按摩子宫,压迫止血	一项不符合扣5分,无菌观念不强扣5分		
	5	按摩子宫时注意保暖,观察产妇面色、子宫收缩、阴道出血等,听取产妇主诉	一项不符合扣2分		
	5	按压时间以子宫恢复正常收缩并能保持收缩状态为止	未做到不得分		
	5	按摩完毕,擦净会阴部血迹,更换计血量产妇纸	一项不符合扣2分		
	3	测量阴道出血量,观察子宫收缩及生命体征等情况	一项不符合扣1分		
	2	协助孕妇穿好衣裤,保暖,卧位舒适,安全	一项不符合扣1分		
操作后 处理 (10分)	8	整理用物,污物处理符合要求	一项不符合扣2分		
	2	洗手,记录	一项不符合扣1分		
结果 标准 (15分)	15	遵守消毒隔离原则;子宫按摩有效;动作轻柔,有爱伤观念;操作程序流畅;相关知识回答正确	一项不符合扣2分		

11. 产后外阴擦洗操作流程

评估 {
产妇评估：评估产妇病情，会阴部卫生、皮肤情况及有无伤口，有无留置尿管，配合程度。

环境评估：温度、光线适宜，利于保护患者隐私。
}

准备 {
护士准备：着装整齐，洗手，戴口罩。

用物准备：治疗车及治疗盘、治疗碗、无菌长镊两把、消毒弯盘、浸有药液的棉球（0.5％碘伏溶液）、无菌棉球、无菌纱布、橡胶单和治疗巾或一次性垫单、一次性手套、快速洗手液等。

产妇准备：向产妇解释操作目的，嘱咐产妇排尿（必要时），以取得配合。
}

操作过程 {
推治疗车至床旁，核对产妇信息，以屏风遮挡。

操作者站于产妇的右侧，产妇仰卧，操作者戴一次性手套，将橡胶单和治疗巾或一次性垫单垫于产妇的臀下，脱下近侧裤腿转置于对侧腿上，近侧腿盖上盖被，嘱产妇屈膝，外展，暴露外阴，将弯盘或盛有消毒液的治疗碗放在产妇两腿之间

操作者左右手各持一把无菌镊，左手无菌镊用于夹取棉球，右手无菌镊用于擦洗外阴，注意两把镊子不可碰触。

擦洗顺序：一般擦洗 3 遍，第一遍由外向内，自上而下——阴阜、对侧大阴唇、近侧大阴唇、对侧小阴唇、近侧小阴唇、尿道口及阴道口，擦净会阴部的分泌物和血迹等。第二、三遍由内向外，自上而下——会阴切口、尿道口及阴道口、对侧小阴唇、近侧小阴唇、对侧大阴唇、近侧大阴唇、阴阜、会阴切口、会阴体、肛门，每擦洗一个部位更换一个棉球。必要时，可根据产妇情况增加擦洗次数直至擦净，最后用干纱布擦干。

再次核对，撤去一次性垫巾，协助产妇穿好衣裤，告知注意事项，保持会阴清洁。
}

整理 {
整理床单位。

整理用物，废物处理符合院感要求。洗手，记录。
}

临床护理技术操作流程及考核指南

12. 产后外阴擦洗操作考核细则及评分标准

项目	分值	评分细则	扣分标准	扣分	得分
评估 (5分)	5	核对产妇信息,评估产妇会阴清洁情况、切口愈合情况、有无留置导尿管;环境适于操作;保护产妇隐私	一项不符合扣2		
操作前准备 (10分)	2	护士准备:着装整洁、洗手、戴口罩	一项不符合扣1分		
	3	用物准备:备齐用物	少一物扣1分,多一物扣0.5分		
	5	产妇准备:向患者解释操作目的及配合要点,取得配合。嘱其如厕(必要时)	一项不符合扣1分		
操作过程 (60分)	10	推治疗车至床旁,核对产妇信息,以屏风遮挡	一项不符合扣2分		
	10	操作者站于产妇的右侧,产妇仰卧、操作者戴一次性手套将橡胶单和治疗巾或一次性垫巾垫于产妇的臀下,脱下近侧裤腿置于对侧腿上,近侧腿盖上盖被,嘱产妇屈膝,外展,暴露外阴,将弯盘和盛有消毒液的治疗碗放在产妇两腿之间。	一项不符合扣1分		
	10	操作者左右手各持一把无菌镊,左手无菌镊用于夹取棉球,右手无菌镊用于擦洗外阴,注意两把镊子不可碰触	一项不符合扣2分		
	25	擦洗顺序:一般擦洗3遍,第一遍由外向内,自上而下——阴阜、对侧大阴唇、近侧大阴唇、对侧小阴唇、近侧小阴唇、尿道口及阴道口,擦净会阴部的分泌物和血迹等。 第二、三遍由内向外,自上而下——会阴切口、尿道口及阴道口、对侧小阴唇、近侧小阴唇、对侧大阴唇、近侧大阴唇、阴阜、会阴切口、会阴体、肛门,每擦洗一个部位更换一个棉球。必要时,可根据产妇情况增加擦洗次数直至擦净,最后用干纱布擦干	一项不符合扣2分		
	5	再次核对,撤去一次性垫单,协助产妇穿好衣裤,告知注意事项,保持会阴清洁	一项不符合扣2分		
操作后处理 (10分)	8	整理床单位,整理用物,污物处置符合院感要求	一项不符合扣2分		
	2	洗手,记录	一项不符合扣1分		
结果标准 (15分)	15	产妇体位适当,卧位舒适,外阴清洁干燥;动作轻柔,有爱伤观念;程序流畅,床单位干燥、平整	一项不符合扣2分		

13. 外阴湿热敷操作流程

评估 { 患者评估：核对患者信息（床号、姓名、腕带等），查看患者会阴皮肤及伤口愈合情况，切口有无水肿、血肿及硬结，评估产妇活动能力，对会阴湿热敷的认知程度及心理反应。

环境评估：安全、安静，清洁、舒适，以床帘遮挡。

准备 { 护士准备：着装整齐，洗手，戴口罩。

用物准备：治疗车、治疗盘、换药碗（内放无菌镊 2 把）、无菌纱布 2 块、弯盘 1 个、医用凡士林、沸水加热的 50％硫酸镁溶液（50—60 ℃）、热水袋、棉垫 1 块、橡胶单和治疗巾或一次性垫单、一次性手套、快速消毒液等。

患者准备：向患者解释操作目的及医嘱，方法、注意事项及配合要点以取得配合。

操作过程 { 携用物到床边，核对患者信息，与其交流。注意保暖、遮挡患者，戴手套，放好橡胶单，先行外阴擦洗，清除外阴局部污垢。

热敷部位先涂一薄层凡士林，盖上纱布，再打开换药碗将所需溶液倒入，将纱布浸透，双手持镊子将纱布拧至不滴水，温度适宜后用镊子将纱布铺平，放于需热敷部位。

盖上棉布垫保湿，一般每 3—5 min 更换热敷垫 1 次，热敷 15—30 min，也可用热水袋放在棉垫外，以延长更换敷料的时间，协助患者盖好被子。

加强巡视，倾听患者主诉。热敷完毕，移去敷布，观察热敷部位皮肤，用干纱布擦净皮肤。

撤去橡胶单及一次性垫单，协助患者更换卫生护垫、穿衣。

整理 { 整理用物，污物处置符合院感要求整理。

洗手，记录。

14. 外阴湿热敷操作考核细则及评分标准

项目	分值	评分细则	扣分标准	扣分	得分
评估 (5分)	5	核对患者信息,查看患者会阴皮肤及伤口愈合情况,切口有无水肿、血肿或硬结等,评估产妇活动能力,对会阴湿热敷的认知程度及心理反应;环境适于操作,以床帘遮挡	一项不符合扣2分		
操作前准备 (10分)	2	护士准备:着装整洁,洗手,戴口罩	一项不符合扣1分		
	3	用物准备:备齐用物	少一物扣1分,多一物扣0.5分		
	5	患者准备:向患者解释操作目的及配合要点,取得配合	一项不符合扣1分		
操作过程 (60分)	10	携用物到床边,核对患者信息、医嘱,与其交流。注意保暖、遮挡患者,戴一次性手套,放好橡胶单,先行外阴擦洗,清除外阴局部污垢	一项不符合扣2分		
	5	热敷部位先涂一薄层凡士林,盖好纱布	一项不符合扣2分		
	15	再轻轻敷上浸有热敷溶液的温纱布,外面盖上棉布垫保温	一项不符合扣2分		
	20	一般每3—5 min更换热敷垫1次,热敷15—30 min,也可用热水袋放在棉垫外,以延长更换敷料的时间,协助患者盖好被子	一项不符合扣2分		
	5	加强巡视,倾听患者主诉。热敷完毕,移去敷布,观察热敷部位皮肤,用干纱布擦净皮肤	一项不符合扣2分		
	5	撤去橡胶单及一次性垫单,协助患者更换卫生护垫、穿衣	一项不符合扣2分		
操作后处理 (10分)	8	整理用物,污物处置符合院感要求	一项不符合扣2分		
	2	洗手,记录	一项不符合扣1分		
结果标准 (15分)	15	动作轻柔,有爱伤观念;操作程序流畅;患者体位适当,卧位舒适;床单位整齐、平整	一项不符合扣2分		

15. 盆底筛查操作流程

评估
- 患者评估：核对患者信息（床号、姓名、腕带），包括姓名、年龄、孕产次、既往史、胎儿大小、分娩方式、恶露、皮肤情况。
- 环境评估：安全、安静、清洁、舒适、温度适宜。

准备
- 护士准备：着装整齐，洗手，戴口罩、圆帽。
- 患者准备：向患者解释操作目的及配合要点，取得配合。患者排空膀胱。
- 用物准备：75%酒精、棉签、中单、一次性使用阴道电极、电极片、卫生纸。

操作过程

携用物至床旁，解释操作目的及配合要点，取得配合。

连接电源，开机，检查机器性能，协助患者摆好体位，铺中单及治疗巾于臀部，外阴暴露良好。

打开一次性使用阴道电极，放置于患者阴道内。

用75%酒精擦拭腹部，正确放置电极：A通道一端连接一片贴片贴在左侧髂前上棘。B通道+1、-1贴片贴在右侧腹肌上（+1贴片上缘平肚脐上缘旁开2 cm，-1贴片在+1贴片下缘空2 cm），B通道灰线连接一片贴片贴右侧髂前上棘。向患者讲解检测的过程原理，检测时有热身阶段，当患者理解后即可点击开始检测，检测完成后自动生成报告，直接打印。去除导线，去除一次性使用阴道电极，关闭筛查仪器。

分析报告，交代注意事项。

整理
- 整理用物，污物处置符合院感要求。
- 洗手，记录。

16. 盆底筛查操作考核细则及评分标准

项目	分值	评分细则	扣分标准	扣分	得分
评估 (5分)	5	核对患者信息,包括姓名、年龄、产次等情况;环境适于操作	一项不符合扣1分		
操作前准备 (10分)	2	护士准备:着装整齐,洗手,戴口罩、圆帽	一项不符合扣1分		
	3	用物准备:备齐用物	少一物扣1分,多一物扣0.5分		
	5	患者准备:向患者解释操作目的及配合要点,取得配合	一项不符合扣1分		
操作过程 (60分)	10	携用物至患者床边,核对患者信息,解释操作目的及配合要点	一项不符合扣2分		
	10	连接电源,开机,检查机器性能	一项不符合扣3分		
	10	铺中单及治疗巾于臀部	一项不符合扣2分		
	5	卧位正确,外阴暴露良好	一项不符合扣2分		
	5	将一次性使用阴道电极放置于患者阴道内	一处不符合扣2分		
	10	用75%酒精擦拭腹部,正确放置电极:A通道一端连接一片贴片贴在左侧髂前上棘。B通道+1,−1贴片贴在右侧腹肌上(+1贴片上缘平肚脐上缘旁开2 cm,−1贴片在+1贴片下缘空2 cm),B通道灰线连接一片贴片贴右侧髂前上棘	一项不符合扣2分		
	10	向患者讲解检测的过程原理,检测时有热身阶段,当患者理解后即可点击开始检测,检测完成后自动生成报告,直接打印。去除导线,去除一次性使用阴道电极,关闭筛查仪器	一项不符合扣2分		
操作后处理 (10分)	8	整理用物,污物处置符合院感要求	一项不符合扣2分		
	2	更换床单位,洗手,记录	一项不符合扣1分		
结果标准 (15分)	15	查对符合要求;动作轻柔,有爱伤观念;无菌观念强;操作熟练,程序流畅,体位正确	一项不符合扣2分		

17. 挤奶操作流程

评估 {
产妇评估:核对产妇信息(床号、姓名、腕带等),评估产妇乳房泌乳情况、新生儿奶量、产妇乳房皮肤情况。

环境评估:安全、安静,清洁、舒适,以床帘遮挡。
}

准备 {
护士准备:着装整齐,洗手,戴口罩。

用物准备:大口清洁容器 1 个、毛巾 1 条、储奶袋。

产妇准备:向产妇解释操作目的及配合要点,取得配合。
}

操作过程 {
携用物置床旁,核对产妇信息,交代配合要点。

调节室温,洗净双手,协助产妇取舒适体位,坐位或站立。

将温热毛巾敷一侧乳房 3—5 min,一手置于乳房下托起乳房,另一手小鱼际按顺时针方向螺旋式按摩乳房,手呈 C 形。

将容器靠近乳房,产妇身体前倾。

将拇指及食指放在乳晕上下方距乳头根部 2 cm 处,二指相对,其他手指托住乳房。

拇指及食指向胸壁方向有节奏轻轻按压在乳晕下方的乳窦上,不可压得太深,否则将引起乳腺管阻塞,反复一压一放,乳汁即可从乳头滴出,并逐渐增多。

再按照同样方法依各个方向按压乳晕,使乳房内每一个乳窦的乳汁都被挤出。

一侧乳房挤压 3—5 min,乳汁少时,可挤压另一侧乳房,反复多次。

挤奶时间以 20—30 min 为宜,每 24 h 不少于 8 次,挤出的乳汁保存于储奶袋并置于冰箱内,于 24 h 内喂哺新生儿。
}

整理 {
整理用物,废物处理符合院感要求。

洗手,记录。
}

18. 挤奶操作考核细则及评分标准

项目	分值	评分细则	扣分标准	扣分	得分
评估(5)分	5	核对产妇信息,评估产妇乳房泌乳情况、新生儿奶量等;环境适于操作,以床帘遮挡	一项不符合扣2分		
操作前准备(10分)	2	护士准备:着装整齐,洗手,戴口罩	一项不符合扣1分		
	3	用物准备:备齐用物	少一物扣1分,多一物扣0.5分		
	5	患者准备:向患者解释操作目的及配合要点,取得配合	一项不符合扣1分		
操作过程(60分)	5	核对产妇信息,解释操作目的,交代配合要点	一项不符合扣2分		
	5	调节室温,洗净双手,协助产妇取舒适体位,坐位或站立	一项不符合扣2分		
	5	将温热毛巾敷一侧乳房3—5 min,一手置于乳房下托起乳房,另一手小鱼际按顺时针方向螺旋式按摩乳房	一项不符合扣2分		
	5	将容器靠近乳房,产妇身体前倾	未做到不得分		
	5	将拇指及食指放在乳晕上下方距乳头根部2 cm处,二指相对,其他手指托住乳房,手呈C形	一项不符合扣2分		
	10	拇指及食指向胸壁方向有节奏轻轻按压在乳晕下方的乳窦上,不可压得太深,否则将引起乳腺管阻塞。反复一压一放,乳汁即可从乳头滴出	一项不符合扣2分		
	10	再按照同样方法依各个方向按压乳晕,使乳房内每一个乳窦的乳汁都被挤出	一项不符合扣2分		
	10	一侧乳房挤压3—5 min,乳汁少时,可挤压另一侧乳房,反复多次	一项不符合扣2分		
	5	为挤出足够的乳汁,挤奶时间以20—30 min为宜,保存于储奶袋并置于冰箱内,于24 h内喂哺新生儿	一项不符合扣2分		
操作后处理(10分)	8	整理用物,污物处置符合院感要求	一项不符合扣2分		
	2	洗手,记录	一项不符合扣1分		
结果标准(15分)	15	产妇体位适当,卧位舒适,挤压手法正确,乳汁排出通畅;动作轻柔,有爱伤观念;操作熟练,程序流畅;床单位整齐、平整	一项不符合扣2分		

19. 产时外阴冲洗消毒操作流程

评估 {
产妇评估：评估产妇产程进展、心理状态、合作程度、外阴清洁及皮肤情况。

环境评估：安全、安静，清洁、舒适。
}

准备 {
护士准备：着装整齐，洗手，戴口罩。

用物准备：治疗车上层——冲洗壶（内盛 39—41 ℃冲洗液）、无菌持物镊、无菌冲洗镊、无菌干棉球缸、无菌碘伏棉球缸、一次性会阴垫 2 个。治疗车下层——消毒便盆。

产妇准备：向产妇解释操作目的及配合要点，取得配合。
}

操作过程 {
携治疗车至床边，核对产妇信息，解释操作目的，交代操作过程配合要点。

调节室温，必要时以屏风遮挡。协助产妇仰卧，双腿屈曲、外展。臀下垫一次性会阴垫及便盆。

冲洗外阴：操作者站于右侧，右手持无菌冲洗镊夹取无菌干棉球，左手持盛有配制好冲洗液的冲洗壶，边冲洗边擦拭，冲洗两遍。

冲洗顺序为：阴阜，大腿内侧上 1/3 处，大、小阴唇，会阴体，肛周。

再用干棉球擦净冲洗液：阴阜，大腿内侧上 1/3 处，大、小阴唇，会阴体，肛周。

消毒外阴：持无菌冲洗镊夹取无菌碘伏棉球，消毒外阴两遍。

消毒顺序为：尿道口、阴道口、小阴唇、大阴唇、阴阜、大腿内侧上 1/3 处、会阴体、肛周。

消毒完毕，撤去臀下会阴垫及便盆，垫上一次性会阴垫。

交代注意事项，注意保暖。
}

整理 {
整理用物，污物处理符合院感要求。

洗手，记录。
}

20. 产时外阴冲洗消毒操作考核细则及评分标准

项目	分值	评分细则	扣分标准	扣分	得分
评估 (5分)	5	评估产妇产程进展、心理状态、合作程度、外阴清洁及皮肤情况;环境适于操作	评估不全面少一项扣1分,未评估不得分		
操作前 准备 (10分)	2	护士准备:着装整齐,洗手,戴口罩	一项不符合扣1分		
	3	用物准备:备齐用物	少一物扣1分,多一物扣0.5分		
	5	产妇准备:向产妇解释操作目的及配合要点,取得配合	一项不符合扣1分		
操作 过程 (60分)	5	携治疗车至床边,核对产妇信息,解释操作目的,交代配合要点	一项不符合扣1分		
	5	调节室温,必要时以屏风遮挡。协助产妇仰卧,双腿屈曲、外展。臀下垫一次性会阴垫及便盆	一项不符合扣1分		
	15	冲洗外阴:操作者站于右侧,右手持无菌冲洗镊夹取无菌干棉球,左手持盛有配制好冲洗液的冲洗壶,边冲洗边擦拭,冲洗两遍。冲洗顺序为:阴阜,大腿内侧上1/3处,大、小阴唇,会阴体,肛周	一项不符合扣2分		
	5	再用无菌干棉球擦净冲洗液:阴阜,大腿内侧上1/3处,大、小阴唇,会阴体,肛周	一项不符合扣1分		
	20	消毒外阴:持无菌冲洗镊夹取无菌碘伏棉球,消毒外阴两遍。 消毒顺序为:尿道口、阴道口、小阴唇、大阴唇、阴阜、大腿内侧上1/3、会阴体、肛周	一项不符合扣2分,无菌观念不强扣5分		
	5	消毒完毕,撤去臀下会阴垫及便盆,垫上一次性会阴垫	一项不符合扣2分		
	5	交代注意事项,注意保暖	一项不符合扣2分		
操作后 处理 (10分)	8	整理用物,污物处理符合要求	一项不符合扣2分		
	2	洗手,记录	一项不符合扣1分		
结果 标准 (15分)	15	外阴干净,达到消毒效果;遵循无菌消毒的原则;动作轻柔,有爱伤观念;操作熟练,程序流畅;相关知识回答正确	一项不符合扣2分		

21. 铺产台操作流程

评估
- 产妇评估：评估产妇产程进展、宫缩情况以及胎儿情况。
- 环境评估：安全、安静，清洁、舒适。

准备
- 助产士准备：更换洗手衣，戴一次性外科口罩、帽子，洗手。
- 用物准备：无菌器械产包、灭菌一次性产包、药物（缩宫素、局麻药）、注射器、碘伏棉球、新生儿复苏物品及药品、氧气装置等。
- 产妇准备：向产妇解释操作目的及配合要点，取得配合。

操作过程
- 携用物至产床旁，核对产妇信息，解释操作目的，交代注意事项。
- 调节室温，协助产妇取膀胱截石位。
- 取无菌器械产包，再次检查产包，并打开第一层外包布铺平于产床尾。
- 取无菌一次性产包，检查并取出一次性产包内所有物品置于铺开的产包上。
- 助产者正确外科手消毒，穿无菌衣，戴无菌手套。查看产包内消毒卡是否达到消毒标准。
- 双手拿起双层中单上侧两角，用两端的折角将双手包住，嘱产妇抬臀，塞产妇臀下，不低于产妇腰部。
- 取腿套，嘱产妇抬起右腿（或助手抬起右腿）穿上右侧腿套向上拉至大腿根部，同法穿上左侧腿套。
- 由近侧向对侧依次铺好无菌巾，再由近向远将无菌巾铺于产妇腹部（由近到远，由内向外）。
- 清点产包内的纱布、器械，按顺序摆好。
- 消毒会阴，准备麻醉药品。
- 巡回助产士将新生儿复苏台打开预热。

整理
- 用物整理符合助产要求。
- 准备助产。

22. 铺产台操作考核细则及评分标准

项目	分值	评分细则	扣分标准	扣分	得分
评估 (5分)	5	评估产妇产程进展、宫缩情况以及胎儿情况;环境适于操作	评估不全面少一项扣1分,未评估不得分		
操作前 准备 (10分)	2	护士准备:着装整齐,洗手,戴外科口罩及一次性帽子	一项不符合扣1分		
	3	用物准备:备齐用物	少一物扣1分,多一物扣0.5分		
	5	产妇准备:向产妇解释操作目的及配合要点,取得配合	一项不符合扣1分		
操作 过程 (60分)	5	携用物至产床旁,核对产妇信息,解释操作目的,交代注意事项	一项不符合扣1分		
	5	调节室温,产妇取膀胱截石位	一项不符合扣2分		
	5	取无菌器械产包,检查产包,并打开第一层外包布铺于产床尾	一项不符合扣2分		
	5	取一次性产包,检查并取出一次性产包内所有物品置于铺开的产包上	一项不符合扣2分		
	15	助产者外科手消毒,穿无菌衣,戴无菌手套。查看产包内消毒卡是否达到消毒标准	一项不符合扣2分		
	5	双手拿起双层中单上侧两角,用两端的折角将双手包住,嘱产妇抬臀,塞臀下,不低于产妇腰部	一项不符合扣2分		
	5	取腿套,嘱产妇抬起右腿,穿上右侧腿套向上拉至大腿根部,同法穿上左侧腿套	一项不符合扣2分		
	5	由近侧向对侧依次铺好无菌巾,再由近向远将无菌巾铺于产妇腹部(由近到远,由内向外)	一项不符合扣2分		
	5	清点纱布、器械,并摆放有序	一项不符合扣2分		
	5	消毒会阴,准备麻醉药品。助手将新生儿复苏台打开预热	一项不符合扣2分		
操作后 处理 (10分)	8	用物整理符合助产要求	一项不符合扣2分		
	2	准备助产	一项不符合扣1分		
结果 标准 (15分)	15	产妇体位适当;遵循无菌操作的原则;动作轻柔,有爱伤观念;交流恰当,配合良好;操作熟练,程序流畅;相关知识回答正确	一项不符合扣2分		

23. 剖宫产时新生儿护理操作流程

评估 { 新生儿评估:核对新生儿信息(床号、姓名、腕带等),评估新生儿评分情况。

环境评估:安全、安静,清洁、舒适。

准备 { 护士准备:着装整齐,戴口罩、帽子,洗手,更换手术衣,戴无菌手套。

用物准备:消毒巾2块、止血钳2把、组织剪1把、纱布2块、脐带卷1个、气门芯1个、棉签2个、2%碘酒、吸痰管。

操作过程 {

将新生儿衣被铺于新生儿辐射台上预热,核对产妇信息。

填写新生儿出生记录表格、手圈,印母亲右手拇指印。

戴无菌手套,由手术室护士递消毒巾2块,一块铺于新生儿衣被上,另一块折成双层,托在双手上准备迎接新生儿。

新生儿放于辐射台上,保暖,摆正体位,必要时吸痰,进行 Apgar 评分。

常规处理脐带,以生理盐水冲洗双眼或用抗生素眼药水滴眼。

将新生儿抱至产妇前,让其辨别性别。

测量新生儿身长、体重、头围、胸围。

新生儿出生记录单上按新生儿右足印,新生儿右手腕及右腿腕系上腕带(注明母亲姓名、床号、住院号以及新生儿性别、出生时间、身长、体重),肌内注射 VitK1。

检查新生儿有无畸形及损伤。

给新生儿穿好衣物,注意保暖。

协助新生儿与母亲进行皮肤接触。

整理 { 整理用物,废物处理符合院感要求。

洗手,记录。

24. 剖宫产时新生儿护理操作考核细则及评分标准

项目	分值	评分细则	扣分标准	扣分	得分
评估 (5)分	5	核对新生儿信息,评估新生儿评分情况;环境适于操作	一项不符合扣2分		
操作前 准备 (10分)	2	护士准备:着装整齐,戴口罩、帽子,洗手,更换手术衣,戴无菌手套	一项不符合扣1分		
	3	用物准备:备齐用物	少一物扣1分,多一物扣0.5分		
	5	环境准备:安全、安静、清洁、舒适	一项不符合扣1分		
操作 过程 (60分)	5	将新生儿衣被铺于新生儿辐射台上预热,核对产妇床号、姓名	一项不符合扣1分		
	5	填写新生儿出生记录表格、手圈,印母亲右手拇指印	一项不符合扣2分		
	5	戴无菌手套,由手术室护士递消毒巾2块,一块铺于新生儿衣被上,另一块折成双层,托在双手上准备迎接新生儿。巡回护士递上用物	一项不符合扣1分		
	5	新生儿放于辐射台上,保暖,摆正体位,必要时吸痰,进行Apgar评分	一项不符合扣1分		
	10	常规处理脐带,以生理盐水冲洗双眼	一项不符合扣2分		
	5	将新生儿抱至产妇前,让其辨别性别	未做到不得分		
	5	测量新生儿身长、体重、头围、胸围	一项不符合扣2分		
	5	新生儿出生记录单上按新生儿右足印,新生儿右手腕及右腿腕系上腕带,肌内注射VitK1	一项不符合扣2分		
	5	检查新生儿有无畸形及损伤	未做到不得分		
	5	给新生儿穿好衣物,注意保暖	一项不符合扣2分		
	5	协助新生儿与母亲进行皮肤接触	未做到不得分,不完善扣2分		
操作后 处理 (10分)	8	整理用物,污物处置符合院感要求	一项不符合扣2分		
	2	洗手,记录	一项不符合扣1分		
结果 标准 (15分)	15	新生儿处理及时,符合要求;动作轻柔,有爱伤观念;无菌观念强;操作熟练,程序流畅	一项不符合扣2分		

25. 胎心外监护操作流程

评估
- 孕妇评估：确定胎方位及胎心位置，评估孕妇腹部皮肤情况、胎儿情况、是否空腹。
- 环境评估：安全、安静，清洁、舒适。

准备
- 护士准备：着装整齐，洗手，戴口罩。
- 用物准备：胎心监护仪、耦合剂、纱布、胎心听筒、快速手消毒液。
- 患者准备：向孕妇解释操作目的及配合要点，取得配合。

操作过程
- 携用物至床旁，核对孕妇信息、解释操作目的，交代注意事项。
- 调节室温，嘱孕妇排空膀胱，以屏风遮挡。
- 接电源，打开胎心监护仪开关，检查仪器是否完好。
- 暴露腹部，产妇取 15°斜坡左侧卧位 30°。
- 将腹带从孕妇腰下穿过，四步触诊，查清胎方位，听筒确定胎心音最响部位，将胎心探头涂耦合剂用腹带固定于孕妇腹部胎心听诊最响处，探头的连线由脐侧引出。用腹带将宫腔压力探头固定于宫底部腹部平坦处（宫缩探头不能涂耦合剂）。
- 将宫缩压力调零，胎心音量调到合适程度。按打印键，打印监护曲线。
- 胎儿反应正常时行胎心监护 20 min，若异常则延长监护时间。
- 监护过程中如发现胎心明显变弱或曲线打印不连续，需调整探头位置。
- 监护结束后，关闭胎心监护仪开关，取下腹部探头，擦净腹部耦合剂和胎心探头耦合剂，将探头固定放好。协助孕妇穿好衣裤，取舒适体位。
- 拔出电源，取下打印的胎心监护曲线纸。胎心监护仪放固定位置。

整理
- 整理用物，污物处置符合院感要求。
- 洗手，记录。

26. 胎心外监护操作考核细则及评分标准

项目	分值	评分细则	扣分标准	扣分	得分
评估 (5分)	5	确定胎方位及胎心位置,评估孕妇腹部皮肤情况、胎儿情况、是否空腹;环境适于操作	评估不全面少一项扣1分,未评估不得分		
操作前准备 (10分)	2	护士准备:着装整齐,洗手,戴口罩	一项不符合扣1分		
	3	用物准备:备齐用物	少一物扣1分,多一物扣0.5分		
	5	孕妇准备:向孕妇解释操作目的及配合要点,取得配合	一项不符合扣1分		
操作过程 (60分)	5	携用物至床旁,核对孕妇信息,解释操作目的,交代注意事项。调节室温,嘱孕妇排空膀胱,以屏风遮挡	一项不符合扣1分		
	5	接电源,打开胎心监护仪开关,检查仪器是否完好。暴露腹部,产妇取15°斜坡左侧卧位30°	一项不符合扣1分		
	15	将腹带从孕妇腰下穿过,四步触诊,查清胎方位,听筒确定胎心音最响部位,将胎心探头涂耦合剂用腹带固定于孕妇腹部胎心听诊最响处,探头连线由脐侧引出	一项不符合扣2分		
	10	用腹带将宫腔压力探头固定于宫底部腹部平坦处	一项不符合扣2分		
	5	将宫缩压力调零,胎心音量调到合适程度。按打印键打印	一项不符合扣1分		
	5	胎儿反应正常时监护20 min,若异常则延长监护时间。监护过程中如发现胎心明显变弱或曲线打印不连续,需调整探头位置	一项不符合扣1分		
	10	监护完毕,关闭胎心监护仪开关,取下腹部探头,擦净腹部和胎心探头耦合剂,将探头固定放好。协助孕妇穿好衣裤,取舒适体位	一项不符合扣2分		
	5	拔出电源,取下打印的胎心监护曲线纸。胎心监护仪放固定位置	一项不符合扣2分		
操作后处理 (10分)	8	整理用物,污物处理符合要求	一项不符合扣2分		
	2	洗手,记录	一项不符合扣1分		
结果标准 (15分)	15	体位适当;打印曲线完整、符合要求;动作轻柔,有爱伤观念;操作程序流畅;相关知识回答正确	一项不符合扣2分		

27. 平产接生操作流程

评估

母婴评估:产妇的血压、脉搏、呼吸、宫缩、产程、配合程度、有无并发症和合并症、骨盆条件、会阴条件以及胎儿大小、胎心及羊水情况。

环境评估:安全、安静,整洁,舒适,温度适宜,符合无菌操作要求。

准备

助产士准备:着装整齐,符合接生要求,外科手消毒,穿无菌衣,戴无菌手套。

用物准备:灭菌器械产包、灭菌一次性产包、药物(缩宫素、局麻药、Vitk1)、注射器、碘伏棉球、新生儿复苏物品及药品(处于备用状态)、新生儿辐射台(预热)、氧气装置等。

产妇准备:排空膀胱,了解配合要点及重要性,取得其理解及合作。

操作过程

接生准备:产妇取半坐卧位,两脚置于产床左右两侧的脚架上,双手握住产床左右两侧的把手上,冲洗消毒产妇外阴,指导正确应用腹压。接生者外科手消毒,穿无菌衣,戴无菌手套,铺产台,清点器械、纱布及缝线。

再次消毒会阴,顺序:尿道口→阴道口→小阴唇→大阴唇→阴阜→两大腿内侧上 1/3 处→会阴及肛周。必须时导尿。

行会阴神经阻滞麻醉或会阴局部麻醉。

判断是否会阴侧切:根据双人评估的母婴结果判断是否行会阴侧切。

接生:① 胎头拨露近着冠使会阴后联合紧张时,接生者右手持无菌垫宫缩时保护会阴,同时左手控制胎头娩出速度,用力适度,协助俯屈和下降,宫缩间歇时放松(防水肿)。② 胎头枕部达耻骨弓下时,协助胎头仰伸。③ 宫缩间歇时娩出胎头,胎头娩出后不要急于娩出胎肩。④ 左手自鼻根向下颏挤压,挤出口鼻内黏液和羊水,右手仍保护会阴。⑤ 协助复位和外旋转。⑥ 协助前肩娩出(左手将胎儿颈部向下轻压、右手保护会阴)。⑦ 协助后肩娩出(左手托胎儿颈部向上、右手保护会阴)。双肩娩出后,保护会阴的右手方可离开,并将无菌垫压向产妇臀下。⑧ 双手协助胎体及下肢相继以侧位娩出并记录时间。⑨ 在产妇臀下放置产妇纸或弯盘接血,以计测出血量。遵医嘱使用缩宫素。

新生儿处理:① 胎儿娩出后,保暖,必要时清理呼吸道,擦干新生儿全身,撤去湿巾,摆正体位。② 确定呼吸道清理干净而未啼哭时,用手轻拍足底,使其啼哭。③ 新生儿大声啼哭后处理脐带并进行阿普加评分。④ 处理脐带(注意保暖):新生儿娩出待脐带血管停止搏动后,用套有无菌气门芯的血管钳在距脐根部 1—2 cm 处钳夹剪断脐带(如遇新生儿窒息,在距脐带根部 15—20 cm 处用两把血管钳钳夹,在两钳之间剪断脐带),用 2% 碘酊消毒断面(注意保护皮肤),再用护脐带包扎固定。⑤ 新生儿全面检查。⑥ 检查完毕双手托抱新生儿,给产妇辨认性别后交给巡回者。⑦ 巡回者测体重、身长、头围、胸围,再次新生儿查体,盖脚印、拇指印,戴手圈,胸牌。将检查结果和相关内容与产妇确认并填写在新生儿记录单上。⑧ 产后 1 h 内皮肤接触、早吸吮。

第三产程处理:① 判断胎盘是否剥离,胎盘已剥离,正确协助胎盘胎膜完整娩出;胎盘胎膜娩出后,按摩子宫刺激其收缩,减少出血。胎盘 30 min 未剥离或阴道出血多时及时汇报医生处理。② 检查胎盘、胎膜是否完整。③ 检查软产道。④ 会阴伤口按解剖层次逐层缝合。⑤ 操作后双人清点器械、缝针及纱布数量并记录。

整理

整理用物,按院感要求做好终末处理。

洗手,按要求做好各种病历的记录及登记。

28. 平产接生操作考核细则及评分标准

项目	分值	评分细则	扣分标准	扣分	得分
评估 (5分)	5	评估产妇的血压、脉搏、呼吸、宫缩、产程、配合程度、有无并发症和合并症、骨盆及会阴条件以及胎儿大小、胎心及羊水情况;环境适于操作	评估不全面少一项扣1分,未评估不得分		
操作前准备 (10分)	2	助产士准备:着装整齐,穿戴符合接生要求	一项不符合扣1分		
	3	用物准备:备齐用物	少一物扣1分,多一物扣0.5分		
	5	产妇准备:向产妇解释操作目的及配合要点,取得配合。排空膀胱	一项不符合扣1分		
操作过程 (60分)	3	接生准备:产妇取半坐卧位,两脚置于产床两侧的脚架上,双手握住产床两侧的把手上,冲洗消毒产妇外阴,指导正确应用腹压	一项不符合扣1分		
	7	接生者外科手消毒,穿无菌衣、戴无菌手套、铺产台,清点器械、纱布及缝线并有序摆放	一项不符合扣1分		
	5	再次消毒会阴,顺序正确	一项不符合扣1分		
	5	行会阴神经阻滞麻醉或会阴局部麻醉。判断是否行会阴侧切	一项不符合扣1分		
	20	接生:① 胎头拨露近着冠使会阴后联合紧张时,接生者右手持无菌垫宫缩时保护会阴,同时左手控制胎头娩出速度,用力适度,协助俯屈和下降,宫缩间歇时放松。② 胎头枕部达耻骨弓下时,协助胎头仰伸。③ 宫缩间歇时娩出胎头,胎头娩出后不要急于娩出胎肩。④ 左手自鼻根向下颏挤压,挤出口鼻内黏液和羊水。⑤ 协助复位和外旋转。⑥ 协助前肩娩出。⑦ 协助后肩娩出。双肩娩出后,保护会阴的右手方可离开,并将无菌垫压向产妇臀下。⑧ 双手协助胎体及下肢相继以侧位娩出并记录时间。⑨ 在产妇臀下放置产妇纸或弯盘接血,以计测出血量。遵医嘱给产妇用缩宫素	一项不符合扣2分		

临床护理技术操作流程及考核指南

项目	分值	评分细则	扣分标准	扣分	得分
	10	新生儿处理:① 胎儿娩出后,保暖,必要时清理呼吸道,擦干新生儿全身,撤去湿巾,摆正体位。② 确定呼吸道清理干净而未啼哭时,用手轻拍足底,使其啼哭。③ 新生儿大声啼哭后处理脐带并进行阿普加评分。④ 处理脐带(注意保暖):新生儿娩出待脐带血管停止搏动后,用套有无菌气门芯的血管钳在距脐根部 1—2 cm 处钳夹剪断脐带(如遇新生儿窒息在距脐带根部 15—20 cm 处用两把血管钳钳夹,在两钳之间剪断脐带),用 2% 碘酊消毒断面(注意保护皮肤),再用护脐带包扎固定。⑤ 新生儿全面检查。⑥ 检查完毕双手托抱新生儿,给产妇辨认性别后交给巡回者。⑦ 巡回者测体重、身长、头围、胸围,再次新生儿查体,盖脚印、拇指印、戴手圈、胸牌。将检查结果和相关内容与产妇确认填写在新生儿记录单上。⑧ 产后 1 h 内皮肤接触、早吸吮	一项不符合扣 2 分		
	10	第三产程处理:① 判断胎盘是否剥离,胎盘已剥离,正确协助胎盘胎膜完整娩出;胎盘胎膜娩出后,按摩子宫刺激其收缩,减少出血。胎盘 30 min 未剥离或阴道出血多时及时汇报医生处理。② 检查胎盘、胎膜是否完整。③ 检查软产道。④ 会阴伤口按解剖层次逐层缝合。⑤ 操作后双人清点器械、缝针及纱布数量并记录	一项不符合扣 2 分		
操作后处理(10 分)	5	整理用物,按院感要求终末处理	一项不符合扣 2 分		
	5	洗手,按要求做好各种病历的记录及登记	一项不符合扣 1 分		
结果标准(15 分)	15	遵循消毒隔离原则;接生过程手法及新生儿处理符合要求;动作轻稳,爱伤观念强;产妇体位适当;交流恰当,配合良好;操作熟练,程序流畅;相关知识回答正确	一项不符合扣 2 分		

29．会阴切开缝合术操作流程

评估
母婴评估：产妇的血压、脉搏、呼吸、宫缩、产程、配合程度、有无并发症和合并症、骨盆条件、会阴条件以及胎儿大小、胎心及羊水情况。符合会阴切开指征时行会阴切开术（会阴切开指征：① 会阴体过长或过短、会阴组织坚韧弹性差、水肿、瘢痕等，估计可能造成会阴撕裂伤者；② 巨大儿、早产儿、胎儿窘迫等；③ 臀位助产、产钳术等阴道助产手术者；④ 妊娠合并症或并发症需缩短第二产程者）。

环境评估：安全、安静，整洁、舒适，温度适宜，符合无菌操作要求。

准备
助产士准备：着装整齐，符合接生要求，外科手消毒，穿无菌衣、戴无菌手套。

用物准备：同接生用物（产包内有会阴切开所需用物）。

产妇准备：向产妇解释操作目的及配合要点，取得配合。

操作过程

会阴切开

术者站于产床右侧，与巡回助产士清点器械、纱布、缝针。

皮肤消毒：用碘伏棉球以切口为中心由内向外消毒 2 次，直径大于 10 cm。

麻醉：用 2％利多卡因 5 mL 加入 0.9％生理盐水 15 mL 稀释后，进行阴部神经阻滞及局部浸润麻醉。

会阴切开的时机：根据宫缩情况，在胎头即将着冠或估计 2—3 次宫缩后胎头即可娩出时行会阴切开术。

会阴切开（以左侧为例）：术者左手食、中两指放入胎先露与左侧阴道壁之间，并稍分开。右手持切开剪，一叶置于阴道外，一叶沿食、中两指间放入阴道。自会阴后联合处左下方与正中线成 45°—60°，剪刀刃与皮肤垂直，在宫缩时一次全层剪开皮肤及阴道黏膜，切口应整齐，内外一致，长 3—5 cm。

用无菌纱布压迫止血，做好会阴保护准备。

胎盘娩出后，仔细检查会阴切口有无延伸、软产道有无裂伤、血肿，分清解剖层次进行缝合。

取无菌会阴垫铺于臀下至产台尾。

会阴缝合

取带尾纱布放入阴道，用可吸收线从切口顶端上方超过 0.5 cm 处开始缝合，可间断或连续缝合阴道黏膜、黏膜下组织，至处女膜外缘打结，对齐两侧处女膜缘；间断缝合肌层和皮下组织；用碘伏棉球再次消毒切口两侧皮肤，采用皮内缝合法或间断缝合法缝合皮肤。

缝合过程中注意对合整齐，恢复原解剖关系，松紧适宜，严格止血，不留死腔，缝线不宜过深，以防穿透直肠黏膜。

缝合结束，取出阴道带尾纱布，阴道检查软产道及缝合情况。

用碘伏棉球将切口及周围皮肤擦洗干净，覆盖碘伏纱布于切口上。

肛检缝线有无穿透直肠黏膜。与巡回助产士清点器械、纱布、缝针。

产妇臀下垫一次性计血量产妇纸，以准确测量产后出血量。

助手将产床调节至水平位，协助产妇向健侧卧位，注意保暖。

整理
整理用物，按院感要求做好终末处理。

洗手，记录。

30. 会阴切开缝合术操作考核细则及评分标准

项目	分值	评分细则	扣分标准	扣分	得分
评估 （5分）	5	进行母婴评估,符合会阴切开指征时行会阴切开术;环境适于操作	评估不全面少一项扣1分,未评估不得分		
操作前准备 （10分）	5	助产士准备:着装整齐,符合接生要求,外科手消毒,穿无菌衣,戴无菌手套	一项不符合扣1分		
	3	用物准备:备齐用物	少一物扣1分,多一物扣0.5分		
	2	产妇准备:向产妇解释操作目的及配合要点,取得配合	一项不符合扣1分		
操作过程 （60分）	2	术者站于产床右侧,与助手清点器械、纱布、缝针	一项不符合扣1分		
	3	皮肤消毒:用碘伏棉球以切口为中心由内向外消毒2次,直径大于10 cm	一项不符合扣1分		
	5	麻醉:用2%利多卡因5 mL加入0.9%生理盐水15 mL稀释后,进行阴部神经阻滞及局部浸润麻醉	一项不符合扣1分		
	5	掌握会阴切开的时机	未掌握不得分		
	10	左侧会阴切开:术者左手食、中两指放入胎先露与左侧阴道壁之间,并稍分开。右手持切开剪,一叶置于阴道外,一叶沿食、中两指间放入阴道。自会阴后联合处左下方与正中线成45°—60°,剪刀刃与皮肤垂直,在宫缩时一次全层剪开皮肤及阴道黏膜,切口应整齐,内外一致,长3—5 cm	一项不符合扣2分		
	2	用无菌纱布压迫止血,做好会阴保护准备	一项不符合扣1分		
	5	胎盘娩出后,仔细检查会阴切口有无延伸、软产道有无裂伤、血肿,分清解剖层次进行缝合	一项不符合扣2分		
	10	取无菌会阴垫铺于臀下至产台尾。取带尾纱布放入阴道,用可吸收线从切口顶端上方超过0.5 cm处开始缝合,可间断或连续缝合阴道黏膜、黏膜下组织,至处女膜外缘打结,对齐两侧处女膜缘;间断缝合肌层和皮下组织;用碘伏棉球再次消毒切口两侧皮肤,采用皮内缝合法或间断缝合法缝合皮肤	一项不符合扣2分		
	5	缝合过程中注意对合整齐,恢复原解剖关系,松紧适宜,严格止血,不留死腔,缝线不宜过深,以防穿透直肠黏膜	一项不符合扣2分		

项目	分值	评分细则	扣分标准	扣分	得分
	3	缝合结束,取出阴道带尾纱布,阴道检查软产道及缝合情况	一项不符合扣1分		
	5	用碘伏棉球将切口及周围皮肤擦洗消毒,覆盖碘伏纱布于切口上。肛检缝线有无穿透直肠黏膜。与助手清点器械、纱布、缝针	一项不符合扣1分		
	5	产妇臀下垫一次性计血量产妇纸,以准确测量产后出血量。助手将产床调节至水平位,协助产妇向健侧卧位,注意保暖	一项不符合扣1分		
操作后处理(10分)	8	整理用物,按院感要求做好终末处理	一项不符合扣2分		
	2	洗手,记录	一项不符合扣1分		
结果标准(15分)	15	产妇体位适当、符合要求;动作轻柔,有爱伤观念;无菌观念强;操作熟练,程序流畅;相关知识回答正确	一项不符合扣2分		

31. 乙肝疫苗接种操作流程

评估
- 新生儿评估:核对新生儿信息(床号、姓名、腕带等),评估新生儿出生时间、皮肤、体重。
- 新生儿健康状况,产妇是否感染乙肝病毒或其他病毒,有无禁忌证。
- 环境评估:安全、安静,清洁、舒适,温度适宜。

准备
- 护士准备:着装整齐,洗手,戴口罩。
- 用物准备:治疗盘、常用皮肤消毒液(酒精)、1 mL 一次性注射器 1 副、4.5—5 号针头 1 个、乙肝疫苗、乙肝疫苗接种知情同意书、医嘱单、洗手液。
- 家属准备:向家属解释接种目的,取得配合。

操作过程
- 携用物至床旁,核对新生儿信息,查对药品名称、剂量及有效期限。
- 取药,轻轻摇匀后,用 1 mL 注射器接 4.5—5 号针头抽取乙肝疫苗注射液 10 μg,再次核对。
- 暴露新生儿右上臂三角肌。
- 以 75% 酒精消毒皮肤,待干。
- 肌肉注射乙肝疫苗。
- 再次核对相关信息。
- 穿好新生儿衣物,注意保暖。

整理
- 整理用物,废物处理符合院感要求。
- 洗手,填好乙肝疫苗接种卡,并做好记录。

32. 乙肝疫苗接种操作考核细则及评分标准

项目	分值	评分细则	扣分标准	扣分	得分
评估 （5分）	5	核对新生儿信息,评估新生儿出生时间、皮肤、体重及新生儿健康状况,产妇是否感染乙肝病毒或其他病毒,有无禁忌证;环境适于操作	一项不符合扣2分		
操作前准备 （10分）	2	护士准备:着装整齐,洗手,戴口罩、帽子	一项不符合扣1分		
	3	用物准备:备齐用物	少一物扣1分,多一物扣0.5分		
	5	家属准备:向家属解释操作目的及配合要点,取得配合	一项不符合扣1分		
操作过程 （60分）	5	携用物至床旁,核对新生儿信息,查对药品名称、剂量及有效期限	一项不符合扣2分		
	10	取药,轻轻摇匀后,1 mL注射器抽取乙肝疫苗10 μg,再次核对	一项不符合扣2分		
	10	暴露新生儿右上臂三角肌,以75%酒精消毒皮肤,待干	一项不符合扣2分,消毒范围不正确扣3分		
	20	肌肉注射乙肝疫苗	选择部位不正确扣2分,针尖刺入角度不正确扣2分,药量不正确扣2分		
	10	整个操作过程严格进行三查七对	一处做不到扣2分		
	5	帮助新生儿穿好衣物,注意保暖	一项不符合扣1分		
操作后处理 （10分）	8	整理用物,污物处置符合院感要求	一项不符合扣2分		
	2	洗手,记录	一项不符合扣1分		
结果标准 （15分）	15	三查七对符合要求;动作轻柔,有爱伤观念;无菌观念强;操作熟练,程序流畅	一项不符合扣2分		

33. 卡介苗接种操作流程

评估
- 新生儿评估:核对新生儿信息(床号、姓名、腕带等),评估新生儿健康情况:出生时间、体重、有无发热、红疹、头部有无血肿。产妇是否患有活动性肺结核病。
- 环境评估:安全、安静,清洁、舒适,温度适宜。

准备
- 护士准备:着装整齐,洗手,戴口罩。
- 用物准备:治疗盘、常用皮肤消毒液(酒精)1 mL 一次性注射器 1 副、4.5—5 号针头 1 个、卡介苗及注射用水、卡介苗接种知情同意书、医嘱单、洗手液。
- 家属准备:向家属解释接种的目的,以取得配合。

操作过程
- 注意室温,严格核对新生儿床号、姓名、性别、住院号、体重、出生时间。
- 新生儿再次查体,确定有无禁忌证。
- 查对卡介苗品名、剂量、有效期、批号,将卡介苗溶液充分混匀,用 1 mL 注射器抽取 0.1 mL 药液,旋转拔出,以免药物渗出,不能用棉签按压。再次核对。
- 暴露新生儿左臂三角肌下缘,用 75% 酒精消毒,待干。
- 皮内注射 0.1 mL 药液,再次核对相关信息。
- 向家属交代注意事项。
- 帮助新生儿穿好衣物,注意保暖。

整理
- 整理用物,废物处理符合院感要求。
- 洗手,填写卡介苗接种卡,并做好各项记录。

34. 卡介苗接种操作考核细则及评分标准

项目	分值	评分细则	扣分标准	扣分	得分
评估 (5分)	5	核对新生儿信息,评估新生儿健康情况、体重、出生时间、有无发热、红疹、头部有无血肿等,产妇是否是患有活动性肺结核病;环境适于操作	一项不符合扣2分		
操作前准备 (10分)	2	护士准备:着装整齐,洗手,戴口罩	一项不符合扣1分		
	3	用物准备:备齐用物	少一物扣1分,多一物扣0.5分		
	5	家属准备:向家属解释操作目的及配合要点,取得配合	一项不符合扣1分		
操作过程 (60分)	10	注意室温,核对新生儿床号、姓名、性别、住院号、体重、出生时间	一项不符合扣2分		
	5	再次进行新生儿查体,了解有无禁忌证	一项不符合扣2分		
	10	查对卡介苗品名、剂量、有效期、批号,将卡介苗溶液充分混匀,用1 mL注射器抽取0.1 mL药液	一项不符合扣2分		
	10	暴露新生儿左臂三角肌下缘,用75%酒精消毒,待干,再次核对相关信息	一项不符合扣2分,消毒范围不正确扣3分		
	10	皮内注射0.1 mL药液,旋转拔出,以免药物渗出,不能用棉签按压	选择部位不正确扣5分,针尖刺入角度不正确扣2分,药量不正确扣2分		
	5	整个操作过程,严格进行"三查七对",再次核对	一处做不到扣2分		
	5	向家属交代注意事项	一项不符合扣2分		
	5	帮助新生儿穿好衣物,注意保暖	一项不符合扣1分		
操作后处理 (10分)	8	整理用物,污物处置符合院感要求	一项不符合扣2分		
	2	洗手,记录	一项不符合扣1分		
结果标准 (15分)	15	"三查七对"符合要求;动作轻柔,有爱伤观念;无菌观念强;操作熟练,程序流畅	一项不符合扣2分		

35. 新生儿脐部护理操作流程

评估 {
新生儿评估:核对新生儿信息(床号、姓名、腕带等),评估新生儿脐部清洁度,有无异常分泌物,有无出血、渗血、红肿,皮肤有无破损,有无异味。

环境评估:安全、安静、清洁,温度适宜。
}

准备 {
护士准备:着装整齐,洗手,戴口罩。

用物准备:治疗盘、碘伏、棉签、纸裤、婴儿衣物、一次性护脐带、洗手液。

家属准备:向家属解释操作目的及配合要点,取得配合。
}

操作过程 {
暴露脐部,注意保暖。

用干棉签轻轻蘸干脐轮周围皮肤。

左手轻轻上提结扎线暴露脐带根部,用碘伏棉签环形由内向外消毒脐带残端及脐轮,如结痂已脱落,应深入脐窝消毒。

脐带脱落后继续用碘伏消毒脐轮,直至分泌物消失。

自然干燥后,给新生儿兜好尿裤,勿遮盖脐部。

将新生儿衣物穿好,注意保暖。
}

整理 {
整理用物,废物处理符合院感要求。

洗手,记录。
}

36. 新生儿脐部护理操作考核细则及评分标准

项目	分值	评分细则	扣分标准	扣分	得分
评估 (5分)	5	核对新生儿信息,评估脐部清洁度,有无异常等;环境适于操作	一项不符合扣2分		
操作前 准备 (10分)	2	护士准备:着装整齐,洗手,戴口罩	一项不符合扣1分		
	3	用物准备:备齐用物	少一物扣1分,多一物扣0.5分		
	5	家属准备:向家属解释操作目的及配合要点,取得配合	一项不符合扣2分		
操作 过程 (60分)	10	暴露脐部,注意保暖	一项不符合扣2分		
	10	用干棉签蘸干脐轮周围皮肤	一项不符合扣5分		
	10	用碘伏棉签环形由内向外消毒脐带残端及脐轮	一项不符合扣5分		
	10	脐带脱落后继续用碘伏消毒脐轮,直至分泌物消失	一项不符合扣5分		
	10	自然干燥后,给新生儿兜好尿裤,勿遮盖脐部	一项不符合扣5分		
	10	将新生儿衣物穿好,注意保暖	一项不符合扣5分		
操作后 处理 (10分)	8	整理用物,污物处置符合院感要求	一项不符合扣2分		
	2	洗手,记录	一项不符合扣1分		
结果 标准 (15分)	15	动作轻柔,有爱伤观念;无菌观念强;操作熟练,程序流畅	一项不符合扣2分		

37. 新生儿臀部护理操作流程

评估 {
新生儿评估:核对新生儿信息(床号、姓名、腕带等),评估新生儿臀部清洁度,有无红臀,了解新生儿大小便情况等。

环境评估:安全、安静、清洁,温度适宜。
}

准备 {
护士准备:着装整齐,洗手,戴口罩。

用物准备:温水、婴儿盆、小毛巾、护臀霜、尿裤。

家属准备:向家属解释操作目的,取得配合。
}

操作过程 {
注意室温,保暖。

排便、排尿后撤去尿裤。

小毛巾浸泡温水中,清洗臀部。

将小毛巾拧至半干,轻轻擦净新生儿臀部,从前向后擦拭干净。

涂上护臀霜。

更换清洁尿裤。

将新生儿衣物穿好,注意保暖。
}

整理 {
整理用物,污物处理符合院感要求。

洗手,记录。
}

38. 新生儿臀部护理操作考核细则及评分标准

项目	分值	评分细则	扣分标准	扣分	得分
评估 (5分)	5	核对新生儿信息,评估新生儿臀部清洁度,有无红臀等;了解新生儿大小便情况;环境适于操作	一项不符合扣2分		
操作前准备 (10分)	2	护士准备:着装整齐,洗手,戴口罩	一项不符合扣1分		
	3	用物准备:备齐用物	少一物扣1分,多一物扣0.5分		
	5	家属准备:向家属解释操作目的及配合要点,取得配合	一项不符合扣1分		
操作过程 (60分)	10	注意室温,保暖	一项不符合扣5分		
	10	排便、排尿后撤去尿裤	一项不符合扣5分,未做到不得分		
	10	小毛巾浸泡温水中,清洗臀部	一项不符合扣5分,未做到不得分		
	10	将小毛巾拧至半干,轻轻擦净新生儿臀部,从前向后擦拭干净	一项不符合扣5分,未做到不得分		
	10	涂上护臀霜	一项不符合扣5分,未做到不得分		
	5	更换清洁尿裤	一项不符合扣2分,未做到不得分		
	5	将新生儿衣物穿好,注意保暖	一项不符合扣2分,未做到不得分		
操作后处理 (10分)	8	整理用物,污物处置符合院感要求	一项不符合扣2分		
	2	洗手,记录	一项不符合扣1分		
结果标准 (15分)	15	动作轻柔,有爱伤观念;操作熟练,程序流畅;体位正确,卧位舒适	一项不符合扣2分		

39. 新生儿沐浴操作流程

评估
- 新生儿评估：核对新生儿信息（床号、姓名、腕带等），评估新生儿吃奶情况、皮肤及健康状况。
- 环境评估：安全、安静，清洁、舒适，温度适宜。

准备
- 护士准备：着装整齐，洗手，戴口罩。
- 用物准备：磅秤、婴儿衣、尿裤、大小毛巾、婴儿浴液、碘伏、消毒棉签、爽身粉、护臀霜、沐浴装置。
- 家属准备：向家属解释操作目的及配合要点，取得配合。

操作过程
- 注意室温，调至 26—28 ℃，水温 38—42 ℃，解开新生儿包被，检查胸牌、腕带，核对母亲姓名、床号、新生儿性别。
- 护士用手腕内侧试水温，温热沐浴床垫。
- 脱衣服，解尿裤，称体重并记录。护士以正确姿势将新生儿放入沐浴床上，用流动水清洗全身，用小毛巾为新生儿擦洗双眼（由内眦洗到外眦）。
- 洗头时用左手拇指和中指将新生儿双耳郭向内盖住耳孔，清洗顺序为：头、颈、腋下、上肢、手、胸背、腹部、腹股沟、臀部、下肢，注意洗净皮肤皱褶处，动作轻柔。
- 沐浴完毕，抱新生儿到沐浴台大毛巾上，轻轻沾干全身，用碘伏棉签消毒脐带。
- 颈下、腋下、腹股沟处擦爽身粉，臀部擦护臀膏。兜尿裤，穿好衣服。
- 再次检查手圈、胸牌，核对母亲姓名、床号、新生儿性别等，将新生儿送回母婴同室，协助喂奶。

整理
- 整理用物，污物处理符合院感要求。
- 洗手，记录。

40. 新生儿沐浴操作考核细则及评分标准

项目	分值	评分细则	扣分标准	扣分	得分
评估 （5分）	5	核对新生儿信息,评估新生儿吃奶情况、皮肤及新生儿健康状况;环境适于操作	一项不符合扣2分		
操作前 准备 （10分）	2	护士准备:着装整齐,洗手,戴口罩	一项不符合扣1分		
	3	用物准备:备齐用物	少一物扣1分,多一物扣0.5分		
	5	家属准备:向家属解释操作目的及配合要点,取得配合	一项不符合扣1分		
操作 过程 （60分）	10	室温、水温符合要求	一项不符合扣2分		
	10	抱婴儿于沐浴台上,解衣物、尿裤、再次核对腕带、胸牌、母亲姓名、床号、新生儿性别等。称体重并记录	一项不符合扣2分		
	10	护士用手腕内侧试水温,温热沐浴床垫。洗头时用左手拇指和中指将新生儿双耳郭向内盖住耳孔,以清水洗净脸部(先洗双眼:由内眦洗到外眦)	一项不符合扣2分		
	10	清洗全身(顺序:头、颈、腋下、上肢、手、胸背、腹部、腹股沟、臀部、下肢)	一项不符合扣2分		
	5	沐浴完毕,正确处理婴儿脐部	未做到不得分		
	10	颈下、腋下、腹股沟处擦爽身粉,臀部擦护臀膏。兜尿裤,穿好衣服	一项不符合扣2分		
	10	检查手圈、胸牌,核对母亲姓名、床号、新生儿性别等,将新生儿送回母婴同室,协助喂奶	一项不符合扣2分		
操作后 处理 （10分）	8	整理用物,污物处置符合院感要求	一项不符合扣2分		
	2	洗手,记录	一项不符合扣1分		
结果 标准 （15分）	15	动作轻柔,有爱伤观念;操作熟练,程序流畅;体位正确,卧位舒适	一项不符合扣2分		

41. 新生儿复苏操作流程

评估

新生儿评估:评估新生儿呼吸、心率、氧饱和度。

环境评估:安全、安静,整洁、舒适,温度适宜,符合抢救要求。

准备

人员准备:开展产前咨询(向产科医生咨询的四个问题:① 孕周多少? ② 羊水清吗? ③ 延期分娩的新生儿数目。④ 有何高危因素?)。组建团队并熟练掌握新生儿复苏技术。着装整齐,反应敏捷。

用物准备:复苏设备、药品齐全。① 新生儿保暖设备。② 氧气源。③ 复苏器械:新生儿复苏气囊及面罩、吸球、一次性吸痰管、胎粪吸引管、负压吸引器、脉搏血氧饱和度仪及传感器、目标氧饱和度值卡、各种型号的气管导管、新生儿喉镜及镜片、脐静脉穿刺包及脐静脉导管、8 号胃管、注射器、听诊器、胶布、剪刀等。④ 必备药物:肾上腺素、生理盐水。

产妇准备:向产妇解释操作目的及配合要点,取得配合。

操作过程

快速评估:出生后立即快速评估 4 项指标:是否足月、羊水情况、肌张力情况、哭声或呼吸情况。如 4 项均为正常,应擦干全身,和母亲皮肤接触,进行常规护理。

如 4 项中有 1 项为"否",则进行初步复苏。

初步复苏的步骤:保暖、摆正体位、必要时清理呼吸道、擦干全身、刺激。30 s 评估呼吸、心率、氧饱和度。

正压通气:初步复苏后,呼吸暂停或喘息样呼吸,心率<100 次/min,行正压通气,同时连接脉搏血氧饱和度仪器至新生儿右手腕部,频率:40—60 次/min,压力:20—25 cm H_2O,通气量:10—20 mL。有效的正压通气表现为心率迅速增快、胸廓起伏良好。如达不到有效通气,需做矫正通气步骤。经 30 s 有效正压通气后,如有自主呼吸且心率≥100 次/min,可逐步减少并停止正压通气,根据脉搏血氧饱和度值决定是否常压给氧;如心率<60/min,应气管插管正压通气并开始胸外按压。

气管插管的步骤:摆正体位,插入喉镜,寻找解剖标记(声带和声门),插入气管导管,撤出喉镜。整个过程中,应常压给氧。插管成功后接上复苏气囊进行正压通气或胎粪吸引或气管内给药。

胸外按压:有效正压通气 30 s 后心率<60 次/min,开始胸外按压。此时应气管插管正压通气配合胸外按压,使通气更有效。胸外按压时给氧浓度增加至 100%。方法有拇指法和双指法;按压部位为两乳头连线中点的下方,即胸骨下三分之一处,避开剑突;按压深度为胸廓前后径的 1/3,下压的持续时间应稍短于放松的时间,放松时手指不得离开胸壁。胸外按压和正压通气的比例为 3∶1,胸外按压的时间为 60 s。

药物应用(肾上腺素、生理盐水):45—60 s 有效的正压通气和胸外按压后,心率仍<60 次/min 是给予肾上腺素的指征。肾上腺素的用药途径:首选脐静脉;浓度:1∶10000 的溶液;剂量:静脉 0.1—0.3 mL/kg、气管内 0.5—1 mL/kg;速度:快速给药;必要时 3—5 min 重复 1 次。有低血容量、怀疑失血或休克的新生儿在对其他复苏措施无反应时,考虑使用扩容剂生理盐水,剂量为 10 mL/kg,经脐静脉或外周静脉 5—10 min 缓慢推入,必要时可重复扩容 1 次。

终止复苏:复苏成功或确定无可测及的心率至少 10 min。

复苏后密切监护或转 NICU。

整理

整理用物,按院感要求做好终末处理。

洗手,记录。

42. 新生儿复苏操作考核细则及评分标准

项目	分值	评分细则	扣分标准	扣分	得分
评估 (5分)	5	评估新生儿呼吸、心率、氧饱和度;环境适于操作	评估不全面少一项扣1分,未评估不得分		
操作前准备 (10分)	3	人员准备:产前咨询,组建团队,熟练掌握新生儿复苏技术。着装整齐,反应敏捷	做不到不得分		
	5	用物准备:备齐用物	少一物扣1分,多一物扣0.5分		
	2	产妇准备:向产妇解释操作目的及配合要点,取得配合	一项不符合扣1分		
操作过程 (60分)	5	快速评估:是否足月、羊水情况、肌张力情况、哭声或呼吸情况	一项不符合扣2分		
	10	初步复苏:保暖、摆正体位、必要时清理呼吸道、擦干全身、刺激	一项不符合扣2分		
	10	正压通气:指征、频率、压力。 通气量、手法正确	一项不符合扣2分		
	10	气管插管的步骤正确	一项不符合扣2分		
	10	胸外按压:指征、给氧浓度、按压手法、部位、深度、与正压通气配合、时间正确	一项不符合扣2分		
	10	药物应用(肾上腺素、生理盐水):指征、用药途径、浓度、剂量、速度正确	一项不符合扣2分		
	5	终止复苏:复苏成功或确定无可测及的心率至少10 min	做不到不得分		
操作后处理 (10分)	5	复苏后密切监护或转 NICU	做不到不得分		
	2	整理用物,按院感要求做好终末处理	一项不符合扣1分		
	3	洗手,记录	一项不符合扣1分		
结果标准 (15分)	15	复苏过程顺序步骤符合要求;指征明确;每个步骤均贯串评估、决策、措施的基本程序;爱伤观念强;操作熟练,程序流畅;相关知识回答正确	一项不符合扣2分		

43. 母乳喂养操作流程

评估
- 新生儿评估：核对新生儿信息（床号、姓名、腕带等），评估新生儿是否饥饿及吸吮能力。
- 产妇评估：核对产妇信息，评估全身情况及乳房、乳头情况。
- 环境评估：安全、安静，清洁、舒适，温度适宜。

准备
- 护士准备：着装整齐，洗手，戴口罩。
- 用物准备：毛巾、盆、温热水。
- 产妇准备：向产妇解释操作目的及配合要点，取得配合。

操作过程
- 注意室温，保暖。
- 护士：与产妇交流，交代哺乳注意事项与配合要求。护士洗手并协助产妇洗净双手，用温水毛巾擦净乳头，热敷乳房。
- 协助产妇选择舒适哺乳体位（坐位、侧卧位、环抱式、立位），手托乳房。
- 产妇乳头触碰新生儿口周围，使婴儿建立觅食反射，当婴儿的口张得足够大时，将乳头及大部分乳晕放入其口内。
- 产妇抱新生儿贴近自己，新生儿的脸对着乳房，鼻尖对着乳头，与产妇胸贴胸，腹贴腹，下颌贴着乳房。
- 新生儿嘴唇似鱼唇样突起，有节律地吞咽和吸吮。哺乳过程中注意观察新生儿面色和呼吸。
- 哺乳结束后，用食指轻轻向下按压新生儿下颌，脱出产妇乳头。
- 将新生儿抱起轻拍背部 1—2 min，以防吐奶。
- 将新生儿放于新生儿床上，给予侧卧位（头偏向一侧），协助产妇穿衣。

整理
- 整理用物，污物处理符合院感要求。
- 洗手，记录。

44. 母乳喂养操作考核细则及评分标准

项目	分值	评分细则	扣分标准	扣分	得分
评估 (5分)	5	核对新生儿信息(床号、姓名、腕带等),评估新生儿是否饥饿及吸吮能力、产妇全身情况等;环境适于操作	一项不符合扣2分		
操作前 准备 (10分)	2	护士准备:着装整齐,洗手,戴口罩	一项不符合扣1分		
	3	用物准备:备齐用物	少一物扣1分,多一物扣0.5分		
	5	产妇准备:向产妇解释操作目的及配合要点,取得配合	一项不符合扣1分		
操作 过程 (60分)	5	注意室温,保暖	一项不符合扣2分		
	5	护士与产妇交流,协助产妇洗净双手,用温水毛巾擦净乳头,热敷乳房	一项不符合扣2分		
	15	协助产妇选择舒适哺乳体位(坐位、侧卧位、环抱式、立位),手托乳房	一项不符合扣2分		
	10	产妇乳头触碰新生儿口周围,促使新生儿建立觅食反射,当婴儿的口张到足够大时,将乳头及大部分乳晕放入口内	一项不符合扣2分		
	5	哺乳结束后,用食指轻轻向下按压新生儿下颌,脱出产妇乳头	一项不符合扣2分		
	10	将新生儿抱起轻拍背部1—2min,以防吐奶	一项不符合扣2分,未做到不得分		
	10	将新生儿放于新生儿床上,协助产妇穿衣	一项不符合扣2分		
操作后 处理 (10分)	8	整理用物,污物处置符合院感要求	一项不符合扣2分		
	2	洗手,记录	一项不符合扣1分		
结果 标准 (15分)	15	产妇体位适当,卧位舒适,喂养有效;动作轻柔,有爱伤观念;操作熟练,程序流畅	一项不符合扣2分		

45. 人工喂养——奶瓶喂养操作流程

评估
- 母婴评估:核对新生儿、产妇信息(床号、姓名、腕带等),评估新生儿饥饿情况及吸吮力。
- 环境评估:安全、安静、清洁,温度适宜。

准备
- 护士准备:着装整齐,洗手,戴口罩。
- 用物准备:量杯、奶粉、奶粉量勺1个、暖瓶、无菌调奶器(搅拌勺或棒1个)、奶瓶、温开水适量、清洁小毛巾、尿裤。
- 产妇准备:向产妇解释操作目的及配合要点,取得配合。

操作过程
- 携用物至婴儿床旁,核对新生儿信息,为其更换尿裤。
- 打开无菌包布取出无菌量杯、调奶器;取出暖瓶,将量好的温开水倒入量杯,用量勺取适量奶粉倒入量杯,用搅拌勺搅拌,使其溶解。
- 根据新生儿奶量倒入奶瓶中。
- 检查配方奶液的温度,注意奶嘴孔大小,将小毛巾垫于婴儿颌下颈部,让新生儿头部靠着肘弯处。背部靠着前手臂处,呈半坐姿势。喂奶时,先用奶嘴轻触新生儿嘴唇,刺激新生儿吸吮反射,然后将奶嘴放入新生儿口中,注意使奶瓶保持一定倾斜度,奶瓶里的奶始终充满整个奶嘴,防止新生儿吸入空气。
- 喂奶中可轻轻移动奶瓶,以刺激吸允。
- 喂奶完毕,将新生儿竖抱,轻拍其背部驱净胃内空气。
- 将新生儿放于婴儿床,取侧卧位。

整理
- 整理用物,污物处置符合院感要求。
- 洗手,记录。

46. 人工喂养——奶瓶喂养操作考核细则及评分标准

项目	分值	评分细则	扣分标准	扣分	得分
评估 (5分)	5	核对产妇、新生儿信息,评估新生儿吃奶情况,评估母乳喂养禁忌证;环境适于操作	一项不符合扣2分		
操作前准备 (10分)	2	护士准备:着装整齐,洗手,戴口罩	一项不符合扣1分		
	3	用物准备:备齐用物	少一物扣1分,多一物扣0.5分		
	5	产妇准备:向产妇解释操作目的及配合要点,取得配合	一项不符合扣1分		
操作过程 (60分)	10	携用物至婴儿床旁,核对新生儿信息,为其更换尿裤	一项不符合扣2分		
	20	打开无菌包布取出无菌量杯、调奶器;取出暖瓶,将量好的温开水倒入量杯,用量勺取适量奶粉倒入量杯,用搅拌勺搅拌,使其溶解。根据新生儿奶量倒入奶瓶中	一项不符合扣2分		
	10	检查奶的温度,注意奶孔大小,将小毛巾垫于婴儿颔下	一项不符合扣2分		
	10	正确喂奶,喂食中可轻轻移动奶瓶,以刺激吸允	一项不符合扣2分		
	5	新生儿喂奶完毕,可轻拍其背部驱净胃内空气	一项不符合扣2分		
	5	将新生儿放于婴儿床,取侧卧位	一项不符合扣2分		
操作后处理 (10分)	8	整理用物,污物处置符合院感要求	一项不符合扣2分		
	2	洗手,记录	一项不符合扣1分		
结果标准 (15分)	15	动作轻柔,有爱伤观念;无菌观念强;操作熟练,程序流畅	一项不符合扣2分		

47. 新生儿抚触操作流程

评估
- 新生儿评估:核对产妇信息(床号、姓名、腕带等),评估新生儿吃奶时间、是否饥饿或过饱、新生儿精神状态及有无并发症。
- 环境评估:安全、安静,清洁、舒适,温度适宜。

准备
- 护士准备:着装整齐,修剪指甲,洗手,戴口罩。
- 用物准备:大毛巾、润肤油、爽身粉、干净衣服、尿裤。
- 产妇准备:向产妇解释操作目的,取得配合。

操作过程
- 携用物至抚触室,核对母婴信息,并确保母婴安全。
- 调节室温(28°),洗净双手,双手涂润肤油。
- 将新生儿放置于抚触台上,打开包被,解开衣物,检查全身情况,并与新生儿亲密交流,按需要换尿裤。
- 抚触顺序为:前额、下额、头部、胸部、腹部、上肢、下肢、背部、臀部,轻揉,然后逐渐用力。
- 额部:两拇指指腹由中央推至两侧。
- 下颌部:两拇指指腹由中央向两侧滑行。
- 头部:一手托头,另一手食指、中指、无名指指腹从前额发际抚向后发际。最后停在耳后。换手抚触另半部。
- 胸部:双手食指、中指指腹分别由胸部外下方向对侧上方交叉推进,至两侧肩部,在胸部划一个大的交叉,避开新生儿的乳头。
- 腹部:双手食指、中指指腹轮换从右下腹至右上腹、左上腹至左下腹做顺时针抚触,避开新生儿脐部。
- 四肢:双手交替从近端向远端滑行达腕部,然后在重复滑行过程中阶段性用力,按摩肢体肌肉,再从近至远进行抚触手掌、手背,最后抚触每个手指,同法抚触下肢。
- 背:以脊柱为中点,双手食指、中指、无名指指腹向外侧滑行,从上到下抚触脊柱两侧。
- 将新生儿衣物穿好,注意保暖。

整理
- 整理用物,废物处理符合院感要求。
- 洗手,记录。

48. 新生儿抚触操作考核细则及评分标准

项目	分值	评分细则	扣分标准	扣分	得分
评估 (5)分	5	核对新生儿信息,评估新生儿吃奶时间、精神状态等;环境适于操作	一项不符合扣2分		
操作前 准备 (10分)	2	护士准备:着装整齐,修剪指甲,洗手,戴口罩	一项不符合扣1分		
	3	用物准备:备齐用物	少一物扣1分,多一物扣0.5分		
	5	产妇准备:向产妇解释操作目的及配合要点,取得配合	一项不符合扣1分		
操作 过程 (60分)	5	抚触室温度适合抚触要求。洗净双手,涂润肤油	做不到不得分		
	5	携用物至抚触室,核对母婴信息,并确保母婴安全	做不到不得分		
	5	新生儿放置安全,符合抚触要求	一项不符合扣2分		
	5	抚触顺序为:前额、下额、头部、胸部、腹部、上肢、下肢、背部、臀部、轻揉,然后逐渐用力	顺序一项不符合扣3分,遗漏1处扣5分		
	5	额部:两拇指指腹由中央推至两侧	一项不符合扣2分		
	5	下颌部:两拇指指腹由中央向两侧滑行	一项不符合扣2分		
	5	头部:一手托头,另一手食指、中指、无名指指腹从前额发际抚向后发际。最后停在耳后。换手抚触另半部	一项不符合扣1分		
	5	胸部:双手食指、中指指腹分别由胸部外下方向对侧上方交叉推进,至两侧肩部,在胸部划一个大的交叉,避开新生儿乳头	一项不符合扣1分		
	5	腹部:双手食指、中指指腹轮换从右下腹至右上腹,左上腹至左下腹做顺时针抚触,避开新生儿脐部	一项不符合扣1分		
	5	四肢:双手交替从近端向远端滑行达腕部,然后在重复滑行过程中阶段性用力,按摩肢体肌肉,再从近至远进行抚触手掌、手背,最后抚触每个手指,同法抚触下肢	一项不符合扣1分		
	5	背:以脊柱为中点,双手食指、中指、无名指指腹向外侧滑行,从上到下抚触脊柱两侧	一项不符合扣1分		
	5	将新生儿衣物穿好,注意保暖	一项不符合扣2分		
操作后 处理 (10分)	8	整理用物,污物处置符合院感要求	一项不符合扣2分		
	2	洗手,记录	一项不符合扣1分		
结果 标准 (15分)	15	新生儿体位适当,卧位舒适;操作熟练,程序流畅;动作轻柔,有爱伤观念	一项不符合扣2分		

妇产科护理技术操作流程知识点

1. 坐浴的目的及注意事项有哪些？

通过温水及药液作用,促进局部血液循环,增强抵抗力,减轻外阴炎症与疼痛,使创面清洁,利于组织修复;用于外阴、阴道手术前的准备。坐浴时应注意将水温调至合适温度,避免烫伤,水温下降应及时调节,阴道出血者禁忌坐浴。

2. 阴道灌洗操作的目的是什么？患者应采取何体位？水温多少度适宜？阴道灌洗的禁忌证是什么？

阴道灌洗操作的目的:清洁阴道,促进阴道血液循环,减少阴道分泌物,缓解局部充血。患者取膀胱截石位,暴露会阴。水温:41—43 ℃或以患者感觉舒适为宜。禁忌证:阴道出血者不可做阴道灌洗。

3. 如何测量宫高、腹围？孕 16 周末子宫底在什么位置？

腹围检查是指每次产前检查以软尺平脐绕腹 1 周读取的数值;宫高测量是指孕妇取仰卧位,用塑料软尺测量自耻骨联合上缘中点至宫底的距离。

孕 16 周末子宫底在耻骨联合上 10 cm 左右,相当于脐与耻骨联合之间。

4. 什么是胎方位？正常的胎心范围是多少？出现原始心管搏动是什么时候？

胎方位是指胎儿先露部的指示点与母体骨盆的关系。正常的胎心范围是 110—160 次/min。妊娠第 6 周,可见胚芽和原始心管搏动。

5. 什么是中骨盆？髂棘间径、髂嵴间径、骶耻外径的数值分别是多少？

中骨盆是由耻骨联合下缘,两侧坐骨棘及第 4、第 5 骶椎之间共同形成的平面。髂棘间径、髂嵴间径、骶耻外径的数值分别是:23—26 cm、25—28 cm、18—20 cm。

6. 什么是胎动？如何判断胎动计数？

胎动是指胎儿在子宫内冲击子宫壁的活动,也是胎儿的躯体活动。判断胎动计数可通过孕妇自测或胎儿监护仪了解胎动情况,胎动计数大于 30 次/12 h 为正常,若胎动计数＜10 次/12 h 提示胎儿缺氧。

7. 什么叫产后出血？产后出血的主要原因是什么？

产后出血是指胎儿娩出后 24 h 内失血量超过 500 mL,剖宫产时超过 1000 mL,是分娩期严重并发症。产后出血的主要原因是宫缩乏力、软产道裂伤、胎盘因素和凝血功能障碍。

8. 什么叫产褥期？产褥期一般为多久？正常子宫复旧的情况如何？

产褥期是从胎盘娩出至产妇全身各器官(乳腺除外)恢复至接近正常未孕状态所需的一段时期。产褥期一般为 6 周。正常子宫复旧的情况为产后子宫每天下降 1—2 cm,产后 10 天降入盆腔,产后 6 周子宫体恢复到非妊娠状态。

9. 什么叫恶露？恶露的性质如何？产后盆底组织恢复约需要多长时间？

恶露是指产后随子宫蜕膜脱落,含有血液、坏死蜕膜等组织经阴道排出的物质。恶露的性质一般分为血性恶露、浆液性恶露、白色恶露。产后盆底组织恢复需 4—6 周(产褥期内)。

10. 挤奶的目的是什么？每次挤奶的时间为多久？挤出的乳汁如何保存？

挤奶的目的是保持母亲正常泌乳,减轻乳房肿胀,防止乳汁淤积,保持乳腺管通畅。每次挤奶的时间应以 20—30 min 为宜,每日不少于 8 次。挤出的乳汁保存在冰箱内,并于 24 h 内喂哺新生儿。

11. 产时阴道冲洗顺序是什么? 常规消毒的顺序如何?

产时阴道冲洗的顺序是阴阜、大腿内侧上 1/3 处、大阴唇、小阴唇、会阴及肛门周围。常规消毒的顺序是大阴唇、小阴唇、阴阜、大腿内侧上 1/3 处、会阴及肛门周围。

12. 什么是胎头拨露?

宫缩时胎头露出于阴道口,露出部分不断增大,宫缩间歇期,胎头又缩回阴道内,这种现象为胎头拨露。

13. 什么叫临产?

临产是指有规律且逐渐增强的子宫收缩,持续 30 s 或以上,间歇 5—6 min,同时伴有进行性宫颈管消失、宫口扩张及胎先露部下降。使用强效镇静药物不能抑制宫缩。

14. 什么是剖宫产术?

剖宫产术是指妊娠 28 周及 28 周以上,经腹壁切开子宫壁娩出胎儿及其附属的手术,是解决难产的最终手段。

15. 什么叫高危新生儿? 皮肤接触早吸吮的时间是多久?

高危新生儿是指已发生或有可能发生危重情况的新生儿。

皮肤接触早吸吮的时间是产后 1 h 内。

16. 什么是胎心率基线? 什么是胎心率基线胎变异?

胎心率基线是指在无胎动和无子宫收缩影响时,10 min 以上的胎心率平均值。

胎心率基线胎变异是指每分钟胎心率自波峰到波谷的振幅改变。

17. 分娩机制指的是什么?

分娩机制是指胎儿先露部随骨盆各平面的不同形态,被动进行的一连串适应性转动,以其最小径线通过产道的全过程。

18. 胎盘剥离征象有哪些?

① 宫体变硬呈球形,剥离的胎盘降至子宫下段,宫体升高达脐上;② 阴道口外露的一段脐带段自行延长;③ 阴道少量流血;④ 用手掌尺侧在耻骨联合上方轻压子宫下段时,子宫体上升而外露的脐带不再回缩。

19. 什么是第一产程、第二产程、第三产程?

第一产程指正式临产至宫口开全。第二产程又称胎儿娩出期,指自宫口开全至胎儿娩出。第三产程又称胎盘娩出期,指自胎儿娩出至胎盘娩出,需 5—15 min,不超过 30 min。

20. 会阴切开的分类有哪些? 会阴缝合一般几天后拆线?

会阴切开分为斜侧切开和正中切开。会阴缝合一般 4—5 天后拆线。

21. 胎头着冠指的是什么?

胎头着冠指的是胎头双顶径越过骨盆出口,宫缩间歇时胎头不再回缩。

22. 什么是阴部神经阻滞麻醉?

阴部神经阻滞麻醉是将麻醉剂注射于该神经周围,阻滞神经传导,从而麻醉其支配的区域的一种方法。

23. 新生儿乙肝疫苗接种时间是什么时候? 接种的部位在哪里? 接种部位的消毒方法是什么?

新生儿乙肝疫苗接种时间是出生后 24 h 内。接种的部位在新生儿右上臂外侧三角肌。

接种部位的消毒方法是用 75% 酒精消毒。

24. 什么是卡介苗? 卡介苗如何保存? 卡介苗的接种部位在哪里?

卡介苗为低毒性活结核杆菌,注射前应核对品名、剂量、批号和有效期。卡介苗应保存在冰箱(2—8 ℃)中。卡介苗的接种部位在新生儿左臂三角肌下缘。

25. 什么叫正常足月新生儿? 断脐后应如何护理?

足月新生儿,是指出生时胎龄满 42 周,体重不小于 2500 g 无畸形和疾病的活产婴儿。断脐后应密切观察脐部出血情况,保持脐部清洁、干燥。

26. 什么叫作晚断脐?

晚断脐,又称为延迟断脐,是指产后等待新生儿呼吸功能建立并稳定、脐带搏动消失或更长时间,再切断脐带。

27. 新生儿臀部护理的目的是什么? 新生儿授乳后胎粪如何变化?

新生儿臀部护理的目的是避免发生红臀、溃疡或皮疹。

新生儿授乳后胎粪由黑色逐渐变成黄色,呈糊状,一般每日排便 3—5 次。

28. 什么是新生儿鹅口疮? 鹅口疮的临床表现是什么? 新生儿口腔的上皮珠和牙龈粟粒点是如何形成的?

新生儿鹅口疮为念珠菌感染所致的口腔炎。鹅口疮的临床表现为舌部口腔黏膜有奶块样的白膜。新生儿口腔的上皮珠和牙龈粟粒点是由上皮细胞堆积或黏液腺分泌物蓄积形成的,不能挑破,以防感染。

29. 新生儿沐浴室的温度及水温为多少? 沐浴时间为多久? 新生儿出生后体温未稳定前是否可以沐浴?

室温为 26—28 ℃,水温为 38—42 ℃。沐浴时间为新生儿吃奶 1 h 后。新生儿出生后体温未稳定前不宜沐浴。

30. 什么是新生儿窒息? 新生儿 Apgar 评分观察哪些方面? 新生儿吸痰时吸引器的压力为多少?

新生儿窒息指胎儿娩出后 1 min,仅有心跳而无呼吸或未建立规律呼吸的缺氧状态。新生儿 Apgar 评分观察心率、呼吸、皮肤颜色、肌张力、对刺激的反应。新生儿吸痰时吸引器的压力小于 100 mmHg(13.3 kPa)。

31. 什么是初乳? 母乳中的营养成分有哪些? 母乳喂养的好处有哪些?

初乳的定义是产后 2—3 d 以内的乳汁。母乳中的营养成分有蛋白质、脂肪、碳水化合物、矿物质、酶、免疫因子。母乳喂养的好处是满足婴儿的营养需求,增强免疫,喂哺方便,增加母婴情感交流,可产生催乳激素。

32. 什么是人工喂养? 如何调整奶嘴孔的大小? 如何测试乳汁的温度?

婴儿以其他代乳品完全代替母乳喂养,称人工喂养。奶嘴孔的大小以奶瓶盛水倒置时液体呈滴状连续滴出为宜。乳汁的温度测试是指将乳汁滴在成人手腕腹面测试,无过热感为宜。

33. 新生儿抚触的顺序是什么? 按摩胸部时应注意什么?

新生儿抚触的顺序是:头部、胸部、腹部、上肢、下肢、背部、臀部。按摩胸部时应注意避开乳头。

34. 什么是新生儿抚触?

抚触是经过科学指导的,通过抚触者双手对被抚触者的皮肤和部位进行有次序、有手法技巧的抚摩,让大量温和、良好的刺激通过皮肤的感受器传到中枢神经系统,产生生理效应。

35．新生儿复苏最初步骤有哪些? 如何评价?

新生儿复苏的最初步骤:保持体温;摆正体位,必要时清理呼吸道;擦干全身,给予刺激,重新摆正体位,必要时供氧。从呼吸、心率、肤色三个体征来评价新生儿。

第十七章 儿科护理技术操作流程及评分标准

1. 小儿静脉留置针穿刺技术操作流程

评估
- 患儿评估:核对患儿信息(床号、姓名、腕带等),评估患儿病情,静脉弹性、充盈度,穿刺侧肢体的活动度及皮肤情况,凝血情况及有无药物过敏史。
- 环境评估:病室光线充足,安全安静、清洁,30 min 内未进行打扫。

准备
- 护士准备:着装整洁,洗手,戴口罩。
- 用物准备:治疗车(配弯盘、棉签、皮肤消毒液、锐器盒、垃圾桶、手消液)、一次性防水垫巾、止血带、密闭式安全型外周留置针、预充式冲洗器、透明敷料、无菌棉球若干、一次性抗过敏胶布、清洁手套。
- 患儿准备:卧位舒适,更换尿裤,暴露预穿刺部位。

操作过程
- 携用物至患儿床旁,查对医嘱,核对患儿信息,核对药液,洗手,戴口罩,戴手套。
- 血管选择:选择粗直、弹性好、血流丰富的静脉,避开关节及静脉瓣、瘢痕、炎症、硬结的静脉。
- 可优先选择上肢静脉,如手背静脉、前臂静脉、贵要静脉、肘正中静脉等,其次选择下肢足背静脉、大隐静脉等,最后可选择头皮静脉(尽量不选)。
- 根据患儿情况选择合适的留置针,打开外包装,用生理盐水预冲留置针,放置于一次性无菌弯盘内备用,打开透明敷料备用。
- 在穿刺点上方 5—10 cm 处扎止血带。消毒皮肤:以穿刺点为中心,按照顺时针、逆时针的顺序,消毒皮肤 2 遍,消毒范围 8 cm×8 cm(或大于贴膜面积)。
- 穿刺置管:再次核对患儿信息,去除针帽,转动针芯。
- 检查穿刺鞘针体是否光滑。左手绷紧穿刺点前后皮肤,右手持留置针,针头与皮肤成 15°—30°,在血管上方穿刺进针,导管内见回血后降低角度,再进针 2 mm,将针芯后撤 2—3 mm,左手持导管座,右手将导管完全送入血管;左手固定导管座,右手持针翼末端撤出针芯直至针尖保护装置自动激活,松开止血带,推注生理盐水。
- 固定导管:以穿刺点为中心无张力放置透明敷料,透明敷料完全覆盖隔离塞,塑形,按压整片透明敷料,边按压边去除纸质边框,采取高举平台法 U 形固定延长管,输液接头高于导管尖端,与血管平行,Y 形接口朝外,避免压迫穿刺静脉。
- 脱手套,洗手,消毒,在记录标签上标注穿刺日期、时间。
- 核对患儿医嘱单、腕带信息,连接输液装置,按医嘱调节输液速度。
- 协助患儿取舒适卧位,整理床单位。

整理
- 用物处理符合院感要求。
- 洗手,记录输液时间、药物、输液量,核对输液速度并签名。

2. 小儿静脉留置针穿刺技术操作考核细则及评分标准

项目	分值	评分细则	扣分标准	扣分	得分
评估 (5分)	5	评估患儿外周血管、肢体活动度及穿刺皮肤情况,核对医嘱单、输液卡、床头卡及腕带信息;环境适于操作	一项不符合扣1分		
操作前准备 (10分)	3	护士准备:衣帽整洁,修剪指甲,洗手	一项不符合扣1分		
	5	用物准备:用物准备	少一物扣1分,多一物扣0.5分		
	2	患儿准备:患儿更换尿裤、安静、取舒适体位	一项不符合扣1分		
操作过程 (60分)	5	备齐用物,推车至床旁,核对患儿信息,洗手,戴口罩,戴手套	一项不符合扣3分		
	5	血管选择:优先选择手背静脉	选择顺序错不得分		
	5	打开型号适宜的安全型留置针,用预充式冲洗器预冲留置针,放置于一次性无菌弯盘内备用,打开透明敷料备用	一项不符合扣3分		
	5	在穿刺点上方5—10 cm扎止血带,消毒皮肤:以穿刺点为中心,按照顺时针、逆时针的顺序,消毒皮肤2遍,消毒范围8 cm×8 cm(或大于贴膜)	一项不符合扣3分		
	5	穿刺置管:再次核对患儿信息,去除针帽,转动针芯,检查穿刺鞘针体是否光滑,左手绷紧穿刺点前后皮肤,右手持留置针,针头与皮肤呈15°—30°,血管上方进针导管内见回血后降低角度再进针2 mm,将针芯后撤2—3 mm	一项不符合扣3分		
	5	左手持导管座,右手将导管完全送入血管,左手固定导管座,右手持针翼末端撤出针芯直至针尖保护装置自动激活	一项不符合扣3分		
	5	松开止血带,推注生理盐水	一项不符合扣3分		
	5	固定导管:以穿刺点为中心,无张力放置透明敷料,透明敷料完全覆盖隔离塞,塑型,按压整片透明敷料,边按压边去除纸质边框	一项不符合扣3分		
	5	采取高举平台法U形固定延长管,输液接头高于导管尖端,与血管平行,Y形接口朝外,避免压迫穿刺静脉	一项不符合扣3分		

项目	分值	评分细则	扣分标准	扣分	得分
	5	脱手套,手消毒,在记录标签上标注穿刺日期、时间,标签覆盖在隔离塞上	一项不符合扣3分		
	5	核对患儿医嘱单、腕带信息,连接输液装置,按医嘱调节输液速度	一项不符合扣3分		
	5	协助患儿取舒适卧位	做不到不得分		
操作后处理(10分)	5	整理用物,正确处理使用过的物品	一项不符合扣2分		
	5	洗手,记录输液时间、药物、输液量,核对输液速度并签名,正确填写护理单	一项不符合扣2分		
结果标准(15分)	5	无菌观念强,操作节力,穿刺手法正确	一项不符合扣2分		
	10	体现人文关怀,操作流畅,动作轻柔	一项不符合扣2分		

3. 小儿单人心肺复苏操作流程

评估
- 患儿评估:评估患儿是否处于危及生命的状态,可通过 C(consciousness,意识)、B(breathing,呼吸)、C(color,面色)三个方面进行初次印象评估。初次印象评估应在数秒内完成,一旦确认患儿无意识立即启动急救系统,寻求帮助。
- 环境评估:保证环境安全。

准备
- 护士准备:着装整齐,洗手,戴口罩。
- 用物准备:治疗车或治疗盘、适合年龄的皮囊面罩或者纱布、电筒、压舌板,必要时准备复苏板。

操作过程
- 呼叫患儿,对于儿童轻拍其肩部,对于婴儿轻拍其足底。确认患儿意识丧失,呼叫帮助或指挥他人呼叫帮助,亦可通过手机启动应急反应系统。1 岁至青春期儿童判断其股动脉或者颈动脉搏动,1 岁以下婴儿判断其肱动脉搏动,同时观察患儿有无呼吸:操作者 2 根手指放置大腿内侧,髋骨和耻骨之间,正好在腹部和大腿交汇处的折痕下,以此来判断股动脉搏动;使用 2 个或 3 个手指找到气管,将手指滑到气管和颈侧肌肉之间的沟内,此处可以触摸到颈动脉的搏动;亦可以使用食指和中指指尖触及患儿前臂内侧,以此来判断肱动脉搏动,无法确认有无动脉搏动,立即进行胸外心脏按压。判断时间至少 5 s,但不大于 10 s。确定按压部位:儿童为胸部中央,胸骨下半部。婴儿为两侧乳头连线正下方。按压手法:儿童可使用单掌或双掌手法按压。一手掌根部放于按压部位,另一手平行重叠于该手手背上,手指并拢,只以掌根部接触按压部位,双臂位于患儿胸骨的正上方,双肘关节伸直,利用上身重量垂直下压。婴儿使用双指按压。
- 按压深度:胸骨前后径 1/3(儿童大约 5 cm,婴儿大约 4 cm),保证胸廓充分回弹:每次按压时间与放松时间大致相同。按压频率:至少 100 次/min。但少于 120 次/min。尽量减少中断:在 10 s 或更短时间内使用便携面罩给予 2 次呼吸,清理呼吸道,取下义齿。
- 开放气道:无颈椎损伤患儿使用仰头抬颏法,怀疑颈椎损伤患儿使用双手托颌法。保持患儿处于鼻嗅物位,也可置患儿于平卧位,保持外耳道水平线位于肩关节前方,单人抢救时使用口对口或口对鼻人工呼吸。口对面罩人工呼吸步骤如下:站立于患儿一侧,以鼻梁为参照,把面罩放于患儿口鼻部,使用面罩封住患儿口鼻,将靠近患儿头顶的手的食指和拇指放在面罩边缘。将另一只手的拇指放在面罩的下缘,其余手指放在下颌骨边缘并提起下颌,进行仰头提颏,以开放气道提起下颌时,要用力完全按住面罩的外缘,使面罩边缘密封于面部施以 1 s 的吹气,同时观察患儿胸廓是否隆起,避免过度通气,用仰头提颏法开放患儿气道,用拇指和食物指捏住患儿鼻子(使用放在前额的手),正常吸一口气(不必深吸),用嘴唇封住患儿口周,使完全不漏气,如果胸廓未隆起,重复开放气道并使用面罩密封口鼻通气,若尝试两次后仍无法对患儿通气,应迅速恢复胸外按压,通气与按压比例为 30∶2。

整理
- 用物处理符合院感要求。
- 洗手,记录。

4. 小儿单人心肺复苏操作考核细则及评分标准

项目	分值	评分细则	扣分标准	扣分	得分
评估 (5分)	5	快速评估患者有无意识、有无颈动脉搏动、有无呼吸;环境准备:脱离危险环境,清理与抢救无关人员	一项不符合扣2分		
操作前准备 (10分)	2	护士准备:着装整齐、态度严肃、反应敏捷	一项不符合扣1分		
	5	用物准备:备齐用物	少一物扣1分,多一物扣0.5分		
	3	患儿准备:患儿仰卧在坚实表面(地面或者垫板)	一项不符合扣1分		
操作过程 (60分)	3	判断患儿意识:轻拍患儿双肩,俯身分别对左、右耳高声呼叫"喂,你怎么啦?"口述"意识丧失"	一项不符合扣1分		
	2	呼叫并口述"××需要抢救,快来人",看开始复苏时间(口述),解开衣领	一项不符合扣1分		
	5	判断患儿呼吸和大动脉搏动:触摸颈动脉[右手食指、中指并拢,由环状软骨正中点向内侧(患儿右侧)滑移2 cm检查颈动脉搏动],同时俯身耳听、面感、眼视患儿胸廓判断呼吸,其时间大于5 s,小于10 s,口述"大动脉搏动消失,自主呼吸消失"	一项不符合扣2分		
	5	安置体位:去枕、平卧,确认硬板床或置按压板,解开上衣、松解腰带	一项不符合扣2分		
	5	行胸外心脏按压:术者体位位于患儿一侧,根据个人身高及患儿位置高低选用踏脚凳或跪式体位。 按压部位:儿童为两乳头连线中点	一项不符合扣2分		
	5	按压姿势:儿童为双手或单手按压,手指不触及胸壁,肘关节绷直垂直向下用力	一项不符合扣2分		
	3	按压深度:胸骨前后径1/3	一项不符合扣1分		
	2	按压频率:100—120次/min	一项不符合扣1分		
	5	按压与放松时间比为1∶1,每次按压后使胸廓充分回弹,避免在按压间隙倚靠在患儿胸上,注意按压时观察患儿的面色	一项不符合扣2分		
	5	开放气道:检查确定无颈椎骨折并报告。双手轻转头部,检查口腔,去除异物	一项不符合扣2分		
	5	开放气道:采用仰头抬颏法	一项不符合扣5分		
	5	口对口人工呼吸2次:每次吹气时间>1 s,侧脸观察胸廓是否隆起	一项不符合扣2分		

项目	分值	评分细则	扣分标准	扣分	得分
	5	按压/吹气比为 30∶2,连续操作 5 个循环	一项不符合扣 2 分		
	5	终末判断:同时判断大动脉搏动和自主呼吸是否恢复,时间大于 5 s、小于 10 s,查看瞳孔和面色,口述"自主呼吸与大动脉搏动恢复,瞳孔较前缩小,面色转红润,心肺复苏成功"报告复苏成功时间,继续给氧及监护治疗	一项不符合扣 2 分		
操作后处理(10 分)	5	安置患者,处理用物	一项不符合扣 2 分		
	5	洗手,正确填写护理单	一项不符合扣 2 分		
结果标准(15 分)	5	关爱患儿,体现以患儿为中心的服务理念	一项不符合扣 2 分		
	5	具有急救意识	一项不符合扣 2 分		
	5	操作时间不超过 4 min	超时扣 5 分		

5. 小儿呼吸机操作流程

评估
- 患儿评估:核对患儿信息(床号、姓名、腕带等);评估患儿生命体征、体重、呼吸、血气,是否有使用呼吸机的指征、适应证、相对禁忌证;评估呼吸机性能是否良好及设备带完好情况。
- 环境评估:洁净、宽敞,空气流通。

准备
- 护士准备:着装整洁,洗手,戴口罩。
- 用物准备:吸痰管若干根、手消毒液、灭菌注射用水、一次性呼吸机管路、内含 84 消毒液的小桶、呼吸机记录表。
- (1) 有创呼吸机:适合患儿型号的气管导管、胶布、喉镜、剪刀、无菌手套、简易呼吸器、面罩、模肺、听诊器。
- (2) 无创呼吸机:适合患儿型号的鼻塞/鼻罩、人工皮、头部固定帽。
- 患儿准备:患儿仰卧,连接心电监护仪。

操作过程
- (1) 有创呼吸机:
  ① 携用物至床旁,查对医嘱,核对患儿身份,洗手,戴口罩。② 连接仪器:将有创呼吸机推至患儿床旁,连接气源、电源,完成使用前检查,连接一次性呼吸机管路,加入无菌蒸馏水。③ 调节参数:连接模肺,打开有创呼吸机,通知医生调节有创呼吸机参数。④ 连接气管导管:医生插好气管导管,确认深度并固定,将有创呼吸机管路与患儿气管导管紧密连接。⑤ 观察患儿呼吸及胸廓起伏度,判断有创呼吸机运行是否有效,记录病情及参数。
- (2) 无创呼吸机:
  ① 携用物至床旁,查对医嘱,核对患儿身份,洗手,戴口罩。② 连接仪器:将无创呼吸机推至患儿床旁,连接气源、电源,完成使用前检查,连接一次性呼吸机管路,加入无菌蒸馏水。③ 调节参数:通知医生调节无创呼吸机各参数。④ 保护皮肤:修剪合适大小的人工皮贴于患儿鼻部受压部位。⑤ 固定管路:固定鼻塞/鼻罩(可用头部固定帽固定或使用弹力绷带高举平台法固定),松紧适宜。⑥ 观察患儿呼吸及胸廓起伏度,判断无创呼吸机运行是否有效,记录病情及参数。

整理
- 用物处理符合院感要求。
- 洗手,记录。

6. 小儿呼吸机操作考核细则及评分标准

项目	分值	评分细则	扣分标准	扣分	得分
评估 (5分)	5	评估患儿生命体征、体重、呼吸、血气,是否有使用呼吸机的指征、适应证、相对禁忌证;评估呼吸机性能是否良好;环境适于操作	一项不符合扣2分		
操作前 准备 (10分)	3	护士准备:衣帽整洁,修剪指甲,洗手	一项不符合扣1分		
	5	用物准备:备齐用物	少一物扣1分,多一物扣0.5分		
	2	患儿准备:患儿取舒适体位、安静	一项不符合扣1分		
操作 过程 (60分)	3	备齐用物,推至床旁	做不到不得分		
	5	核对患儿信息	未核对不得分		
	5	洗手,戴口罩	一项不符合扣3分		
	5	连接有创呼吸机电源、气源	一项不符合扣3分		
	5	正确连接呼吸机管路	连接错误不得分		
	5	打开主机,呼吸机开始自检,进行安全性能及氧电池、窒息通气检测,自检完毕	一项不符合扣3分		
	10	将灭菌注射用水加至湿化器低水位线和高水位线之间;连接呼吸机管道至相应接口;固定呼吸机管道;设置湿化器温度	一项不符合扣3分		
	2	连接模肺	做不到不得分		
	5	通知医生调节有创呼吸机参数,调整各报警上下限值	一项不符合有扣2分		
	5	待医生将气管导管建立好后,将呼吸机管路与患儿气管导管紧密连接,必要时可进行气道吸引	一项不符合扣3分		
	5	观察患儿生命体征、呼吸及胸廓起伏,判断呼吸机运行是否有效,评估患儿情况,根据血气分析结果再次调整参数	一项不符合扣3分		
	5	操作后查对	未查对不得分		
操作后 处理 (10分)	5	整理用物,正确处理使用过的物品	一项不符合扣2分		
	5	洗手,正确记录护理单	一项不符合扣2分		
结果 标准 (15分)	10	抢救人员沉着冷静,有条不紊,操作流畅	一项不符合扣2分		
	5	体现人文关怀,动作轻柔	一项不符合扣2分		

7. 气管内吸痰操作流程

评估

患儿评估:核对患儿信息(床号、姓名、腕带等)。评估患儿病情、生命体征,尤其是呼吸频率、SpO_2,听诊双肺呼吸音、痰鸣音,调整呼吸机参数和气道压力。评估患儿的基础疾病。评估气管插管是否通畅及血气分析、胸部 X 线片等检查结果。

环境评估:安全、安静、清洁。床边备吸氧装置、复苏器。

准备

护士准备:着装整齐,洗手,戴口罩。

用物准备:听诊器、氧气装置、流量表、复苏器、氧气连接管、无菌手套、一次性换药碗、生理盐水、两根一次性吸痰管(吸管外径为气管导管内径的 1/2—2/3)、负压吸引装置、污物桶、氧饱和度监测仪。

患儿准备:患儿取舒适体位、安静。

操作过程

确认有效医嘱,将治疗车推至床尾,核对患儿信息,向家长做好解释工作,并将治疗盘放于床头柜上。病情允许者给予叩背。按呼吸机纯氧键吸入,或吸痰前采用高于基线值氧浓度 10%—20% 的氧气吸入 30—60 s,或用复苏器加压给氧呼吸 10—15 次(或根据病情延长时间),防止吸痰造成的低氧血症。

开动吸引器,反折吸引管调试负压。将无菌生理盐水倒入无菌一次性治疗碗内。

撕开吸痰管,一只手戴无菌手套,将吸痰管取出缠绕在手中,连接吸引管,试吸生理盐水。

助手配合断开呼吸机与气管导管,将呼吸机接头放于无菌纸巾上。将吸痰管快速并轻轻地沿着气管导管插入气管内(插入长度以不超过气管插管长度为宜),边上提,边吸引,避免在气管内上下提插,吸引完毕以生理盐水冲净管道。必要时同法再次吸引。按需要吸净口鼻腔分泌物。

吸痰结束后,立即连接呼吸机,给予患儿高于基线值 10%—20% 的氧气吸入 60 s,或用复苏器加压给氧呼吸 10—15 次(或根据病情延长时间),预防吸痰后低氧血症。

冲洗并分离吸痰管和吸引管。

安置患儿,整理床单位、用物,洗手。

评价吸痰效果,记录分泌物性质和量。

确保患儿安全,严格无菌操作。尊重患儿,体现人文关怀。

整理

用物处理符合院感要求。

洗手,记录。

8. 气管内吸痰操作考核细则及评分标准

项目	分值	评分细则	扣分标准	扣分	得分
评估 （5分）	5	评估患儿的病情、生命体征，尤其是呼吸频率、SpO_2，听诊双肺呼吸音、痰鸣音；评估患儿的基础疾病；评估血气分析、胸部 X 线片等检查结果；环境适于操作，保证最大程度的无菌	一项不符合扣1分		
操作前准备 （10分）	3	护士准备：衣帽整洁，修剪指甲，洗手，戴口罩	一项不符合扣1分		
	5	用物准备：备齐用物	少一物扣 1 分，多一物扣 0.5 分		
	2	患儿准备：患儿取舒适体位、安静	一项不符合扣1分		
操作过程 （60分）	3	携用物至床旁，核对患儿信息及医嘱有效性	一项不符合扣1分		
	4	洗手，向家长做好解释	一项不符合扣2分		
	3	病情允许者正确叩背	做不到不得分		
	5	按呼吸机纯氧键吸入 1—2 min 或用复苏器加压给氧呼吸 10—15 次	一项不符合扣2分		
	5	检查吸引器，开动吸引器，正确调节压力	一项不符合扣2分		
	5	将生理盐水倒入一次性换药碗内	未做到不得分		
	5	戴手套，取出吸痰管，连接吸引器，右手持吸痰管，试吸生理盐水	一项不符合扣2分		
	10	助手配合断开呼吸机与气管导管，将呼吸机接头放在无菌治疗巾上。吸痰管快速并轻轻地沿着气管导管插入，边上提边吸引，避免在气管内上下提插。单次吸引时间＜15 s，每次吸引后用生理盐水冲净管道	一项不符合扣2分		
	5	吸痰结束后立即接呼吸机通气，给予患儿100%氧气 2 min 或用复苏器加压给氧呼吸10—15 次。必要时气管内吸痰结束再吸口鼻腔内的分泌物	一项不符合扣2分		
	5	分离吸引管，正确处理吸痰管	一项不符合扣2分		
	5	清洁患儿口鼻、脸部，安置患儿，整理床单位	一项不符合扣2分		
	5	评价吸痰效果，记录分泌物性质、量	一项不符合扣2分		

项目	分值	评分细则	扣分标准	扣分	得分
操作后处理（10分）	5	整理用物,正确处理使用过的物品	一项不符合扣1分		
	5	洗手,正确填写护理单	一项不符合扣1分		
结果标准（15分）	5	无菌观念强,操作流畅	一项不符合扣2分		
	10	体现人文关怀,动作轻柔	一项不符合扣2分		

9. 口鼻腔吸痰操作流程

评估
- 患儿评估:核对患儿信息(床号、姓名、腕带等)。评估吸痰的指征:是否有面色发绀、SpO_2 下降、呼吸困难、咳嗽咳痰情况,有无痰鸣音,是否有呕吐物吸入。评估患儿的基础疾病,如是否有先天性心脏病等,必要时给予氧气吸入。评估患儿口鼻腔是否通畅,有无鼻黏膜红肿、破损,了解最近一次进食时间。评估血气分析、胸部 X 线片等检查结果。
- 环境评估:安全、安静、清洁。有备用的吸氧等急救装置。

准备
- 护士准备:着装整洁,洗手,戴口罩。
- 用物准备:吸痰管、一次性换药碗、生理盐水、纱布、负压吸引装置、复苏器、听诊器、消毒手套、污物桶。
- 患儿准备:患儿 2 h 内避免进食,去枕仰卧。必要时给予氧气吸入。

操作过程
- 携用物至床旁,确认有效医嘱,核对患儿信息。
- 向家长解释吸痰目的及配合要点,取得配合。听诊患儿肺部,评估面色、呼吸频率、呼吸音、咳嗽、咳痰情况。去枕,使用正确手法叩背。
- 打开吸引器开关,检查吸引器性能,检查各处连接是否紧密,调节负压,吸痰压力不宜过大,儿童不超过 39.9 kPa,婴幼儿不超过 26.6 kPa。
- 按无菌操作原则倒生理盐水至一次性换药碗。
- 戴手套,取出吸痰管并连接吸引管,试吸生理盐水。
- 以执笔式将吸痰管轻轻插入口腔(避免带吸力插入吸痰管),待吸痰管插至有阻力或患儿出现咳嗽或恶心反射时,边吸引边退管,冲洗吸痰管,先吸口腔,再吸鼻腔,每次吸引时间小于 15 s,吸引完毕冲净管道。必要时再次同法吸引。
- 分离吸痰管,脱去手套,关闭吸引装置。
- 清洁患儿口鼻、脸部,安置患儿,整理床单位。
- 再次评估患儿,洗手,记录分泌物性质及量。

整理
- 用物处理符合院感要求。
- 洗手,记录。

10. 口鼻腔吸痰操作考核细则及评分标准

项目	分值	评分细则	扣分标准	扣分	得分
评估 (5分)	5	核对患者信息,评估吸痰的指征:是否有面色发绀、SpO_2下降、呼吸困难、咳嗽咳痰情况,有无痰鸣音,是否有呕吐物吸入;评估血气分析、胸部 X 线片等检查结果;评估患儿口鼻腔是否通畅,有无鼻黏膜红肿、破损;了解最近一次进食时间;评估患儿的基础疾病,如是否有先天性心脏病等,必要时给予氧气吸入;2 h 内避免进食。环境适于操作	一项不符合扣 1 分		
操作前准备 (10分)	3	护士准备:着装整洁,洗手,戴口罩	一项不符合扣 1 分		
	5	用物准备:备齐用物	少一物扣 1 分,多一物扣 0.5 分		
	2	患儿准备:患儿取舒适体位、安静	一项不符合扣 2 分		
操作过程 (60分)	5	携用物至床旁,核对患儿信息,洗手	一项不符合扣 2 分		
	5	向患儿家长解释操作目的,去枕	一项不符合扣 2 分		
	5	正确叩背,检查吸引器,开动吸引器,调节正确负压	一项不符合扣 2 分		
	5	将生理盐水倒入吸痰杯内,避免污染	一项不符合扣 2 分,污染不得分		
	10	戴手套,取出吸痰管,连接吸引器,右手持吸痰管,左手拇指控制吸引阀门,试吸生理盐水	连接不当扣 2 分,未试吸扣 2 分,吸痰管污染扣 2 分		
	10	吸痰管插入口鼻腔,边吸边退,动作轻柔。先吸口腔,再吸鼻腔。单次吸引时间小于 15 s,每次吸引后用生理盐水冲净管道	负压使用不当扣 5 分,一项不符合扣 2 分		
	5	分离并正确处理吸痰管	一项不符合扣 2 分		
	5	清洁患儿口鼻、脸部,妥善安置患儿,整理床单位,整理用物,洗手	一项不符合扣 2 分		
	5	评价吸痰效果,记录分泌物性质、量	一项不符合扣 2 分		
	5	协助患者取舒适体位,询问需要,整理床单位	一项不符合扣 2 分		

项目	分值	评分细则	扣分标准	扣分	得分
操作后处理(10分)	5	整理用物,正确填写使用过的物品	一项不符合扣2分		
	5	洗手,正确填写护理单	一项不符合扣2分		
结果标准(15分)	5	程序正确,动作规范,操作熟练	程序不正确扣2分,操作不熟练扣3分		
	2	护患沟通有效,操作过程体现人文关怀、注意安全	沟通无效扣1分,未体现人文关怀扣1分		
	3	吸痰有效,无吸痰并发症,及时发现病情变化	吸痰无效扣2分,未及时发现病情变化扣2分		
	5	相关知识回答正确	相关知识掌握不全面扣2分		

11. 小儿洗胃操作流程

评估
- 患儿评估:评估患儿洗胃的原因。评估患儿鼻腔是否通畅,有无鼻黏膜红肿、破损及食管疾患等。评估患儿意识状态及活动能力。评估患儿有无腹胀等体征。
- 环境评估:环境清洁、无异味。

准备
- 护士准备:着装整齐,洗手,戴口罩。
- 用物准备:治疗车、压舌板、治疗碗、镊子、胃管(6 号、8 号)、注射器、治疗巾、纱布、手电筒、棉签、胶布、无菌手套、听诊器、洗胃溶液、面巾纸、标签贴、手消毒液、弯盘、水温计、医用垃圾桶、锐器盒、生活垃圾桶、盛装胃内容物的容器(根据洗胃溶液量选择)。
- 患儿准备:患儿取左侧卧位,头偏向一侧。

操作过程
- 携用物至床旁,查对医嘱,核对患儿信息,洗手,戴口罩。
- 保护床单位:铺治疗巾于下颌处,将面巾纸放近旁。
- 插胃管方式选择:检查鼻腔或口腔有无异常,是否通畅,根据患儿情况选择鼻插或者口插,用棉签清洁鼻腔或口腔。
- 标记胃管:戴无菌手套取出胃管,测量胃管的长度(口插:鼻尖至耳垂至剑突;鼻插:发际至鼻尖至剑突+1 cm)并标记。
- 润滑胃管:用温水润滑胃管前段。
- 插入胃管:左手纱布托住胃管,右手持镊子夹住或用戴无菌手套的手拿取胃管前端,沿选择侧鼻腔或口腔轻轻插入胃管,插入胃管至咽喉部时,顺着患儿吞咽动作向前推进至预定长度。
- 确认位置:① 注射器连接胃管能抽出胃液。② 用注射器将少许空气打入胃管中,听诊有气过水声。③ 将胃管末端置于盛水的治疗碗中,无气泡溢出(如有大量气泡,证明误入气管)。
- 固定胃管:用胶布固定胃管。标记:在标签上写上插管的时间、深度并签名,贴于胃管末端(需要留置胃管者)。
- 洗胃:① 注射器连于胃管末端,抽吸胃液检查是否在胃内。② 抽吸胃内容物判断有无异常。③ 将洗胃溶液与患儿核对无误缓慢注入后再回抽,每次注入洗胃液的量为同年龄胃容量的 1/2,每次出入量基本相等,如此反复,直至回流液澄清为止。
- 拔胃管:① 弯盘置于口角处,铺治疗巾于患儿下颌处,胃管末端反折,轻轻拔出胃管过咽喉处,再快速拔出置于弯盘中。② 清洁口鼻腔。③ 撤除弯盘和治疗巾。

整理
- 整理用物:擦净患儿面部,取合适的体位,整理床单位和用物。
- 洗手,记录。

12. 小儿洗胃操作考核细则及评分标准

项目	分值	评分细则	扣分标准	扣分	得分
评估 (5分)	5	评估患儿洗胃的原因,评估患儿鼻腔是否通畅,有无鼻黏膜红肿、破损及食管疾患等,评估患儿意识状态及活动能力,评估患儿有无腹胀等体征;环境适于操作	一项不符合扣2分		
操作前准备 (10分)	3	护士准备:着装整洁,洗手,戴口罩	一项不符合扣1分		
	5	用物准备:备齐用物	少一物扣1分,多一物扣0.5分		
	2	患儿准备:患儿取左侧卧位,头偏向一侧	一项不符合扣1分		
操作过程 (60分)	5	备齐用物,推车至床旁,查对医嘱、核对患儿信息,洗手、戴口罩	一项不符合扣2分		
	5	取仰卧位,头偏向一侧体位,铺治疗巾于下颌处,将面巾纸放近旁	一项不符合扣2分		
	5	检查鼻腔或口腔有无异常,是否通畅,根据患儿情况选择鼻插或者口插,用棉签清洁鼻腔或口腔	一项不符合扣2分		
	5	戴无菌手套取出胃管,测量胃管的长度并做标记	一项不符合扣2分		
	5	用温水润滑胃管前段	未润滑不得分		
	5	左手纱布托住胃管,右手持镊子夹住或用戴无菌手套的手拿取胃管前端,沿选择侧鼻腔或口腔轻轻插入胃管	一项不符合扣2分		
	5	检查胃管是否在胃内	未检查不得分		
	5	用胶布固定胃管,用标签标记胃管置入时间、深度并签名贴于末端(需要留置胃管者)	一项不符合扣2分		
	5	注射器抽吸胃液再次确认胃管在胃内,抽吸胃内容物,判断有无异常,将洗胃溶液与患儿核对无误缓慢注入后再回抽,每次注入洗胃液的量为同年龄胃容量的1/2,每次出入量基本相等,如此反复直至回流液澄清为止	一项不符合扣2分		

临床护理技术操作流程及考核指南

项目	分值	评分细则	扣分标准	扣分	得分
	5	洗胃完毕将弯盘置于口角处,铺治疗巾于患儿下颌处,胃管末端反折,轻轻拔出胃管过咽喉处,再快速拔出置于弯盘中	一项不符合扣2分		
	5	清洁口鼻腔,撤除弯盘和治疗巾	一项不符合扣2分		
	5	擦净患儿面部,取合适的体位,整理床单位和用物	一项不符合扣2分		
操作后处理(10分)	5	整理用物,正确处理使用过的物品	一项不符合扣2分		
	5	洗手,正确记录护理单	一项不符合扣2分		
结果标准(15分)	5	告知家长洗胃后的注意事项	一项不符合扣2分		
	10	操作熟练,动作轻柔,出入量控制平衡、判断合理	一项不符合扣3分		

13. 保留灌肠操作流程

评估
- 患儿评估：评估患儿的意识、年龄、病情、治疗情况及保留灌肠的目的。评估患儿有无直肠肛管疾病（如痔疮、肛裂、肛周脓肿等），肛周皮肤黏膜以及排便情况，肛门括约肌控制能力等。评估患儿的心理状态、自理能力及对保留灌肠的了解程度和配合能力。
- 环境评估：安全、安静、清洁，关好门窗，注意保暖。拉好床帘，请无关人员回避等。

准备
- 护士准备：着装整齐，洗手，戴口罩。
- 用物准备：治疗车、治疗盘内备一次性灌注器或一次性注射器、需灌注的药物、适合型号的肛管、弯盘、温生理盐水 5—10 mL、血管钳、液状石蜡棉球、卫生纸、一次性中单、水温计、手套。
- 患儿准备：嘱患儿排空大小便，减轻腹压并保持肠道清洁，以利于药物吸收。

操作过程
- 将用物携至床边，核对患儿信息、解释操作目的，取得配合。
- 卧位：协助取左侧卧位，双腿屈曲，脱裤至膝，臀部移至床沿，臀下垫橡胶单、治疗巾，置弯盘于臀旁。
- 灌注：戴手套→润滑肛管前端→取注射器抽吸药液→连接肛管→推气→以血管钳夹闭肛管→左手分开臀裂，暴露肛门→右手将肛管轻轻插入直肠内（2 岁以下，8—12 cm；2—8 岁，10—15 cm）→左手固定肛管，右手放开血管钳，缓慢注入灌肠液，注液完毕，夹闭肛管，重新抽取灌肠液，如此反复直至将灌肠液注完。
- 冲管：最后注入温开水 5—10 mL，抬高肛管末端，将肛管内溶液全部注入肛门。
- 拔管：血管钳夹闭肛管末端，反折用卫生纸包裹肛管，轻轻拔出，置于弯盘，擦净肛门，取舒适卧位，嘱灌肠液保留 1 h 以上。
- 协助排便，观察大便性状，整理床单位。

整理
- 用物处理符合院感要求。
- 洗手，记录。

14. 保留灌肠操作考核细则及评分标准

项目	分值	评分细则	扣分标准	扣分	得分
评估 (5分)	5	评估患儿的意识、年龄、病情、治疗情况及保留灌肠的目的。评估患儿有无直肠肛管疾病(如痔疮、肛裂、肛周脓肿等),肛周皮肤黏膜以及排便情况,肛门括约肌控制能力等。评估患儿的心理状态、自理能力及对保留灌肠的了解程度和配合能力。环境适于操作	一项不符合扣1分		
操作前准备 (10分)	3	护士准备:着装整齐,洗手,戴口罩	一项不符合扣1分		
	5	用物准备:备齐用物	少一物扣1分,多一物扣0.5分		
	2	患儿准备:嘱患儿排空大小便,以减轻腹压并保持肠道清洁,以利于药物吸收	一项不符合扣1分		
操作过程 (60分)	5	携用物至患儿床边,核对患儿信息,解释操作目的,取得配合	一项不符合扣2分		
	3	保留灌肠前,嘱患儿排空大小便或更换尿布	一项不符合扣3分		
	10	根据病情、年龄选择适宜体位,垫上一次性中单或者尿布,臀部抬高10 cm,便于灌肠时溶液保留,卧位根据病变部位而定。如病变在乙状结肠和直肠,应取左侧卧位;如病变在回盲部,则采取右侧卧位	一项不符合扣3分		
	5	戴手套,连接肛管,润滑肛管前端,排出管道气体	一项不符合扣2分		
	2	必要时根据患儿情况给予协助或约束	做不到不得分		
	5	操作者左手分开患儿两臀,露出肛门,将肛管插入	一项不符合扣2分		
	5	根据患儿年龄大小,轻轻插入直肠内(2岁以下,8—12 cm;2—8岁,10—15 cm),动作轻柔,避免损伤,年长儿指导其深呼吸	一项不符合扣3分		
	5	插入后,一手固定肛管,另一手松开血管钳	一项不符合扣3分		
	5	缓慢注入药液,灌注完后再用温生理盐水5—10 mL冲洗,避免药液残留	一项不符合扣3分		

项目	分值	评分细则	扣分标准	扣分	得分
	5	灌注完毕,拔出肛管。操作过程中密切观察患儿反应,指导年长儿深呼吸	一项不符合扣2分		
	5	再次核对相关信息,如有腹部不适、大便改变,及时处理	一项不符合扣3分		
	5	协助患儿取舒适卧位	做不到不得分		
操作后处理(10分)	5	整理用物,正确处理使用过的物品,避免交叉感染	一项不符合扣2分		
	5	洗手,正确记录护理单,记录灌肠液的种类、量,患儿配合情况、耐受情况,以及药物疗效	一项不符合扣2分		
结果标准(15分)	10	向患儿及家属交代有关注意事项	一项不符合扣2分		
	5	嘱灌肠液保留1 h以上	一项不符合扣2分		

15. 简易人工复苏气囊操作流程

评估
- 患儿评估：评估吸氧的原因，有无缺氧、贫血等情况。评估有无吸氧禁忌证。评估患儿血氧分压及 SpO_2 是否过低。评估患儿鼻腔是否通畅，局部有无外伤史、手术史，鼻黏膜和面颊皮肤是否完整。
- 环境评估：干净、整洁，无明火及易燃物品。

准备
- 护士准备：着装整齐，洗手，戴口罩。
- 用物准备：简易呼吸气囊、面罩、储氧袋、连接管、氧气表、记录单。
- 患儿准备：清洁患儿局部皮肤，吸净口鼻腔内分泌物，保持呼吸道通畅。

操作过程
- 携用物至患儿床边，将床放平，将患儿去枕仰卧、头后仰。
- 如有义齿，取下活动义齿，如有明显呼吸道分泌物，应当将患儿头偏向一侧，清理患儿呼吸道，采用仰头举颏法，保持气道通畅。
- 环视周围用氧环境，确保安全，检查用氧装置性能，将简易呼吸器接上氧气，调节氧流量为 8—10 L/min，确定给氧管道通畅。
- 通气手法：操作者站于患儿头部后方，一手以"EC"手法固定面罩（拇指和食指呈 C 形扣住面罩，其余三指呈 E 形托起下颌骨骨性部分），另一手有规律地挤压简易呼吸囊（患儿有自主呼吸时，挤压频率与患儿自主呼吸同步）。
- 通气量：有氧源时，挤压球囊 1/2；无氧源时，去除氧气储气阀和氧气储气袋，挤压球囊 2/3。通气量均以患儿胸廓起伏良好为宜。避免过度通气。
- 通气频率：儿童为 14—20 次/min；婴儿为 35—40 次/min。判断气囊通气是否成功：观察患儿胸廓是否随着呼吸囊的挤压而起伏，在呼气时观察面罩内部是否呈雾气状态。如果胸廓无起伏，应重新调整面罩位置和开放气道。
- 操作中观察患儿病情变化，患儿面色转红，移开面罩，口唇红润，保持气道开放，胸廓有起伏，自主呼吸恢复，抢救成功。如果仍无自主呼吸，应尽早建立人工气道，行机械通气。
- 根据病情取合适体位，整理好床单位；与患儿做好沟通；记录抢救全过程，抢救成功后仍须密切观察患儿的病情变化，如有异常，立即报告医师，及时处理。

整理
- 用物处理符合院感要求。
- 洗手，记录。

16. 简易人工复苏气囊操作考核细则及评分标准

项目	分值	评分细则	扣分标准	扣分	得分
评估 (5分)	5	评估患儿吸氧的原因,有无缺氧、贫血等情况。评估有无吸氧禁忌证。评估患儿血氧分压及SpO_2是否过低。评估患儿鼻腔是否通畅,局部有无外伤史、手术史,鼻黏膜和面颊皮肤是否完整。环境适于操作	一项不符合扣1分		
操作前准备 (10分)	3	护士准备:着装整齐,态度严肃,反应敏捷	一项不符合扣1分		
	5	用物准备:备齐用物	少一物扣1分,多一物扣0.5分		
	2	患儿准备:患儿摆放好体位(取平卧位,头后仰,暴露前胸)	一项不符合扣1分		
操作过程 (60分)	5	携用物至床旁,核对患儿信息,将呼吸气囊、面罩、储氧袋正确连接	一项不符合扣2分		
	5	将连接管与氧气装置或氧气袋连接,调节氧流量为8—10 L/min,充氧	一项不符合扣3分		
	5	患儿去枕平卧,头后仰,解开衣领,暴露前胸	一项不符合扣2分		
	5	清除口腔内任何可见异物	做不到不得分		
	5	开放气道:单人法,操作者站在患者一侧,用仰头举颏法开放气道;双人法,操作者站在床头,双手固定患者两侧脸颊开放气道	气道未打开扣3分,手法不符合扣3分		
	5	以EC手法把面罩固定于患者嘴巴与鼻子(采取单手或双手法),并以手掌压住面罩以使其贴紧患者面部	不符合要求不得分		
	5	人工呼吸:待储氧袋氧气充满,操作者用三指捏气囊后1/3处,相当于使15—20 cm H_2O的压力进入气道内	一项不符合扣3分		
	5	频率:儿童为14—20 次/min;婴儿为35—40 次/min	频率错误不得分		
	5	观察患者胸廓起伏情况	做不到不得分		
	5	经面罩透明部分观察患者嘴唇与脸部的颜色变化	做不到不得分		
	5	给予舒适卧位	做不到不得分		
	5	整理床单位	做不到不得分		
操作后处理 (10分)	5	整理用物,正确处理使用过的物品	一项不符合扣3分		
	5	洗手,正确记录护理单	一项不符合扣3分		
结果标准 (15分)	10	操作熟练,动作轻柔	一项不符合扣3分		
	5	程序流畅,爱伤观念强	一项不符合扣3分		

17. 光照疗法操作流程

评估
- 患儿评估：核对患儿信息（床号，姓名，腕带等），评估患儿生命体征、胆红素水平、有无神经系统症状。评估患儿全身皮肤有无异常及皮肤清洁度。
- 环境评估：清洁、安静，避免阳光直射，避免正对空调。

准备
- 护士准备：穿戴整洁，洗手，准备防护眼镜。
- 用物准备：双面光疗须准备消毒后的蓝光箱；单面光疗须准备预热的辐射台或暖箱及单面光疗机；接通电源，辐射台或暖箱、蓝光箱升温至 30—32 ℃（早产儿根据胎龄、体重调节），湿度为 55％—65％；准备防护眼罩、防护尿裤或黑布，必要时备透明贴膜。
- 患儿准备：裸露全身、修剪指甲、清洁皮肤、戴防护眼罩、穿蓝光尿裤或黑布遮盖会阴（以最小面积遮盖）、双足穿袜子。

操作过程
- 开始光疗：携用物至床旁，查对医嘱，核对患儿信息，洗手，戴防护眼镜。
- 测量体温后将患儿置于蓝光箱中央，单面光疗者将蓝光机移至距离患儿 30 cm 左右位置对准患儿。记录光疗开始时间。
- 光疗时需要监测患儿心率、呼吸、血氧饱和度，严密观察患儿的精神反应、皮肤的完整性以及黄疸的进展情况并做好记录。
- 光疗时至少 2 h 翻身 1 次，3 h 喂奶 1 次，4 h 测量体温 1 次，经常巡视，及时纠正不良体位，防止窒息。
- 光疗过程中必要时可在两餐喂奶之间适当按需喂服温水，补充水分。
- 如患儿有输液、吸氧、留置胃管等其他管道，应注意标志醒目，妥善固定，防止患儿抓脱落。
- 对于烦躁哭闹的患儿及时安抚，分析哭闹原因，以免造成皮肤损伤。
- 记录大小便的颜色、量、形状、次数，观察有无脱水貌。
- 保持蓝光箱内的清洁，及时清理箱内的汗渍、奶渍、呕吐物、大小便等。
- 停光疗：核对停蓝光时间，取下患儿眼罩，更换尿裤，清洁并检查全身皮肤，给患儿穿衣，置于患儿床单位，如为单面光疗，即关闭电源移除光疗机。
- 测量体温。

整理
- 整理用物，关闭蓝光灯，消毒和整理蓝光箱。
- 用物处理符合院感要求。
- 洗手，记录。

18. 光照疗法操作考核细则及评分标准

项目	分值	评分细则	扣分标准	扣分	得分
评估 （5分）	5	评估患儿生命体征、胆红素水平；评估患儿全身皮肤有无异常及皮肤清洁度；评估蓝光治疗仪是否处于正常备用状态，环境是否符合光疗要求；环境适于操作	一项不符合扣1分		
操作前 准备 （10分）	3	护士准备：穿戴整洁，洗手，准备防护眼镜	一项不符合扣1分		
	5	用物准备：准备用物	少一物扣1分，多一物扣0.5分		
	2	患儿准备：患儿裸露全身、戴眼罩、穿尿裤，取舒适卧位	一项不符合扣1分		
操作 过程 （60分）	5	开始光疗：再次评估环境：室温为24—26℃，湿度55%—65%，箱温30—32℃且有湿化水；查对医嘱，核对患儿信息	一项不符合扣2分		
	2	为患儿测量体温，将患儿置于预热的蓝光箱中央	一项不符合扣2分		
	3	患儿取安全舒适体位，防止窒息，皮肤均匀受光	一项不符合扣2分		
	5	患儿输液管道及监护仪导线等妥善固定	一项不符合扣2分		
	2	关好箱门，打开蓝光灯	箱门关的不符合要求扣2分		
	3	记录蓝光治疗开始时间	一项不符合扣2分		
	5	至少2h翻身1次，3h喂奶1次，4h测量体温1次	一项不符合扣2分		
	2	观察光疗效果及全身情况	一项不符合扣2分		
	5	记录生命体征和尿量、胆红素数值	一项不符合扣2分		
	3	监测蓝光箱使用情况，保持箱内清洁	一项不符合扣2分		
	5	记录出入量，保证水分和营养	一项不符合扣2分		
	2	加强巡视，及时安抚，防止患儿抓伤、蹭伤皮肤	一项不符合扣2分		
	5	停止蓝光：评估患儿皮肤黄染消退情况，查对医嘱，核对患儿身份	一项不符合扣2分		
	5	摘眼罩，检查患儿皮肤情况，清洁皮肤，测量体温，更换尿裤后抱回床单位或移除单面蓝光机	一项不符合扣2分		

临床护理技术操作流程及考核指南

项目	分值	评分细则	扣分标准	扣分	得分
	5	关闭电源,终末消毒及保养蓝光治疗仪,记录使用时间	一项不符合扣2分		
	3	洗手,记录	一项不符合扣2分		
操作后处理(10分)	5	整理用物,正确处理使用过的物品	一项不符合扣2分		
	5	洗手,正确填写护理单	一项不符合扣2分		
结果标准(15分)	5	患儿舒适安全,根据护理标准正确且有效率地执行查对制度及贯彻蓝光治疗保护措施	一项不符合扣2分		
	10	体现人文关怀,操作流畅,动作轻柔	一项不符合扣3分		

19. 新生儿经外周中心静脉置管操作流程

评估 {

患儿评估:评估患儿病情是否稳定。评估静脉的弹性、充盈度等。评估患儿穿刺部位皮肤情况。评估患儿的凝血情况。

环境评估:消毒后的房间安全安静、清洁,请无关人员回避。

准备 {

护士准备:操作者(2 人)着装整洁,洗手,戴口罩、圆帽。

用物准备:治疗车、棉签、皮肤消毒液、无菌手术衣、一次性无粉无菌手套、一次性防水垫巾、止血带、测量尺、一次性置管包[内含:治疗巾、无菌大单、孔巾、弯盘(含纱布、手术剪、无菌胶贴、透明敷料)、无菌棉球若干、1.9Fr PICC 导管、穿刺鞘、无针输液接头、10 mL 注射器、100 mL 生理盐水、消毒液、一次性抗过敏胶布、弹力绷带]。

患儿准备:患儿仰卧,置于预热辐射台上,清洁穿刺侧肢体,连接心电监护仪,更换尿裤,去除小衣,以包单包裹身体。

操作
过程 {

查对医嘱,核对患儿信息,洗手、戴口罩。血管选择:扎止血带,评估血管情况。优先选择上肢静脉,其次选择下肢静脉,既往有锁骨骨折或臂丛神经麻痹的一侧手臂不选。上肢静脉首选贵要静脉,次选肘正中静脉,头静脉被作为第三选择。腋静脉尤其对早产儿而是穿刺的最佳位置。下肢静脉常选择大隐静脉,内踝、腘窝均可作为穿刺点。

测量置管长度:患儿平卧。上腔静脉测量法:将预穿刺上肢外展与躯体成 90°,测量预穿刺点至右胸锁关节并向下至第三肋间的长度。下腔静脉测量法:穿刺侧下肢外展,使大腿与腹股沟垂直,测量从预穿刺点沿静脉走向至脐,再由脐至剑突的长度。测量双臂围(肘横纹上方 3—5 cm 处)或腿围。

消毒皮肤:术者打开 PICC 置管包,戴无菌手套,将消毒液倒入弯盘,浸湿棉球。取无菌治疗巾垫在患儿术肢下,助手戴无菌手套协助抬起上肢,用 0.5%碘伏,按照顺时针—逆时针—顺时针的顺序,消毒皮肤 3 遍,消毒范围以穿刺点为中心至整个上肢。术者脱手套、手消毒,穿无菌手术衣,更换无菌手套。铺无菌大单及孔巾,覆盖患儿身体,将消毒后的术肢置于无菌区内,充分暴露穿刺点,保证无菌屏障最大化。

穿刺前准备:助手脱手套,打开 PICC 导管、穿刺鞘、输液接头及 10 mL 注射器外包装,将其放入无菌区内,协助术者抽取生理盐水备用。助手穿无菌手术衣、戴无菌手套。检查导管完整性,按预计长度修剪导管。用 10 mL 生理盐水预冲导管、输液接头并浸润导管。将预冲好的 PICC 导管、输液接头、生理盐水注射器、弯盘(含纱布、无菌胶贴、透明敷料)置于术者旁无菌区内。

操作过程

穿刺置管:助手在预穿刺部位上方倒扎无菌止血带,保证静脉充盈(早产儿可由助手协助,不扎止血带)。再次核对患儿信息,去除针帽,转动针芯,检查穿刺鞘针体是否光滑。以 15°—30°穿刺,见回血后降低穿刺角度再进针 1—2 mm,使穿刺针尖端完全进入静脉。固定针芯,向前推进插管鞘,确保插管鞘送入静脉。术者左手食指、拇指固定插管鞘,助手按压穿刺鞘前端止血并松止血带。鞘下垫无菌纱布,抽出针芯,妥善放置。术者用无菌镊将导管缓慢、匀速送入静脉,助手缓慢推入生理盐水,边推边送,导管送至肩部时,助手将患儿头转向穿刺侧,并将其下颌抵肩,防止导管误入颈内静脉。导管到达预定长度后将患儿头恢复原位。按压穿刺鞘上端静脉,盖无菌纱布,退出并劈开穿刺鞘,将穿刺鞘移除。用生理盐水注射器抽吸回血(不要将血抽到圆盘内),并脉冲式冲管,确定是否通畅。连接输液接头,正压封管。

固定导管:用生理盐水纱布清洁穿刺点周围皮肤血迹,调整导管位置呈"U""L"或"S"形,涂皮肤保护剂(注意不能触及穿刺点),待干。在圆盘上贴第一条胶带,在穿刺点上方放置 1 cm×1 cm 小纱布吸收渗血,无张力放置 6 cm×7 cm 无菌透明敷料,透明敷料下缘与导管圆盘下缘平齐。用第二条胶带在圆盘远侧蝶形交叉固定导管,再以第三条胶带固定圆盘。以高举平台法固定输液接头。助手在胶带上注明 PICC 穿刺日期、术者姓名,并粘贴于透明敷料下缘。

脱手套及无菌手术衣,手消毒,给患儿取舒适卧位,整理床单位,整理用物。
遵医嘱拍 X 线片确定导管尖端位置与走行。如导管位置不佳应及时调整。

用物处理符合院感要求。

整理

洗手,记录导管的型号、规格、批号,所穿刺的静脉名称、双侧臂围。记录置入导管的长度及外露长度,描述穿刺过程是否顺利、患儿有无不适等。记录 X 线胸片结果(导管尖端位置)。

20. 新生儿经外周中心静脉置管操作考核细则及评分标准

项目	分值	评分细则	扣分标准	扣分	得分
评估 （5分）	5	查对医嘱,核对知情同意书,核对患儿信息（两种以上方式）,评估患儿血管条件,血管选择正确;环境适于操作	一项不符合扣1分		
操作前准备 （10分）	3	护士准备:着装整洁,洗手,戴口罩、圆帽	一项不符合扣1分		
	5	用物准备:备齐用物	少一物扣1分,多一物扣0.5分		
	2	患儿准备:患儿仰卧,置于预热辐射台上,清洁穿刺侧肢体,连接心电监护仪,更换尿裤,去除小衣,以包单包裹身体。	一项不符合扣1分		
操作过程 （60分）	5	携用物至床旁,查对医嘱,核对患儿信息,摆放体位,术肢外展与躯体成45°—90°,扎止血带,选择静脉,松止血带,手消毒,打开PICC穿刺包,垫防水垫巾	一项不符合扣2分		
	5	测量导管长度,从预穿刺点沿静脉走向至右胸锁关节,向下至右侧第3肋间,测量臂围,在肘横纹上方3—5 cm处测量上臂围	一项不符合扣2分		
	5	手消毒,戴无菌手套,以0.5%碘伏消毒皮肤3遍,方法及消毒范围同75%乙醇消毒,术者脱手套,手消毒,穿无菌手术衣,更换无菌手套	一项不符合扣2分		
	5	铺无菌大单及孔巾,覆盖患儿身体,将消毒后的术肢置于无菌区内,充分暴露穿刺点	一项不符合扣2分		
	5	助手脱手套,打开PICC导管、穿刺鞘、输液接头及10 mL注射器外包装,将其放入无菌区内,协助术者抽取生理盐水备用	一项不符合扣2分		
	5	助手穿无菌手术衣、戴无菌手套,检查导管完整性,按预计长度修剪导管。用10 mL生理盐水预冲导管、输液接头并浸润导管。将预冲好的PICC导管、输液接头、生理盐水注射器、弯盘（含纱布、无菌胶贴、透明敷料）置于术者旁无菌区内	一项不符合扣2分		
	5	助手在预穿刺部位上方倒扎无菌止血带,保证静脉充盈（早产儿可由助手协助,不扎止血带）,再次核对患儿信息,去除针帽,转动针芯,检查穿刺鞘针体是否光滑。以15°—30°穿刺,见回血后降低穿刺角度再进针1—2 mm,使穿刺针尖端完全进入静脉。固定针芯,向前推进插管鞘,确保插管鞘送入静脉	一项不符合扣2分		

项目	分值	评分细则	扣分标准	扣分	得分
	5	固定插管鞘,松止血带。鞘下垫无菌纱布,撤出针芯,妥善放置,将导管缓慢、匀速送入静脉,助手缓慢推入生理盐水,边推边送,导管送至肩部时,助手将患儿头转向穿刺侧,并将其下颌抵肩,防止导管误入颈内静脉。导管到达预定长度后将患儿头恢复原位。按压穿刺鞘上端静脉,盖无菌纱布,退出并劈开穿刺鞘,将穿刺鞘移除	一项不符合扣2分		
	5	用生理盐水注射器抽吸回血(不要将血抽到圆盘内),并脉冲式冲管,确定是否通畅,连接输液接头,正压封管,清洁穿刺点周围皮肤,调整导管位置,涂皮肤保护剂,待干	一项不符合扣2分		
	5	在圆盘上贴第一条胶带,在穿刺点上方放置1 cm×1 cm 小纱布吸收渗血,无张力放置6 cm×7 cm 无菌透明敷料,透明敷料下缘与导管圆盘下缘平齐	一项不符合扣2分		
	5	用第二条胶带在圆盘远侧蝶形交叉固定导管,再用第三条胶带固定圆盘。以高举平台法固定输液接头,助手在胶带上注明 PICC 穿刺日期、术者姓名,并粘贴于透明敷料下缘	一项不符合扣2分		
	5	脱手套及无菌手术衣,消毒手,遵医嘱拍 X 线片确定导管尖端位置与走行。如导管位置不佳应及时调整	一项不符合扣2分		
操作后处理(10分)	5	给患儿取舒适卧位,整理床单位,整理用物	一项不符合扣2分		
	5	洗手。记录导管的型号、规格、批号,所穿刺的静脉名称,双侧臂围。记录置入导管的长度及外露长度,描述穿刺过程是否顺利、患儿有无不适等。记录 X 线胸片结果(导管尖端位置)	一项不符合扣2分		
结果标准(15分)	10	无菌观念强,无菌屏障最大化	做不到不得分		
	5	操作流畅,动作轻柔	一项不符合扣3分		

21. 新生儿胃肠管管饲操作流程

评估
- 患儿评估:评估患儿管饲喂养的原因。评估患儿鼻腔是否通畅,有无鼻黏膜红肿、破损及食管疾患等。评估患儿意识状态及活动能力。评估患儿有无腹胀等。
- 环境评估:环境清洁、无异味。

准备
- 护士准备:操作者着装整洁,洗手,戴口罩。
- 用物准备:治疗车上层放置压舌板、治疗碗、镊子、胃管(6号或8号)、注射器、治疗巾、纱布、手电筒、棉签、胶布、适量温水(38—40 ℃)、无菌手套、听诊器、管饲流食(38—40 ℃)或药物、水温计、面巾纸、标签贴、手消毒液。治疗车下层备医用垃圾桶、锐器盒、生活垃圾桶。
- 患儿准备:将患儿置于方便操作的地方,如辐射台、暖箱等。

操作过程
- 携用物至床旁,查对医嘱,核对患儿信息,洗手,戴口罩。
- 保护床单位:铺治疗巾于下颌处,将面巾纸放近旁。
- 插胃管方式选择:检查鼻腔或口腔有无异常,是否通畅,根据患儿情况选择鼻插或者口插,用棉签清洁鼻腔或口腔。
- 标记胃管:戴无菌手套,取出胃管,测量胃管的长度(口插:鼻尖至耳垂至剑突;鼻插:发际至鼻尖至剑突+1 cm)并标记。
- 操作润滑胃管:用温水润滑胃管前端。
- 插入胃管过程:将患儿头偏向一侧,左手纱布托住胃管,右手持镊子夹住胃管前端,沿选择侧鼻腔或口腔轻轻插入胃管,插入胃管至咽喉部时(可用手托起患儿颈部),顺着患儿吞咽动作向前推进至预定长度。
- 确认位置:① 注射器连接胃管能抽出胃液。② 用注射器将少许空气注入胃管中,听诊有气过水声。③ 将胃管末端置于盛水的治疗碗中,无气泡溢出(如有大量气泡,证明误入气管)。
- 固定胃管:用胶布固定胃管。
- 标记:在标签写上插管的时间、深度并签名,贴于胃管末端(需要留置胃管者)。
- 注食:① 注射器连于胃管末端,抽吸胃液检查是否在胃内。② 抽吸胃内容物判断有无胃潴留。③ 将管饲流食或药物信息与患儿核对无误后缓慢注入,管饲结束注入少量温开水或空气。处理胃管末端:关闭胃管末端(如胃管末端不能关闭的将其反折用夹子或橡皮筋夹紧)避免反流。
- 擦净患儿面部,取合适的体位,撤除物品。

整理
- 用物处理符合院感要求。
- 洗手,记录。

22. 新生儿胃肠管管饲操作考核细则及评分标准

项目	分值	评分细则	扣分标准	扣分	得分
评估 (5分)	5	评估患儿管饲喂养的原因;评估患儿鼻腔是否通畅,有无鼻黏膜红肿、破损及食管疾患等;评估患儿意识状态及活动能力;评估患儿有无腹胀等情况;环境适于操作	一项不符合扣2分		
操作前准备 (10分)	3	护士准备:着装整洁,洗手,戴口罩	一项不符合扣1分		
	5	用物准备:备齐用物	少一物扣1分,多一物扣0.5分		
	2	患儿准备:将患儿置于方便操作的地方,如辐射台、暖箱等	一项不符合扣1分		
操作过程 (60分)	10	备齐用物,推车至床旁,核对患儿信息	一项不符合扣3分		
	5	洗手,戴口罩	一项不符合扣3分		
	5	取好体位,铺治疗巾于下颌处,将面巾纸放近旁	一项不符合扣2分		
	5	检查鼻腔或口腔有无异常,是否通畅,根据患儿情况选择鼻插或者口插,用棉签清洁鼻腔或口腔	一项不符合扣3分		
	5	戴无菌手套,取出胃管,测量胃管的长度并做标记	一项不符合扣3分		
	5	用温水润滑胃管前端	不符合不得分		
	5	将患儿头偏向一侧,左手纱布托住胃管,右手持镊子夹住胃管前端,沿选择侧鼻腔或口腔轻轻插入胃管,插入胃管至咽喉部时(可用手托起患儿颈部),顺着患儿吞咽动作向前推进至预定长度	一项不符合扣3分		
	5	检查胃管是否在胃内,用胶布固定胃管	一项不符合扣3分		
	5	用标签标记管置入时间、深度并签名贴于末端	一项不符合扣3分		
	5	注射器抽吸胃液再次确认在胃内并判断有无胃潴留,将管饲物信息与患儿信息核对清楚后缓慢注入	一项不符合扣3分		
	5	管饲结束注入少量温水或空气,处理好胃管末端	一项不符合扣3分		

项目	分值	评分细则	扣分标准	扣分	得分
操作后处理 (10分)	5	整理用物,正确处理使用过的物品	一项不符合扣3分		
	5	洗手,正确填写护理单	一项不符合扣3分		
结果标准 (15分)	5	嘱家长发现胃管脱出等异常情况及时告知医护人员	未做到不得分		
	10	操作熟练,动作轻柔,判断合理	一项不符合扣3分		

23. 早产儿暖箱应用操作流程

评估
- 患儿评估:评估患儿病情、胎龄、日龄、出生体重、生命体征等。
- 环境评估:安全、安静、清洁,温湿度适宜。

准备
- 护士准备:着装整齐,举止端庄,洗手,戴口罩。
- 用物准备:暖箱、灭菌注射用水。
- 患儿准备:患儿清洁,穿单衣。

操作过程
- 核对患者信息,向家属解释操作目的及配合要点,取得配合,检查暖箱电线接头有无破损、松脱。
- 将暖箱水槽内加灭菌注射用水至水位指示线。
- 接通电源,打开电源开关,检查各项参数显示是否正常。
- 暖箱预热至 33—35 ℃,湿度保持 55%—65%。
- 根据患儿的孕周、日龄、体重调节暖箱温度。
- 铺好包被,待暖箱温度升高到所需温度。
- 核对患儿信息,将患儿放入暖箱,并根据病情选择合适体位。
- 交接班时应交接暖箱使用情况。
- 对符合标准的患儿予出暖箱。
- 核对新生儿的信息。
- 为新生儿穿好衣服,包好包被。
- 放入小床,并加被保暖。

整理
- 切断电源,整理用物,暖箱终末消毒。
- 洗手,记录。

24. 早产儿暖箱应用操作考核细则及评分标准

项目	分值	评分细则	扣分标准	扣分	得分
评估 （5分）	5	评估患儿胎龄、体重、日龄等，检查暖箱性能，评估病情；环境适于操作	一项不符合扣2分		
操作前 准备 （10分）	2	护士准备：着装整齐，举止端庄，洗手，戴口罩	一项不符合扣1分		
	3	用物准备：备齐用物	少一物扣1分，多一物扣0.5分		
	5	患儿准备：患儿清洁，穿单衣	一项不符合扣1分		
操作 过程 （60分）	5	检查暖箱电线接头有无破损、松脱	未检查不得分		
	5	水槽内加灭菌注射用水至水位线	一项不符合扣3分		
	5	接通电源，打开电源开关，检查各项参数显示是否正常	一项不符合扣2分		
	5	暖箱预热至33—35 ℃，湿度保持55%—65%	一项不符合扣3分		
	5	根据患儿的孕周、日龄、体重调节暖箱温度，待暖箱升高到所需温度	一项不符合扣2分		
	5	核对患儿信息	做不到不得分		
	5	将患儿放入暖箱，并根据病情选择合适体位	一项不符合扣3分		
	5	每日测体重1次，交班时各班应交接暖箱使用情况，患儿需要暂时出暖箱接受治疗检查时要注意保温	一项不符合扣2分		
	5	水槽内蒸馏水每日更换1次，每日清洗1次，每周消毒1次，箱内一切用物（布类）均需经过高温消毒	一项不符合扣2分		
	5	对符合标准的患儿予出暖箱	一项不符合扣5分		
	5	核对患儿信息，为新生儿穿好衣服，包好包被	一项不符合扣3分		
	5	放入小床，并加盖被子保暖	一项不符合扣3分		
操作后 处理 （10分）	8	切断电源，整理用物，暖箱终末消毒处理	一项不符合扣2分		
	2	洗手，记录	一项不符合扣1分		
结果 标准 （15分）	15	动作轻柔，有爱伤观念；操作程序流畅；患儿体位适当，卧位舒适；床单位整齐、平整	一项不符合扣2分		

儿科护理技术操作流程知识点

1. 心电监护常见报警原因有哪些?

① 测量值高于或低于报警限;② 导联脱落或无导联,电极片脱落或不粘连;③ SpO_2 传感器故障;④ 袖带充气延时,仪器故障。

2. 应用暖箱的目的是什么? 患儿入箱的条件是什么?

目的:以科学的方法,创造一个温度与湿度都适宜的环境,使患儿体温保持稳定,用以提高未成熟儿的成活率,利于高危儿的生长发育。

患儿入箱的条件:出生体重低于 2000 g 或高危儿。

3. 患儿入暖箱前要做何准备? 患儿入箱后主要护理内容有哪些?

入暖箱前:① 护士准备;② 用物准备;③ 患儿准备;④ 环境准备。

患儿入箱后护理内容:① 密切观察患儿面色、呼吸、心率、体温变化,随体温变化调节暖箱温度;② 各种操作应集中,动作要轻柔、熟练、准确;③ 每日于固定时间测患儿体重一次;④ 交接班时应交接暖箱使用情况;⑤ 患儿需暂时出暖箱接受治疗和检查时要注意保温;⑥ 各项操作严格执行无菌技术。

4. 光照疗法的目的是什么?

光照疗法是用于新生儿高胆红素血症的辅助疗法,是为了使患儿血中的间接胆红素经光氧化分解为直接胆红素,随胆汁、尿液排出体外。

5. 光照疗法入箱前的准备工作有哪些?

① 患儿评估;② 清洁患儿皮肤;③ 禁止在皮肤上涂粉和油类,修剪指甲(防止抓伤皮肤);④ 测体重、体温(记录),喂奶、喂水,用纸尿裤遮盖会阴部(特别要注意保护男婴生殖器);⑤ 戴护眼罩,患儿全身裸露抱入已预热好的光疗箱中(记录时间、箱温)。

6. 光照疗法的注意事项有哪些?

① 保持灯管及照射板清洁;② 灯管使用不得超过规定的有效时间,以保证灯管照射的效果;③ 在照射过程中,勤巡视,及时清除患儿的呕吐物、汗水、大小便,保持箱体玻璃的透明度;④ 光疗结束后,做好整机的清洁、消毒工作。光疗箱应放在干净、湿温度变化小、无阳光直射的地方。

7. 简述儿童 PICC 置管静脉的选择和导管的选择。

静脉的选择:3 月龄以下的婴儿可选择颞浅静脉、耳后静脉、大隐静脉或肘正中静脉;4 月龄至能走路的儿童可选择大隐静脉、头静脉、贵要静脉或肘正中静脉;其他年龄的儿童可选择贵要静脉、头静脉、肱静脉或肘正中静脉。

导管的选择:儿童常用的导管型号为 1.9F/3F/4F。建议使用可满足治疗需要的最小径导管,以降低血栓性静脉炎的发生率。

8. 婴幼儿灌肠法的目的是什么?

刺激肠蠕动,软化和清除粪便,排除肠内积气,减轻腹胀,降温。

9. 灌肠的注意事项有哪些?

① 根据患儿年龄选择合适的肛管和灌肠液与量;② 灌肠中要注意保暖,避免受凉;③ 液体速度应慢;④ 灌肠过程中注意观察患儿的情况,如突然腹痛或腹胀应立即停止灌肠,

并通知医生;⑤ 若为降温灌肠,液体应保留 30 min 后再排出,排便 30 min 后测体温并记录。

10. 灌肠过程中如排出物有血如何处理?

应停止灌肠,严密观察,并报告医生以排除肠损伤。

11. 灌肠液注入受阻时应怎么处理?

应检查有无粪块阻塞或肛管受折,也可协助患儿变换体位或调整插入深度,多次移动肛管,反复灌洗。

12. 吸痰量、痰液黏稠度观察与分度有哪些?

① Ⅰ度(稀痰)痰如米汤或泡沫样,吸痰后,吸痰管玻璃接头内壁上无痰液滞留。

② Ⅱ度(中度黏痰)痰液外观较Ⅰ度黏稠,吸痰后少量痰液在吸痰管玻璃接头内壁滞留,但易被水冲洗干净。

③ Ⅲ度(重度黏稠痰)痰液外观明显黏稠。常呈黄色,吸痰管常因负压过大塌陷。吸痰管玻璃接头内壁滞留大量痰液,不易被水冲净。

第十八章 急危重症护理技术操作流程及评分标准

1. 心电监护操作流程

评估
- 患者评估：核对患者信息,评估患者病情、意识状态、酒精过敏史、皮肤状况、指甲有无异常、双上肢有无偏瘫、情绪反应、合作程度、需求等。
- 环境评估：光线适宜,无电磁波干扰。

准备
- 护士准备：着装整齐,洗手,戴口罩。
- 用物准备：监护仪、电极片、75%酒精、棉签、弯盘、护理记录单。
- 患者准备：向患者及家属解释心电监护目的及配合要点,取得配合。

操作过程
- 携用物至床旁,核对患者信息,解释操作目的,取得配合,予平卧位或半卧位。
- 连接电源,打开主机开关,进入监护界面,检查心电监护仪性能,根据监护的项目设置监护通道,初步调节报警界限为正常范围±20%。
- 连接电极片,进入"主菜单",输入患者的一般信息(也可口述),根据需要监护的项目,设置相应的监护通道。
- 进入"报警"菜单,设置各监护参数上下限。暴露患者的胸部(避免过多暴露),以75%酒精清洁患者皮肤,消毒液待干后粘贴电极片于患者身体正确部位。
- 安放电极片：右上(RA),胸骨右缘锁骨中线第二肋间；左上(LA),胸骨左缘锁骨中线第二肋间；左下(LL),左下腹。正确连接 SPO_2 指套,观察数值,进入 SPO_2 模块调节波形,打开脉率。正确连接血压袖带(袖带位置为肘上两横指,松紧以能插入一指为宜),启动设备测血压。
- 进入心电子菜单,设置合适导联(P波清楚,导联一般为Ⅱ导联),调节振幅,监测波形清晰,无干扰。
- 进入 NBP 子菜单设置测量血压方式、间隔时间。
- 待各数值稳定后,调节报警范围为实际测得值的±20%,打开报警开关,发现报警及时处理。
- 正确读取监护参数、正确识别心电波形,并告知患者及家属注意事项。
- 协助患者取舒适体位。整理各导联线,导线从患者颈部穿过,禁止从腰部穿过。
- 向患者及家属交代注意事项：① 导线避免牵拉,防止导线脱落。② 不要在周围使用手机,避免电磁波干扰。③ 电极片粘贴处皮肤如果出现疼痛时告知护士。④ 身上连接的导线不要擅自去除,不要擅自调节监护仪。⑤ 翻身注意导线不要压在身下。洗手,记录。
- 遵医嘱停止心电监护,床边核对患者信息,向患者解释操作目的,取得配合。
- 取下心电监护、血压袖带、SPO_2 指套。用纱布擦洗电极片处导电糊。
- 关闭监护仪,断开电源,撤离导线。

整理
- 用物处理符合院感要求。监护仪充电,备用。
- 洗手,记录。

2. 心电监护考核细则及评分标准

项目	分值	评分细则	扣分标准	扣分	得分
评估 （5分）	5	核对患者信息，评估患者病情、意识状态、酒精过敏史、操作部位皮肤状况、指甲有无异常、双上肢有无偏瘫、配合程度；环境适于操作，无电磁波干扰	一项不符合扣2分		
操作前 准备 （10分）	3	护士准备：着装整洁，洗手，戴口罩	一项不符合扣1分		
	5	用物准备：备齐用物	少一物扣1分，多一物扣0.5分		
	2	患者准备：向患者及家属解释操作目的及配合要点，取得配合	一项不符合扣1分		
操作 过程 （60分）	5	携用物至床旁，核对患儿信息，解释操作目的，取得配合。根据病情取合适体位	一项不符合扣3分		
	5	连接电源，监护仪开机，连接电极片。进入"主菜单"：点击输入患者信息的子菜单，输入患者的一般信息。根据需要监护的项目，设置相应的监护通道。进入"报警"菜单，设置各监护参数上下限	一项不符合扣3分		
	5	暴露患者的胸部（避免过多暴露），清洁粘贴电极处的皮肤。粘贴电极片于患者胸前正确位置	一项不符合扣3分		
	5	正确连接心电各导联、接 SPO₂ 指套。正确连接血压袖带，启动测血压	一项不符合扣3分		
	5	进入心电子菜单，设置合适导联（P波清楚，导联一般选择Ⅱ导联），调节振幅，监测波形清晰，无干扰	一项不符合扣3分		
	5	进入 NBP 子菜单设置测量血压方式、间隔时间	一项不符合扣3分		
	5	待各数值稳定后，设置报警上下限，打开报警开关，发现报警及时处理	一项不符合扣3分		
	5	正确读取监护参数，正确识别心电波形，并告知患者及家属注意事项。协助患者取舒适体位	一项不符合扣3分		
	5	洗手，记录	一项不符合扣3分		
	5	停止心电监护核对并告知患者及家属，解释操作目的，取得配合	一项不符合扣3分		
	5	关闭监护仪，断开电源，撤离导线	一项不符合扣3分		
	5	清洁皮肤，协助患者取舒适体位	一项不符合扣3分		
操作后 处理 （10分）	5	整理用物，正确处理使用过的物品	一项不符合扣2分		
	5	洗手，正确记录护理单	一项不符合扣2分		
结果 标准 （15分）	5	导联连接正确，报警设置合理	一项不符合扣2分		
	10	操作程序流畅，动作轻柔，有爱伤观念	一项不符合扣2分		

3. 心电图操作流程

评估
- 患者评估：核对患者信息（床号、姓名、腕带等），评估患者病情，及合作程度，排除剧烈活动及进食热饮料。
- 环境评估：整洁、安静，温度适宜（不低于 18 ℃）。以屏风遮挡。

准备
- 护士准备：着装整洁，戴口罩，洗手。
- 用物准备：医嘱单、心电图机、生理盐水或 75％酒精棉球、治疗碗、血管钳。
- 患者准备：向患者解释操作目的及配合要点，取得配合（急诊抢救例外）。

操作过程
- 连接电源，开机，检查机器性能。打开心电图应用程序，录入患者基本信息。
- 暴露两手腕内侧、两下肢内踝、胸部，用生理盐水或 75％酒精棉球擦拭。
- 正确连接导联电极：
- 肢体导联：红色——右腕；黄色——左腕；绿色——左内踝；黑色——右内踝。
- 胸导联：
  - V1——胸骨右缘第四肋间；
  - V2——胸骨左缘第四肋间；
  - V3——V2 与 V4 连线中点；
  - V4——左锁骨中线第五肋间；
  - V5——左腋前线平 V4 水平；
  - V6——左腋中线平 V4 水平。
- 让患者安静，正确描记各导联心电图，待心电图波形清晰，点击采集，保存，并上传至心电图室。
- 观察患者病情及皮肤有无破溃情况，注意保暖。
- 去除导联线，关闭心电图机。
- 协助患者取舒适体位，整理床单位。
- 及时与心电图室沟通，领回心电图报告单，了解病情。

整理
- 整理用物，污物处置符合院感要求。
- 洗手，记录。
- 心电图机充电备用。

4. 心电图操作考核细则及评分标准

项目	分值	评分细则	扣分标准	扣分	得分
评估（5分）	5	核对患者信息，评估患者病情、皮肤情况及配合程度等，排除剧烈活动及进食热饮料；环境适于操作，无电磁波干扰	一项不符合扣2分		
操作前准备（10分）	2	护士准备：着装整洁，洗手，戴口罩	一项不符合扣1分		
	3	用物准备：备齐用物	少一物扣1分，多一物扣0.5分		
	5	患者准备：向患者解释操作目的及配合要点，取得配合	一项不符合扣1分		
操作过程（60分）	2	携用物到床边，再次核对患者信息，与患者交流	一项不符合扣1分		
	5	连接电源，开机，检查机器性能，打开心电图应用程序，录入患者基本信息	一项不符合扣2分		
	5	暴露两手腕内侧、两下肢内踝、胸部，用生理盐水或75％酒精棉球擦拭	一项不符合扣1分		
	20	正确连接导联电极肢体导联：红色——右腕、黄色——左腕、绿色——左内踝、黑色——右内踝。胸导联：V1——胸骨右缘第四肋间；V2——胸骨左缘第四肋间；V3在V2与V4连线的中点；V4——左锁骨中线第五肋间；V5——左腋前线平V4水平；V6——左腋中线平V4水平	连接导联错误一处扣2分		
	10	让患者安静，正确描记各导联心电图，待波形清晰，采集、保存并上传至心电图室	一项不符合扣3分		
	5	观察患者病情及皮肤有无破溃，注意保暖	一项不符合扣2分		
	4	描记结束去除导联线，关闭心电图机	一项不符合扣2分		
	4	协助患者取舒适体位，整理床单位	一项不符合扣2分		
	5	及时与心电图室沟通，领回报告，了解病情	一项不符合扣2分		
操作后整理（10分）	6	整理用物，污物处置符合院感要求	一项不符合扣2分		
	2	洗手，记录	一项不符合扣1分		
	2	心电图机充电备用	一项不符合扣1分		
结果标准（15分）	15	操作程序流畅，导联电极连接准确；动作轻柔，有爱伤观念；操作程序流畅；床单位整齐、平整	一项不符合扣2分		

5. 单人心肺复苏操作流程

评估 {
现场确认环境安全。

确认患者无意识、无运动、无呼吸(终末叹气应看作无呼吸)、无颈动脉搏动,

方法正确。
}

准备 {
护士准备:着装整洁,态度庄重,反应敏捷。

用物准备:硬板或硬板床、纱布两块、AED(自动除颤仪)、简易呼吸气囊。

患者准备:仰卧在坚实表面(地面或垫板),取去枕平卧位,解开上衣、腰带,

暴露胸腹部。
}

操作过程 {
判断意识:拍打患者双肩,与其双侧耳边大声呼唤患者:"你怎么了?"若患者

意识丧失,呼叫其他医务人员,看时间,取 AED。

将患者置于平卧位,解开衣扣及裤带,判断颈动脉搏动,时间小于 10 s。

若无颈动脉搏动,行胸外按压,护士立于患者右侧,患者肩膀位于双足正中。

确定按压部位:患者双乳头连线的胸骨中心。

按压方法:操作者将一手掌根部紧贴在患者双乳头连线的胸骨中心,另一手

掌根部重叠放于其手背上,手指并拢,只以掌根部接触按压部位,双臂伸

直,垂直按压,使胸骨下陷 5—6 cm,每次按压后使胸廓完全反弹,放松时

手掌不能离开胸廓,按压频率至少为 100—120 次/min(按压 30 次),按压

过程中按压与放松时间相等。

颈部情况,开放气道:清除口腔分泌物(必要时去除口腔异物或义齿),打开

气道,给予口对口呼吸 2 次通气,同时观察患者胸廓起伏情况。胸外按压

与人工呼吸比例为 30∶2,交替进行。

5 个循环后进行评估(颈动脉搏动、呼吸、瞳孔、口唇及甲床颜色)。复苏成

功,看时间,检查有无并发症,继续予以生命支持。

注意保暖,患者取舒适体位,注意观察患者意识状态、生命体征及尿量情况。
}

整理 {
整理用物,污物处置符合院感要求。

洗手,记录。
}

6. 单人心肺复苏操作考核细则及评分标准

项目	分值	评分细则	扣分标准	扣分	得分
评估 (5分)	5	核对患者信息,确认患者无意识、无运动、无呼吸(终末叹气应看作无呼吸)、无颈动脉搏动,环境安全,无闲杂人员	一项不符合扣2分		
操作前 准备 (10分)	2	护士准备:着装整洁,态度庄重,反应敏捷	一项不符合扣2分		
	3	用物准备:备齐用物	少一物扣2分,多一物扣1分		
	5	患者准备:向患者解释操作目的及配合要点,取得配合	一项不符合扣1分		
操作 过程 (60分)	5	判断意识:拍打患者双肩,于其双侧耳边大声呼唤患者:"你怎么了?"患者意识丧失,呼叫其他医务人员,看时间,取AED	未判断意识扣4分,未看时间扣1分		
	5	将患者置于平卧位,解开衣扣及裤带	一项不符合扣2分		
	5	判断大动脉搏动,时间小于10 s,若无颈动脉搏动,行胸外按压,护士立于患者右侧,肩膀位于双足正中	未判断大动脉搏动扣3分,时间不够扣2分		
	25	确定按压部位:患者双乳头连线的胸骨中心。按压方法:操作者将一手掌根部紧贴在患者双乳头连线的胸骨中心,另一手掌根部重叠放于其手背上,手指并拢,只以掌根部接触按压部位,双臂伸直,垂直按压,使胸骨下陷少5—6 cm,每次按压后使胸廓完全反弹,放松时手掌不能离开胸廓,按压频率至少为100—120次/min(按压30次),按压与放松时间相等	未定位扣2分,未观察患者面色扣3分,按压部位不当扣3分,按压姿势不正确扣5分,单次按压深度不当扣0.1分,按压频率不当扣5分,按压与放松时间不当扣2分		
	10	开放气道:检查颈部情况,将患者头偏向一侧,清理呼吸道,取下义齿。采取仰头举颏法(医务人员对于创伤患者使用推举下颌法)开放气道,给予口对口呼吸2次通气,同时观察患者胸廓起伏情况	一项不符合扣2分		
	5	胸外按压与人工呼吸比例为30∶2,交替进行	人工呼吸方法不当扣3分,按压与呼吸比例不当扣2分		
	5	5个循环后进行评估(颈动脉搏动、呼吸、瞳孔、口唇及甲床颜色)。复苏成功,看时间、检查有无并发症,继续予生命支持	未判断扣5分,判断不准确扣3分		

项目	分值	评分细则	扣分标准	扣分	得分
操作后处理（10分）	8	注意保暖,患者取舒适体位,注意观察患者意识状态、生命体征及尿量变化。整理用物,污物处理符合院感要求	一项不符合扣2分		
	2	洗手,记录	一项不符合扣2分		
结果标准（15分）	15	抢救成功;复苏后无并发症;操作程序流畅,在规定时间内完成;动作轻柔,有爱伤观念	一项不符合扣2分		

7. 成人双人心肺复苏操作流程

评估 {
确认现场环境安全。

确认患者无意识、无运动、无呼吸(终末叹气应看作无呼吸)。

准备 {
护士1、护士2准备:着装整洁,态度庄重,反应敏捷。

用物准备:硬板床,纱布两块、AED、呼吸囊、氧气装置。

环境准备:脱离危险环境或使用隔帘,清除与抢救无关人员。

操作过程 {
护士1判断患者意识,轻拍患者双肩,大声呼唤患者,看开始复苏时间。

护士1立即呼救,护士2取AED。

护士1判断大动脉搏动,评估时间小于10 s。

护士1定位,胸外按压。按压部位:两乳头连线中点;按压深度:使胸骨下陷5—6 cm;按压频率:按压频率:100—120次/min。

护士2带AED和呼吸气囊及氧气装置到达,调节氧流量至10 L/min。护士1检查患者颈部情况,患者头偏向一侧,清理呼吸道,取下义齿,开放气道,给予口对口呼吸2次,观察胸部起伏情况。

护士2开AED开关,粘贴电极片,自动分析,确认周围无人员直接或间接与患者接触,按压放电按钮除颤。除颤后护士1继续进行胸外后按。

护士2开放气道。

护士2人工呼吸:以"EC"手法使用气囊,挤压气囊连续2次,通气频率为8—10次/min。

护士1和护士2配合按压与通气比为30∶2,连续5个循环。

护士1判断心肺复苏是否有效,评估时间小于10 s,未成功。

护士2与护士1换位,护士2定位、胸外按压。

护士1开放气道:托颌法。

护士1人工呼吸。

护士2做5个循环后判断心肺复苏是否有效,如未成功则继续进行CPR,评估时间小于10 s。

护士2观察患者有无并发症,协助患者安置体位,整理衣物,注意保暖。

整理 {
处理用物,污物处置符合院感要求。

洗手,记录。

8. 成人双人心肺复苏操作考核细则及评分标准

项目		分值	评分细则	扣分标准	扣分	得分
评估 (5分)		5	核对患者信息,确认患者无意识、无运动、无呼吸(终末叹气应看作无呼吸)、无颈动脉搏动;环境适于操作,无闲杂人员	一项不符合扣2分		
操作前准备 (10分)		2	护士准备:着装整洁、态度庄重、反应敏捷	一项不符合扣2分		
		3	用物准备:备齐用物	一项不符合扣1分		
		5	环境准备:脱离危险环境或使用隔帘,清除与抢救无关人员	少一物扣2分,多一物扣1分		
操作过程 (60分)	护士① (60分)	5	护士1判断患者意识,轻拍双肩,呼唤患者,看开始复苏时间	未判断意识扣4分,未看时间扣1分		
		5	护士1呼救,护士2取AED	一项不符合扣2分		
		5	护士1判断大动脉搏动,评估时间小于10 s	未判断扣3分,时间少扣2分		
		30	护士1定位胸外部位:两乳连线中点。按压深度:5—6 cm;按压频率:100—120 次/min	未定位扣2分,未观察患者面色扣3分,按压部位不当扣3分,按压姿势不正确扣5分,单次按压深度不当扣0.1分,按压频率不当扣5分,按压与放松时间不当扣2分		
		5	护士1开放气道	开放气道手法不正确扣5分		
		5	护士1人工呼吸	人工呼吸方法不当扣2分,按压与呼吸比例不当扣2分		
		5	5个循环后护士1判断心肺复苏是否有效	未判断扣5分,判断不正确扣3分		
	护士2 (60分)	5	护士2带AED和呼吸气囊、装置到达	一项不符合扣2分		
		10	护士2开AED开关,粘贴电极片,自动分析,嘱咐"所有人离开",电击	一项不符合扣2分		
		5	护士2开放气道:托颌法	开放气道手法不正确扣5分		
		5	护士2人工呼吸	方法不当扣3分,按压与呼吸比例不当扣2分		

项目	分值	评分细则	扣分标准	扣分	得分
	30	护士2换位至患者另一侧,定位胸外按压按压部位:两乳两线中点;按压深度:5—6 cm;按压频率:100—120 次/min	未定位扣2分,按压部位不当扣3分,按压姿势不正确扣5分,单次按压深度不当扣0.1分,按压频率不当扣5分,按压与放松时间不当扣2分		
	5	5个循环后,护士2判断心肺复苏是否有效,评估时间小于10 s	未判断扣5分,判断不准确扣3分		
操作后处理(10分)	5	操作熟练、正确,有急救意识	操作不熟练扣2分,无急救意识扣3分		
	5	关心爱护患者,体现救死扶伤精神,无并发症	一项不符合扣2分		
结果标准(15分)	15	抢救成功;复苏后无并发症;操作程序流畅,配合默契,在规定时间内完成;动作轻柔,有爱伤观念	一项不符合扣2分		

9. 止血、包扎、固定、搬运操作流程

评估
- 患者评估:快速评估患者伤情、出血量、配合程度及生命体征。
- 环境评估:整洁、安全、安静,适宜操作。

准备
- 护士准备:着装整齐、态度庄重、反应敏捷,洗手,戴口罩。
- 用物准备:无菌手套、纱布、纱布垫、止血带、止血钳、绷带、三角巾、胸带、腹带、夹板、弯盘、平车、枕头、被子、快速手消毒液等,必要时备急救物品与药品。
- 患者准备:向患者解释操作目的及配合要点,取得配合(急诊抢救例外)。

操作过程
- 携用物到床边,核对患者信息,交代注意事项,取合适体位,评估生命体征是否稳定。
- 充分暴露受伤部位,彻底检查受伤部位,根据创伤程度选择合适的处理措施,注重无菌原则和职业防护。
- 止血:选用正确的方法止血,使用止血带时应正确选择结扎部位,应放衬垫,标注时间,定时放松,并判断远端动脉搏动情况。
- 包扎:伤口先清创再包扎,松紧适宜,遵循"三点、一走行"等包扎原则。
- 固定:对可疑骨折妥善固定,选用合适的夹板正确固定各骨折部位,骨隆突处要用纱布垫保护,松紧适度,随时观察末梢血液循环情况。
- 搬运:再次评估能否搬运。准确、安全搬运伤员,途中随时观察伤员的病情变化,并及时予恰当的处理。
- 转运到达目的地时与接收医护人员详细交接病情,并签字。

整理
- 整理用物,污物处置符合院感要求。
- 洗手,记录。

10. 止血、包扎、固定、搬运操作考核细则及评分标准

项目	分值	评分细则	扣分标准	扣分	得分
评估 (5分)	5	快速评估患者伤情、出血量、配合程度及生命体征;环境适于操作	一项不符合扣2分		
操作前 准备 (10分)	2	护士准备:着装整洁,洗手,戴口罩	一项不符合扣1分		
	3	用物准备:备齐用物	少一物扣1分,多一物扣0.5分		
	5	患者准备:向患者解释操作目的及配合要点,取得配合	一项不符合扣1分		
操作 过程 (60分)	5	核对患者信息,交代注意事项,取合适体位,评估生命体征是否稳定	一项不符合扣2分		
	5	充分暴露受伤部位,彻底检查受伤部位,根据创伤程度选择合适的处理措施,注重无菌原则和职业防护	一项不符合扣2分		
	5	止血:选用正确的方法止血,使用止血带时应正确选择结扎部位,应放衬垫,标注时间,定时放松,并判断远端动脉搏动情况	止血方法不正确扣3分,一项不符合扣2分		
	15	包扎:伤口先清创再包扎,松紧适宜,遵循"三点、一走行"等包扎原则	未先清创扣5分,包扎不规范、不舒适各扣5分		
	15	固定:对可疑骨折妥善固定,选用合适的夹板正确固定各骨折部位,骨隆突处要用纱布垫保护,松紧适度,随时观察末梢血液循环情况	固定方法不正确扣4分,过紧或过松扣2分,未随时观察末梢血液循环情况扣2分		
	15	搬运:再次评估能否搬运。准确、安全搬运伤员,途中随时观察伤员的病情变化,并及时予恰当的处理	未评估扣2分,违反搬运原则扣4分,未随时观察病情扣2分,处理不及时、不恰当扣2分		
操作后 处理 (15分)	5	转运到达目的地时与接收医护人员详细交接病情,并签字	一项不符合扣2分		
	5	洗手,详细记录	未记录扣5分		
	5	用物归位,污物处置符合院感要求	一项不符合扣2分		
操作熟 练程度 (10分)	5	操作熟练,动作轻稳,程序流畅	操作不熟练扣5分		
	5	急救意识强	急救意识不强扣5分		

11. 心电监护操作流程

评估 {
患者评估：核对患者信息（床号、姓名、腕带等），评估患者病情、皮肤状况、酒精过敏史、肢体活动情况、末梢血运及甲床是否正常、意识状态、需求，注意保护患者隐私，注意保暖。

环境评估：光线良好，无电磁波干扰。
}

准备 {
护士准备：着装整齐，洗手，戴口罩。

用物准备：监护仪、电极片、棉签、酒精（75%）或生理盐水、弯盘、记录单、治疗盘。

患者准备：向患者解释操作目的及配合要点，取得配合。
}

操作过程 {
携用物至床边，核对患者信息，与患者交流，摆放适当体位，解释操作目的，取得配合。

连接电源，开机，检查监护仪性能。

进入"主菜单"，输入患者的一般信息。

进入"监护仪系统设置"，根据需监护的内容，设置相应的监护通道。

局部皮肤清洁，准确放置电极片。五导联——右上（RA）：右锁骨中线第一肋间；左上（LA）：左锁骨中线第一肋间；右下（RL）：右锁骨中线剑突水平处；左下（LL）：左锁骨中线剑突水平处；胸导（C）：胸骨左缘第四肋间。

正确连接 SPO_2 指套；正确连接血压袖带，肱动脉：袖带平整置于上臂中部，下臂距离肘窝 2—3 cm，松紧以能放入 1 指为宜；腘动脉：袖带缠于大腿下部，下缘距腘窝 3—5 cm。选择 Ⅱ 导联，调节振幅，监测波形无干扰，进入 NBP 子菜单，设置测量血压方式，间隔时间，启动设备测血压。

根据患者实际情况设置报警上下限，及时处理报警。

识别心电图，正确读取监护参数。

整理床单位，协助患者取舒适体位，交代注意事项，正确处理用物，洗手，记录。

停止心电监护时应告知患者，核对相关信息，取得患者配合。

关闭监护仪，去除电极片和导联线，清洁皮肤。

协助患者取舒适体位，整理导联线，消毒。
}

整理 {
用物、物品处理符合院感要求。

洗手，记录。
}

12. 心电监护操作考核细则及评分标准

项目	分值	评分细则	扣分标准	扣分	得分
评估 (5分)	5	核对患者信息,评估患者病情、酒精过敏史、胸部皮肤、肢体活动、末梢血运及甲床是否正常、意识状态、需求等;环境适于操作,无电磁波干扰	一项不符合扣2分		
操作前准备 (10分)	2	护士准备:着装整齐,洗手,戴口罩	一项不符合扣1分		
	3	用物准备:备齐用物	少一物扣1分,多一物扣0.5分		
	5	患者准备:向患者解释操作目的及配合要点,取得配合	一项不符合扣1分		
操作过程 (60分)	2	携用物至床边,核对患者信息,与患者交流,取合适体位,解释操作目的,取得配合	一项未做到扣1分		
	5	连接电源,开机,检查监护仪性能	一项不符合扣2分		
	5	进入"主菜单":点击输入患者信息的子菜单,输入患者的一般信息	一项不符合扣2分		
	5	进入"监护仪系统设置"菜单,根据监护的内容,设置相应的监护通道	一项不符合扣2分		
	5	清洁局部皮肤,正确放置电极片	一项不符合扣2分		
	10	正确连接心电各导联,接 SPO$_2$ 指套	一项不符合扣2分		
	5	正确连接血压袖带,启动测血压	一项不符合扣2分		
	5	根据患者实际情况,设置报警上下限,及时发现报警,及时处理	一项不符合扣2分		
	5	识别心电图,正确读取监护参数,及时记录	一项不符合扣2分		
	5	停止心电监护时向患者说明,核对信息并取得配合,整理床单位,交代注意事项	一项不符合扣2分		
	5	按关机程序关机,撤去各导线,清洁患者皮肤	不符合扣5分		
	3	协助患者取舒适体位,整理床单位,导线妥善处理	一项不符合扣1分		
操作后处理 (10分)	8	整理用物,污物处置符合院感要求	一项不符合扣2分		
	2	洗手,记录	一项不符合扣2分		
结果标准 (15分)	15	监护导联连接正确,报警设置合理;动作轻柔,有爱伤观念;操作程序流畅;床单位整齐、平整	一项不符合扣2分		

13. 有创呼吸机使用操作流程

评估
患者评估：评估患者病情，意识状体，配合程度，口腔情况，人工气道型号、深度、固定情况，气囊情况，双肺呼吸音情况，生命体征，自主呼吸情况。

环境评估：环境整洁，光线明亮，适宜操作。

准备
用物准备：呼吸机管路一套、输液器、气囊压力表、模拟肺、吸氧装置、纱布、简易呼吸气囊、听诊器、吸氧卡、吸痰装置、灭菌注射用水。

患者准备：对于清醒患者，向其解释操作目的，取得配合；对于烦躁患者，可适当给予镇静剂。

护士准备：洗手，戴口罩、帽子，衣着整齐。

操作过程
携用物至床边，核对患者信息，对于清醒患者与其交流，交代配合要点。

连接电源、气源。

用输液器连接湿化罐，加灭菌注射用水至水位线。

正确连接呼吸机管道，连接紧密，患者端连接模拟肺。

开机程序：依次打开湿化罐开关、主机开关（有空气压缩机的最先开压缩机）。

做好密闭性测试和流量传感器测试。

根据病情遵医嘱选择呼吸模式，正确设置参数和报警。

接模拟肺，观察呼吸机运行是否正常。

呼吸机运行正常后脱模拟肺，将呼吸机与患者的人工气道正确连接。

听诊两肺呼吸音，评估患者通气后状况，及时排除呼吸机故障，根据患者实际情况，调节呼吸机参数与报警参数。无禁忌证者，床头抬高 30°—45°。

通气半小时后抽动脉血气分析，根据血气结果调节参数。

掌握撤机指征，脱机后患者吸氧，呼吸机接模拟肺，处于床旁待机状态，观察患者呼吸方式，胸廓运动、起伏情况，听诊双肺呼吸者。关机程序：关主机，关压缩机或拔气源，关湿化器，拔电源。整理床单位，协助患者取舒适体位，交代注意事项。

整理
用物按院感要求处理。

洗手，记录。

14. 有创呼吸机使用操作考核细则及评分标准

项目	分值	评分细则	扣分标准	扣分	得分
评估 （5分）	5	核对患者信息；评估患者病情，配合程度，口腔情况，人工气道型号、深度、固定情况，气道是否通畅，缺氧程度，生命体征，气囊压力，双肺呼吸音；环境适于操作	一项不符合扣2分		
操作前准备 （10分）	2	护士准备：着装整齐，洗手，戴口罩	一项不符合扣1分		
	3	用物准备：备齐用物	少一物扣1分，多一物扣0.5分		
	5	患者准备：向患者解释操作目的及配合要点，取得配合	一项不符合扣1分		
操作过程 （60分）	2	携用物至床边，核对患者信息，对于清醒患者与其交流，交代配合要点	一项不符合扣1分		
	2	连接电源、气源	一项不符合扣1分		
	5	用输液器连接湿化罐，加灭菌注射用水至水位线	一项不符合扣2分		
	10	正确连接呼吸机管道，积水杯放在最低处	一项不符合扣2分		
	5	开机程序：依次打开湿化罐开关、主机开关（有压缩机最先开压缩机开关）	一项不符合扣2分		
	5	做好密闭性测试和流量传感器测试	一项不符合扣2分		
	5	根据病情遵医嘱选择呼吸模式，正确设置操作参数和报警上、下限	一项不符合扣2分		
	3	接模拟肺，观察呼吸机运行是否正常	一项不符合扣2分		
	5	呼吸机运行正常后脱模拟肺，将呼吸机与患者的人工气道正确连接	一项不符合扣2分		
	5	听诊两肺呼吸音，评估患者通气后状况，及时排除呼吸机故障，根据实际情况调节呼吸机参数与报警器，无禁忌证者，床头抬高30°—45°	一项不符合扣2分		
	5	通气30 min后抽动脉血气分析，根据血气结果调节参数	一项不符合扣2分		
	5	掌握撤机指征，脱机后患者吸氧，呼吸机床旁待机，观察患者呼吸方式，胸廓运动，起伏情况，听诊双肺呼吸音。关机程序：关主机，关压缩机或拔气源，关湿化器，拔电源	撤机过程中一项不符合扣2分		
	3	协助患者取舒适体位，交代注意事项	一项不符合扣1分		
操作后处理 （10分）	8	清洁呼吸机表面，整理用物，污物处置符合院感要求	一项不符合扣2分		
	2	洗手，记录	一项不符合扣1分		
结果标准 （15分）	15	管道连接正确，参数及报警设置合理；动作轻柔，有爱伤观念；操作程序流畅	一项不符合扣2分		

15. 无创呼吸机使用操作流程

评估
- 患者评估：评估患者病情、意识状态、配合程度、面部皮肤情况、口腔情况、双肺呼吸音情况、生命体征、自主呼吸情况。
- 环境评估：环境整洁，光线明亮，适宜操作。

准备
- 用物准备：呼吸机管路一套、无创呼吸面罩一套、灭菌注射用水、输液器、模拟肺、吸氧装置、吸氧管、简易气囊、纱布、胶布、弯盘。
- 患者准备：对于清醒患者，向其解释操作目的，取得配合；对于烦躁患者，可适当给予镇静剂。
- 护士准备：洗手，戴口罩、帽子，衣着整齐。

操作过程
- 携用物至床边，核对患者信息，对于清醒患者与其交流，解释操作目的，取得配合。
- 连接电源、气源。
- 湿化器放置蒸馏水并安装。
- 正确连接呼吸机管道。
- 开机程序：依次打开湿化器、主机开关。
- 做好密闭性测试和流量传感器测试。
- 根据病情遵医嘱选择呼吸模式，正确设置参数和报警上、下限。
- 接无创通气面罩，固定面罩，必要时使用泡沫刺激减压。
- 听诊双肺呼吸音，评估患者状况，及时处理报警及故障。
- 无创通气 30 min 行动脉血气分析，根据结果调节参数，交代注意事项。
- 取得患者配合，撤机，吸氧。观察脱机后患者生命体征情况，有无缺氧及呼吸乏力等情况。
- 协助患者取舒适体位，整理床单位，交代注意事项。

整理
- 用物按院感要求处理。
- 洗手，记录。

16. 无创呼吸机使用操作考核细则及评分标准

项目	分值	评分细则	扣分标准	扣分	得分
评估 (5分)	5	核对患者信息,评估患者病情、口腔情况、自主呼吸情况、双肺呼吸情况、缺氧程度、生命体征、意识程度及合作程度、面部皮肤情况;环境适于操作	一项不符合扣2分		
操作前准备 (10分)	2	护士准备:着装整齐,洗手,戴口罩	一项不符合扣1分		
	3	用物准备:备齐用物	少一物扣1分,多一物扣0.5分		
	5	患者准备:向患者解释操作目的及配合要点,取得配合	一项不符合扣1分		
操作过程 (60分)	2	携用物至床边,核对患者信息,解释操作目的,取得配合	一项不符合扣1分		
	5	连接电源、气源	一项不符合扣2分		
	3	湿化器放置蒸馏水并安装,打开湿化器	一项不符合扣2分		
	10	正确连接呼吸机管道,积水杯放在最低处	一项不符合扣2分		
	5	依次打开湿化罐、主机开关,做好密闭性测试和流量传感器测试	一项不符合扣2分		
	5	选择呼吸机模式;凋节呼吸机参数,设置报警上、下限	一项不符合扣2分		
	4	接无创通气面罩,固定面罩,必要时使用泡沫敷料减压	不符合不得分,一项不规范扣2分		
	8	听诊双肺呼吸音,评估患者情况,观察通气效果,及时处理报警及故障	一项不符合扣2分		
	10	无创通气30 min行动脉血气分析,根据结果调节参数,交代注意事项。记录呼吸机模式参数、生命体征意识	一项不符合扣2分		
	5	取得患者配合,撤机,吸氧。观察脱机后患者生命体征情况,有无缺氧及呼吸乏力等表现	一项不符合扣2分		
	3	协助患者取舒适体位,整理床单位,交代注意事项	不符合不得分		
操作后处理 (10分)	8	清洁呼吸机表面,整理用物,污物处置符合院感要求	一项不符合扣2分		
	2	洗手,记录	一项不符合扣1分		
结果标准 (15分)	15	管道连接正确,参数及报警设置合理;动作轻柔,有爱伤观念;操作程序流畅	一项不符合扣2分		

17. 使用呼吸机患者吸痰操作流程

评估
- 患者评估：核对患者信息（床号、姓名、腕带等）；评估患者气管插管的深度、松紧度，气囊压力，气管导管型号及有无吸痰指征（包括听诊有痰鸣音、咳嗽、呼吸频率加快、SPO_2 下降），口鼻腔有无分泌物，口鼻腔黏膜情况，心理状态，合作程度及需求。
- 环境评估：环境整洁、光线明亮，适宜操作。

准备
- 护士准备：着装整齐，洗手，戴口罩。
- 用物准备：电动或中心吸引装置一套、无菌吸痰管、无菌手套、纱布（或一次性无菌吸痰包）、装有生理盐水的无菌缸 2 个（或一次性吸痰包）、湿化液（必要时）、听诊器、手电筒、压舌板、外用生理盐水、治疗盘、弯盘。
- 患者准备：向患者解释操作目的，取得配合，有义齿者去除。

操作过程
- 携用物至床边，核对患者信息，对于清醒患者与其交流，交代注意事项，取得配合。
- 正确连接吸引装置，连接吸引管；开启吸引开关，检查吸引性能，调节负压：成人 80—150 mmHg、小儿 80—100 mmHg。
- 提高吸氧浓度：按 100% 纯氧键或智能吸痰键，呼吸机自动给纯氧 2—3 min。打开无菌吸痰包，将无菌巾铺在患者胸前，倒生理盐水至无菌罐，右手戴无菌手套后持吸痰管，左手连接负压管，试吸无菌罐中的生理盐水。
- 先行口腔鼻咽部吸引，左手反折吸痰导管末端，右手持吸痰管插入口腔咽部（10—15 cm），然后放松导管末端，先吸口咽部的分泌物，再吸深部（气管内）的分泌物，冲洗吸痰管后丢弃。
- 更换吸痰管进行气道吸引，断开呼吸机或吸氧装置并将接口放置于无菌治疗巾上或打开呼吸机螺纹管插入口处。
- 不带负压将吸痰管插入人工气道，至插不进或患者呛咳为止，上提 1—2 cm。
- 打开负压吸引，左右旋转向外提吸，同时对于清醒患者鼓励其咳嗽，时间小于 15 s，吸痰后冲管。
- 吸痰过程中观察患者病情变化、面色和痰液情况、生命体征变化情况。吸痰后立即连接好呼吸机，再次给予 2 min 纯氧。
- 吸痰完毕，冲洗管道，关闭负压，取下吸痰管，处理一次性用物，脱手套，洗手。擦净口鼻部分泌物，整理吸引器，吸引管清洁保存。
- 听诊双肺呼吸音，观察患者生命体征和 SPO_2，评价吸痰效果，观察人工气道情况，气囊情况，导管深度、固定情况，口鼻腔黏膜有无破损。
- 协助患者取舒适体位，整理床单位。病情允许情况下，将床头抬高 30°—45°。

整理
- 整理用物，物品处理符合院感要求。
- 洗手，记录。

18. 使用呼吸机患者吸痰操作考核细则及评分标准

项目	分值	评分细则	扣分标准	扣分	得分
评估 (5分)	5	核对患者信息;评估患者气管插管的深度、固定情况、气囊压力、气管导管型号,有无吸痰指征(包括听诊有无痰鸣音、咳嗽、呼吸频率加快、SPO₂下降)口鼻腔有无分泌物,口腔黏膜情况,心理状态,合作程度,需求;环境适于操作	一项不符合扣2分		
操作前 准备 (10分)	2	护士准备:着装整齐,洗手,戴口罩	一项不符合扣1分		
	3	用物准备:备齐用物	少一物扣1分,多一物扣0.5分		
	5	患者准备:向患者解释操作目的及配合要点,取得配合,有义齿者去除	未评估不得分		
操作 过程 (60分)	2	携用物至床边,核对患者信息,向清醒患者说明注意事项,取得配合	一项做不到扣1分		
	4	正确连接吸引装置,连接吸引管	一项不符合扣2分		
	4	开启吸引开关,检查性能,调节负压:成人80—150 mmHg、小儿80—100 mmHg。提高吸氧浓度:按100%纯氧键或智能吸痰键,呼吸机自动给纯氧2—3 min	一项不符合扣2分		
	8	洗手,打开无菌吸痰包,将无菌巾铺在患者胸前,倒生理盐水至无菌罐内,右手戴无菌手套后持吸痰管,左手连接负压管,试吸	一项不符合扣2分		
	5	先行口腔鼻咽部吸引,左手反折吸痰导管末端,右手持吸痰管插入口腔咽部(10—15 cm),然后放松导管末端,先吸鼻腔咽部的分泌物,再吸深部(气管内)的分泌物,冲洗吸痰管后丢弃	一项不符合扣2分		
	2	更换吸痰管,进行气道吸引。断开呼吸机并将接口放置于无菌治疗巾上或打开呼吸机螺纹管插入口处	一项不符合扣2分		
	5	不带负压将吸痰管插入人工气道	一项不符合扣2分		
	5	打开负压吸引,左右旋转向外提吸,同时对于清醒患者鼓励其咳嗽,时间小于15 s,吸痰后冲管	一项不符合扣2分		
	8	吸痰过程中观察患者病情变化,面色有无紫绀和痰液情况,吸痰后立即连接好呼吸机,再次提高吸氧浓度	一项不符合扣2分		
	5	吸痰完毕,冲洗管道,关闭负压,取下吸痰管,处理一次性用物,脱手套	一项不符合扣2分		
	5	擦净口鼻部分泌物,整理吸引器,吸引管清洁保存	一项不符合扣2分		
	5	听诊双肺呼吸音,观察患者生命体征和SPO₂,再评估气管插管及口腔黏膜情况	一项不符合扣2分		
	2	协助患者取舒适体位,病情允许情况下,床头抬高30°—45°,整理床单位	一项不符合扣1分		
操作后 处理 (10分)	8	用物清理,符合院感要求	一项不符合扣2分		
	2	洗手,记录	一项不符合扣2分		
结果 标准 (15分)	15	吸痰有效,无吸痰并发症,观察人工气道情况,气囊情况,导管深度、固定情况,口鼻腔黏膜有无破损,及时发现病情变化;动作轻柔,有爱伤观念;操作程序流畅;床单位整齐、平整	一项不符合扣2分		

19. 气管切开套管内吸痰操作流程

评估
- 患者评估:核对患者信息(床号、姓名、腕带等);评估患者是否具备气管内吸痰指征,包括呼吸音粗、有痰鸣音、咳嗽、呼吸频率加快、SPO_2下降;评估气切情况、气切型号、导管固定、气切敷料、气囊压力;评估口腔有无义齿、口鼻腔黏膜情况、有无痰液。
- 环境评估:环境整洁,光线明亮,适宜操作。

准备
- 护士准备:着装整齐,洗手,戴口罩。
- 用物准备:电动或中心吸引装置一套、无菌吸痰管、无菌手套、纱布(或一次性吸痰包)、装有生理盐水的无菌缸2个、湿化液(必要时)、听诊器、手电筒、压舌板、外用生理盐水、治疗盘、弯盘,必要时备简易呼吸气囊。
- 患者准备:向患者解释操作目的及配合要点,取得配合,有义齿者去除。

操作过程
- 携用物至床边,核对患者信息,取合适体位,对于清醒患者与其交流,交代注意事项,取得配合。
- 正确连接吸引装置,连接吸引管;开启吸引开关,检查吸引性能,调节负压:成人80—150 mmHg、小儿80—100 mmHg,洗手。
- 断开吸氧装置,提高吸氧浓度至8—10 L/min。
- 打开无菌吸痰包,将无菌巾铺在患者胸前,右手戴无菌手套后持吸痰管,左手连接负压管,试吸。观察患者生命体征、SPO_2情况。
- 先进行口腔鼻咽部吸引,更换吸痰管,再进行气切内吸引。
- 将吸痰管插入气管一定深度时,上提1—2 cm,立即按闭侧孔即可吸痰。吸痰管旋转提吸,时间小于15 s,吸痰后冲管。
- 吸痰过程中观察患者病情、面色、痰液、生命体征变化情况,吸痰后给予8—10 L/min氧浓度吸氧气2 min。
- 吸痰完毕,冲洗管道,关闭负压,取下吸痰管,处理一次性用物。
- 擦净口鼻,脱手套,洗手。
- 听诊双肺呼吸音,观察患者生命体征、SPO_2、气切敷料固定情况、气囊压力,断开吸氧装置,观察口鼻腔黏膜有无破损,调低吸氧流量至吸痰前水平。
- 协助患者取舒适体位,整理床单位,病情允许情况下,将床头抬高30°—45°。

整理
- 整理用物,物品处理符合院感要求。
- 洗手,记录。

20. 气管切开套管内吸痰操作考核细则及评分标准

项目	分值	评分细则	扣分标准	扣分	得分
评估 (5分)	5	核对患者信息;评估患者气切套管的松紧度、气切敷料、导管固定、气切型号、气囊压力、有无吸痰指征(包括听诊有无痰鸣音、咳嗽、呼吸频率加快、SPO₂下降)、口腔有无义齿、口鼻腔分泌物、黏膜情况;环境适于操作	一项不符合扣2分		
操作前 准备 (10分)	2	护士准备:着装整齐,洗手,戴口罩	一项不符合扣1分		
	3	用物准备:备齐用物	少一物扣1分,多一物扣0.5分		
	5	患者准备:向患者解释操作目的及配合要点,取得配合	未评估不得分		
操作 过程 (60分)	2	携用物至床边,核对患者信息,向清醒患者说明注意事项,取得配合,协助取合适体位	一项做不到扣1分		
	5	正确连接吸引装置,连接吸引管	一项做不到扣3分		
	5	开启吸引开关,检查性能,调节负压,洗手	一项做不到扣2分		
	5	提高吸氧浓度	一项不符合扣2分		
	10	打开无菌吸痰包,将无菌巾铺在患者胸前,右手戴无菌手套后持吸痰管,左手连接负压管,试吸	一项不符合扣2分		
	2	先进行口腔鼻咽部吸引,更换吸痰管,再进行气道吸引	一项不符合扣2分		
	5	不带负压将吸痰管插入人工气道	一项不符合扣3分		
	5	打开负压吸引,左右旋转向外提吸,同时对于清醒患者鼓励其咳嗽,时间小于15 s,吸痰后冲管	一项不符合扣2分		
	2	吸痰过程中观察患者病情变化、痰液情况、生命体征,吸痰后立即连接吸氧装置,提高浓度至8—10 L/min	一项不符合扣2分		
	5	吸痰方法正确,时间小于15 s	一项不符合扣2分		
	3	吸痰完毕,冲洗管道,关闭负压,取下吸痰管,处理一次性用物,脱手套	一项不符合扣2分		
	5	擦净口鼻部分泌物,整理吸引器,吸引管清洁保存	一项不符合扣2分		
	3	听诊双肺呼吸音,观察患者生命体征、SPO₂、气切敷料固定情况、气囊压力,调低氧流量至吸痰前水平,评估气切情况、口鼻腔黏膜情况	一项不符合扣1分		
	3	协助患者取舒适体位,整理床单位,病情允许情况下,将床头抬高30°—45°	一项不符合扣1分		
操作后 处理 (10分)	8	用物清理,符合院感要求	一项不符合扣2分		
	2	洗手,记录	一项不符合扣2分		
结果 标准 (15分)	15	吸痰有效,无吸痰并发症,及时发现病情变化;动作轻柔,有爱伤观念;操作程序流畅;床单位整齐、平整	一项不符合扣2分		

21. 非同步电除颤操作流程

评估
- 患者评估：核对患者信息（床号、姓名、腕带等），评估患者病情、意识状态、心电图状况、是否有室颤波、皮肤情况。
- 环境评估：安静，无电磁波干扰，使用隔帘，清除无关人员。

准备
- 护士准备：着装整齐，举止端庄，态度严肃，动作敏捷。
- 用物准备：除颤仪、导电糊、硬板、电极片、两个治疗碗（内置干纱布 5 块、酒精纱布 2 块）、弯盘、手表。
- 患者准备：评估患者局部皮肤及是否安装起搏器，去除患者金属饰物，平卧于硬板或板床，暴露胸前区。

操作过程
- 携用物至床边，核对患者信息，确认是室颤波，看时间，呼叫其他医务人员。
- 连接电源、开机，检查除颤仪是否完好。
- 正确连接导线，远离除颤部位，监测患者心律，如在心电监护状态下无需再次连接除颤仪上的监护导线，清除无关人员，擦干胸前皮肤。
- 涂导电糊于患者除颤部位。
- 根据机型选择非同步电除颤。
- 选择能量：双向波 200 J，单向波 360 J。
- 正确握持电极板。
- 充电：按压除颤仪上的充电按钮进行充电。
- 再次观察心电示波确定是否需要除颤，放置电极板：一电极板放置在心尖部（即左乳头的外侧，电极板的中心在腋中线上），另一电极板放置在胸骨右缘锁骨下方第二肋间。电极板需全部与皮肤紧贴并以 10—12 kg 力量按压。
- 确认自己和周围人离开患者床边，口述"所有人离开"。
- 术者两臂伸直，固定电极板，双手同时按下放电按钮，进行除颤。
- 放电后立即观察心电示波。除颤成功，记录时间，检查有无并发症。若除颤失败，继续心肺复苏和用药，准备再次除颤。
- 擦净患者胸前导电糊，整理衣物，取舒适卧位。整理床单位，继续监护。

整理
- 整理用物，物品处理符合院感要求。
- 洗手，记录。
- 除颤仪充电处于备用状态。

22. 非同步电除颤操作考核细则及评分标准

项目	分值	评分细则	扣分标准	扣分	得分
评估 (5分)	5	核对患者信息,评估患者病情、意识状态、心电图状况、是否有室颤波;环境适于操作	一项不符合扣2分		
操作前 准备 (10分)	2	护士准备:着装整齐,举止端庄,态度严肃,动作敏捷	一项不符合扣1分		
	3	用物准备:备齐用物	少一物扣1分,多一物扣0.5分		
	5	患者准备:向患者解释操作目的及配合要点,取得配合	未评估不得分		
操作 过程 (60分)	5	携用物至床边,核对患者信息,确认室颤波,看时间,开机连接电源,检查除颤仪是否完好	一项做不到扣1分		
	10	正确连接导线,远离除颤部位,监测患者心律	一项做不到扣2分		
	5	清除无关人员,擦干胸前皮肤,涂导电糊于患者除颤部位	不符合扣5分		
	3	根据机型选择非同步电除颤	不符合扣3分		
	3	选择能量:双向波200J,单向波360J	不符合扣3分		
	4	正确握持电极板	不符合扣4分		
	5	充电:按压除颤仪上的充电按钮进行充电,再次观察心电示波,确认是否需要除颤	一项不符合扣2分		
	10	放置电极板:一电极板放置在心尖部(左腋中线第五肋间),另一电极板放置在胸骨右缘锁骨下方第二肋间。电极板需全部与皮肤紧贴并以10—12 kg力量按压	一项不符合扣2分		
	5	确认自己和周围人离开患者床边,口述"所有人离开"	一项不符合扣2分		
	10	术者两臂伸直固定电极板,双手同时按放电按钮放电,放电后立即观察心电示波。除颤成功,记录时间,检查有无并发症。若除颤失败(继续心肺复苏和用药,准备再次除颤)。擦净患者胸前导电糊,整理衣物取舒适体位,整理床单位,继续心电监护	一项不符合扣2分		
操作后 处理 (10分)	8	用物处理符合院感要求,除颤仪充电处于备用状态	一项不符合扣2分		
	2	洗手,记录	一项不符合扣2分		
结果 标准 (15分)	15	能量选择正确,无除颤并发症;动作轻柔,有爱伤观念;操作程序流畅;床单位整齐、平整	一项不符合扣2分		

23. 中心静脉压(CVP)监测流程

评估
患者评估:核对患者信息(床号、姓名、腕带等);评估患者深静脉通路是否通畅,置管深度,穿刺点有无肿胀、渗出,凝血功能,贴膜情况,需求。

环境评估:安静,整洁,光线明亮。

准备
护士准备:着装整齐,戴口罩,洗手。

用物准备:一次性压力传感器、压力导联线、肝素稀释液或无菌生理盐水、弯盘、无菌巾、无菌手套、碘酒、酒精或酒精棉片、无菌棉签、加压包、20 mL 注射器、记录单。

患者准备:向患者解释操作目的,取得配合。

操作过程
携用物至床边,核对患者信息,与其交流,解除其顾虑,协助患者取合适体位。

将导线连接于压力模块,设置 CVP 通道及标度。

将肝素稀释液或生理盐水放置于压力包内,悬挂于输液架上,将一次性压力传感器与导线连接,消毒肝素稀释液或生理盐水瓶口,将一次性压力传感器冲管端插入液面下,将压力包加压至 300 mmHg,打开冲管阀排气。

患者取平卧位,暴露中心静脉导管。

在中心静脉接口处铺无菌巾,戴无菌手套,正确消毒接口处。

将压力传感器与 CVP 导管连接并冲管。将传感器置于患者右心房水平,即平第四肋腋中线水平。

仪器归零。

仪器显示归零结果后将三通打开,接通患者端。

观察波形与数字,固定测压管道,脱手套,洗手。

协助患者取舒适体位,整理床单位。

整理
整理用物,物品处理符合院感要求。

洗手,记录。

24. 中心静脉压(CVP)监测操作考核细则及评分标准

项目	分值	评分细则	扣分标准	扣分	得分
评估 (5分)	5	核对患者信息;评估患者深静脉管路是否通畅,置管深度,穿刺点有无肿胀、渗出,凝血功能,合作程度,贴膜情况,需求;环境适于操作	一项不符合扣2分		
操作前 准备 (10分)	2	护士准备:着装整齐,洗手,戴口罩	一项不符合扣1分		
	3	用物准备:备齐用物	少一物扣1分,多一物扣0.5分		
	5	患者准备:向患者解释操作目的及配合要点,取得配合	一项不符合扣1分		
操作 过程 (60分)	5	携用物至床边,核对患者信息,与其交流	一项做不到扣1分		
	5	将导线连接于压力模块,设置CVP通道及标度	一项做不到扣2分		
	5	将肝素稀释液或生理盐水放置于压力包内,并悬挂于输液架上,将一次性压力传感器与导线连接,消毒肝素稀释液或生理盐水瓶口,将一次性压力传感器冲管端插入液面下,加压至300 mmHg,打开冲管阀排气	一项做不到扣2分		
	2	协助患者取平卧位	未做到不得分		
	5	在穿刺部位下垫治疗巾	一项不符合扣2分		
	3	戴无菌手套	未做到不得分		
	10	消毒患者端管口,用注射器抽回血,用肝素盐水或生理盐水冲洗管腔,证明管腔通畅	一项不符合扣2分		
	10	将压力传感器置于右心房同一水平,即平第四肋腋中线水平	一项不符合扣2分		
	10	仪器归零,先关闭患者端,使换能器与大气相通,按归零键,仪器显示归零结束后将三通打开,接通患者端,观察监护仪上的CVP数值和波形,固定测压管道	一项不符合扣2分		
	5	脱手套,洗手,整理床单位,协助患者取舒适体位	一项不符合扣2分		
操作后 处理 (10分)	8	整理用物,污物处置符合院感要求	一项不符合扣1分		
	2	洗手,记录	一项不符合扣2分		
结果 标准 (15分)	15	换能器位置准确,体现无菌观念,能正确显示波形;动作轻柔,有爱伤观念;操作程序流畅;床单位整齐、平整	一项不符合扣2分		

25. 输液泵操作流程

评估 {
患者评估：核对患者信息（床号、姓名、腕带等），评估患者病情、穿刺部位的皮肤及静脉通路是否通畅。

环境评估：清洁，有电源及插座。
}

准备 {
护士准备：着装整齐，洗手，戴口罩。

用物准备：输液泵、专用输液器或普通输液器、碘伏、无菌棉签、弯盘、输液卡、治疗盘、药液。

患者准备：向患者说明操作目的及注意事项，取得配合。
}

操作过程 {
携用物至床边，核对患者信息，与其交流，解除顾虑。

悬挂输液卡，将输液器插入输液瓶中，排气，关上输液开关。

将墨菲氏管环扣于猫眼，普通输液器不需安装猫眼，安装输液器，关闭泵门。

接电源，启动开关，输液泵自检。

根据医嘱及病情，按数字键调节输液速度，运行正常后按"Stop"键停止。

将输液器与静脉通道连接，如无静脉通道需建立静脉通路后连接，打开输液泵及输液器开关。

再次核对患者信息，按"Start"键，开始输液。

观察患者反应、输液通畅情况，倾听患者主诉。

第3次核对患者信息，及时处理报警，向患者交代注意事项。

输液结束，按"Stop"键停止输液，归零，关闭输液泵开关及电源。

协助患者取舒适体位，整理床单位。
}

整理 {
用物、污物处理得当，符合院感要求。

洗手，记录。
}

26. 输液泵操作考核细则及评分标准

项目	分值	评分细则	扣分标准	扣分	得分
评估 (5分)	5	核对患者信息,评估患者穿刺部位的皮肤、静脉通道是否通畅、合作程度;环境适于操作	一项不符合扣2分		
操作前准备 (10分)	2	护士准备:着装整齐,洗手,戴口罩	一项不符合扣1分		
	3	用物准备:备齐用物	少一物扣1分,多一物扣0.5分		
	5	患者准备:向患者解释操作目的及配合要点,取得配合	一项不符合扣1分		
操作过程 (60分)	5	携用物至床边,核对患者信息,与患者交流	一项不符合扣1分		
	10	悬挂输液卡,将输液器插入输液瓶中,排气,关上输液器开关	一项不符合扣2分		
	5	将墨菲氏管环扣于猫眼(普通输液器不需要安装猫眼),安装输液器,关闭泵门	一项做不到扣2分		
	5	连接电源,启动开关,输液泵自检	一项不符合扣2分		
	10	根据医嘱,按数字键调节输液速度,运行正常后按"Stop"键停止	一项不符合扣2分		
	5	将输液器与静脉通道连接,或现场建立静脉通路后再连接,打开输液泵及输液器开关	一项不符合扣2分		
	5	再次核对患者信息,按"Start"键,开始输液	一项不符合扣2分		
	5	观察患者反应、输液通畅情况,倾听患者主诉,第3次核对患者信息,及时处理报警,向患者交代注意事项	一项不符合扣2分		
	5	输液结束,按"Stop"键停止输液,归零,关闭输液器开关及电源	一项不符合扣2分		
	5	协助患者取舒适体位,整理床单位	一项不符合扣1分		
操作后处理 (10分)	8	无菌观念强,用物、污物处理符合院感要求	一项不符合扣2分		
	2	洗手,记录	一项不符合扣2分		
结果标准 (15分)	15	输液泵使用正确,自检成功;动作轻柔,有爱伤观念;操作程序流畅;床单位整齐、平整	一项不符合扣2分		

27. 微量泵操作流程

评估 {
患者评估:核对患者信息(床号、姓名、腕带等),评估患者病情、穿刺部位的皮肤、静脉通路是否通畅、合作程度。

环境评估:清洁,有电源及插座。
}

准备 {
护士准备:着装整齐,戴口罩,洗手。

用物准备:微量泵、延长管、碘伏、无菌棉签、弯盘、50 mL 注射器、治疗卡、药液,必要时备三通。

患者准备:向患者解释操作目的及注意事项。

配置药液,贴治疗卡于微量泵上。
}

操作过程 {
携用物至床边,核对患者信息,与其交流,解除顾虑。

接通电源,打开电源开关,检查微量泵性能。

将已经抽取药物的注射器连接延长管,排净空气。

将注射器安装于微量泵的注射器座内,注射器必须卡在注射器座与挡片之间,使注射器活塞尾部固定。

根据医嘱及病情,按数字键调节给药速度,试运行正常按"Stop"键停止,将延长管与患者静脉通道相连。

再次核对患者信息后按"Start"键,开始给药。

观察用药反应及输液通畅情况,倾听患者主诉。第 3 次核对患者信息,及时处理报警,向患者交代注意事项。

输液结束,按"Stop"键停止输液,归零,关闭电源。

协助患者取舒适体位,整理床单位。
}

整理 {
整理用物,污物处理符合院感要求。

洗手,记录。
}

28. 微量泵操作考核细则及评分标准

项目	分值	评分细则	扣分标准	扣分	得分
评估 （5分）	5	核对患者信息，评估患者病情穿刺部位的皮肤、静脉通道是否通畅及合作程度；环境适于操作	一项不符合扣2分		
操作前 准备 （10分）	2	护士准备：着装整洁，洗手，戴口罩	一项未做到扣1分		
	3	用物准备：备齐用物	少一物扣1分，多一物扣0.5分		
	5	患者准备：向患者解释操作目的及配合要点，取得配合	一项不符合扣1分		
操作 过程 （60分）	10	配置药液，贴治疗卡于微量泵上	一项未做到扣2分		
	5	携用物至床旁，核对患者信息，向患者解释操作目的及注意事项	一项未做到扣2分		
	5	接通电源，打开电源开关，检查微量泵性能	一项不符合扣2分		
	5	将已经抽取药物的注射器连接延长管，排尽空气	一项不符合扣2分		
	5	将注射器安装于微量泵的注射器座内，注射器必须卡入注射器座与挡片之间，使注射器活塞尾部固定	一项不符合扣2分		
	10	根据医嘱，按数字键调节给药速度，试运行正常，按"Stop"键停止	一项不符合扣2分		
	5	将延长管与患者静脉通道相连接，再次核对患者信息后按"Start"键，开始给药	一项不符合扣2分		
	5	观察患者用药反应、输液通畅情况，倾听患者主诉。第三次核对患者信息，及时处理报警，向患者交代注意事项	一项不符合扣2分		
	5	输液结束，按"Stop"键停止输液，归零，关闭电源	一项不符合扣2分		
	5	协助患者取舒适卧位，整理床单位	一项不符合扣1分		
操作后 处理 （10分）	8	整理用物，污物处置按院感要求	一项不符合扣2分		
	2	洗手，记录	一项不符合扣2分		
结果 标准 （15分）	15	注射器安装正确，微量泵使用熟练；动作轻柔，有爱伤观念；操作程序流畅；床单位整齐、平整	项不符合扣2分		

29. 动脉置管采血操作流程

评估
- 患者评估:核对患者信息,评估患者病情、血压情况、动脉置管情况、局部皮肤情况、配合程度。
- 环境评估:环境整洁,光线明亮,适宜操作。

准备
- 用物准备:碘伏、棉签、肝素帽、5 mL 注射器 3 个、生理盐水、治疗巾。
- 护士准备:洗手,戴口罩、帽子,衣着整齐。

操作准备
- 核对患者信息,检查患者动脉置管情况,向患者解释操作目的,取得配合。
- 协助患者取合适体位,动脉置管处肢体外展,充分暴露动脉置管,垫无菌治疗巾。
- 去掉原动脉置管三通接头的肝素帽,给予接头处碘伏消毒 2 遍。
- 连接 5 mL 注射器,转动三通使置管端与注射器相通、测压端阻断,回抽少量回血(约 2 mL)。
- 转动三通使置管端与注射器阻断,弃去注射器,更换新注射器,连接三通,转动三通使置管端与注射器相通、测压端阻断,抽取所需标本血量。
- 转动三通使置管端与注射器阻断,用 5 mL 注射器抽取生理盐水后,连接三通,转动三通使置管端与注射器相通、测压端阻断,给予冲管,冲尽三通内残余的血液,如冲不净,须反复冲管。
- 再次消毒接头,更换肝素帽,转动三通使置管端与测压端相通,重新定标测压。
- 患者取舒适体位,去除治疗巾。

整理
- 用物按院感要求处理。
- 标本及时送检。
- 洗手,记录。

30. 动脉置管采血操作考核细则及评分标准

项目	分值	评分细则	扣分标准	扣分	得分
评估 （10分）	5	核对患者信息，评估患者病情、血压情况、动脉置管情况、局部皮肤情况、合作程度；环境适于操作	一项不符合扣2分		
操作前 准备 （10分）	2	护士准备：着装整齐，洗手，戴口罩	一项不符合扣1分		
	3	用物准备：备齐用物	少一物扣1分，多一物扣0.5分		
	5	患者准备：向患者解释操作目的及配合要点，取得配合	一项不符合扣1分		
操作 过程 （60分）	2	携用物至床边，核对患者信息，与其交流，取得配合	一项不符合扣1分		
	2	测量体温	未做到不得分		
	5	评估动脉置管情况	未评估不得分		
	2	协助患者取合适体位，动脉置管处肢体外展	一项不符合扣1分		
	3	充分暴露动脉置管，垫无菌治疗巾	未做到不得分		
	5	去掉原动脉置管三通接头处的肝素帽，给予接头处碘伏消毒2遍	未做到不得分		
	5	接头处连接5 mL注射器，转动三通使置管端与注射器相通、测压端阻断	一项不符合扣2分		
	3	回抽少量回血（约2 mL）	一项不符合扣1分		
	5	转动三通使置管端与注射器阻断，弃去注射器，更换新注射器，连接三通	一项不符合扣1分		
	5	转动三通使置管端与注射器相通、测压端阻断，抽取所需标本量	一项不符合扣1分		
	5	转动三通使置管端与注射器阻断，用5 mL注射器抽取生理盐水后，连接三通	一项不符合扣1分		
	5	转动三通使置管端与注射器相通、测压端阻断，给予冲管，冲尽三通内残余的血液，如冲不净，须反复冲管	一项不符合扣2分		
	3	再次消毒接头，更换肝素帽	未做到不得分		
	5	转动三通使置管端与测压端相通，重新定标测压	未做到不得分		
	5	患者取舒适体位，撤除治疗巾	一项不符合扣1分		
操作后 处理 （10分）	6	整理用物，污物处置符合院感要求	一项不符合扣2分		
	4	洗手，记录	一项不符合扣2分		
结果 标准 （10分）	10	无菌观念强，无污染；动作轻柔，有爱伤观念；操作熟练	一项不符合扣2分		

31. 动脉采血操作流程

评估 {
患者评估：核对患者信息（床号、姓名、腕带等），评估患者病情、吸氧状况、呼吸机 FiO_2 的设置、穿刺部位皮肤情况、动脉搏动情况、肢体有无偏瘫。

环境评估：清洁、无尘。
}

准备 {
护士准备：着装整齐，戴口罩，洗手。

用物准备：碘伏、无菌棉签、弯盘、一次性血气针（或一次性注射器、肝素液和橡皮塞）、化验单、无菌手套、体温表。

患者准备：向患者解释操作目的及配合要点，取得配合。
}

操作准备 {
携用物至床边，核对患者信息，与其交流，取得配合。

测体温。

选择合适的动脉，选桡动脉时应先做 Allen 试验。

穿刺部位下铺治疗巾，消毒穿刺部位。

拆开血气针外包装。

戴无菌手套或消毒操作者的手。

打开血气针，检查血气针确认其完好，将其回抽至 1 mL 后，左手食指和中指触及动脉，两指固定在动脉上，右手持血气针从两指间进针或食指侧面进针，进针方向为逆血流方向；进针角度为：桡动脉 45°、股动脉 90°，缓慢进针，见回血时，保持该角度不变并固定，待动脉血自动进入血气针 1 mL 后，右手拔针迅速将针尖斜面全部插入橡皮塞内，以达到密封状态，立即混匀。

局部按压 3—5 min。

填写血气化验单，立即送检。

协助患者取舒适体位。
}

整理 {
整理用物，污物处置符合院感要求。

洗手，记录。
}

32. 动脉采血操作考核细则及评分标准

项目	分值	评分细则	扣分标准	扣分	得分
评估 (5分)	5	核对患者信息,评估患者病情、吸氧状况、呼吸机 FiO_2 的设置、穿刺部位皮肤情况、动脉搏动情况、合作程度、肢体有无偏瘫;环境适于操作	一项不符合扣2分		
操作前准备 (10分)	2	护士准备:着装整齐,洗手,戴口罩	一项不符合扣1分		
	3	用物准备:备齐用物	少一物扣1分,多一物扣0.5分		
	5	患者准备:向患者解释操作目的及配合要点,取得配合	一项不符合扣1分		
操作过程 (60分)	2	携用物至床边,核对患者信息,与其交流,取得配合	一项不符合扣1分		
	5	测量体温	未做到不得分		
	5	选择合适的动脉,首选桡动脉,其次是股动脉。选择桡动脉穿刺时应先做 Allen 实验	一项不符合扣2分		
	5	穿刺部位下铺治疗巾,消毒穿刺部位,打开血气针外包装,戴无菌手套或消毒操作者的手	一项不符合扣3分		
	20	打开血气针检查血气针确认其良好,将其回抽至1 mL处,左手食指和中指触及动脉,两指固定在动脉上,右手持血气针从两指间进针或从食指侧面进针,进针方向为逆血流方向,进针角度为:桡动脉45°,股动脉90°,缓慢进针	穿刺失败扣15分,一项不符合扣5分		
	10	见回血时,保持该角度不变,待动脉血自动进入血气针1 mL后,左手用棉签按压穿刺点,右手拔针,迅速将针尖斜面全部插入橡皮塞内,以达到密封状态,立即混匀	一项不符合扣2分		
	5	局部按压3—5 min	未做到扣5分		
	5	填写完整的血气化验单:包括 T、Hb、FiO_2 等,立即送检	一项不符合扣2分		
	3	协助患者取舒适体位	一项不符合扣1分		
操作后处理 (10分)	8	整理用物,污物处置符合院感要求	一项不符合扣2分		
	2	洗手,记录	一项不符合扣1分		
结果标准 (15分)	15	动脉穿刺一针成功,穿刺局部无血肿;动作轻柔,有爱伤观念;操作程序流畅	一项不符合扣2分		

33. GCS 昏迷评分操作流程

评估 {
  患者评估：核对患者信息（床号、姓名、腕带等），评估患者病情、合作程度。

  环境评估：以隔帘或屏风遮挡，保护患者隐私，注意保暖，保持安静。
}

准备 {
  护士准备：着装整齐，洗手，戴口罩。

  用物准备：手电筒、治疗盘、笔、护理记录单、屏风或隔帘，必要时备钝头针头。

  患者准备：体位舒适。
}

操作准备 {

携用物到床边，核对患者信息。

评估瞳孔大小：观察对光反应，光线由外向内，直接对光反射是用手电筒直接照射瞳孔并观察其动态反应。

睁眼反应。自然睁眼：4 分。呼唤睁眼：3 分。刺痛睁眼：2 分。刺激无反应：1 分。

语言反应。回答正确：5 分。回答错误：4 分。可说出单字：3 分。可发出声音：2 分。无任何反应：1 分。插管或气切无法正常发声：T。

运动反应。遵嘱动作：6 分。刺痛定位：5 分。刺痛躲避：4 分，刺痛屈曲：3 分，刺痛过伸：2 分。无任何反应：1 分。

综合判断睁眼、语言、运动得分，予以累计。GCS 评分范围为 3—15 分，正常人 15 分，当 GCS 总分等于或低于 7 分时，即表示为昏迷状态，3 分者为深昏迷。

协助患者取舒适体位。
}

整理 {
  整理用物，污物处置符合院感要求。

  洗手，记录。
}

34. GCS昏迷评分操作考核细则及评分标准

项目	分值	评分细则	扣分标准	扣分	得分
评估 (5分)	5	核对患者信息,评估患者病情及合作程度;环境适于操作	一项不符合扣2分		
操作前 准备 (10分)	2	护士准备:着装整齐,洗手,戴口罩	一项不符合扣1分		
	3	用物准备:备齐用物	少一物扣1分,多一物扣0.5分		
	5	患者准备:向患者解释操作目的及配合要点,取得配合	一项不符合扣1分		
操作 过程 (60分)	5	携用物到床边,核对患者信息	一项不符合扣1分		
	10	观察瞳孔大小与对光反应,直接对光反射是用手电筒直接照射瞳孔并观察其动态反应	一项不符合扣3分		
	10	判断睁眼反应。自然睁眼:4分。呼唤睁眼:3分。刺痛睁眼:2分。刺激无反应:1分	不正确不得分,不完善扣2分		
	10	判断语言反应。回答正确:5分。回答错误:4分。可说出单字:3分。可发出声音:2分。无任何反应:1分。气管插管或气管切开无法发声:T	不正确不得分,不完善扣2分		
	10	判断运动反应。遵嘱动作:6分。刺痛定位:5分。刺痛躲避:4分。刺痛屈曲:3分。刺痛过伸:2分。无任何反应:1分	不正确不得分,不完善扣2分		
	10	累计分数正确,判断患者病情	不正确不得分,判断错误扣5分		
	5	协助患者取舒适体位	一项不符合扣1分		
操作后 处理 (10分)	8	整理用物,污物处置符合院感要求	一项不符合扣2分		
	2	洗手,记录(记录格式符合要求)	一项不符合扣3分		
结果 标准 (15分)	15	评分准确,患者卧位舒适;动作轻柔,有爱伤观念;操作程序流畅	一项不符合扣2分		

35. 肺部物理治疗操作流程

评估 {
患者评估：核对患者信息（床号、姓名、腕带等）；评估患者病情、生命体征、合作程度，听诊肺部痰液情况，必要时先做雾化吸入。

环境评估：应用隔帘，保护患者隐私，注意保暖。
}

准备 {
护士准备：着装整齐，戴口罩，洗手。

用物准备：听诊器、振肺排痰仪、吸痰装置 1 套、屏风或床帘。

患者准备：向患者解释操作目的及配合要点，取得配合。
}

操作准备 {
携用物到床边，核对患者信息，与其交流，交代注意事项。

听诊肺部后，协助患者取侧卧位，上身一侧肋缘与床垂直，痰多一侧肺部在上。

叩击法：操作者五指并拢，手指关节微屈，掌成凹式，腕关节用力，有节奏地用指腹及大小鱼际肌，由外向内、由下向上叩击，持续 10 min，同时嘱患者用力咳嗽。同法做对侧。

振动排痰法：采用排痰仪，选择 10—60 周/s 的速度及合适的叩击头，叩击柄上箭头始终朝向气管，振动 10—20 min，同时嘱患者用力咳嗽。同法做对侧。

协助患者咳痰，不能咳痰者予以吸引。

再次听诊肺部，判断叩击或振动排痰后效果。

协助患者取舒适体位。
}

整理 {
整理用物，污物处置符合院感要求。

洗手，记录。
}

36. 肺部物理治疗操作考核细则及评分标准

项目	分值	评分细则	扣分标准	扣分	得分
评估 (5分)	5	核对患者信息(床号、姓名、腕带等);评估患者病情、生命体征、合作程度、听诊肺部痰液情况,必要时先做雾化吸入;环境适于操作	一项不符合扣2分		
操作前准备 (10分)	2	护士准备:着装整齐,洗手,戴口罩	一项不符合扣1分		
	3	用物准备:备齐用物	少一物扣1分,多一物扣0.5分		
	5	患者准备:向患者解释操作目的及配合要点,取得配合	一项不符合扣1分		
操作过程 (60分)	2	携用物到床边,核对患者信息,与其交流	一项不符合扣1分		
	5	听诊肺部后,判断痰液积聚部位	一项不符合扣3分		
	3	协助患者取合适体位	一项不符合扣2分		
	30	叩击法:操作者五指并拢,手指关节微屈,掌成凹式,腕关节用力,有节奏地用指腹及大小鱼际肌,由外向内、由下向上叩击,持续10 min,同时嘱患者用力咳嗽。同法做对侧。振动排痰法:采用排痰仪,选择10—60周/s的速度及合适的叩击头,叩击柄上箭头始终朝向气管,振动10—20 min,同时嘱患者用力咳嗽。同法做对侧	手法不正确不得分,不熟练扣5分		
	10	协助患者咳痰,不能咳痰者予以吸引	未协助排痰或未吸痰不得分,不熟练扣5分		
	5	再次听诊肺部,判断叩击或振动排痰后效果	未听诊不得分,未记录扣1分		
	2	振肺排痰仪操作:在餐前1—2 h或餐后2 h进行	未按要求进行扣2分		
	3	协助患者取舒适卧位	一项不符合扣1分		
操作后处理 (10分)	8	整理用物,污物处置符合院感要求	一项不符合扣2分		
	2	洗手,记录	一项不符合扣3分		
结果标准 (15分)	15	患者体位适当,卧位舒适,排痰效果好;动作轻柔,有爱伤观念;操作程序流畅	一项不符合扣2分		

37. 连续性血液净化操作流程

评估
- 患者评估:核对患者信息(床号、姓名、腕带等),评估患者病情、生命体征、穿刺处皮肤及导管情况。
- 环境评估:应用隔帘,保护患者隐私,清除无关人员,防止交叉感染,环境符合要求。

准备
- 护士准备:着装整齐,戴口罩,洗手。
- 用物准备:无菌治疗巾、血滤机、滤器及管路配套、置换液、治疗盘、注射器抗凝剂、试管、三通、输液器、肝素稀释生理盐水(预冲液,3000 mL NS+肝素1支)、无菌纱布、废液袋。
- 患者准备:摆好体位,抽取血标本,监测生命体征,向患者解释操作目的及注意事项,取得配合,必要时约束肢体。

操作准备
- 携用物到床边,核对患者信息,对于清醒患者,与其交流,交代配合要点。
- 摆放体位,必要时约束肢体。
- 安装管路:依次装动脉、静脉、废液管路或按各种机器要求安装管路,连接预冲液管路,动脉端接预冲液,静脉端连接收集袋。
- 根据医嘱,选择模式。
- 开放循环预冲管路,预冲时间保持在20—30 min。
- 按无菌原则铺无菌治疗巾于患者双腔导管下,在V端迅速推注、在A端快速回抽均看有无助力,根据需要给抗凝剂。
- 连接患者管路:先连接患者动脉端,开泵,调血流量,开始泵速小于100 mL/min,当血液引至静脉端时,关血泵,连接患者静脉端,或开始直接连接动静脉端,设置置换液量、脱水速度、总超滤量,并逐渐提高血泵速度。
- 用血管钳将各管路妥善固定。
- 观察机器运转情况和每小时出入量及化验情况,及时调整参数情况,并交代清醒患者注意事项。结束时回血方法:按"Stop"结束治疗,仪器回血,关闭动脉端,在动脉端接NS回输,回血结束将管路与患者脱离。查看当前治疗数据。
- 治疗结束,封管并用无菌纱布包裹导管末端,关机。协助患者取舒适体位,整理床单位,向患者交代注意事项。

整理
- 整理用物,污物处置符合院感要求。
- 洗手,记录。

38. 连续性血液净化操作考核细则及评分标准

项目	分值	评分细则	扣分标准	扣分	得分
评估 （5分）	5	核对患者信息，评估患者病情、穿刺点皮肤、导管通畅情况及合作程度；环境适于操作	一项不符合扣2分		
操作前 准备 （10分）	2	护士准备：着装整齐，洗手，戴口罩	一项不符合扣1分		
	3	用物准备：备齐用物	少一物扣1分，多一物扣0.5分		
	5	患者准备：向患者解释操作目的及配合要点，取得配合	一项不符合扣1分		
操作 过程 （60分）	2	携用物到床边，核对患者信息，与其交流，必要时约束肢体	一项不符合扣2分		
	10	安装管路：依次安装动脉、静脉、废液管路或按各种机器要求安装管路，连接预冲液管路，动脉端接预冲液，静脉端连接收集袋	不正确扣10分，一项不符合扣3分		
	10	根据医嘱，选择模式，开放循环预冲管路，预冲时间保持在20—30 min	不正确扣10分，一项不符合扣3分		
	10	按无菌原则铺无菌治疗巾于患者双腔导管下，用5 mL注射器抽出管腔内残留的肝素，动脉、静脉各1.5 mL，根据医嘱给抗凝剂。用30 mL注射器在V端迅速推注，在A端快速回抽均看有无阻力	不正确扣10分，一项不符合扣3分		
	10	连接患者管路：先连接患者动脉端，开泵，调血流量，开始泵速小于100 mL/min，引出管路内的预冲液，当血液引至静脉端时，关血泵，连接患者静脉端，或开始直接连接动静脉端，设置置换液量、脱水速度、总超滤量，并逐渐提高血泵速度	不正确扣10分，一项不符合扣3分		
	5	将各管路妥善固定，观察机器运转情况和患者情况，并交代注意事项	一项不符合扣3分		
	10	结束时回血方法：按"Stop"终止治疗，关闭动脉端，在动脉端接NS回输；回血结束将管路脱离患者；查看当前治疗数据；治疗结束，根据导管类型用肝素液封管并用无菌纱布包裹导管末端，关机	不正确扣10分，一项不符合扣3分		
	3	协助患者取舒适体位，向患者交代注意事项	一项不符合扣2分		
操作后 处理 （10分）	8	整理用物，污物处置符合院感要求	一项不符合扣2分		
	2	洗手，记录	一项不符合扣1分		
结果 标准 （15分）	15	密切观察患者反应及机器运行情况，及时发现异常；动作轻柔，有爱伤观念；操作程序流畅；终末处理符合要求	一项不符合扣2分		

39. 危重患者抢救操作流程

评估 {
　患者评估：核对患者信息（床号、姓名、腕带等）；评估患者病情是否危重，是否需要立即进行抢救。

　环境评估：应用隔帘或屏风遮挡，清除无关人员。
}

准备 {
　护士准备：着装整齐，态度严肃，有急救意识，戴口罩。

　用物准备：抢救车（急救药品、物品）、气管插管、呼吸囊、备用呼吸机、深静脉导管包、吸痰装置、手电筒、听诊器、护理记录单、笔、硬板。

　患者准备：体位符合要求。
}

操作准备 {
　携用物到床边，核实患者状况。

　3人抢救流程：

　1人配合抢救：站立于患者床旁，配合医生进行气管插管、深静脉穿刺、吸痰、血管活性药物应用，负责保持各种管道妥善固定并通畅，防止脱出；监测患者生命体征，观察呼吸机运转情况，观察患者神志、呼吸、循环功能，注意患者保暖及保护隐私，必要时行 CPR 术。

　操作辅助护士1：传递抢救物品，配置抢救药品，保持有序状态。

　过程辅助护士2：负责一切抢救医嘱执行（执行口头医嘱遵照复述，执行过程再次核实，留取用过空安瓿等），记录抢救过程。

　患者如抢救成功：继续给予特级护理，给予多脏器功能监护，并由责任护士进行护理查体，完善病房管理及表格书写，辅助护士负责抢救物品补充、抢救仪器维护、整理用物等。患者如抢救无效死亡：完成尸体料理，同时进行抢救过程记录，督促医生完成抢救医嘱，整理病历。
}

整理 {
　整理用物，消毒抢救仪器设备、病室床单等，用物处理符合院感要求。

　洗手，记录。
}

40. 危重患者抢救操作考核细则及评分标准

项目	分值	评分细则	扣分标准	扣分	得分
评估 (5分)	5	核对患者信息,评估患者气道是否通畅、缺氧程度、生命体征、意识程度、合作程度、面部皮肤情况;环境适于操作,有电源、气源	一项不符合扣2分		
操作前 准备 (10分)	2	护士准备:着装整齐,洗手,戴口罩	一项不符合扣1分		
	3	用物准备:备齐用物	少一物扣1分,多一物扣0.5分		
	5	患者准备:向患者解释操作目的及配合要点,取得配合	一项不符合扣1分		
操作 过程 (60分)	2	携用物到床边,核对患者信息,对于清醒患者,与其交流	一项不符合扣1分		
	3	协助患者取舒适、安全体位	一项不符合扣1分		
	15	抢救工作有序,配合熟练,管道护理到位	一项不符合扣5分,一项不完善扣3分		
	15	辅助护士传递物品到位准确、及时,配置抢救药品,物品整理到位	一项不符合扣5分,一项不完善扣3分		
	10	准确执行抢救医嘱,记录抢救过程	一项不符合扣5分,一项不完善扣3分		
	10	抢救成功的患者处置合理	一项不符合扣5分,一项不完善扣3分		
	5	抢救无效的患者处置符合要求	不正确不得分,一项不完善扣2分		
操作后 处理 (10分)	8	整理用物,污物处置符合院感要求	一项不符合扣2分		
	2	洗手,记录	一项不符合扣1分		
结果 标准 (15分)	15	管道连接正确,参数及报警设置合理;动作轻柔,有爱伤观念;操作程序流畅	一项不符合扣2分		

41. 心电定位超声引导下联合 MST-三向瓣膜式 PICC 置管操作流程

评估 {

患者评估:核对患者信息;评估患者病情、血常规及出凝血时间、局部静脉与皮肤情况、心肺功能、自理能力及合作程度、是否排尿或排便、血栓史、血管手术史、是否安装起搏器、腋下及锁骨下有无淋巴结肿大、双上肢有无肿胀、血小板计数及意识、穿刺血管情况(粗细、弹性、充盈度);评估输液时间、药物性质。

环境评估:清洁无尘,光线良好,温度适宜。

准备 {

护士准备:衣帽整洁,剪指甲,洗手,戴口罩、圆帽。

用物准备:心电监护仪、导线 1 根、B 超机 1 台、耦合剂 1 瓶,导针器套件 1 套、皮肤消毒液(2%葡萄糖酸氯己定乙醇溶液或 0.5%碘伏、75%酒精)、棉签、20 mL 注射器 2 个、生理盐水 250 mL、输液皮条 1 根、PICC 穿刺包 1 个、PICC 导管、2%利多卡因、1 mL 注射器 1 个、穿刺记录单、快速手消毒液、止血敷料、砂轮、肝素筒或正式接头、治疗本、黄色垃圾桶、利器盒。

患者准备:向患者解释操作目的及配合要点,取得配合,签署知情同意书。排空大、小便。清洗置管部位,更衣,根据穿刺部位摆好体位。

操作过程 {

携用物至床旁,根据医嘱及知情同意书,核对患者信息。向患者解释操作目的、配合要点及注意事项,洗手,打开 PICC 穿刺包,将治疗巾垫于穿刺手臂下,患者戴口罩、圆帽。

用超声仪器选择合适的置管静脉:在超声探头上涂抹耦合剂,将超声探头垂直于上臂血管放置,血管成像清晰,选好血管后用记号笔在皮肤上做好标记。

测量定位:患者去枕平卧,穿刺侧上肢外展,与躯干成 90°,从预穿刺点沿静脉走向至右胸锁关节,向下至第三肋间的长度即为预置管长度,于肘上 10 cm 处测量双侧上臂围,记录测量的数值。

将心电监护仪连接于患者身体,查看心电波形 P 波与主波的高度。

洗手,戴无菌手套,以预穿刺点为中心消毒全臂皮肤(用 2%葡萄糖酸氯己定乙醇溶液或 75%酒精、0.5%碘伏消毒 3 遍),每次消毒方向与上次相反,待干。

建立无菌区:脱手套,用快速手消毒液消毒手,穿无菌衣,更换无菌手套,取无菌治疗巾铺于穿刺肢体下,放置无菌止血带,用无菌大单覆盖患者铺治疗巾及孔巾,保证无菌屏障最大化。

在助手协助下将塞丁格套件、导针器套件及所需物品置于无菌区域。

在助手协助下取 20 mL 注射器抽吸生理盐水,以 1 mL 注射器抽吸 1 mL 利多卡因。用生理盐水冲洗无菌手套。助手在超声探头上涂抹耦合剂,并协助罩上保护套(将探头和导线套入保护套内),用无菌皮筋固定保护套,在预穿刺点皮肤上涂抹一层无菌耦合剂。穿刺:选择与血管深度符合的导针架紧密安装到探头上,扎止血带,将穿好的针放入导针架,针尖斜面朝向探头,确保穿刺针针尖在导针架内。将探头垂直于预穿刺血管,使屏幕的圆点标记在预穿刺血管中心处,边看超声仪屏幕,边缓慢穿刺,观察针鞘中的回血,见回血后固定穿刺针,针与导针架分离,降低穿刺针角度,将导丝沿穿刺针送入血管 15—20 cm,松止血带,将穿刺针缓慢回撤,只留下导丝在血管中。

| | 助手将 PICC 导管置入无菌区域,检查预冲导管:检查导管的完整性并用生理盐水先预冲及浸润导管、减压套筒、输液接头。准备导管。前端开口式导管:撤导管至预剪切刻度后 1 cm,备用,再次预冲导管。瓣膜或导管:用生理盐水预冲导管并激活瓣膜。 |

操作过程

在穿刺点旁局麻,从穿刺点沿导丝向外扩皮,将扩张器及导入鞘沿导丝缓慢送入血管,并在下方垫无菌纱布,按压穿刺点及导入鞘前方,将导丝及扩张器一同撤出。

置入导管:固定好导入鞘,将导管沿导入鞘缓慢、匀速送入,导管送至局部(15—20 cm)时,嘱患者向穿刺侧转头,下颌靠近术侧肩膀,导管到达预定长度后,头颈恢复原位,拔出导入鞘。

抽回血,见回血后立即用生理盐水脉冲式冲管、夹闭延长管。

生理盐水连接输液皮条,将准备好的心电导线一端连于 RA,一端连接 PICC 导管末端导丝上,打开输液器开关,使液体缓慢匀速滴入,判断心腔内电图导管尖端位置:① 随着导管在 SVC 内缓慢送入,心腔内电图的 P 波振幅逐渐高尖。② 继续送管道,心腔内电图显示 P 波最大振幅。③ 继续送管,心腔内电图显示 P 波呈负正双向时,描记心电图。④ 回撤导管,至 P 波最大振幅后撤回 0.5—1 cm,确定导管位置,描记心电图。

撤出支撑导丝:将导管与导丝的金属柄分离,一只手固定导管,另一只手平行缓慢撤出导丝。

修剪导管长度:保留导管至体外 6 cm,以便安装连接器,以无菌剪刀剪断导管。

安装连接器:先将导管穿过减压套筒,与厄路氏接头上的金属柄连接,将翼形部分的倒钩和减压套筒上的沟槽对齐,锁定两部分。

抽回血和冲封管:抽回血确认穿刺成功,然后用 20 mL 生理盐水脉冲式冲管,导管末端连接无针输液接头并正压封管。

撕去孔巾,清洁穿刺点周围皮肤,自然待干。

粘贴贴膜敷料:在穿刺点上放置小方块纱布或止血敷料,无张力粘贴 10 cm ×12 cm 无菌透明敷料,用胶布加固胶布(横向、交叉再横向),注明穿刺日期、时间、置管深度、外露长度、臂围有效期及操作者的指示胶带固定于透明敷料上,必要时用弹力细带包扎。外露导管 U 形摆放。

协助患者取舒适卧位,向患者交代注意事项。

行 X 线检查,确定导管尖端位置。

整理

整理用物:垃圾分类处理,脱手套,脱手术衣,洗手。在执行单上签名并记录执行时间,将导管条形码贴于知情同意书上,书写护理记录及置管维护记录。

42. 心电定位超声引导下联合 MST-三向瓣膜式 PICC 置管操作考核细则及评分标准

项目	分值	评分细则	扣分标准	扣分	得分
评估 (5分)	5	核对患者信息;评估患者病情、既往病史、手术史、血常规及出凝血时间、局部皮肤与静脉情况、心肺功能、自理能力及合作程度、是否排尿或排便、是否安装起搏器、腋下及锁骨下有无淋巴结肿大、双上肢有无肿胀、血小板计数及意识、穿刺血管情况(粗细、弹性、充盈度);评估输液时间、药物性质;签署置管知情同意书;环境适于操作	一项不符合扣2分		
操作前准备 (10分)	2	护士准备:衣帽整洁,剪指甲,洗手,戴口罩、围帽	一项不符合扣1分		
	3	用物准备:备齐用物	少一物扣1分,多一物扣0.5分		
	5	患者准备:向患者解释操作目的及配合要点,取得配合	一项不符合扣1分		
操作过程 (60分)	2	携用物至床旁,核对患者信息,解释操作目的,取得配合	一项不符合扣1分		
	1	选择合适的血管并做好标记	未做到不得分		
	4	患者去枕平卧,穿刺侧上肢外展与躯干成90°,从预穿刺点沿静脉走向至右胸锁关节,向下至第三肋间的长度即为预置管长度,于肘窝上10 cm处测量双侧上臂围,记录测量的数值	一项不符合扣2分		
	5	洗手,打开PICC穿刺包,戴无菌手套,以预穿刺点为中心消毒全臂皮肤,用2%葡萄糖酸氯己定乙醇溶液消毒3遍(或用2%碘酊+75%酒精消毒3遍,或用75%酒精+0.5%碘伏消毒3遍),消毒范围不小于20 cm×20 cm,脱手套,手消毒,每次消毒方向须与上次相反,待干	一项不符合扣2分		
	4	按无菌操作要求,穿隔离衣,铺无菌巾,建立最大化的无菌屏障。在助手协助下将塞丁格套件、导针器套件及所需物品置于无菌区域。在助手协助下取20 mL注射器抽吸生理盐水,以1 mL注射器抽吸1 mL利多卡因	一项不符合扣2分,物品污染不得分		
	5	检查预冲导管:检查导管的完整性并用生理盐水先预冲及浸润导管、减压套筒、输液接头。助手在超声探头上涂抹耦合剂,并协助罩上保护套(将探头和导线套入保护套内),用无菌皮筋固定保护套。在预穿刺点皮肤上涂抹层无菌耦合剂	一项不符合扣2分		
	14	穿刺:选择与血管深度符合的导针架,紧密安装到探头上,扎止血带,将穿刺针放入导针架,针尖斜面朝向探头,确保穿刺针针尖在导针架内,将探头垂直于预穿刺血管,使屏幕的圆点标记在预穿刺血管中心,边看超声仪屏幕,边缓慢穿刺,观察针鞘中的回血,见回血后握住穿刺针,使针与导针架分离,降低穿刺针角度,将导丝沿穿刺针送入血管15—20 cm,松止血带,将穿刺针缓慢回撤,只留下导丝在血管中;助手将PICC导管置于无菌区域,检查导管的完整性并用生理盐水先预冲及浸润导管、减压套筒、输液接头。在穿刺点旁局麻,从穿刺点沿导丝向外上扩皮,将扩张器及导入鞘沿导丝缓慢送入血管,并在下方垫无菌纱布,按压穿刺点及导入鞘前方,将导丝及扩张器一同撤出	一项不符合扣1分		

项目	分值	评分细则	扣分标准	扣分	得分
	2	置入导管:固定好导入鞘,将导管沿导入鞘缓慢,匀速送入,导管送至肩部(15—20 cm)时,嘱患者向穿刺侧转头,下颌靠近术侧肩膀,导管到达预定长度后,头颈恢复原位	一项不符合扣1分		
	2	拔出出导入鞘:送管至预定长度后,撤出并远离穿刺点,撕裂导入鞘	一项不符合扣2分		
	4	抽回血、见回血后立即用生理盐水脉冲式冲管。判断心脏心电图导管尖端位置:① 随着导管在SVC内缓慢送入,心腔内电图的P波振幅逐渐高尖。② 继续送管道,心腔内电图显示P波最大振幅。③ 继续送管,心腔内电图显示P波呈负正双向时,描记心电图。④ 回撤导管,至P波最大振幅后撤回0.5—1 cm,确定导管位置,描记心电图。确定位置:生理盐水连接输液皮条,将准备好的心电导线一段连于RA,一段连接PICC导管末端导丝上,打开输液器开关,使液体缓慢匀速滴入,查看P波高度	一项不符合扣2分		
	2	撤出支撑导丝:将导管导丝的金属柄分离,一手固定导管,另一手平行缓慢撤出导丝	一项不符合扣1分		
	5	修剪导管长度:保留导管至体外6 cm,以便安装连接器,以无菌剪刀剪断导管。安装连接器:先将导管穿过减压套筒,与厄路氏接头上的金属柄连接,将翼形部分的倒钩和减压套筒上的沟槽对齐,锁定两部分	一项不符合扣2分		
	2	抽回血和冲封管:抽回血确认穿刺成功,然后用20 mL生理盐水脉冲式冲管,导管末端连接无针输液接头并正压封管	一项不符合扣1分		
	4	撕去孔巾,清洁穿刺点周围皮肤,自然待干,在穿刺点上放置小方块纱布或止血敷料,U形摆放导管,无张力粘贴贴膜,胶布蝶形固定,注明穿刺日期、时间、导管深度、外露长度、臂围有效期、操作者姓名,用弹力绷带加压包扎	一项不符合扣2分		
	2	协助患者取舒适体位,交代注意事项	一项不符合扣1分		
	2	行X线检查,确定导管尖端位置	未做到不得分		
操作后处理(10分)	8	整理用物,按院感要求处理污物	一项不符合扣2分		
	2	护士洗手,在执行单上签名并记录执行时间,将导管条形码贴于知情同意书上,书写护理记录及置管维护记录	一项不符合扣1分		
结果标准(15分)	15	置管成功,动作轻柔,有爱伤观念;患者体位舒适;操作熟练、流畅	一项不符合扣2分		

43. 简易呼吸气囊操作流程

评估
- 患者评估：核对患者信息（床号、姓名、腕带等），评估患者有无呼吸微弱或点头呼吸、呼吸停止、胸廓无起伏、血氧饱和度下降、面色发绀、意识丧失等严重缺氧情况。
- 环境评估：以屏风或窗帘遮挡，冬天注意保暖，清除无关人员。

准备
- 护士准备：着装整齐，戴口罩、帽子。
- 用物准备：简易呼吸气囊、面罩、储氧袋、连接管、纱布、20 mL 注射器、口咽通气道（酌情）、胶布、吸氧装置或氧气袋记录单。
- 患者准备：向患者解释操作目的及配合要点，取得配合。（去枕平卧位）。

操作过程
- 携用物到床边。
- 将呼吸气囊、面罩、储氧袋正确连接；将连接管与氧气装置或氧气袋接；调节氧流量至 10 L/min 以上，充氧。
- 患者去枕平卧，头后仰，解开衣领，暴露前胸，清除口腔内任何可见异物、义齿。
- 开放气道：
- 单人法：操作者站在患者头侧，用仰头抬颏法开放气道（对于创伤患者使用双手托下颌法）。
- 双人法：一操作者站在床头，用双手抬颌法开放气道，另一操作者挤压气囊送气。
- 用面罩罩住口鼻，一手用"EC"法固定面罩（拇、食指呈"C"形固定面罩，其余三指呈"E"形捏住下颌）。另一手持简易呼吸气囊规律挤捏球体（每次送气 400—600 mL，以挤压球囊的 1/3—2/3 为宜，5—6 s 挤压一次。频率：成人 10—12 次/min，儿童 12—20 次/min，婴儿 30—40 次/min）。
- 观察患者胸廓起伏情况，经面罩透明部分观察患者嘴唇与脸部的颜色变化；简易呼吸气囊透明盖处单向阀正常开启；呼吸时，面罩内有氧气。
- 协助患者取舒适体位，整理床单位。

整理
- 整理用物，污物处置符合院感要求。
- 洗手，记录。

44. 简易呼吸气囊操作考核细则及评分标准

项目	分值	评分细则	扣分标准	扣分	得分
评估 （5分）	5	核对患者信息，评估患者有无呼吸微弱或点头呼吸、呼吸停止、胸廓无起伏、血氧饱和度下降、面色紫绀、意识丧失等严重缺氧情况；环境适于操作，无闲杂人员	一项不符合扣2分		
操作前准备 （10分）	2	护士准备：着装整齐，戴口罩、帽子	做不到不得分		
	3	用物准备：备齐用物	少一物扣1分，多一物扣0.5分		
	5	患者准备：向患者解释操作目的及配合要点，取得配合	未评估不得分		
操作过程 （60分）	5	携用物到床边，将呼吸气囊、面罩、储氧袋正确连接	一项不符合扣1分		
	5	将呼吸气囊、面罩、储氧袋正确连接；将连接管与氧气装置或氧气袋接；调节氧流量至10 L/min以上，充氧	一项不符合扣2分		
	5	患者去枕平卧，头后仰，解开衣领，暴露前胸	一项不符合扣2分		
	3	清除口腔内任何可见异物、义齿	未做到扣3分		
	10	开放气道。单人法：操作者站患者头侧，气道未打开用仰头抬颏法开放气道。双人法：一人站在床头，双手抬起下颌法开放气道，另一人挤压气囊送气	气道未打开扣3分，手法不符合扣3分		
	12	用"EC"法把面罩固定于患者嘴巴与鼻子（采取单手或双手法），并以手掌压住面罩以使其贴紧患者面部	一项不符合扣3分		
	15	人工呼吸：待储氧袋氧气充满，操作者以单手挤压球囊的1/3—2/3为宜，相当于使400—600 mL气体进入气道内，有规律地捏放。频率：成人10—12次/min，儿童12—20次/min，婴儿30—40次/min	一项不符合扣3分		
	3	观察患者胸廓起伏情况，经面罩透明部分观察患者嘴唇与脸部的颜色变化	一项不符合扣2分		
	2	协助患者取正确卧位	一项不符合扣1分		
操作后处理 （10分）	8	整理用物，污物处置符合院感要求	一项不符合扣2分		
	2	洗手，记录	一项不符合扣2分		
结果标准 （15分）	15	抢救有效；动作轻柔，有爱伤观念；操作程序流畅；床单位整齐、平整	一项不符合扣2分		

45. 中心静脉置管维护操作流程

评估 {
患者评估:患者合作程度、导管长度、穿刺点局部情况、贴膜情况、上次维护情况。
环境评估:清洁无尘、安静、安全。
}

准备 {
用物准备:快速手消毒液、导管换药包(内含治疗巾、弯盘、治疗碗各 1 只,血管钳 2 把,纱布 2 块,大棉球 6 只)、生理盐水及稀释肝素液(10 u/ mL)、碘伏、75％酒精、10 mL 注射器 2 个、10 cm×12 cm 透明敷料、污物桶、备用输液接头。
护士准备:洗手,戴口罩、帽子,衣着整齐。
}

操作过程 {
携用物至患者床边,核对患者信息,解释操作目的及配合要求,患者戴口罩。

协助患者取舒适体位,暴露穿刺部位。

观察穿刺点局部有无红、肿、渗血、渗液及触痛。

去除原有贴膜(从下向上,顺着穿刺方向,避免牵动导管)。

再次观察穿刺点,观察导管外露部分的长度并记录。

用快速手消毒液消毒手 15 s,检查导管换药包装密封性及有效期,打开导管换药包,将注射器、无菌敷贴、输液接头以无菌技术放至换药包内,倾倒碘伏及酒精,戴无菌手套。

以穿刺点为中心,避开穿刺点,用 75％酒精棉球环形消毒穿刺点 1 cm 以外皮肤,范围为 15 cm×15 cm。连续 3 次方向为:顺时针、逆时针、顺时针,待干。

用碘伏棉球按压穿刺点 3 s 后再以穿刺点为中心环形消毒皮肤 3 次(方法同上),可使用第 3 个碘伏棉球消毒导管,将体外导管流畅放置。

取下原有输液接头,用 75％酒精纱布擦拭消毒连接器 15 s(横断面及螺口外面均要消毒)。

连接备用输液接头,以 10 mL 生理盐水脉冲式冲洗导管,稀释肝素液,正压封管。

覆盖透明贴膜(无张力法)。

从预切口处移除边框,一边移除边框一边按压透明敷料边缘,用第 1 根输液贴胶带固定导管连接器与透明敷料边缘交界处,第 2 根输液贴胶带交叉固定于第 1 根胶带上,第 3 根胶带贴膜上注明更换日期、时间、体内导管长度、操作者工号、置管时间,固定延长管并叠加 1/3 固定在第 2 根输液贴胶带上。

整理用物及床单位。

脱手套,洗手,记录。
}

整理 {
用物按院感要求处理。
洗手,记录。
}

46. 中心静脉置管维护操作考核细则及评分标准

项目	分值	评分细则	扣分标准	扣分	得分
评估 (5分)	5	核对患者信息,评估患者合作程度、导管长度、穿刺点局部情况、贴膜情况,查阅上次维护记录;环境适于操作	一项不符合扣2分		
操作前 准备 (10分)	2	护士准备:着装整齐,洗手,戴口罩	一项不符合扣1分		
	3	用物准备:备齐用物	少一物扣1分,多一物扣0.5分		
	5	患者准备:向患者解释操作目的及配合要点,取得配合	未做到不得分		
操作 过程 (60分)	2	携用物至患者床边,核对患者信息,解释操作目的及配合要求	一项不符合扣2分		
	5	协助患者取舒适体位,暴露穿刺部位,观察穿刺点局部有无红、肿、渗血、渗液及触痛	一项不符合扣2分		
	5	去除原有贴膜(从下向上,顺着穿刺方向避免牵动导管)	未做到不得分,不对扣2分		
	3	再次观察穿刺点,观察导管处外露部分的长度并记录	未做到不得分		
	5	用快速手消毒液消毒手15 s,检查导管换药包装密封性及有效期,打开导管换药包,将注射器、输液接头以无菌技术放至换药包内,戴无菌手套	一项不符合扣2分		
	15	以穿刺点为中心,避开穿刺点,用75%酒精棉球环形消毒穿刺点1 cm以外皮肤,范围为15 cm×15 cm。连续3次方向为:顺时针、逆时针、顺时针,待干。用碘伏棉球按压穿刺点3 s后再以穿刺点为中心环形消毒皮肤3次(方法同上),可使用第3个碘伏棉球消毒导管,将体外导管流畅放置	一项不符合扣2分		
	4	取下原有输液接头,用75%酒精纱布擦拭消毒连接器15 s(横断面及螺口外面均要消毒)	一项不符合扣2分		
	4	连接备用输液接头,以10 mL生理盐水脉冲式冲洗导管,稀释肝素液,正压封管	一项不符合扣2分		
	4	覆盖透明贴膜(无张力法)	一项不符合扣2分		
	10	从预切口处移除边框,一边移除边框,一边按压透明敷料边缘,用第1根输液贴胶带固定导管连接器与透明敷料边缘交界处,第2根输液贴胶带交叉固定于第1根胶带上,第3根胶带贴膜上注明更换日期时间、体内导管长度、操作者工号、置管时间,固定延长管,并叠加1/3固定在第2根输液贴胶带上	一项不符合扣2分		
	3	协助患者取舒适体位,整理床单位	未做到不得分		
操作后 处理 (10分)	8	整理用物,污物处置符合院感要求	一项不符合扣2分		
	2	洗手,记录	一项不符合扣1分		
结果 标准 (15分)	15	程序正确,动作规范,操作熟练;护患沟通有效,操作过程体现人文关怀;注意安全,无并发症,及时发现病情变化;知晓预防和处理并发症的相关知识	一项不符合扣2分		

47. 呼吸末二氧化碳分压监测操作流程

评估 {
患者评估:核对患者信息(床号、姓名、腕带等),评估患者病情、年龄、意识、生命体征、心理状态、血气分析结果、口插管深度及固定情况、气囊压力、气管插管型号及固定情况、气表压力、气道通畅情况等。

环境评估:以屏风或窗帘遮挡,冬天注意保暖。
}

准备 {
护士准备:着装整洁,洗手,戴口罩。

用物准备:CO_2 模块、带传感器的导线、监护仪,并检查监护仪性能。

患者准备:向患者解释操作目的,呼吸管道通畅,固定妥当,舒适体位。
}

操作过程 {
备齐用物至床旁,核对患者信息,解释操作目的,取得患者配合。协助患者取舒适体位,按需吸痰,保持气道通畅。

CO_2 模块正确连接,若监护仪自带模块只需检查即可。

将带传感器的导线与监护仪的 CO_2 模块连接,并在监护仪屏幕上打开 CO_2 监护设置。

将传感器紧扣在"气道接头"上,并将其接到呼吸机接头和 Y 形管之间的呼吸机管路上。

把传感器置于定标尺上标注的 0 点小圆窗上,按监护仪"开始校准"按钮进行校零,校零完成。

监护仪屏幕上即可显示 CO_2 波形和数值。正确读取监测数值(正常值为 35—45 mmHg)。

护士观察 CO_2 波形是否正确,正确记录 CO_2 数值并进行持续监测。根据实际监测值调整报警上下限。必要时与血气分析结果比对。

协助患者取舒适体位,整理床单位。
}

整理 {
整理用物,污物处置符合院感要求。

洗手,记录。
}

48. 呼吸末二氧化碳分压监测操作考核细则及评分标准

项目	分值	评分细则	扣分标准	扣分	得分
评估 (5分)	5	核对患者信息(床号、姓名、腕带等),评估患者的病情、年龄、意识、生命体征、心理状态、血气分析结果、口插管深度及固定情况、气囊压力、气管开管型号及固定情况、气表压力、气道通畅情况等;环境适于操作	一项不符合扣1分		
操作前 准备 (10分)	2	护士准备:着装整洁,洗手,戴口罩	一项不符合扣1分		
	3	用物准备:备齐用物	少一物扣1分,多一物扣0.5分		
	5	患者准备:向患者解释操作目的及配合要点,取得配合	未评估不得分		
操作 过程 (60分)	5	备齐用物至床旁,核对患者信息,解释操作目的,取得患者配合,协助患者取舒适体位,按需吸痰,保持气道通畅	一项不符合扣2分		
	10	CO_2 模块正确连接,若监护仪自带模块只需检查即可	一项不符合扣2分		
	10	将带传感器的导线与监护仪的 CO_2 模块连接,并在监护仪屏幕上打开 CO_2 监护设置	一项不符合扣3分		
	10	将传感器紧扣在"气道接头"上,并将其接到呼吸机接头和 Y 形管之间的呼吸机管路上	未做到不得分		
	10	把传感器置于定标尺上标注的 0 点小圆窗上,按监护仪"开始校准"按钮进行校零,校零完成	未做到不得分		
	10	护士观察 CO_2 波形是否正确,正确记录 CO_2 数值并进行持续监测,根据实际监测调整报警上下限。必要时与血气分析结果比对	一项不符合扣2分		
	5	协助患者取舒适体位	一项不符合扣2分		
操作后 处理 (10分)	8	整理用物,污物处置符合院感要求	一项不符合扣2分		
	2	洗手,记录	一项不符合扣2分		
结果 标准 (15分)	15	动作轻柔,有爱伤观念;操作程序流畅;能正确读数和识别波形	一项不符合扣2分		

49. 气管插管口腔护理操作流程

评估
- 患者评估:核对患者信息;评估患者病情,意识状态,配合程度,口腔情况,黏膜是否完整,口腔 pH,人工气道深度,气囊充盈情况,缺氧程度,人工气道类型、型号、深度、固定情况,进食情况。对于肠内营养患者,暂停 15—30 min,必要时胃肠减压。
- 环境评估:环境整洁,光线明亮,适宜操作。

准备
- 用物准备:口腔护理包、口腔护理液、pH 试纸、寸带、治疗巾、气囊压力表、丝绸胶布、30 mL 注射器、吸痰管 2—3 根、吸引器、无菌手套、牙垫、石蜡油、锡类散、压舌板、听诊器、手电筒、弯盘、棉签。
- 患者准备:向清醒患者解释操作目的及配合要点,对于烦躁患者可适当给予镇静剂。
- 护士准备:护士 2 人,洗手,戴口罩、帽子,衣着整齐。

操作过程
- 携用物至床旁,向清醒患者解释口腔护理的目的,取得患者或配合。
- 抬高床头 15°—30°;无禁忌证者抬高大于或等于 30°,头偏向一侧。
- 铺治疗巾于下颌处,弯盘置于治疗巾上,用口腔护理液浸湿棉球,清点数量。
- 检查气管导管气囊充气是否足够,充气不足者注入空气以保证气囊与气管壁密封(压力为 25—30 cmH₂O);
- 记录插管至门齿的深度。
- 充分吸净呼吸道及口腔内分泌物。
- 解除固定的寸带及胶布,检查固定部位皮肤情况,一名护士作为助手用右手托住患者下颌,并以此为支点,用拇指和食指固定针管插管和牙垫。患者头偏向该操作者,取出牙垫,将气管插管移至一侧口角。
- 湿润口唇,检查口腔,观察舌苔及口腔黏膜有无充血、水肿、糜烂、溃疡、霉菌感染等,清点牙齿数目,注意有无松动的牙齿。
- 根据口腔情况及 pH 选择合适的口腔护理液与冲洗液。
- 一名护士用 30 mL 注射器去除针头后吸取冲洗液,从上侧口角不同角度不同方向分别对患者牙面、颊部、舌面、咽部硬腭进行缓慢冲洗。**冲洗结合刷洗法:**另一只手持负压吸引牙刷进行刷洗及吸引。先对侧后近侧,依次刷洗牙齿、颊部、舌面、舌下、硬腭及全管插管表面,按需进行口鼻、气通、声门下吸引。**冲洗结合擦洗法:**另一只手持吸引器进行吸引、冲洗后再进行擦拭。先对侧再近侧,每次夹取一个棉球,助手将气管插管移向操作者对侧,按顺序擦洗近侧口腔,依次擦拭牙齿、颊部、舌面、舌下、硬腭及气管插管表面,按需进行口鼻、气道、声门下吸引。
- 另一名护士用吸引器从冲洗对侧的患者口角部吸出冲洗液;边冲边洗,直到冲洗液澄清为止。在冲洗过程中密切观察患者有无呛咳、呕吐、缺氧等,保持血氧饱和度在 90% 以上。
- 做完一侧口腔冲洗后将气管插管移至清洁侧,同样完成对侧操作。
- 采用合适的口腔护理液棉球涂擦口腔黏膜、牙齿、口唇、两颊等。
- 再次吸净呼吸道及口腔内分泌物。
- 操作后两名护士确认气管插管深度是否前后一致;气囊充气足够,重新放置已消毒的新的牙垫,固定好气管导管。湿润口唇,变换气管插管固定位置。
- 根据口腔评估结果,予锡类散涂溃疡处、予石蜡油润滑口唇,清点棉球数量,撤去弯盘,擦净患者口、鼻处周围皮肤,听诊双肺呼吸音,整理床单位,协助患者取舒适位。

整理
- 用物按院感要求处理。
- 洗手,记录。

临床护理技术操作流程及考核指南

50. 气管插管口腔护理操作考核细则及评分标准

项目	分值	评分细则	扣分标准	扣分	得分
评估 (5分)	5	核对患者信息,评估患者病情,意识状态,配合程度,口腔情况,黏膜是否完整,口腔 pH,人工气道深度,气囊充盈情况,缺氧程度,人工气道类型、型号、深度、固定情况,进食情况;环境适于操作	一项不符合扣2分		
操作前 准备 (10分)	2	护士准备:护士2人,洗手,戴口罩、圆帽,衣着整齐	一项不符合扣1分		
	3	用物准备:备齐用物	少一物扣1分,多一物扣0.5分		
	5	患者准备:向患者解释操作目的及配合要点,取得配合	一项不符合扣1分		
操作 过程 (60分)	2	携用物至床旁,向清醒患者解释口腔护理的目的,取得配合	未做到不得分		
	3	抬高床头15°—30°,无禁忌证者抬高大于或等于30°,头部侧向操作者,协助者站于操作者对侧	未做到不得分		
	2	铺治疗巾于下颌处,置弯盘于患者口角旁。用口腔护理液浸湿棉球,清点数量	一项不符合扣1分		
	6	检查气管导管气囊充气是否足够,充气不足则注入空气以保证气囊与气管壁密封(压力为25—30 cmH$_2$O)	一项不符合扣3分		
	3	记录插管至门齿的深度	未做到不得分,深度不准确扣2分		
	2	充分吸净呼吸道及口腔内分泌物	未做到不得分		
	2	解除固定的寸带及胶布,检查固定部位皮肤情况,一名护士作为助手用右手托住患者下颌,并以此为支点,用拇指和食指固定针管插管和牙垫	一项不符合扣1分		
	4	患者头偏向一侧,操作者取出牙垫,将气管插管移至一侧口角	一项不符合扣1分		
	4	湿润口唇,检查口腔,观察舌苔及口腔黏膜有无充血、水肿、糜烂、溃疡、霉菌感染等,测口腔 pH,清点牙齿数目,注意有无松动的牙齿	一项不符合扣1分		
	4	根据口腔情况及 pH 选择合适的口腔护理液与冲洗液	未做到不得分		
	4	一名护士用30 mL注射器,去除针头后吸取冲洗液,从上侧口角不同角度不同方向分别对患者牙面、颊部、舌面、咽部硬腭进行缓慢冲洗(冲洗结合刷洗法/冲洗结合擦洗法)	一项不符合扣1分		

临床护理技术操作流程及考核指南

项目	分值	评分细则	扣分标准	扣分	得分
	4	从冲洗对侧的患者口角部吸出冲洗液	未做到不得分		
	4	边冲边洗,直到冲洗液澄清为止。在冲洗过程中密切观察患者有无呛咳、呕吐、缺氧等,保持血氧饱和度在90%以上	一项不符合扣1分		
	4	做完一侧口腔冲洗后将气管插管移至清洁侧,同样完成对侧操作	一项不符合扣1分		
	4	采用合适的含有口腔护理液的棉球涂擦口腔黏膜、牙齿、口唇、两颊等	一项不符合扣2分		
	2	再次吸净呼吸道及口腔内分泌物	未做到不得分		
	4	操作后两名护士确认气管插管深度前后是否一致、气囊充气是否足够,重新放置已消毒的新的牙垫,湿润口唇,变换气管插管固定位置	一项不符合扣2分		
	2	根据口腔评估结果,溃疡者予锡类散,并予石蜡油润滑口唇,清点棉球数量,撤去弯盘,擦净患者口、鼻处周围皮肤,听诊双肺呼吸音,整理床单位,协助患者取舒适体位	未做到不得分		
操作后处理(10分)	8	整理用物,污物处置符合院感要求	一项不符合扣2分		
	2	洗手,记录	一项不符合扣1分		
结果标准(15分)	15	程序正确,动作规范,操作熟练;护患沟通有效,操作过程体现人文关怀;注意安全,无并发症,及时发现病情变化;知晓预防和处理并发症的相关知识	一项不符合扣2分		

51. 膀胱压监测操作流程

评估
- 患者评估：核对患者信息（床号、姓名、腕带等），评估患者病情、意识、合作程度、导尿管及膀胱排空情况。
- 环境评估：以屏风或窗帘遮挡，冬天注意保暖，清除无关人员。

准备
- 护士准备：着装整洁，洗手，戴口罩。
- 用物准备：治疗盘（放置棉签、碘伏）、输液器、三通、标尺、100 mL 生理盐水。
- 患者准备：向患者解释操作目的，患者取平卧位，注意保护隐私。

操作过程
- 携用物至患者床边，解释操作目的，取得配合。
- 摆放好患者的体位，暴露尿管，注意保护患者隐私。
- 排空膀胱尿液，夹闭引流袋端。用碘伏消毒导尿管与引流袋连接端，将输液器针头插入导尿管中，注意无菌操作。
- 打开输液器调节器开关，向膀胱内滴注 37—40 ℃的生理盐水 50—100 mL，速度为 25 mL/min。
- 输注结束，使输液器与大气相通，以患者腋中线与髂嵴交点为零点，输液器垂直放置，注意观察水柱波动。
- 膀胱注水 1 min 后，待水柱波动平稳后，在呼气末读取数值，并换算为 mmHg。
- 监测结束，打开尿管引流尿液。协助患者整理床单位，取舒适体位。

整理
- 整理用物，污物处置符合院感要求。
- 洗手，记录。

专科篇

52. 膀胱压监测操作考核细则及评分标准

项目	分值	评分细则	扣分标准	扣分	得分
评估 （5分）	5	核对患者信息（床号、姓名、腕带等）；评估病情、意识、合作程度、导尿管及膀胱排空情况；环境适于操作	一项不符合扣1分		
操作前准备 （10分）	2	护士准备：着装整洁，洗手，戴口罩	做不到不得分		
	3	用物准备：备齐用物	少一物扣1分，多一物扣0.5分		
	5	患者准备：向患者解释操作目的及配合要点，取得配合	未评估不得分		
操作过程 （60分）	5	携用物至患者床边，解释操作目的，取得配合，摆放好患者的体位，暴露尿管，注意保护患者隐私	一项不符合扣2分		
	10	排空膀胱尿液，夹闭引流袋端。用碘伏消毒导尿管与引流袋连接端，将输液器针头插入导尿管中，注意执行无菌操作	一项不符合扣3分		
	10	打开输液器调节器开关，向膀胱内滴注37—40 ℃的生理盐水50—100 mL，速度为25 mL/min	一项不符合扣5分		
	15	输注结束，使输液器与大气相通，以患者腋中线与髂峰交点为零点，输液器垂直放置，注意观察水柱波动	一项不符合扣3分		
	10	膀胱注水1 min后，待水柱波动平稳后，在呼气末读取数值，并换算为mmHg	一项不符合扣3分，读数不准确扣5分		
	5	操作结束后，拔出输液针头，打开引流装置引流尿液	一项不符合扣2分		
	5	协助患者取舒适体位，整理床单位	一项不符合扣2分		
操作后处理 （10分）	8	整理用物，污物处置符合院感要求	一项不符合扣2分		
	2	洗手，记录	一项不符合扣1分		
结果标准 （15分）	15	动作轻柔，有爱伤观念；操作程序流畅，能正确读数	一项不符合扣2分		

53. 危重昏迷患者眼部护理操作流程

评估
- 患者评估:核对患者信息,评估患者病情及患者眼部情况(眼睑闭合情况,眼睑有无水肿、溃疡,结膜有无充血,角膜有无混浊等)。
- 环境评估:清洁无尘,安静、安全。

准备
- 护士准备:洗手,戴口罩、圆帽,衣着整齐。
- 用物准备:灭菌注射用水、棉签、弯盘、5 mL 注射器、滴眼液或眼膏、油纱布、3M 透明通气胶带、水凝胶敷料或眼罩。
- 患者准备:对于清醒患者向其解释操作目的及配合要求。

操作过程

携用物至患者床边,核对患者信息,对于清醒患者向其解释操作目的及配合要求。

抬高床头大于 30°,头稍后仰。

清洁眼部:患者侧卧,弯盘置眼睛外眦角处,用棉签撑开上眼睑,用注射器抽吸灭菌注射用水后去除针头,冲洗上眼睑,同法冲洗下眼睑。同法冲洗对侧眼睛,眼部清洁 4 次/天。

预防眼睛干燥:

方法一(遵医嘱用滴眼液):使用眼药前后洗手,用消毒干棉球吸去泪液,拭去分泌物,用消毒棉签撑开下眼睑滴药,滴眼液时避免按压眼球,不能触及眼睑及睫毛,滴眼液瓶口距眼 1—2 cm,弃去 1—2 滴眼液,向下穹隆滴 1—2 滴,若有溢出,用干棉球拭去。滴眼后压迫泪囊区 2—3 min。两种眼药不能混用,间隔大于 10 min。

方法二(遵医嘱用眼膏):使用眼膏前后洗手,用消毒棉签撑开患者下眼睑,右手将眼膏挤去一截,弃去,再将眼膏挤入下穹隆结膜囊内,管口不能触及眼睑及睫毛,然后按摩眼睑使眼膏均匀分布于结膜囊内(若滴眼液和眼膏同用时,先用滴眼液)。用棉球轻轻擦拭溢出眼外的药膏。

保持眼部湿润环境(根据患者具体情况选择):以聚乙烯保湿膜、油纱布等覆盖眼部,多选用聚乙烯薄膜覆盖眼睑(根据患者脸型裁剪合适形状和大小,将患者眼睑闭合,覆盖眉毛至颧骨部位,使其紧密贴合)。

促进眼睑闭合(根据患者具体情况选择):3M 透明通气胶带应用于暂时性内、外侧眼睑或暂时性全眼睑缝合术,上、下眼睑周围均予敷贴水凝胶敷料,或使用自制一次性眼罩。

整理
- 用物按院感要求处理。
- 洗手,记录。

54. 危重昏迷患者眼部护理操作考核细则及评分标准

项目	分值	评分细则	扣分标准	扣分	得分
评估 (5分)	5	核对患者信息,评估患者病情及患者眼部情况(眼睑闭合情况,眼睑有无水肿、溃疡,结膜有无充血,角膜有无混浊等);环境适于操作	一项不符合扣2分		
操作前准备 (10分)	2	护士准备:着装整齐,洗手,戴口罩	一项不符合扣1分		
	3	用物准备:备齐用物	少一物扣1分,多一物扣0.5分		
	5	患者准备:向患者解释操作目的及配合要点,取得配合	一项不符合扣1分		
操作过程 (60分)	5	携用物至患者床边,核对患者信息,对于清醒患者向其解释操作目的及配合要求	一项不符合扣2分		
	3	抬高床头大于30°,头稍后仰	一项不符合扣1分		
	10	清洁眼部:患者侧卧,弯盘置眼睛外眦角处,用棉签撑开上眼睑,用注射器抽吸灭菌注射用水后去除针头,冲洗上眼睑,同法冲洗下眼睑。同法冲洗对侧眼睛,眼部清洁4次/天	一项不符合扣2分		
	20	预防眼睛干燥: 方法一(遵医嘱用滴眼液):使用眼药前后洗手,用消毒干棉球吸去泪液,拭去分泌物,用消毒棉签撑开下眼睑滴药,滴眼液时避免按压眼球,不能触及眼睑及睫毛,滴眼液瓶口距眼1—2 cm,弃去1—2滴眼液,向下穹隆滴1—2滴,滴眼后压迫泪囊区2—3 min。两种眼药不能混用,间隔时间大于10 min,若有溢出,用干棉球拭去。 方法二(遵医嘱用眼膏):使用眼膏前后洗手,用消毒棉签撑开患者下眼睑,右手将眼膏挤去一截,弃去,再将眼膏挤入下穹隆结膜囊内,管口不能触及眼睑及睫毛,然后按摩眼睑使眼膏均匀分布于结膜囊内(滴眼液和眼膏同用时,先用滴眼液),用棉球轻轻擦拭溢出眼外的药膏	一项不符合扣3分		
	10	保持眼部湿润环境(根据患者具体情况选择):以聚乙烯保湿膜、油纱布等覆盖眼部,多选用聚乙烯薄膜覆盖眼睑(根据覆盖眉毛至颧骨部位,使其紧密贴合)	一项不符合扣2分		
	12	促进眼睑闭合(根据患者具体情况选择):3M透明通气胶带应用于暂时性内、外侧眼睑或暂时性全眼睑缝合术,上、下眼睑周围均予敷贴水凝胶敷料,或使用自制一次性眼罩	一项不符合扣2分		
操作后处理 (10分)	8	整理用物,污物处置符合院感要求	一项不符合扣2分		
	2	洗手,记录	一项不符合扣3分		
结果标准 (15分)	15	动作轻柔,有爱伤观念;操作程序流畅;患者体位适当	一项不符合扣2分		

55. 危重患者肠内营养护理操作流程

评估
- 患者评估：核对患者信息，评估患者病情、年龄、意识状态与合作程度、有无禁忌证（上消化道出血等）；评估患者喂养管情况，肠内营养支持的途径，喂养管位置，喂养管路通畅情况，营养情况，输注方式，有无误吸风险，患者有无腹部不适及腹泻、胃潴留等并发症。
- 环境评估：整洁、安静、安全，清洁无尘。

准备
- 护士准备：洗手，戴口罩、圆帽，衣着整齐。
- 用物准备：治疗车上层放置清洁治疗盘（内有 300 mL 注射器、无菌手套 1 副）、肠内营养液、肠内营养泵、生理盐水或温开水、肠内营养泵固定架、碘伏、棉签、弯盘、治疗巾。以上物品符合要求，均在有效期内。治疗车下层放置医疗垃圾桶、生活垃圾桶。
- 患者准备：对于清醒患者向其解释操作目的及配合要求。

操作过程
- 携用物推车至患者床旁，核对患者信息。
- 如病情允许，协助患者取半卧位。铺治疗巾于颌下或枕边，查看营养管的刻度及口腔内有无弯曲，打开末端管盖，连接注射器，抽吸胃内容物，观察其颜色、性状、量，注意其气味。
- 用脉冲式手法以 20—30 mL 温开水冲洗喂养管。
- 将肠内营养输液器与肠内营养液连接并排气后，将营养管安装于肠内营养泵内，在喂养管末端 10 cm 处安放加热器。
- 打开肠内营养泵，调节输注速度和总量后启动，试运行正常，将肠内营养泵管与喂养管相连接，启动，悬挂"肠内营养"标准牌，再次核对患者信息，交代注意事项。
- 持续泵入营养液过程中，以 20—30 mL 温开水每 4 h 脉冲式冲管一次，冲管时先暂停肠内营养泵；抽取 20—30 mL 生理盐水或温开水；断开肠内营养输液器和喂养管连接处，打开喂养管给药口帽，脉冲式推注；重新连接肠内营养输液器和喂养管，启动肠内营养泵。
- 每 4—6 h 评估肠内营养耐受性，根据肠内营养耐受性评分调节肠内营养输注。
- 喂养结束后：解释并进行沟通，按停止键，妥善固定。
- 关闭肠内营养泵，撤除肠内营养液和肠内营养输液器，切断电源。
- 向喂养管注入 20—30 mL 生理盐水或温开水。
- 封闭喂养管，并妥善固定。协助患者取舒适体位，交代注意事项，整理床单位。
- 观察患者有无腹胀、腹泻、呕吐、电解质紊乱等。

整理
- 整理用物，污物处置符合院感要求。
- 洗手，记录。

56. 危重患者肠内营养护理操作考核细则及评分标准

项目	分值	评分细则	扣分标准	扣分	得分
评估 （5分）	5	核对患者信息；评估患者病情、年龄、意识状态与合作程度、有无禁忌证；评估患者喂养管情况、肠内营养支持的途径，喂养管位置，喂养管路通畅情况，营养情况，输注方式，有无误吸风险，患者有无腹部不适及腹泻、胃潴留等并发症；环境适于操作	一项不符合扣2分		
操作前 准备 （10分）	2	护士准备：着装整齐，洗手，戴口罩	一项不符合扣1分		
	3	用物准备：备齐用物	少一物扣1分，多一物扣0.5分		
	5	患者准备：向患者解释操作目的及配合要点，取得配合	一项不符合扣1分		
操作 过程 （60分）	5	携用物推车至患者床旁，核对患者信息	一项不符合扣2分		
	5	如病情允许，协助患者取半卧位，铺治疗巾于颌下或枕边，查看营养管的刻度及口腔内有无弯曲，打开末端管盖，连接注射器，抽吸胃内容物，观察其颜色、性状、量，注意其气味	一项不符合扣2分		
	5	用脉冲式手法以20—30 mL温开水冲洗喂养管。将肠内营养输液器与肠内营养液连接并排气后，将营养管安装于肠内营养泵内，在喂养管末端10 cm处安放加热器	一项不符合扣2分		
	5	打开肠内营养泵，调节输注速度和总量后启动，试运行正常，后将内营养泵管与喂养管相连接，启动，悬挂"肠内营养"标准牌，再次核对患者信息，交代注意事项	一项不符合扣2分		
	10	持续泵入营养液过程中，每4 h冲管一次：冲管时先暂停肠内营养泵；抽取20—30 mL生理盐水或温开水，断开肠内营养输液器和喂养管连接处，打开喂养管给药口帽，脉冲式推注；重新连接肠内营养输液器和喂养管，启动肠内营养泵	一项不符合扣3分		
	10	每4—6 h评估肠内营养耐受性，根据肠内营养耐受性评分调节肠内营养输注	一项不符合扣3分		
	10	喂养结束后，关闭肠内营养泵，撤除肠内营养液和肠内营养输液器；喂养管注入20—30 mL生理盐水或温开水	一项不符合扣3分		
	5	封闭喂养管，并妥善固定，协助患者取舒适体位	一项不符合扣2分		
	5	观察患者有无腹胀、腹泻、呕吐、电解质紊乱等	一项不符合扣2分		
操作后 处理 （10分）	8	整理用物，污物处置符合院感要求	一项不符合扣2分		
	2	洗手，记录	一项不符合扣3分		
结果 标准 （15分）	15	动作轻柔，有爱伤观念；操作程序流畅；患者无并发症	一项不符合扣2分		

57. 自动心肺复苏仪操作流程

评估 {
检查机器性能是否良好，是否为满电状态。

评估患者病情。
}

准备 {
护士准备：着装整洁，洗手，戴口罩。

患者准备：患者平卧于硬板床上，暴露胸前皮肤，双臂展开。

用物准备：垫板、自动心肺复苏仪、纱布（必要时）。

环境准备：清除无关人员，环境安全、明亮。
}

操作过程 {
放置垫板，位置正确。位置：吸盘较低的边缘处位于胸骨的末端之上。

用垫板两边的卡扣将自动心肺复苏仪主机与垫板连接，并上提检查是否卡紧。

将患者双手固定于自动心肺复苏仪上的腕带里。开机：按电源键——指示灯会自动显示到"Ⅰ"键的位置。

待按压泵自动向下移位后，一手按着吸盘向下定位（定位位置：吸盘下缘处边缘必须在胸骨尾端上）。

按"Ⅱ"键吸盘最终定位（注："Ⅱ"键启动后，手才可放开）。

按"Ⅲ"键选择持续按压定位或以"30：2"按压。

使用过程中密切观察，动态评估，及时处理。

关机程序：

按"Ⅱ"键暂停按压。

按"Ⅰ"键，手动向上提拉按压泵恢复原位。

关电源键。

松开患者双手，上提两边卡口键开关，分离心肺复苏仪主机和垫板。
}

整理 {
每次用完后，充电 2—3 h。

严格记录开机及结束的时间，并签名。
}

58. 自动心肺复苏仪操作考核的细则及评分标准

项目	分值	评分细则	扣分标准	扣分	得分
评估 （5分）	5	核对患者信息，确认患者无意识、无颈动脉搏动、无呼吸或叹息样呼吸、无反应；环境适于操作，清理无关人员	一项不符合扣2分		
操作前准备 （15分）	5	护士准备：着装整洁、态度庄重、反应敏捷	一项不符合扣2分		
	5	用物准备：备齐用物	少一物扣1分，多一物扣0.5分		
	5	环境准备：符合要求	一项不符合扣2分		
操作过程 （60分）	10	患者平卧于硬板床上，暴露胸前皮肤，双臂外展	一项不符合扣2分		
	5	放置垫板，位置正确（位置：吸盘较低的边缘处位于胸骨的末端之上）	一项不符合扣2分		
	5	用垫板两边的卡扣将自动心肺复苏仪主机与垫板连接，并上提检查是否卡紧	一项不符合扣2分		
	30	将患者双手固定于自动心肺复苏仪上的腕带里。开机：按电源键——指示灯会自动显示到"Ⅰ"键的位置。 待按压泵自动向下移位后，一手按着吸盘向下定位（定位位置：吸盘下缘处边缘必须在胸骨尾端上）。 按"Ⅱ"键吸盘最终定位（注："Ⅱ"键启动后，手才可放开）。 按"Ⅲ"键选择持续按压定位或以"30∶2"按压	一项不符合扣3分		
	5	使用过程中密切观察，动态评估，及时处理	一项不符合扣2分		
	5	关机程序：按"Ⅱ"键暂停按压；按"Ⅰ"键，手动向上提拉按压泵恢复原位；关电源键；松开患者双手，上提两边卡口键开关，分离心肺复苏仪主机和垫板	一项不符合扣2分		
操作后处理 （10分）	8	有急救意识；整理用物，污物处置符合院感要求；关心爱护患者，无复苏并发症	一项不符合扣2分，无急救意识扣3分		
	2	洗手，记录	一项不符合扣1分		
结果标准 （10分）	10	操作程序流畅，在规定时间内完成；动作轻柔，有爱伤观念；抢救成功，复苏后无并发症	一项不符合扣2分		

急危重症护理技术操作流程知识点

1．正常心电图波形如何描述？

P 波——形态多为圆拱形，有时可能有轻度切迹；方向：在Ⅰ、Ⅱ、avF、V4—V6 直立，avR 倒置；电压：在肢体导联<0.25 mV，在胸导联<0.2 mV；时间：<0.11 s，双峰型者切迹间距<0.04 s；频率：60—100 次/min；PR 间期：0.12—0.2 s。

QRS 波群：时间为 0.06—0.1 s。

ST 段——一般在等电位上或稍有偏移，但在任何导联压低不应≥0.05 mV，在肢体导联及 V4—V6 抬高不应≥0.1 mV，V1—V3 抬高不应≥0.3 mV。

T 波——应在Ⅰ、Ⅱ、avF、V4—V6 直立，avR 倒置；直立 T 波应大于同导联 R 波 1/10。

U 波——为在 T 波后 0.02—0.04 s 的低平波，方向一般与 T 波一致，任何导联 U 波不能超过同导联 T 波的 1/2。

2．高血钾和低血钾的典型心电图特征是什么？

高血钾：T 波高尖成"帐幕状"（Ⅱ、Ⅲ、avF、V3、V5 显著）；QT 间期延长，QRS 间期延长，QRS 波宽大畸形，与高尖 T 波连成双相曲线。

低血钾：T 波低平、变宽或倒置，QT 间期延长，ST 段降低，出现 U 波，同一导联 U 波大于 T 波。

3．急性心肌梗死超急性损伤期的心电图特征是什么？

急性心肌梗死超急性损伤期的心电图为 ST 斜型升高、T 波高耸。

4．开放气道有哪两种方法？

开放气道的两种方法是仰头举颏法、双手抬颌法。

5．增加胸外心脏按压与人工呼吸的比率的理论依据是什么？

增加胸外心脏按压与人工呼吸的比率的理论依据是以往的 CPR 指引、胸外按压会被中断很久和太频繁，这样会减少脑部、心脏和其他主要器官的血流灌注。

6．2020AHA 心肺复苏指南建议成人胸外心脏按压频率是多少？按压深度是多少？按压和人工呼吸比是多少？

2020AHA 心肺复苏指南规定先胸外按压再进行人工呼吸（即 C—A—B）的顺序，按压频率为 100—120 次/min；幅度至少是 5 cm，不超过 6 cm；按压和人工呼吸比为 30∶2。小儿无人工气道，应采用 15∶2 的按压通气比，如果有人工气道应进行持续按压，并每 2—3 s 给予一次人工呼吸。

7．2020AHA 心肺复苏指南规定每分钟人工呼吸频次是多少？

每次人工呼吸的时间限制在 10 s 之内，每 6 s 1 次（即 10 次/min）。

8．2020AHA 心肺复苏指南规定为提高按压效率，每次按压中断时间不超过多少？

为了提高按压效率，减少按压中断，每次中断必须控制在 10 s 之内，按压操作在整个 CPR 过程中不得低于 60%。

9．气管插管的指征是什么？

① 通气不足：包括心跳呼吸暂停、呼吸抑制、呼吸困难；② 气道梗阻：包括异物、创伤性畸形、血液、分泌物、呕吐物等；③ 有上呼吸道损伤、气管食管瘘等影响正常通气者；④ 急性呼吸衰竭；⑤ 中枢性或周围性呼吸衰竭。

10．气管插管的相对禁忌证有哪些？

① 严重凝血障碍者；② 喉头水肿、血肿；③ 急性喉炎；④ 升主动脉瘤；⑤ Ⅲ度张口困难。

11．气管插管的并发症有哪些？

① 组织损伤：门齿脱落、出血、创伤等；② 血压骤升、心动过缓甚至心搏骤停；③ 导管堵塞、折曲、压瘪；④ 气管狭窄。

12．指压止血法的原则及注意事项有哪些？

原则：根据动脉分布情况，用手指、手掌或拳头在出血部位的近心端，用力按压该动脉，达到止血目的。

注意事项：① 指压止血法是一种临时性的止血方法，不能持久，故同时应做伤口的加压包扎、结扎止血等其他止血措施；② 对颈总动脉的压迫止血取慎重态度，操作过程中密切观察患者有无晕厥等表现，并绝对禁止同时压迫双侧颈总动脉。

13．应用止血带的注意事项有哪些？

① 部位准确：缚扎部位尽量靠近伤口近心端，有衬垫；② 压力适宜：一般松紧度以刚达到远端动脉搏动消失、刚好不出血为宜；③ 标记明显：记录开始时间、部位、放松时间，佩戴使用止血带卡；④ 时间控制：尽量缩短时间（小于 1 h），每隔 30—60 min 放松一次，放松时改用其他止血措施；⑤ 密切观察肢体运动和末梢血液循环情况，若仍有出血应尽快采取其他措施彻底止血。

14．包扎的注意事项有哪些？

① 先简单清创，再选择合适的包扎材料及方法；② 适当添加衬垫物，保持肢体的功能位置；③ 包扎方向为自下而上、由左向右，从远心端向近心端包扎；④ 松紧要适宜，注意露出肢体的末端；⑤ 固定时的打结应放在肢体的外侧面。

15．固定的目的是什么？

① 减轻疼痛；② 预防神经、血管、重要脏器损伤；③ 防止伤口污染及骨折移位；④ 利于防治休克；⑤ 便于转运及护理。

16．心电监护的目的是什么？心电监护时最常选择的心电监护导联是什么？

心电监护的目的在于 24 h 连续动态监测患者的生命体征，包括心率、心律、呼吸、血压、SpO_2 等，并做出分析，及时发现危重患者的病情变化，准确评估患者的生理状态，为临床诊断及救治患者提供重要的参考指标。最常选用的心电监护导联是 Ⅱ 导联。

17．连接袖带的正确方法是什么？

先触摸肱动脉搏动，把袖带绕在肘关节上方 2—3 cm，充气口对准肱动脉搏动处，松紧以能容纳一指为宜，开始测压。

18．呼吸机开机程序是什么？呼吸机停机程序是什么？

开机程序：连接氧源、气源，依次打开主机开关、湿化器开关。

停机程序：脱机吸氧，关主机，关湿化器材，拔气源、氧源，拔电源。

19．机械通气的适应证有哪些？

① 神经肌肉疾患引起的呼吸衰竭；② 上呼吸道阻塞所致呼吸衰竭；③ 急性呼吸窘迫综合征（ARDS）或其他原因所致的呼吸衰竭；④ 因镇静药等应用过量导致的呼吸衰竭；⑤ 心肌梗死或充血性心力衰竭合并呼吸衰竭；⑥ 肺部疾病；⑦ 长时间全身麻醉后的支持；⑧ 以中央控制衰竭为主的疾病；⑨ 心搏骤停后的支持；⑩ 大型手术后的支持。

20．发生"呼吸性酸中毒""呼吸性碱中毒"后的处理要点是什么？

呼吸性酸中毒时可以用呼吸机增加呼吸次数或增大潮气量或增加吸呼比，让呼气时间延长；如果气管导管过长，可剪去一部分，减少无效腔量；查明原因，积极采取措施消除病因；

如需长期用呼吸机,可做气管切开,连接呼吸机,有利于换气,排出过多的 CO_2。

在呼吸性碱中毒情况下,当 $PaCO_2$ 过低时,将每分钟通气量适当减少,或将呼吸次数适当减少或降低吸呼比,让呼气时间缩短;未用呼吸机的患者,予以镇静休息或戴面罩治疗,以减少 CO_2 的排出。

21．无创通气的应用指征是什么?"IPAP"和"EPAP"如何调节?

应用指征:① 急性心源性肺水肿;② 插管拔出后避免再插管;③ 急性加重期的 COPD;④ 免疫功能低下并发急性呼吸衰竭患者。

IPAP:一般先从 6—8 cmH_2O 开始。

EPAP:一般先从 4 cmH_2O 开始。

22．无创通气时呼吸机与患者的连接方式是什么?

一般用面罩或鼻罩连接。

23．使用呼吸机患者吸痰的顺序是什么? 吸痰时负压调节范围是多少?

顺序:先口、鼻,后气道。

负压调节范围:成人 80—150 mmHg,儿童 80—100 mmHg。

24．人工气道湿化的方法有哪些?

① 电热恒温湿化法;② 雾化吸入;③ 热量与湿度交换器(人工鼻)。

25．患者需要吸痰的指征是什么? 气管切开套管内吸痰负压是多少? 气管切开套管内吸痰时间为多长?

指征包括:呼吸音粗糙、有痰鸣音、咳嗽、呼吸频率加快、SpO_2 下降、气道内可见分泌物、呼吸机高压报警等。

气管切开套管内吸痰负压:成人 80—150 mmHg,儿童 80—100 mmHg。

每次套管内吸痰时间小于 15 s。

26．非同步电除颤术选择的能量是多少? 电极板放置的位置在哪里? 两电极板间距离是多少?

单向波形除颤仪成人一般选择 360 J,小儿第一次电击:2 J/kg。小儿第二次电击:4 J/kg,后续电击不小于 4 J/kg,最高 10 J/kg 或接成人剂量。双向波形除颤仪成人一般选择 200 J。

电极板放置的位置:一电极板放置在心尖部,另一电极板放置在胸骨右缘第二肋间。

两电极板相距 10 cm 以上。

27．电击除颤术的模式如何选择? 除颤时按压电极板的重量是多少?

模式是同步/非同步除颤;除颤时按压电极板重量是 10—12 kg。

28．什么叫中心静脉压? 中心静脉压的正常值是多少? 如何调节零点?

中心静脉压(CVP)是指腔静脉与右心房交界处的压力,是反映右心前负荷的指标。

中心静脉压正常值是 5—12 cmH_2O。

调节零点时将压力传感器置于右心房同一水平,即平第四肋腋中线水平。

29．CVP 测量的静脉途径有哪些?

有颈内静脉、锁骨下静脉、股静脉等。

30．输液泵输注速度应控制在什么范围内? 输液泵应用过程中的观察要点是什么?

输液泵输注速度控制在 0—999 mL/h。观察患者输液是否通畅;听取患者主诉;观察患者局部、全身反应;正确处理各种报警及进行故障排除。

31. 输液泵不能一次排气成功最常见的原因是什么？输液过程中"堵塞报警"的原因及处理要点分别是什么？

输液泵不能一次排气成功最常见的原因是排液速度过快、输液皮条漏气。

堵塞报警原因：① 液体流动控制夹未打开；② 管路扭曲、受压；③ 针头或管路被血块堵塞。

处理要点：① 打开液体流动控制夹；② 检查输液管路位置并保持其正常状态；③ 清除血块。

32. 微量泵可以应用多少毫升的注射器？微量泵推注速度的范围是多少？

应用 20 mL、30 mL、50 mL 注射器都可以；推注速度的范围是 0—99.9 mL/h。

33. 微量泵快速推注如何操作？

不同泵有不同操作方法，一般如下：① 如果输出量不计入总输出量：先按"stop"键，1 s 内连续按两次"fast"键，且第二次按住不放即可；② 如果输出量要计入总量：在"start"状态下，同时按住"fast"键和总量查询键"∑"，这时数字显示器动态累计泵输出量。

34. 怎样做 Allen 实验？

分三步：① 操作者用两手的拇指同时压迫桡动脉和尺动脉，阻断两侧动脉的血流；② 嘱患者用力握拳 5—7 次，将手部的血液挤压至静脉回流，使整个手部处于"无血状态"；解除握拳姿势，此时手掌应呈苍白色；③ 继续压迫桡动脉，松开尺动脉，如果尺动脉与掌深弓之间有良好交通，手掌应在 10 s 内恢复红润，Allen 试验则为阴性。如果手掌持续苍白，Allen 试验为阳性。

35. 动脉采血的评估内容是什么？动脉采血后需局部按压多长时间？采血的进针角度是多少？

评估内容包括患者病情、吸氧状况或呼吸机参数的设置、穿刺部位皮肤及动脉搏动情况。采血后需局部按压 3—5 min。进针角度桡动脉是 45°，股动脉是 90°。

36. GCS 昏迷评分中睁眼反应的评分内容是什么？语言表达的评分内容是什么？运动反应的评分内容是什么？

睁眼反应的评分内容：自动睁眼 4 分，呼叫睁眼 3 分，刺痛睁眼 2 分，无反应 1 分。

语言表达的评分内容：回答正确 5 分，回答错误 4 分，语无伦次 3 分，只能发言 2 分，不能发言 1 分。

运动反应的评分内容：遵嘱活动 6 分，刺痛定位 5 分，刺痛躲避 4 分，刺痛屈曲 3 分，刺痛过伸 2 分，不能活动 1 分。

37. 肺部物理治疗技术操作中叩击法的操作要点是什么？振肺排痰法的操作要点是什么？肺部物理治疗的时间为多久？

叩击法：操作者五指并拢，手指关节微屈，掌成凹式，腕关节用力有节奏地用指腹及大小鱼际肌，由外向内、由下向上叩击，持续 10 min，并嘱患者咳嗽，同法做对侧。

振动排痰法采用排痰仪，选择 10—60 周/s 速度及合适的叩击头，叩击柄上箭头始终向气管振动 10 min，并嘱患者咳嗽，同法做对侧。

肺部物理治疗的时间为 20 min。

38. 什么叫血液净化？

把患者血液引出体外并通过一种净化装置除去其中致病物质，以净化血液，从而达到治疗疾病的目的，这种过程叫血液净化。

安装管道的顺序：依次安装动脉、静脉、废液管路或按各机器规定安装，连接置换液，管路静脉端接收集袋,动脉端连接无菌生理盐水。

开泵预冲管路时间为 20—30 min。

39. 患者抢救成功后的处理要点是什么? 患者抢救无效后的处理要点是什么?

抢救成功后的处理要点:继续给予特别护理,并给予多脏器功能监护,由特护护士完善病房管理及表格书写,协助护士负责抢救物品补充、抢救仪器维护、整理用物。

抢救无效后的处理要点:管床护士进行抢救过程记录,督促医生完成抢救医嘱,整理病历,辅助护士进行抢救仪器、设备的补充、维护,完成尸体料理及病室、床单位消毒。

40. PICC 操作的目的是什么?

用于 5 天以上的中、长期输液治疗和(或)静脉输注刺激性药物,如化疗药物、高渗性药物、黏稠性液体,以保护患者外周静脉,减轻痛苦。

41. PICC 导管穿刺时如何消毒皮肤? PICC 导管穿刺时如何测量长度?

消毒皮肤:分别用碘伏、乙醇对皮肤消毒 3 次,待干 2 min,范围是穿刺点上、下各 10 cm(直径 20 cm)两侧到臂缘。

测量长度:患者预穿刺侧手臂与身体成 90°角,测量自穿刺点至右胸锁关节,然后向下至第三肋间。

42. PICC 导管如何正确封管? 导管阻塞时如何处理?

用注射器抽吸至有回血,以 20 mL 生理盐水脉冲式冲管,正式封管,最后连接肝素帽。当导管阻塞时,可先用注射器将上次封管的液体抽出,再注入尿激酶,等血栓溶解后抽出导管内的血凝块,严禁将血块注入导管。

43. 如何做好 PICC 穿刺后的患者教育?

患者置入 PICC 导管侧手臂不提重物,不做引体向上、托举哑铃等高强度锻炼,并须避免游泳等可能污染无菌区的活动。治疗间歇期每 7 天对 PICC 导管进行冲洗,更换贴膜、肝素帽等,注意不要遗忘。嘱患者注意针眼周围有无红肿、疼痛、渗出,如有异常应及时联系医生。

44. 应用简易呼吸气囊患者体位如何放置? 简易呼吸气囊操作中每次要求进入的气体量达到多少为宜?

患者体位应去枕平卧,头后仰。每次要求进入的气体量以 10—15 mL/kg 为宜。

45. 监测膀胱压的意义是什么?

膀胱压(UBP)是间接反映腹内压的指标。任何原因引起的腹腔脏器充血、水肿、出血、腹胀等均可导致腹内压急剧升高,当腹内压持续超过 20 mmHg 时会导致急性肾衰竭、急性肺损伤、腹腔脏器血流减少和颅脑功能障碍,即腹腔间室综合征(ACS)。连续监测 UBP 是早期发现 ACS 的金标准。及时准确监测 UBP,有助于预防 ACS 的发生,降低病死率。

46. 简述腹内压测压方法。

临床上监测腹内压的方法有直接测压法和间接测压法。直接测压法是将传导测压装置通过腹腔内置管测量,因损伤大等原因极少使用;间接测压法包括 UBP 测定、胃内压测定、下腔静脉压测定等。

47. 简述膀胱压的分级。

① 正常膀胱压为 0—6 cmH$_2$O(1 cmH$_2$O=0.098 kPa);② 膀胱压分 4 级:Ⅰ级为 12—15 mmHg(1 mmHg=1.36 cmH$_2$O),Ⅱ级为 16—20 mmHg,Ⅲ级为 21—25 mmHg,Ⅳ级大于 25 mmHg。

膀胱压持续升高超过 25 mmHg 会出现腹膜间隔综合征。

48. 简述呼吸末二氧化碳分压的定义。

呼吸末二氧化碳监测（$P_{ET}CO_2$）已经被认为是除体温、脉搏、呼吸、血压、动脉血氧饱和度以外的第六个生命体征，反映终末期呼出的混合肺泡气含有的二氧化碳分压（$P_{ET}CO_2$）或浓度（$C_{ET}CO_2$），正常值为 35—45 mmHg。

49. 呼吸末二氧化碳分压监测的适应证有哪些？

① 麻醉剂和呼吸机的安全应用；② 各类呼吸功能不全；③ 心肺复苏；④ 严重休克；⑤ 心力衰竭和肺梗死；⑥ 确定全麻气管内插管的位置。

50. 正常的 $P_{ET}CO_2$ 波形有哪些？

① Ⅰ相：吸气基线，应处于零位，是呼气的开始部分，为呼吸道内死腔气，基本不含二氧化碳；② Ⅱ相：呼气上升支，较陡直，为肺泡和无效腔的混合气；③ Ⅲ相：呈水平形，称呼气平台，是混合肺泡气，终点为呼气末气流，为 $P_{ET}CO_2$ 值；④ Ⅳ相：吸气下降支，二氧化碳曲线迅速而陡直下降至基线，新鲜气体进入气道。

51. 呼吸末二氧化碳分压监测过程中护理措施有哪些？

① 确保监测装置正常：正确连接监测装置，监测前对监护仪进行性能测试，无机械性误差；② 正确监测及动态观察波形及数值的变化；③ 密切观察呼吸频率、幅度、血氧饱和度与 $P_{ET}CO_2$ 的关系；④ 妥善固定监测导管；⑤ 保持监测装置清洁，做好终末消毒。

第十九章 手术室护理技术操作流程及评分标准

1. 外科手消毒操作流程

评估 { 环境评估：环境宽敞明亮，操作前 30 min 停止卫生清扫。

个人评估：手部无伤口，指甲符合要求（指甲长度不能超过指尖），摘除首饰。

准备 { 用物准备：洗手液、免刷洗外科手消毒液、无菌擦手巾及毛巾收纳筐、时钟、非手触式水龙头。

个人准备：着装符合要求（仪表端庄、服装整洁、上衣束进裤内），口罩、帽子佩戴正确。

操作过程 {

洗手前：挽起衣袖至上臂下 1/3 处，检查盛放无菌擦手巾的包布有无潮湿、破损，检查有效期，打开并检查灭菌是否合格。

洗手：在流动水下淋湿双手、前臂及上臂下 1/3 处，取适量洗手液涂抹后按六步洗手法彻底揉搓双手、旋转揉搓前臂至上臂下 1/3 处，保持双手位于胸前并高于肘部（揉搓时间至少 3 min）。流动水冲洗双手、腕部、前臂、肘部、上臂下 1/3 处，冲洗时始终保持手朝上、肘朝下的姿势，防止水倒流，冲洗时双手不可高举过肩，不可触碰到周围物品。

取无菌巾先擦干双手，再将手巾内面展开，两手捏住手巾对角，将手巾折成三角形放于左侧腕部，右手抓住手巾两角，擦至上臂下 1/3 处。同法擦干右手及上臂下 1/3 处，无菌巾不得接触洗手衣。

手消毒：取适量手消毒液于右手掌心，左手指尖于右手掌心内浸泡至少 5 s。用剩余的手消毒液均匀涂抹至左手背、前臂和上臂下 1/3 处，以环形运动环绕前臂至上臂下 1/3 处揉搓，将手消毒液完全覆盖皮肤区域，持续揉搓 10—15 s，直至消毒剂干燥。保持双手位于胸前并高于肘部。再取适量的手消毒液于左手掌心，同上方法消毒右手掌、手臂至上臂下 1/3 处。最后再取适量手消毒液，按六步揉搓法消毒双手，揉搓至干燥，双手合拢于胸前，保持一定距离（大于 30 cm）。

整理 { 用物处理符合院感要求。

洗手，记录。

2. 外科手消毒操作考核细则及评分标准

项目	分值	评分细则	扣分标准	扣分	得分
评估 （5分）	5	环境评估：环境宽敞明亮，操作前 30 min 停止卫生清扫。 个人评估：手部无伤口，指甲符合要求（指甲长度不能超过指尖），摘除首饰	一项不符合扣 1 分		
操作前准备 （10分）	5	个人准备：着装符合要求（仪表端庄、服装整洁、上衣束进裤内）；帽子遮住所有头发；口罩佩戴方法正确，松紧适宜	着装不符合要求扣 1 分，头发外露并有对无菌操作构成污染的危险扣 2 分		
	5	用物准备：洗手液、免刷洗外科手消毒液（在有效期之内），无菌擦手巾及毛巾收纳筐，时钟，非手触式水龙头	用物准备缺一项扣 1 分，未评估设备功能一项扣 2 分		
操作流程 （60分）	2	挽起衣袖至上臂下 1/3 处	未执行扣 2 分		
	2	检查盛放无菌擦手巾的包布有无潮湿、破损，检查有效期，打开并检查灭菌是否合格	一项不符合扣 1 分		
	8	在流动水下淋湿双手、前臂及上臂下 1/3 处，取适量洗手液涂抹后按六步洗手法彻底揉搓双手、旋转揉搓前臂至上臂下 1/3 处，保持双手位于胸前并高于肘部（揉搓时间至少 3 min）	未湿润双手、前臂及上臂扣 2 分，揉搓操作不规范扣 2 分，揉搓时间不够扣 4 分		
	8	流动水冲洗双手、腕部、前臂、肘部、上臂下 1/3 处，冲洗时始终保持手朝上、肘朝下的姿势，防止水倒流，冲洗时双手不可高举过肩，不可触碰到周围物品	冲洗顺序错误扣 2 分，反复冲洗、水倒流扣 2 分，泡沫残留扣 1 分，洗手衣裤潮湿扣 1 分，手高过肩、低过腰扣 1 分，触碰物品扣 1 分		
	5	取无菌巾先擦干双手，再将手巾内面展开，两手捏住手巾对角，将手巾折成三角形放于左侧腕部，右手抓住手巾两角，擦至上臂下 1/3 处	擦拭方法不当扣 2 分，无菌巾污染扣 3 分		
	5	同法擦干右手及上臂下 1/3 处，无菌巾不得接触洗手衣	擦拭方法不当扣 2 分，无菌巾污染扣 3 分		
	5	取适量手消毒液于右手掌心，左手指尖于右手掌心内擦洗。浸泡时间至少 5 s	擦洗方法不正确扣 2 分		
	8	用剩余的手消毒液均匀涂抹至左手背、前臂和上臂下 1/3 处，以环形运动环绕前臂至上臂下 1/3 处揉搓，将手消毒液完全覆盖皮肤区域，持续揉搓 10—15 s，直至消毒剂干燥	揉搓方法不正确扣 4 分，揉搓范围不够扣 3 分		

项目	分值	评分细则	扣分标准	扣分	得分
	8	再取适量的手消毒液于左手掌心,同上方法消毒右手掌、手臂至上臂下 1/3 处	擦洗方法不正确扣 2 分,揉搓方法不正确扣 4 分,揉搓范围不够扣 2 分		
	6	最后再取适量手消毒液,按六步揉搓法消毒双手	揉搓操作不规范扣 2 分		
	3	揉搓至干燥,双手合拢于胸前,保持一定距离(大于 30 cm)	双上肢姿势不正确扣 1 分,距离不符合扣 2 分		
操作后处理(10 分)	8	整理用物:用物处理符合院感要求,用物放到指定位置	一项做不到扣 2 分		
	2	手干燥后方可穿无菌手术衣	手未干穿手术衣扣 5 分		
结果标准(15 分)	5	揉搓规范,用力适当	揉搓不规范扣 5 分		
	10	操作过程流畅、准确,时间控制在 4—6 min	操作不流畅扣 2 分,时间不符扣 5 分		

3. 电刀操作流程

评估
- 患者评估：核对患者信息（床号、姓名、腕带等），评估患者体型，负极板粘贴部位皮肤干燥、完整，肌肉丰富。
- 环境评估：宽敞、安静、安全，便于操作。

准备
- 护士准备：衣帽整洁，洗手，戴口罩。
- 用物准备：电刀主机、负极板、一次性无菌电刀笔、围手术期护理记录单。
- 患者准备：手术部位无富氧环境，无用过含易燃物质的消毒液；皮肤清洁、完整、无瘢痕。

操作过程
- 连接电源，开机自检，主机处于备用状态，检查电刀报警系统是否正常。
- 连接电极线，选择患者干燥、平整皮肤，尽量接近手术部位，并避开假体植入处、瘢痕组织、毛发、骨骼突起处，正确粘贴负极板。
- 根据需要连接并摆放脚控开关。
- 根据电刀品牌、患者年龄、部位调节功率。
- 巡回护士打开无菌电刀笔外包装交给洗手护士，并将电刀笔与主机正确连接。
- 术中定期巡视负极板位置是否有脱落、潮湿。
- 洗手护士测试输出备用，术中随时清洁电刀笔焦痂，不使用时及时收回放于特定位置，避免电刀受压。
- 结束使用，功率归零，关闭主机，拔除主机电源线。
- 巡回护士撤去各种连接线，顺着皮肤纹理轻轻揭除负极板，检查患者皮肤，妥善安置患者。整理负极板连接线。
- 洗手护士将电刀笔毁形后放置指定医疗垃圾桶。

整理
- 整理用物，污物处理符合院感要求。
- 洗手，记录。

4. 电刀操作考核细则及评分标准

项目	分值	评分细则	扣分标准	扣分	得分
评估 (5分)	5	核对患者信息(床号、姓名、腕带等),评估患者皮肤完整程度及体内有无植入心脏起搏器等;环境适于操作	一项不符合扣2分		
操作前 准备 (10分)	2	护士准备:着装整齐、戴帽子、口罩,洗手	一项不符合扣1分		
	4	用物准备:备齐用物	少一物扣1分,多一物扣0.5分		
	4	患者准备:向患者解释操作目的及配合要点,取得配合	一项做不到扣1分		
操作 过程 (60分)	5	连接电源,开机自检,主机处于备用状态,检查电刀报警系统是否正常	一项做不到扣1分		
	10	连接电极线,选择患者干燥、平整皮肤,尽量接近手术部位,并避开在假体植入处、瘢痕组织、毛发、骨骼突起处,正确粘贴负极板	连接不正确扣5分,粘贴不正确扣5分		
	5	根据需要连接并摆放脚控开关	位置不正确扣2分,未放置脚控开关不得分		
	10	根据电刀品牌、患者年龄、手术部位调节功率	一项做不到扣5分		
	20	巡回护士打开无菌电刀笔外包装交给洗手护士,并正确将电刀笔与主机连接,术中定期巡视负极板位置是否有脱落;洗手护士测试输出备用,术中随时清洁电刀笔焦痂,不使用时及时收回放于特定位置,并保证刀头远离易燃物	未检查包装扣2分,连接不正确扣2分,电刀未及时收回扣5分		
	10	结束使用,功率归零,关闭主机,拔除主机电源线	一项做不到扣2分		
操作后 处理 (10分)	5	巡回护士撤去各种连接线,顺着皮肤纹理轻轻揭除负极板,检查患者皮肤,妥善安置患者。整理负极板连接线	一项不符合扣2分		
	5	洗手护士将电刀笔毁形后放置指定医疗垃圾桶	一项不符合扣5分		
结果 标准 (15分)	15	动作轻柔,有爱伤观念;操作程序流畅,符合无菌原则;患者体位适当	一项不符合扣3分		

5. 滴水双极电凝操作流程

评估 {
患者评估：核对患者信息、手术方式。

环境评估：安静、宽敞、安全。
}

准备 {
护士准备：着装整齐，戴帽子、口罩，洗手。

用物准备：一次性双极电凝镊、电刀主机及脚踏、0.9%生理盐水 500 mL、输液器。
}

操作过程 {
开机备用：连接电刀主机电源线，开机自检，连接并摆放脚控开关。

连接双极电凝：连接一次性双极电凝镊及电刀主机，建立输出通路。

连接滴水通路：用输液器连接 0.9%生理盐水 500 mL（悬挂输液架上）与一次性进水孔。调整滴速：6—8 滴/min。

使用：调节功率，以脚控开关控制。使用过程中，及时用湿纱布擦拭双极镊子，以防镊子结痂影响使用效果。

关机：术毕功率调节至"0"，关机，拔出各连接线，拔出电刀电源线。
}

整理 {
整理用物，污物处理符合院感要求。

洗手，记录。
}

6. 滴水双极电凝操作考核细则及评分标准

项目	分值	评分细则	扣分标准	扣分	得分
评估 (5分)	5	核对患者信息(床号、姓名、腕带)、手术方式;环境适于操作	一项未评估2分		
操作前 准备 (10分)	5	用物准备:备齐用物	少一物扣1分,多一物扣0.5分		
	5	检查设备性能(电凝镊完整无弯曲、有滴水)	不检查扣5分		
操作 方法 (60分)	5	连接电刀主机,开机自检,正确摆放脚控开关	一项不符合扣2分		
	10	连接一次性双极电凝镊及电刀主机,建立输出通路	一项不符合扣4分		
	10	用输液器连接0.9%生理盐水500 mL(悬挂输液架上)与一次性双极电凝进水孔	一项不符合扣5分		
	10	调整滴速:6—8滴/min	未调节扣10分		
	10	调节手术所需功率	未调节扣10分		
	5	试用电凝效果	未试用扣5分		
	5	使用过程中,及时用湿纱布擦拭双极镊子,以防镊子结痂影响使用效果	未确认扣5分		
	5	术毕功率调节至"0",关机,拔出各连接线,拔出电源线	一项不符合扣2分		
操作后 处理 (10分)	8	撤去用物,整理物品,污物处置符合院感要求	一项不符合扣3分		
	2	洗手,记录	未记录扣2分		
结果 标准 (15分)	15	操作熟练,动作轻柔,程序流畅	较熟练扣3分,不熟练扣5分,程序不流畅扣3分		

7. 电动气压止血仪操作流程

评估
- 患者评估：核对患者信息，评估患者皮肤状况、肢体状况，向患者解释使用目的和可能出现的不适。
- 环境评估：环境宽敞、明亮、安静、安全。

准备
- 操作者准备：着装整齐，戴帽子、口罩，洗手。
- 用物准备：电子气压止血仪、合适的袖带、棉纸、绷带。

操作过程
- 开机备用：连接电源线，开机自检，检查机器性能，根据患者的年龄、体型选择合适的袖带，并检查袖带是否漏气。
- 确定安放部位：一般距离手术部位 10 cm 以上，上肢安放在上臂近端 1/3 处，下肢安放在大腿中上 1/3 处。
- 绑扎袖带：先用棉纸平整缠绕绑扎部位，再绑扎袖带，最后用绷带固定，将止血带的充气导管与仪器的泵气接口紧密连接，设置工作压力：通常成人上肢为收缩压加 50—75 mmHg，不超过 250 mmHg；下肢为收缩压加 100—150 mmHg，不超过 350 mmHg。
- 设定工作时间：成人上肢不超过 60 min，下肢不超过 90 min。
- 泵气：用驱血带驱血（从患肢远端向近端缠绕）或抬高患肢 3—5 min 驱血，再按开始键，泵气。
- 观察：术中密切观察止血仪工作状况及患者生命体征。
- 结束：手术结束先按放气键缓慢放气归零，关闭电源，松开各连接，检查局部皮肤完整性并记录。

整理
- 整理用物，污物处置符合院感要求。
- 洗手，记录。

8. 电动气压止血仪操作考核细则及评分标准

项目	分值	评分细则	扣分标准	扣分	得分
评估 (5分)	5	核对患者信息,评估患者皮肤完整情况;环境适于操作	一项不符合扣2分		
操作前 准备 (10分)	2	护士准备:着装整齐(戴口罩、帽子)洗手	一项不符合扣2分		
	5	用物准备:备齐用物	一项未准备扣1分		
	3	患者准备:向患者解释操作目的及配合要点,取得配合	未评估患者情况扣2分,未与患者沟通扣1分		
操作 过程 (60分)	5	连接电源线,打开电源开关,检查机器性能	未检查扣5分		
	5	根据患者的年龄、体形选择合适的袖带,并检查袖带是否漏气	选择不当扣5分,未测试扣5分		
	5	安放部位一般距离手术部位10 cm以上,上肢安放在上臂近端1/3处,下肢安放在大腿中上1/3处	部位选择不当扣8分		
	5	绑扎袖带,先用棉纸平整缠绕绑扎部位的皮肤,再绑扎袖带,最后用绷带固定	未用棉纸衬垫扣4分,未用绷带固定扣4分		
	10	设置工作压力,通常成人上肢为收缩压加50—75 mmHg,不超过250 mmHg,下肢为收缩压加100—150 mmHg,不超过350 mmHg	压力设定不正确扣5分		
	10	设定工作时间:成人上肢不超过60 min,下肢不超过90 min	时间设定错误扣5分		
	5	将止血带的充气导管与仪器的泵气接口紧密连接	连接不紧扣5分		
	5	泵气:抬高患肢3—5 min驱血,按开始键泵气	未驱血,直接泵气扣5分		
	5	术中密切观察止血仪工作状况及患者生命体征	未执行扣5分		
	5	手术结束先按放气键缓慢放气,再关闭电源;检查局部皮肤完整性	放气方法错误扣4分,未检查皮肤扣4分		
操作 后处理 (10分)	8	清洁仪器并定点放置,污物处置符合院感要求	一项不符合扣3分		
	2	洗手,记录	一项不符合扣1分		
结果 标准 (15分)	15	操作过程流畅,捆绑松紧、压力适当,无并发症	一项不符合扣5分,有并发症扣10分		

9. 显微镜操作流程

评估 {
患者评估:核对患者信息(床号、姓名、腕带),暴露患者手术部位。
环境评估:宽敞、安静、安全。
}

准备 {
护士准备:着装整齐,戴口罩、帽子,洗手。
用物准备:显微镜、显微镜套、手消毒液、记录单。
}

操作过程 {
放松底座的刹车装置,收拢各节横臂,推至手术床边,固定底座。

插上电源,开机自检,自检结束后,同时使用手柄上的电磁锁,释放按钮将镜头根据手术需要,移至所需位置。

配合医生将显微镜套套在显微镜上,注意避免污染。

正确调节亮度及目镜位置。

使用时手术者用手柄调节控制显微镜操作,不可移动显微镜底座。

手术结束使用手柄上的电磁锁释放按钮,收拢各横臂,松开底座刹车装置。

撤除显微镜套,关闭电源开关,拔除电源插头,环形盘绕挂在机器专用挂钩上。

将显微镜推至指定位置加罩防尘,妥善放置。

清洁仪器各部件并登记。
}

整理 {
整理用物,污物处理符合院感要求。
洗手,记录。
}

10. 显微镜操作考核细则及评分标准

项目	分值	评分细则	扣分标准	扣分	得分
评估 （5分）	5	核对患者信息,暴露手术部位;环境适于操作	一项不符合扣1分		
操作前准备 （10分）	2	护士准备:着装整齐,戴口罩、帽子,洗手	一项不符合扣1分		
	4	用物准备:备齐用物	少一物扣1分,多一物扣0.5分		
	4	患者准备:向患者解释操作目的及配合要点,取得配合	一项不符合扣1分		
操作过程 （60分）	5	放松底座的刹车装置,收拢各节横臂,推至手术床边,固定底座	准备、移动显微镜不符合一项扣2分		
	5	插上电源,开机自检	未检查扣5分		
	5	自检结束后,同时使用手柄上的电磁锁,释放按钮将镜头根据手术需要,移至所需位置	未能正确使用释放按钮扣5分		
	10	配合医生将显微镜套套在显微镜上,避免污染	有污染扣10分		
	10	正确调节亮度及目镜位置	未调节亮度扣5分,未调节目镜扣5分		
	5	使用时手术者用手柄调节控制显微镜操作,不可移动显微镜底座	随意移动底座扣5分		
	10	手术结束使用手柄上的电磁锁释放按钮,收拢各横臂,松开底座刹车装置	未收拢横臂扣10分		
	5	撤除显微镜套,关闭电源开关,拔除电源插头,将电线环形盘绕挂在机器专用挂钩上	未整理到位扣5分		
	5	将显微镜推至指定位置加罩防尘	未套防尘罩扣2分,未记录扣3分		
操作后处理 （10分）	8	妥善放置并清洁仪器,镜头归位,污物处置符合院感要求	一项不符合扣2分		
	2	洗手,记录	一项不符合扣1分		
结果标准 （15分）	15	操作熟练;动作轻柔,有爱伤观念;程序流畅;无菌观念强	较熟练扣2分,不熟悉扣5分,爱伤观念不强扣3分;无菌观念不强扣2分		

第二十章　老年科护理技术操作流程及评分标准

1. 沐浴操作流程

评估
- 患者评估：核对患者信息（床号、姓名、腕带等），评估患者意识、生命体征、全身及四肢活动度、配合程度、皮肤等情况，选择适宜的沐浴用具（沐浴椅或沐浴床），必要时备失禁用品。
- 环境评估：整洁、安静，室内温度适宜，私密性良好。

准备
- 护士准备：着装整齐，仪表端庄，洗手，戴口罩，穿沐浴服、沐浴靴。
- 用物准备：沐浴椅或沐浴床、清洁病员服、大小毛巾、洗发露、沐浴露。
- 环境准备：根据患者情况调节适宜室温，关闭门窗，清理闲杂人员。
- 患者准备：向患者解释操作目的及注意事项，取得配合。

操作过程
- 调节水温：38—42 ℃。
- 推沐浴椅或沐浴床至患者床旁并锁住刹车，核对患者信息后向患者解释沐浴目的，按需给予便盆。
- 安全协助患者至沐浴床或沐浴椅，推至沐浴间并脱衣，双耳填塞棉球。
- 用面巾叠成手套状裹在手上。
- 为患者洗脸：顺序为洗眼部（内眦至外眦）、额头、鼻翼、面部、耳、颚后、颌下。
- 清洗头部。
- 更换毛巾依次洗净颈下、前胸、腋下、腹、手、臂、后颈、背、腰、腿、脚、会阴及臀部，再次检查并洗净皮肤皱褶处。
- 用毛巾擦干全身皮肤并检查全身皮肤情况。
- 用大毛巾包裹患者全身并携至床上。
- 协助患者穿上清洁衣裤，梳头，必要时正确应用失禁用品，修剪指（趾）甲。

整理
- 整理并清洁用物，污物处置符合院感要求。
- 洗手，必要时记录。

2. 沐浴操作考核细则及评分标准

项目	分值	评分细则	扣分标准	扣分	得分
评估 (5分)	5	核对患者信息,评估患者意识、生命体征、全身及四肢活动度、配合程度、皮肤等情况,选择适宜的沐浴用具(沐浴椅或沐浴床),必要时备失禁用品;环境适于操作	一项不符合扣1分		
操作前 准备 (10分)	2	护士准备:着装整齐,仪表端庄,符合行为规范要求,洗手,戴口罩	一项不符合扣1分		
	3	用物准备:备齐用物,水温适宜	少一物扣1分,多一物扣0.5分		
	5	患者准备:向患者解释操作目的及配合要点,取得配合	一项不符合扣1分		
操作 过程 (60分)	5	推沐浴椅或沐浴床至患者床旁并锁住刹车,按需给予便盆	一项不符合扣2分		
	5	安全协助患者至沐浴床或沐浴椅,推至沐浴间并脱衣,双耳填塞棉球。用面巾叠成手套状裹在手上。为患者洗脸:顺序为洗眼部(内眦至外眦)、额头、鼻翼、面部、耳、鄂后、颌下。清洗头部	一项不符合扣2分		
	30	更换毛巾依次洗净颈下、前胸、腋下、腹、手、臂、后颈、背、腰、腿、会阴及臀部,再次检查并洗净皮肤皱褶处	一项不符合扣2分		
	5	用毛巾擦干全身皮肤并检查全身皮肤情况。用大毛巾包裹患者全身并携至床上	不符合不得分		
	10	协助患者穿上清洁衣裤,梳头,必要时正确使用失禁用品,修剪指(趾)甲	异常情况未发现、未处理不得分;沟通无效扣1分		
	5	操作后,保持整洁、干燥,患者感觉舒适	一项不符合扣2分		
操作后 处理 (10分)	8	用物处理:清理用物,处理恰当	一项不符合扣2分		
	2	洗手,记录	一项不符合扣1分		
结果 标准 (15分)	15	步骤完整,动作规范;程序流畅,操作熟练;爱伤观念强,患者满意	较熟练扣3分;不熟练扣5分;无爱伤观念扣3分		

3. 足部清洁操作流程

评估 {

患者评估：核对患者信息，评估患者病情、年龄、肢体活动度、合作程度、足部卫生及趾甲情况。

用物准备：大毛巾、一次性中单、水壶、桶、小毛巾、快速手消毒液、生活垃圾桶。

准备 {

护士准备：洗手，戴口罩，仪表、举止、语言符合规范要求。

环境准备：病室内无患者进食或治疗，温度、光线适宜。

患者准备：向患者解释操作目的及配合要点，取得配合。

操作过程 {

备齐用物，携用物至床旁，再次告知患者操作目的，取得配合，调节好室温，足盆内盛 2/3 容积的水（温度适宜）。取大毛巾及一次性中单垫于患者足下，将足盆置于大毛巾上。清洁过程中用湿润毛巾擦洗小腿，将足部放入盆中，洗净足部及趾缝，撤下足盆。用大毛巾擦干足部，撤下大毛巾，协助患者取舒适体位。

整理 {

整理并清洁用物，污物处置符合院感要求。

洗手，记录。

4. 足部清洁操作考核细则及评分标准

项目	分值	评分细则	扣分标准	扣分	得分
评估 (5分)	5	评估患者病情、年龄、肢体活动度、合作程度、足部卫生及趾甲情况;环境适于操作	一项不符合扣1分		
操作前 准备 (10分)	2	护士准备:着装整齐,仪表端庄,符合行为规范要求,洗手,戴口罩	一项不符合扣1分		
	3	用物准备:备齐用物	少一物扣1分,多一物扣0.5分		
	5	患者准备:向患者解释操作目的及配合要点,取得配合	一项不符合扣1分		
操作 过程 (60分)	5	根据患者的实际情况,选择实施操作的时间及适宜的清洁方法	一项不符合扣2分		
	5	将用物携至患者床旁,核对患者信息,解释操作目的。协助其取舒适体位,嘱其若有不适告知护士	一项不符合扣2分		
	30	足部皮肤良好者,床尾铺放中单及大毛巾,水盆置于大毛巾上,协助患者屈曲双下肢,足部放于盆内,清洗双足并擦干。清洗过程中观察足部皮肤及血运情况。足部皮肤有破损者,破损处以伤口处理。尊重个人习惯,必要时涂润肤乳	一项不符合扣2分		
	5	保证患者安全	不符合不得分		
	10	密切观察患者病情,发现异常及时处理;运用语言及非语言积极与患者沟通,了解其感受及需求	异常情况未发现及处理不得分,沟通无效扣1分		
	5	操作后,保持整洁、干燥,使患者感觉舒适	一项不符合扣2分		
操作后 处理 (10分)	8	清理用物,污物处理恰当	一项不符合扣2分		
	2	洗手,记录	一项不符合扣1分		
结果 标准 (15分)	15	步骤完整,动作规范;程序流畅,操作熟练;爱伤观念强,患者满意	较熟练扣3分,不熟练扣5分,无爱伤观念扣3分		

5. 面部、手部清洁和梳头操作流程

评估 {
患者评估:核对患者信息,评估患者病情、意识、合作程度、自理能力及个人卫生习惯,选择实施面部清洁和梳头的时间。

环境:清洁、安静、安全。
}

准备 {
护士准备:着装整齐,修剪指甲。

用物准备:脸盆、暖壶(水温 47—50 ℃,并根据年龄、季节、生活习惯调节水温)、毛巾、肥皂、治疗巾 3 块、梳子、纸 1 张(用于包脱落的头发),必要时准备发卡、橡皮筋或线绳及 50%酒精,解释操作目的,取得配合。
}

操作过程 {
梳发:协助患者取舒适体位,协助患者抬头,将治疗巾铺于枕头上,患者将头转向一侧,取下发夹,将头发从中分为两股,左手握住一股头发,由发梢梳至发根,长发或遇有发结时,可将头发绕在食指上,以免拉得太紧,使患者感到疼痛,如头发已纠结成团,用 50%酒精湿润后再慢慢梳顺,一侧梳好再梳对侧。长发可编成发辫,用橡皮筋扎结,取下治疗巾,将脱落的头发紧包于纸中。

面部清洁:治疗巾铺于颈前,松开领扣,将毛巾编于手上,依次擦洗眼、额、鼻翼、面部、嘴部,而后直至下颌及颈部(先用涂肥皂的湿毛巾擦洗,再用湿毛巾擦净肥皂,最后擦干,在擦洗过程中用力要适当)。

手部清洁:治疗巾铺于手下,将面盆置于治疗巾上,一只手放于盆内,用小毛巾擦洗,着重清洗指缝,再用干毛巾擦干,同法清洁另一侧手。
}

整理 {
整理并清洁用物,污物处置符合院感要求。

洗手,记录。
}

6. 面部、手部清洁和梳头操作考核细则及评分标准

项目	分值	评分细则	扣分标准	扣分	得分
评估 (5分)	5	核对患者信息,评估患者病情、意识、合作程度、自理能力及个人卫生习惯;环境适于操作	一项不符合扣1分		
操作前 准备 (10分)	2	护士准备:着装整齐,洗手,戴口罩	一项不符合扣1分		
	3	用物准备:备齐用物	少一物扣1分,多一物扣0.5分		
	5	患者准备:向患者解释操作目的及配合要点,取得配合	一项不符合扣1分		
操作 过程 (60分)	5	根据患者的实际情况,选择实施操作时间	一项不符合扣2分		
	15	携用物至床旁,核对患者信息,解释操作目的。将患者移向床边,尽量靠近护士,注意节力原则,嘱其如有不适告应知护士	一项不符合扣1分		
	20	将毛巾叠成手套状,用微湿拧干的热毛巾擦洗患者。顺序:眼(由内眦向外眦)、额部、鼻翼、面部、耳后、颌下、颈部。皮肤褶皱处要擦洗干净。擦毕后用干毛巾按原顺序再擦一次,动作轻巧。尊重个人习惯,必要时涂润肤霜,唇部干燥者可涂石蜡油。将手放于盆内,用小毛巾擦干,动作轻巧,着重清洁指缝,擦干	一项不符合扣2分		
	5	保护患者安全,爱伤观念强	做不到不得分		
	10	密切观察患者病情,发现异常及时处理:运用语言及非语言方式与患者沟通,了解其感受和要求	异常情况未发现、未处理不得分;沟通无效扣1分		
	5	操作后,保持整洁、干燥,协助患者取舒适卧位,取得配合	一项不符合扣2分		
操作后 处理 (10分)	8	清理用物,污物处理恰当	一项不符合扣2分		
	2	洗手,记录	一项不符合扣1分		
结果 标准 (15分)	15	步骤完整,动作规范;程序流畅,操作熟练;爱伤观念强	较熟练扣3分;不熟练扣5分;无爱伤观念扣3分		

7. 协助患者进食、水操作流程

评估 患者评估：核对患者信息，评估患者病情、饮食种类、液体出入量、自行进食能力以及有无偏瘫、吞咽困难、视力减退等，评估患者有无餐前、餐中用药。

准备
护士准备：洗手，戴口罩、圆帽。
环境准备：病房开窗通风，地面清洁。
用物准备：毛巾、餐具、跨床餐桌。

操作过程
携用物至床旁，再次核对患者信息，将房间调至 22—26 ℃。督促并协助患者擦手，协助患者取舒适半坐卧位或抬高床头大于 30°，将餐具摆放于床头桌上。

卧床患者可选侧卧位或仰卧位，用餐巾或毛巾围于患者颌下胸前，以保持衣服及被褥清洁，协助不能自行进食或进食不便的患者进食、水。用餐后，尽快取走餐具，协助患者洗手、漱口或进行口腔护理，取舒适卧位。进餐过程中密切观察患者的进食情况，如有异常立即停止进餐，并给予相应处理。

整理
整理用物，污物处置符合院感要求。
洗手，记录。

8. 协助患者进食、水操作考核细则及评分标准

项目	分值	评分细则	扣分标准	扣分	得分
评估 (5分)	5分	核对患者信息,评估患者病情、饮食种类、液体出入量、自行进食能力以及有无偏瘫、吞咽困难、视力减退等;评估患者有无餐前、餐中用药;环境适于操作	一项做不到扣1分		
操作前 准备 (10分)	2	护士准备:着装清洁、整齐,符合要求,洗手,戴口罩、圆帽	一项不符合扣1分		
	3	用物准备:备齐用物	少一物扣1分,多一物扣0.5分		
	5	患者准备:向患者解释操作目的及配合要点,取得配合	一项不符合扣1分		
操作 过程 (60分)	5	携用物至床旁,核对患者信息,核对饮食,嘱其进食,取得配合	一项不符合扣2分		
	10	抬高患者床头30°—45°,将治疗巾铺于患者胸前	一项不符合扣5分		
	5	喂患者少量温开水	未做到不得分		
	5	试测食物的温度,不宜过烫,温度为35—40℃	不符合要求扣5分		
	20	协助患者进食,用勺子挑起少量食物,喂入患者口中,与患者交流,询问患者食物温度是否适宜;如果过烫,可适当放几分钟,如果过凉可用微波炉加热30 s。温度适宜,可继续协助进食,进餐过程中密切观察患者的进食情况,如有异常立即停止进食,并给予相应处理	一项不符合扣2分		
	15	喂完食物后,协助患者进食少量温开水。用温水毛巾擦洗患者面部,除去治疗巾,保持原体位。30 min后放低床头,协助患者取舒适卧位,整理床单位	一项不符合扣2分		
操作后 处理 (10分)	5	整理用物,洗手	一项不符合扣2分		
	5	记录食物量及就餐情况	一项不符合扣1分		
结果 标准 (15分)	15	步骤完整,动作规范;程序熟练,操作流畅;爱伤观念强	较熟练扣3分,不熟练扣5分,无爱伤观念扣3分		

9. 指/趾甲护理操作流程

评估 { 患者评估:核对患者信息,评估患者的病情、意识、生活自理能力、指/趾甲的长度,询问患者是否需要先行如厕。

准备 {
护士准备:洗手,戴口罩,仪表、举止、语言符合规范要求。
用物准备:选择合适的指甲刀、盆、毛巾、润肤品。
环境准备:病室内无患者进食或治疗,温度、光线适宜。
}

操作过程 { 修剪过程中,与患者沟通,避免损伤甲床及周围皮肤,对于特殊患者(如糖尿病患者或有循环障碍的患者)要特别小心。用温水浸泡患者的手和脚,使指/趾甲变软,彻底擦干指/趾甲,剪手指甲用圆剪,剪脚趾甲用平剪。如指/趾甲硬或厚,用指甲锉略微锉滑甲边。涂润肤用品。

整理 {
整理并清洁用物,污物处置符合院感要求。
洗手,记录。
}

10. 指/趾甲护理操作考核细则及评分标准

项目	分值	评分细则	扣分标准	扣分	得分
评估 (5分)	5	核对患者信息;评估患者病情、意识、生活自理能力、指/趾甲的长度;询问患者是否需要先行如厕;环境适于操作	一项做不到扣1分		
操作前 准备 (10分)	2	护士准备:着装整齐,洗手,戴口罩	一项不符合扣1分		
	3	用物准备:备齐用物	少一物扣1分,多一物扣0.5分		
	5	患者准备:向患者解释操作目的及配合要点,取得配合	一项不符合扣1分		
操作 过程 (60分)	2	携用物至床旁,核对患者信息,取得配合	未解释不得分		
	2	调节室温	一项不符合扣1分		
	10	按需给予便盆,浸泡双手,双足	一项不符合扣3分		
	2	铺治疗巾	未做大不得分		
	20	修剪指甲顺序遵循节力原则	顺序混乱扣5分		
	20	修剪长度适宜	一项不符合扣5分		
	4	必要时更换床单	一项不符合扣2分		
操作后 处理 (10分)	8	整理用物,污物处置符合院感要求	一项不符合扣2分		
	2	洗手,记录	一项不符合扣1分		
结果 标准 (15分)	15	步骤完整,动作规范;程序熟练,操作流畅;爱伤观念强	轻熟练扣3分,不熟练扣5分,无爱伤观念扣3分		

11. 空气压力波治疗仪操作流程

评估
- 患者评估：核对患者信息（床号、姓名、腕带等），评估患者病情状况、意识状态、四肢活动程度。
- 环境评估：安静、宽敞、光线明亮，使用隔帘，清除无关人员。

准备
- 护士准备：着装整齐，举止端庄，态度严肃。
- 用物准备：空气压力波治疗仪、病员衣、病员裤、治疗车。
- 患者准备：向患者解释操作目的及配合要点，取得配合，嘱患者排空二便，平卧于病床，清除无关人员。

操作过程
- 携用物至床旁，核对患者信息，开机，检查空气压力波性能是否完好。
- 评估患者四肢肌力，确定治疗部位。
- 再次核对患者信息。
- 选择合适治疗模式。
- 观察患者病情变化，询问患者有无不适。
- 告知相关注意事项，勿随意调节。
- 治疗结束，先关机、再切断电源。

整理
- 用物处理符合院感要求。
- 洗手，记录。
- 空气压力波处于完好备用状态。

12. 空气压力波治疗仪操作考核细则及评分标准

项目	分值	评分细则	扣分标准	扣分	得分
评估 (5分)	5	核对患者信息,评估患者病情情况、意识状态、双下肢肌力、局部皮肤情况,环境适于操作	一项不符合扣2分		
操作前 准备 (10分)	2	护士准备:着装整齐,举止端庄,态度严肃	一项不符合扣1分		
	3	用物准备:备齐用物	少一物扣1分,多一物扣0.5分		
	5	患者准备:向患者解释操作目的及配合要点,取得配合	一项不符合扣1分		
操作 过程 (60分)	10	携用物至床旁,核对患者信息,开机,检查空气压力波性能是否完好	一项不符合扣2分		
	10	评估患者四肢肌力,确定治疗部位	一项不符合扣2分		
	5	再次核对患者信息	一项不符合扣2分		
	5	选择合适治疗模式	一项不符合扣2分		
	5	调整合适压力及治疗时间	一项不符合扣2分		
	5	观察病情变化,询问患者有无不适	一项不符合扣2分		
	10	告知相关注意事项,勿随意调节	一项不符合扣2分		
	10	治疗结束,先关机,再切断电源	一项不符合扣2分		
操作后 处理 (10分)	8	用物处理符合院感要求,空气压力波处于完好备用状态	一项不符合扣2分		
	2	洗手,记录	一项不符合扣2分		
结果 标准 (15分)	15	治疗部位准确,患者感受治疗目标达到;动作轻柔,有爱伤观念;操作程序流畅;床单元整齐、平整	一项不符合扣2分		

13. 红外线治疗仪操作流程

评估
- 患者评估：核对患者信息（床号、姓名、腕带）；评估患者病情；治疗前明确治疗部位，检查局部皮肤情况；治疗中经常询问患者感觉，观察局部反应。
- 环境评估：安静、宽敞、光线明亮，使用隔帘，清除无关人员。

准备
- 护士准备：着装整齐，举止端庄，态度严肃。
- 用物准备：红外线治疗仪。
- 患者准备：向患者解释操作目的及配合要点，取得配合，嘱患者取合适体位，保护患者隐私，注意保暖。

操作过程
- 携用物至床边，核对患者信息，开机，检查红外线治疗仪性能是否完好。
- 患者选取舒适体位，裸露照射部位。
- 检查红外线照射部位对温热感是否正常，将灯移至照射部位的上方或侧方。
- 选择合适治疗模式。
- 调整合适距离及治疗时间。
- 观察患者病情变化，询问患者有无不适。
- 告知患者相关注意事项，勿随意调节。
- 治疗结束，先关机、再切断电源。

整理
- 治疗结束，先关机、再切断电源。
- 用物处理符合院感要求。
- 洗手，协助患者穿衣，整理记录。
- 红外线治疗仪处于完好备用状态。

14. 红外线治疗仪操作考核细则及评分标准

项目	分值	评分细则	扣分标准	扣分	得分
评估 (5分)	5	核对患者信息;评估患者病情;治疗前明确治疗部位,检查局部皮肤情况;治疗中经常询问患者感觉,观察局部反应;环境适于操作	一项不符合扣2分		
操作前准备 (10分)	2	护士准备:着装整齐,举止端庄,态度严肃	一项不符合扣1分		
	3	用物准备:备齐用物	少一物扣1分,多一物扣0.5分		
	5	患者准备:向患者解释操作目的及配合要点,取得配合	一项不符合扣1分		
操作过程 (60分)	10	携用物至床旁,核对患者信息,开机,检查中医红外治疗仪性能是否完好	一项不符合扣2分		
	10	患者选取舒适体位,裸露照射部位	一项不符合扣2分		
	5	检查红外线照射部位对温热感是否正常,将灯移至照射部位的上方或侧方	一项不符合扣2分		
	5	选择合适治疗模式	一项不符合扣2分		
	5	调整合适距离及治疗时间	一项不符合扣2分		
	5	观察病情变化,询问患者有无不适	一项不符合扣2分		
	10	告知相关注意事项,勿随意调节	一项不符合扣2分		
	10	治疗结束,先关机、再切断电源	一项不符合扣2分		
操作后处理 (10分)	8	用物处理符合院感要求,红外治疗仪处于完好备用状态	一项不符合扣2分		
	2	洗手,协助患者穿衣,整理记录	一项不符合扣2分		
结果标准 (15分)	15	治疗部位准确,患者感受治疗目标达到;动作轻柔,有爱伤观念;操作程序流畅;床单整齐、平整	一项不符合扣2分		

15. 鼻肠管喂饲法操作流程

评估
- 患者评估：核对患者信息(床号、姓名、腕带等)，评估患者病情、意识状态、营养状况、鼻腔内状况、吞咽功能及合作程度等。
- 环境评估：整洁、安静，便于操作。

准备
- 护士准备：着装整齐，洗手，戴口罩。
- 用物准备：无菌巾内置治疗碗、一次性螺旋形鼻肠管、镊子、血管钳、纱布、压舌板、50 mL注射器、治疗巾、液状石蜡、松节油、棉签、胶布、别针、听诊器、手电筒、弯盘、鼻饲流质(38—40 ℃)、温开水等(泵注法备：肠内营养泵、一次性肠内营养泵管)。
- 患者准备：向清醒患者解释操作目的，取得配合。

操作
- 盲插法：携用物至床旁，核对患者信息，解释操作步骤，铺治疗巾于颌下，置弯盘于颊旁，检查、清洁鼻腔，观察鼻腔是否通畅，测量鼻肠管插入的长度，做好标记。以流状石蜡润滑鼻肠管前端。左手持纱布托住鼻肠管，右手持镊子夹住鼻肠管前端，沿选定一侧鼻孔轻轻插入。插入至10—15 cm时，对于清醒患者嘱其做吞咽动作;对于昏迷患者用左手将患者头托起，使下颌靠近胸骨柄，缓缓插入45—55 cm。判断胃管位置：注射器连接胃管末端抽吸，有胃液抽出;置听诊器于胃部，用注射器从胃管快速注入10 mL空气，听到气过水声;将胃管末端置于盛水的治疗碗中，无气泡逸出。确认胃管在胃内后，将导丝撤出25 cm左右，再将鼻肠管向前送入25 cm，撤出导丝，鼻肠管外露部分留出40 cm左右的长度，盘曲后固定在耳部，利于鼻肠管在肠蠕动下向内爬行，一般在2—3 h能爬行到80 cm以上。达到预期长度后固定鼻部，拍X线片确定鼻肠管在肠内后给予喂饲流质食物(盲插失败或置管困难的患者建议在介入室或胃镜室置鼻肠管)。
- 喂饲：(1)重力滴注法：测量流质食物温度(38—40 ℃)，将其盛装在营养剂瓶子里，盖好软皮塞，连接输液器并排气，贴上"肠内营养"标识，先用注射器将30 mL温水注入鼻肠管，确定通畅后，再将输液器与鼻肠管开口端连接，调节输注速度为80—100滴/min。(2)肠内营养泵泵注法：测量流质食物温度(38—40 ℃)，将其盛装在营养剂瓶子里，盖好软皮塞，插入一次性肠内营养泵管排气，将肠内营养泵固定于输液架上，接通电源，打开泵门，将一次性肠内营养泵管安装好，开机并排气，贴上"肠内营养"标识，先用注射器将30 mL温水注入鼻肠管，确定通畅后，再将营养泵管末端与鼻肠管开口端连接，调节输注速度为80—100 mL/h。灌注完毕，注入少量温开水(约30 mL)，将鼻肠管末端盖子盖紧，放于患者脸庞一侧，要避免被患者抓管等意外脱管。
- 拔管：铺巾，置弯盘于颌下，夹紧鼻肠管末端，嘱患者深呼吸，用纱布包裹近鼻孔处鼻肠管，边拔管边用纱布擦拭鼻肠管，至咽喉部(剩15 cm)，捏住鼻肠管迅速拔出。鼻肠管置于弯盘中，清洁患者口、鼻、面部，擦净胶布痕迹，协助患者漱口，置舒适体位，并检查鼻肠管是否完整。

整理
- 整理床单位、整理用物。
- 洗手，观察，记录。

16. 鼻肠管喂饲法操作考核细则及评分标准

项目	分值	评分细则	扣分标准	扣分	得分
评估 (5分)	5	核对患者信息,评估患者病情及配合程度等;环境适于操作	一项不符合扣2分		
操作前 准备 (10分)	2	护士准备:着装整洁,洗手,戴口罩	一项不符合扣1分		
	3	用物准备:备齐用物	少一物扣1分,多一物扣0.5分		
	5	患者准备:向患者解释操作目的及配合要点,取得配合	一项做不到扣1分		
操作 过程 (60分)	2	携用物至床旁,核对患者信息,解释操作目的	一处未做到扣1分		
	2	铺治疗巾于颌下,弯盘置于颊旁	一处未做到扣2分		
	3	检查、清洁鼻腔,观察鼻腔是否通畅	鼻腔未清洁扣3分		
	3	测量胃管插入的长度,做好标记	测量胃管的长度出错扣2分,未做标记扣1分		
	2	用液状石蜡润滑胃管前端	不润滑胃管扣2分		
	5	选定一侧鼻孔轻轻插入	插管不畅、方法错扣5分		
	3	插入至10—15 cm时,对于清醒患者嘱其做吞咽动作	插管方法不正确扣3分		
	5	对于昏迷患者则用左手将患者头托起,使下颌靠近胸骨柄,缓缓插入胃管至预定长度	插管方法不正确扣5分		
	3	判断胃管位置方法正确	未检查不得分,方法不正确扣2分		
	5	证实胃管在胃内后,将导丝撤出25 cm左右,再将鼻肠管向前送入25 cm,撤出导丝,鼻肠管外露部分留出40 cm左右的长度,盘曲后固定在耳部,达到预期长度后固定鼻部,拍X线片确定鼻肠管在肠内后给予喂饲流质食物	不固定扣3分;不牢固或方法不正确扣2分		
	9	重力滴注法:测量流质食物温度(38—40℃),将其盛装在营养剂瓶子里,盖好软皮塞,连接输液器并排气,贴上"肠内营养"标识,先用注射器将30 mL温水注入鼻肠管,确定通畅后,再将输液器与鼻肠管开口端连接,调节输注速度为80—100滴/min。 肠内营养泵泵注法:测量流质食物温度(38—40℃),将其盛装在营养剂瓶子里,盖好软皮塞,插入一次性肠内营养泵管排气,将肠内营养泵固定于输液架上,接通电源,打开泵门,将一次性肠内营养泵管安装好,开机并排气,贴上"肠内营养"标识,先用注射器将30 mL温水注入鼻肠管,确定通畅后,再将营养泵管末端与鼻肠管开口端连接,调节输注速度为80—100滴/min	一项不正确扣1分,未贴"肠内营养"标识扣2分		

项目	分值	评分细则	扣分标准	扣分	得分
	3	注毕,注入少量温开水	灌注后不注入温开水扣2分		
	2	鼻肠管末端反折包扎管口,若有盖子直接盖紧即可	胃管末端未反折包扎扣2分		
	6	妥善放于枕边,防止被非计划拔管	做不到不得分		
	4	拔除鼻肠管方法正确	一项做不到扣2分		
	3	清洁患者口、鼻、面部,擦净胶布痕迹,协助患者漱口,置舒适体位,并检查鼻肠管是否完整	一项不符合扣1分		
操作后处理(10分)	8	整理用物,正确处理使用过的物品	一项不符合扣2分		
	2	洗手,记录	一项不符合扣1分		
结果标准(15分)	15	动作轻柔,有爱伤观念;操作程序流畅;患者灌注食物后无反流,无并发症;患者体位适当,卧位舒适;床单位整齐、平整	一项不符合扣2分		

17. 肠内营养泵操作流程

评估
- 患者评估：核对患者信息（床号、姓名、腕带），评估患者身体情况、意识状态、胃管是否通畅、有无胃潴留。
- 环境评估：安静、清洁，光线适宜。

准备
- 护士准备：着装整齐，洗手，戴口罩。
- 用物准备：治疗盘、肠内营养液、肠内营养泵、肠内营养输注器、肠内营养泵标识、鼻饲注食器、温开水、听诊器、弯盘、纱布、胶布、皮筋、别针、加温夹、网套。
- 患者准备：向清醒患者解释操作目的及配合要点，取得配合，置适当体位。

操作过程
- 携用物至床旁，核对患者信息，解释操作目的及配合要点，取得配合。
- 安置患者体位，若无禁忌，抬高床头 30°—45°。
- 固定肠内营养泵，接上外部电源，开机自检。
- 充分摇匀营养液，套上网套，去除瓶盖，更换泵管瓶盖，插入肠内营养输注器，将流量调节器关闭，将瓶倒挂在输液架上，慢慢打开流量调节器，使整个管道充满液体。
- 按调速按钮，设置好泵入速度（50 mL/h）。
- 检查鼻饲管是否在胃内及胃内潴留量，确认完毕后向鼻饲管内注入 20 mL 温开水以冲洗管路。
- 将泵管与鼻饲管连接牢固，将加温夹连接在近患者端泵管上。
- 按"开始"键，泵即开始工作。连接处用纱布包好，妥善固定。观察输注速度及患者反应。
- 正确处理报警。
- 悬挂"肠内营养"标识。
- 停止时先按"停止"键，再将泵管皮条与胃管分开，并用温开水 20—50 mL 冲管，包好胃管末端并固定。
- 协助患者取舒适卧位，整理床单位，向患者交代注意事项。

整理
- 整理用物，按院感要求处理污物。
- 洗手，记录。

18. 肠内营养泵操作考核细则及评分标准

项目	分值	评分细则	扣分标准	扣分	得分
评估 (5分)	5	核对患者信息,评估患者病情、意识状态、合作程度、胃管是否通畅;环境适于操作	一项不符合扣1分		
操作前准备 (10分)	2	护士准备:着装整齐,洗手,戴口罩	一项不符合扣1分		
	5	用物准备:备齐用物	少一物扣1分,多一物扣0.5分		
	3	患者准备:向患者解释操作目的及配合要点,取得配合	一项不符合扣1分		
操作过程 (60分)	3	携用物至床边,核对患者信息,解释操作目的	一项不符合扣1分		
	3	安置患者体位,若无禁忌,抬高床头30°—45°	一项不符合扣2分		
	5	固定肠内营养泵,接上外部电源,开机自检	一项不符合扣1分		
	10	充分摇匀营养液,套上网套,去除瓶盖,更换泵管瓶盖,插入肠内营养输注器,将流量调节器关闭,将瓶倒挂在输液架上,慢慢打开流量调节器,使整个管道充满液体	一项不符合扣1分		
	5	按调速按钮,设置好泵入速度(50 mL/h)	一项不符合扣1分		
	5	检查鼻饲管是否在胃内及胃内潴留量	不符合扣5分		
	4	确认完毕后向鼻饲管内注入20 mL温开水以冲洗管路	不符合不得分		
	3	去除肠内营养输注器末端保护帽,将泵管与鼻饲管连接牢固;将加温夹连接在近患者端泵管上	一项不符合扣1分		
	3	按"开始"键,泵即开始工作。悬挂"肠内营养"标识	一项不符合扣1分		
	4	连接处用纱布包好,妥善固定	一项不符合扣1分		
	5	观察输注速度及患者反应,正确处理报警	一项不符合扣1分		
	5	停止时先按"停止"键,再将泵管与胃管脱开,并用温开水20—50 mL冲管,包好胃管末端并固定	一项不符合扣1分		
	5	协助患者取舒适体位,整理床单位,向患者交代注意事项	一项不符合扣1分		
操作后处理 (10分)	8	整理用物,清洁仪器,污物处理符合院感要求	一项不符合扣2分		
	2	洗手,记录	一项不符合扣1分		
结果标准 (15分)	5	仪器运行正常,参数设置合理	一项不符合扣2分		
	5	操作程序流畅,动作轻柔,有爱伤观念	一项不符合扣2分		
	5	床单位清洁、整洁	一项不符合扣2分		

19. 排便护理操作流程

评估

患者评估：核对患者信息（床号、姓名、腕带等），评估患者神志、意识、心功能状况、既往病史、肢体活动能力、有无痴呆、肢体活动情况及合作程度等。

排便方式：如厕自解，协助使用床边简易坐便器，协助床上使用便盆或使用纸尿裤。

环境评估：整洁、安静，便于操作。

准备

护士准备：着装清洁整齐，洗手，戴口罩。

用物准备：根据患者情况，床边备简易坐便器、便盆、成人纸尿裤，床垫或中单，卫生纸，小盆，小毛巾，一次性薄膜手套。

患者准备：向清醒患者解释操作目的及配合要点，取得配合。

操作过程

如厕自解患者：检查坐便器座圈有无松动，协助患者如厕后，观察大小便的性状、量、颜色，有异常汇报医生，按冲洗坐便器按钮冲净大小便；旁边看护，必要时予以指导和协助，以保证其安全。

使用床边简易坐便器患者：检查坐便器座圈有无松动；将简易坐便器挪至床边，打开便器盖板；协助患者下床，脱裤坐于便器上；旁边看护，待患者排便完毕，协助患者用卫生纸擦净肛周、会阴；协助患者穿裤，协助上床安置舒适体位，整理床单位；观察大小便的性状、量、颜色，有异常汇报医生；倾倒大小便，便器清洗干净后装少量水，备用。

床上使用便盆患者：便盆应清洁、无破损，金属便盆用前倒入少量温水；将床垫或中单置于患者臀下；协助患者屈膝，脱裤至膝下；护理人员一手托起患者腰和骶尾部，另一手协助患者将便盆（开口端朝下）置于患者臀下，确保患者会阴部在便盆中央；待患者排便完毕，护理人员协助患者穿裤，安置舒适体位，整理床单位；观察大小便的性状、量、颜色，有异常汇报医生；倾倒大小便，清洗便盆，晾干备用。

使用纸尿裤患者：观察到患者纸尿裤有大小便时，将小毛巾放于小盆中，并倒半盆温水，放于床旁备用；护理人员戴薄膜手套，取下脏纸尿裤，更换污染床垫或中单，观察纸尿裤内大小便的颜色、量、性状情况后，丢于垃圾桶内；用小毛巾擦洗肛周、会阴皮肤，观察会阴、肛周皮肤有无异常；穿上新纸尿裤，确保松紧适宜，无侧漏；清洗小盆、小毛巾，晾晒备用。

交代注意事项。

整理床单位，协助患者取舒适卧位。

整理

整理用物，污物处理符合院感要求。

洗手，有大小便排便异常、会阴皮肤异常者给予相应处理并记录。

20. 排便护理操作考核细则及评分标准

项目	分值	评分细则	扣分标准	扣分	得分
评估（5分）	5	核对患者信息，评估患者病情及配合程度等；环境适于操作	一项不符合扣1分		
操作前准备（10分）	2	护士准备：着装整齐，洗手，戴口罩	一项不符合扣2分		
	3	用物准备：备齐用物（根据评估结果选择合适的排便方式及用物）	少一物扣1分，多一物扣0.5分		
	5	患者准备：向患者解释操作目的及配合要点，取得配合	一项做不到扣1分		
操作过程（60分）	45	如厕自解患者：检查坐便器座圈有无松动，协助患者如厕后，冲洗坐便器；旁边看护，必要时予以指导和协助。 使用床边简易坐便器患者：检查坐便器座圈有无松动；将简易坐便器挪至床边，打开便器盖板；协助患者下床，脱裤坐于便器上；旁边看护，待患者排便完毕；协助患者清洁肛周及会阴；协助患者穿裤，便器清洗干净后装少量水，备用。 床上使用便盆患者：便盆应清洁、无破损，金属便盆前倒入少量温水；将床垫或中单置于患者臀下；协助患者屈膝，脱裤至膝下；护理人员一手托起患者腰和骶尾部，协助患者将便盆（开口端朝下）置于患者臀下，确保患者会阴部在便盆中央；待患者排便完毕，护理人员一手托起患者腰和骶尾部，另一手戴一次性薄膜手套用卫生纸擦净肛周，取出便盆放置床旁椅上，取出床垫或中单；协助患者穿裤，清洗便盆，晾干备用。 使用纸尿裤患者：观察到患者纸尿裤有大小便时将小毛巾放于小盆中，并倒半盆温水，放于床旁备用；护理人员戴薄膜手套，取下脏纸尿裤，更换污染床垫或中单，用小毛巾擦洗肛周皮肤，观察肛周皮肤有无异常；穿上新纸尿裤，确保松紧适宜，无侧漏；清洗小盆、小毛巾，晾晒备用	一项做不到扣2分，未全程看护扣10分		
	5	最大限度地利用患者的配合、参与能力	一项做不到扣2分		
	5	交代注意事项，观察大小便的颜色、性及量，有异常报告医生	一项做不到扣2分		
	5	整理床单位，协助患者取舒适的体位	一项做不到扣2分		
操作后处理（10分）	8	整理用物，污物处理符合院感要求	一项做不到扣3分		
	2	洗手，有大便排便异常、会阴皮肤异常者给予相应处理并记录	一项不符合扣1分		
结果标准（15分）	15	爱伤观念强；操作熟练，动作轻稳，程序流畅；安全意识强；患者体位舒适；床单位整洁	一项不符合扣2分		

21. 会阴护理操作流程

评估 {
患者评估:核对患者信息,评估患者病情及配合程度、会阴部卫生情况、皮肤情况、有无留置尿管及手术等。

环境评估:温度、光线适宜,利于保护患者隐私。
}

准备 {
护士准备:仪表、举止、语言符合专业规范,洗手,戴口罩。

用物准备:处置车及治疗盘、弯盘、无菌治疗碗、浴巾、无菌镊子缸及镊子、消毒棉球缸、无菌干棉球缸、橡胶单及治疗巾或一次性臀垫、医嘱卡、洗手液。

患者准备:向清醒患者解释操作目的及配合要点,取得配合。
}

操作过程 {
备齐并检查物品,携带用物至床旁,再次核对患者信息,取得配合。

协助患者屈膝仰卧位,铺一次性臀垫于臀下,双膝屈曲向外分开,脱去对侧裤腿,盖在近侧腿部,并盖上浴巾,对侧腿用盖被遮盖,暴露会阴部,将弯盘、无菌治疗碗置于两腿间,夹取消毒棉球擦洗。

擦洗顺序:会阴伤口、尿道口和阴道口、小阴唇、大阴唇、阴阜、大腿内侧 1/3 处、会阴体至肛门,由内向外、自上而下用干棉球擦干,顺序同前,撤去用物,协助患者穿好裤子。
}

整理 {
整理用物,污物处理符合院感要求。

洗手,记录。
}

22. 会阴护理操作考核细则及评分标准

项目	分值	评分细则	扣分标准	扣分	得分
评估 （5分）	5	核对患者信息,评估会阴部情况、配合程度、有无留置尿管;环境适于操作	一项不符合扣2分		
操作前 准备 （10分）	2	护士准备:着装整齐,洗手,戴口罩	一项做不到扣1分		
	3	用物准备:备齐用物	少一物扣1分,多一物扣0.5分		
	5	患者准备:向患者解释操作目的及配合要点,取得配合	一项做不到扣1分		
操作 过程 （60分）	10	携用物至床旁,核对患者信息,解释操作目的	一项做不到扣1分		
	10	指导或协助患者铺一次性臀垫于臀下,取屈膝仰卧位,双膝屈曲向外分开,暴露会阴部	一项不符合扣1分		
	30	擦洗顺序:会阴伤口→尿道口和阴道口→小阴唇→大阴唇→阴阜→大腿内侧1/3处→会阴体→肛门,由内向外、自上而下用干棉球擦干,顺序同前,每个棉球限用1次	一项不符合扣2分,擦洗顺序错扣10分		
	10	协助患者穿好裤子。操作后,整理床单位及用物	一项做不到扣2分		
操作后 处理 （10分）	8	整理用物,污物处理符合院感要求	一项不符合扣2分		
	2	洗手,记录	一项不符合扣1分		
结果 标准 （15分）	15	动作规范,程序流畅,操作熟练,爱伤观点强,患者满意	一项不符合扣2分		

23. 协助患者翻身拍背操作流程

评估
- 了解患者呼吸系统疾病史及适应证。
- 评估患者呼吸形态以及基本数据。
- 听诊肺部以确定痰液积聚部位。
- 了解患者及家属意愿、认知和执行能力。

准备
- 护士准备：洗手，戴口罩。
- 用物准备：听诊器 1 只、枕头数个、弯盆 1 个或卫生纸数张。
- 患者准备：向患者或其家属解释操作目的和过程。

操作过程
- 听诊肺部痰液积聚状况（肺尖：自锁骨内侧 1/3 段上方 2—3 cm 处，肺底：锁骨中线与第 6 肋相交，在腋中线与第 8 肋相交，在脊柱旁终于第 10 胸椎棘突平面）。
- 依据痰液积聚部位，协助患者采取适当引流姿势并予枕头适当支撑。
- 在患者下颌处放置弯盘或卫生纸。
- 将五指并拢向掌心弯曲呈空心拳，从第一腰椎开始，由下向上，沿腋中线与肋弓交点由外向内。
- 双手交替拍打或单手叩击，持续 10—15 min，拍打频率为每分钟 60 次，拍打力度以患者的胸壁厚度及患者能耐受住为准。
- 鼓励患者做深呼吸咳嗽，必要时予吸痰。
- 协助患者清除痰液，必要时作口腔护理。
- 更换其他引流姿势，重复操作过程中的第 2 步至第 5 步。
- 协助患者取正常卧位并休息。

整理
- 用物整理。
- 洗手，记录。记录患者操作前后呼吸音的改变、分泌物清除状况和呼吸形态变化，以及患者反应和家属态度。

24. 协助患者翻身拍背操作考核细则及评分标准

项目	分值	评分细则	扣分标准	扣分	得分
评估 (5分)	5	核对患者信息;评估患者病情、年龄、体重、肢体活动能力、心功能状况;听诊肺部呼吸音;了解有无手术、骨折、引流管、牵引等;环境适于操作	一项不符合扣1分		
操作前准备 (10分)	2	护士准备:仪表端庄、着装规范、修剪指甲、洗手	一项不符合要求扣		
	3	用物准备:备齐用物	少一物扣1分,多一物扣0.5分		
	5	患者准备:向患者解释操作目的及配合要点,取得配合	一项做不到扣1分		
操作过程 (60分)	2	核对患者信息	未核对不得分		
	2	移开床旁椅,检查预翻身侧皮肤情况	未执行不得分		
	5	拉对侧床栏,夹闭管道,松开引流袋,移枕	一项不到位扣2分		
	5	操作者站于患者同侧,协助翻身	不正确扣5分		
	5	患者仰卧,双手放于腹部,双腿屈曲	不正确扣5分		
	8	将患者轻轻抬起,平移至操作者同侧床旁	一项不到位扣2分		
	8	使患者躯干保持水平位,再向对侧翻转	一项不到位扣2分		
	6	分别放两软枕于胸和双膝之间,使双膝呈自然弯曲	部位不对、方法不对各扣3分		
	2	移枕	不到位扣2分		
	2	检查受压部位的皮肤,做相应的处理	一项不到位扣1分		
	4	依病情决定拍背,促进排痰	部位不对、方法不对各扣2分		
	2	将翻身枕放于背部支撑身体	不到位扣2分		
	3	拉近侧床档	不到位扣3分		
	2	检查仪器连接及管道,开放引流,固定引流袋	做不到扣2分		
	2	整理床单位,做好相关安全告知	做不到扣2分		
	2	整理用物并分类放置,洗手,记录	一项做不到扣1分		
操作后处理 (10分)	8	整理用物,符合院感要求	一项不符合扣2分		
	2	洗手,记录	一项不符合扣1分		
结果标准 (15分)	15	患者体位适当,排痰有效;有爱伤观念,操作程序流畅	一项不符合扣2分		

25. 辅助偏瘫患者起床与下床移动操作流程

评估
- 患者评估：核对患者信息（床号、姓名、腕带）；评估患者病情，意识自主活动能力，患侧肩胛带、髋带、膝关节的控制能力，合作程度及家庭支持情况。
- 环境评估：空间宽敞，安全，地面防滑，床单元处于刹车状态。

准备
- 护士准备：着装整齐，洗手。
- 用物准备：助行器或拐杖。
- 患者准备：衣着宽松舒适，鞋子防滑易于穿脱，向清醒患者解释操作目的及配合要点，取得配合。

操作过程

将助行器或拐杖携至患者健侧肢体一侧床头，核对患者信息。拉起对侧床栏，站于患者健侧肢体一侧床边。

坐起：协助患者先从平卧位翻身向健侧卧位；协助患者用健腿足背勾住患腿，带动患腿尽可能远离床位，然后分开双腿；协助患者抬起健侧肩膀，健侧上肢屈肘、前臂旋前，肘及手部支撑身体坐起，调整坐位姿势（在患者重心不稳或无力坐起等情况下及时予以协助），穿好鞋子，整理衣物，保持坐位平衡。

由坐位到站位转换：协助患者双脚平放于地面，双足分开与肩同宽，偏瘫一侧脚稍向后，健侧脚稍向前；操作者站于患者偏瘫的一侧，指导患者Bobath握手，肘关节伸直，双臂前伸，躯干前倾保持重心前移，当双臂前倾超过双膝位置时抬臀，双臂保持伸直位调整重心上移，伸展膝关节，缓慢站起（在患者重心不稳或无力站起等情况下及时予以协助）；将床头的助行器交于患者，协助其双手抓牢助行器站稳（使用拐杖时，将拐杖交于患者健侧手，使其抓好站稳），同时操作者站于患者偏瘫的一侧，根据患者的行动能力协助患者下床活动，使患者有安全感，并确保患者安全。

整理
- 整理床单元及患者衣裤，使患者舒适；污物处理符合院感要求。
- 洗手，必要时记录。

26. 辅助偏瘫患者起床与下床移动操作考核细则及评分标准

项目	分值	评分细则	扣分标准	扣分	得分
评估 （5分）	5	核对患者信息；评估患者病情，意识，自主活动能力，患侧肩胛带、髋带、膝关节的控制能力，合作程度及家庭支持情况；环境适于操作	一项不符合扣2分		
操作前准备 （10分）	2	护士准备：着装整齐，洗手	一项不符合扣1分		
	3	用物准备：备齐用物	少一物扣1分，多一物扣0.5分		
	5	患者准备：向患者解释操作目的及配合要点，取得配合	一项做不到扣1分		
操作过程 （60分）	10	将助行器或拐杖携至患者健侧肢体一侧床头，核对患者信息。拉起对侧床栏，站于患者健侧肢体一侧床边	一项做不到扣1分，站错位置扣5分		
	20	坐起：协助患者先从平卧位翻身向健卧位；协助患者用健腿足背勾住患腿，带动患腿尽可能远离床位，然后分开双腿；协助患者抬起健侧肩膀，健侧上肢屈肘、前臂旋前，肘及手部支撑身体坐起，调整坐位姿势（在患者重心不稳或无力坐起等情况下及时予以协助），穿好鞋子，整理衣物，保持坐位平衡	一项不符合扣2分		
	30	由坐位到站位转换：协助患者双脚平放于地面，双足分开与肩同宽，偏瘫一侧脚稍后，健侧脚稍向前；操作者站于患者偏瘫的一侧，指导患者Bobath握手，肘关节伸直，双臂前伸，躯干前倾保持重心前移，当双臂前倾超过双膝位置时抬臀，双臂保持伸直位调整重心上移，伸展膝关节，缓慢站起（在患者重心不稳或无力站起等情况下及时予以协助）；将床头的助行器交于患者，协助其双手抓牢助行器站稳（使用拐杖时，将拐杖交于患者健侧手，使其抓好站稳），同时操作者站于患者偏瘫的一侧，根据患者的行动能力协助患者下床活动	一项不符合扣2分		
操作后处理 （10分）	8	整理用物，污物处理符合院感要求	一项做不到扣2分		
	2	洗手，必要时记录	一项不符合扣1分		
结果标准 （15分）	15	有爱伤观念；操作熟练，安全防护意识强；与患者互动性强，沟通到位；患者安全	一项做不到扣2分		

27. 人工取便操作流程

评估
- 患者评估：核对患者信息(床号、姓名、腕带等)，评估患者病情、配合程度、大便及排便情况。
- 环境评估：整洁、安静，便于操作，以屏风遮挡，关闭门窗。

准备
- 护士准备：着装清洁、整齐，洗手，戴口罩。
- 用物准备：无菌手套(或橡胶手套)1副、一次性护理垫、液状石蜡、卫生纸、便盆、屏风、温水(37—40℃)、水盆、毛巾。
- 患者准备：向清醒患者解释操作目的及配合要点，取得配合。

操作过程
- 携用物至床旁，核对患者信息，解释操作目的。
- 卧位：协助患者取左侧卧位，双腿屈曲，脱裤至膝，臀部移至床沿，臀下垫一次性护理垫，置便盆于臀边。
- 取便：右手戴手套，左手分开患者臀部，嘱患者放松，深呼吸，右手食指涂液状石蜡后，通过肛门伸入直肠内，慢慢将粪便掏出放于便盆内，直至患者无便感。
- 观察：观察患者反应，同时询问患者有无不适，如有肛门疼痛等不适，要立即停止。
- 取便完毕，取卫生纸擦净肛门。必要时用温水清洗肛门及会阴部并擦干。撤去便盆及一次性护理垫，协助患者采取舒适体位，穿好裤子，整理床单位。

整理
- 开窗通风，倾倒粪便，冲洗消毒便盆，晾干备用。
- 洗手，将排便结果记录在体温单上。

28. 人工取便操作考核细则及评分标准

项目	分值	评分细则	扣分标准	扣分	得分
评估 （5分）	5	核对患者信息，评估患者病情及配合程度、患者大便及排便情况；环境适于操作	一项不符合扣2分		
操作前准备 （10分）	2	护士准备：着装整齐，洗手，戴口罩	一项不符合扣1分		
	3	用物准备：备齐用物	少一物扣1分，多一物扣0.5分		
	5	患者准备：向患者解释操作目的及配合要点，取得配合	一项做不到扣1分		
操作过程 （60分）	2	携用物至床旁，核对患者信息，解释操作目的	一项做不到扣1分		
	10	卧位：协助患者取左侧卧位，双腿屈曲，脱裤至膝，臀部移至床沿，臀下垫一次性护理垫，置便盆于臀边	一项做不到扣2分		
	20	取便：右手戴手套，左手分开患者臀部，嘱患者放松，深呼吸，右手食指涂液状石蜡后，通过肛门伸入直肠内，慢慢将粪便掏出放于便盆内，直至患者无便感	顺序颠倒扣1分，其他一项做不到扣2分		
	14	观察：观察患者反应，同时询问患者有无不适，如有肛门疼痛等不适，要立即停止	一项做不到扣3分		
	14	取便完毕，取卫生纸擦净肛门。必要时用温水清洗肛门及会阴部并擦干。撤去便盆及一次性护理垫，协助患者采取舒适体位，穿好裤子，整理床单位	一项做不到扣2分		
操作后处理 （10分）	8	开窗通风，倾倒粪便，冲洗消毒便盆，晾干备用	一项做不到扣3分		
	2	洗手，记录	一项不符合扣1分		
结果标准 （15分）	15	爱伤观念强；操作熟练，动作轻柔，程序流畅；患者体位舒适；床单位整洁	一项做不到扣2分		

29. 指/趾关节挛缩清洁维护操作流程

评估
- 患者评估：核对患者信息（床号、姓名、腕带），评估患者病情、意识、自理能力、肢体挛缩部位及程度、个人卫生习惯及合作程度。
- 环境评估：整洁、安全，便于操作，室内温度适宜。

准备
- 护士准备：着装清洁整齐，修剪指甲，洗手。
- 用物准备：脸盆、脚盆、暖壶（水温 47—50 ℃，可根据年龄、季节、生活习惯调节合适水温）、一次性中单、大浴巾、小毛巾 2 块、香皂、棉签、护肤乳、棉布海绵衬垫和纱布若干。
- 患者准备：向清醒患者解释操作目的及配合要点，取得配合。

操作过程
- 携用物至床旁，核对患者信息，交流，取得配合，调节好室温，关好门窗。
- 清洗挛缩上肢：将暖壶的热水倒入脸盆至 2/3 容积，放入小毛巾；协助患者取舒适体位，脱去挛缩一侧上肢的衣袖，铺一次性中单及对折大浴巾，一半垫于挛缩肢体下，一半盖住肢体，开口朝向操作者；将湿毛巾包裹在右手上呈手套状，在手掌一侧毛巾上擦上适量的香皂，打开覆盖上肢的浴巾于患者身体上，由手背部向近心端顺着患者挛缩姿势的外侧螺旋式擦至肩膀；清洗毛巾，擦上香皂，左手抓住患者上肢的肘部轻轻顺着患者挛缩上肢的肌张力打开，尽量外展，以患者无不适为宜；右手包裹毛巾由手掌部向近心端顺着患者挛缩姿势的内侧螺旋式擦至腋窝（注意清洗肘窝和腋窝时力度不可过大，防止擦伤皮肤）；洗净毛巾皂沫，用湿毛巾再次擦洗上肢；用大浴巾擦干上肢并盖好；轻轻打开挛缩手指（对于僵硬无法打开的手指不可强行用力掰开），用皂毛巾和湿毛巾两次尽可能地将能擦到的手掌、手指、指缝部位擦到，对于无法擦到的缝隙处用棉签处理；用浴巾擦干，涂抹护肤乳于手背及上肢；撤去浴巾及一次性中单，穿上衣袖，顺着挛缩姿势摆好上肢，在肘窝及腋窝放一棉布海绵衬垫，指缝用纱布缠绕隔开，盖好被子。如果对侧上肢也挛缩，同法清洗。
- 清洗挛缩下肢：将暖壶的热水倒入盆至 2/3 容积，放入小毛巾；协助患者取健侧体位（双下肢均挛缩者，清洗上侧肢体），脱去挛缩一侧下肢的裤子，铺一次性中单及对折大浴巾，一半垫于挛缩肢体下，另一半盖住肢体，开口朝向操作者；将湿毛巾包裹在右手上呈手套状，在手掌一侧毛巾上擦上适量的香皂，打开覆盖下肢的浴巾，由足背向近心端顺着患者挛缩姿势的外侧螺旋式擦至髋部；清洗毛巾，擦上香皂，左手抓住膝盖轻轻顺着患者挛缩下肢的肌张力打开，足底撑于床面，尽量外展，以患者无不适为宜；右手包裹毛巾由脚踝部向近心端顺着患者挛缩姿势的内侧螺旋式擦至腹股沟（注意清洗腘窝和腹股沟时力度不可过大，防止擦伤皮肤）；洗净毛巾皂沫，用湿毛巾再次擦洗下肢；用大浴巾擦干下肢并盖好；擦洗足底、足趾，对于无法擦到的足趾缝隙处用棉签处理，用浴巾擦干，涂抹护肤乳于足背及下肢；撤去浴巾及一次性中单，穿上裤子，顺着挛缩姿势摆好下肢，对于下肢屈曲明显，腘窝及腹股沟很紧的患者适当放一棉布海绵衬垫，足趾缝用纱布缠绕隔开，盖好被子。如果对侧下肢也挛缩，同法清洗。
- 修剪指甲/趾甲。

整理
- 整理用物，污物处理符合院感要求。
- 洗手，将排便结果记录在体温单上。

30. 指/趾关节挛缩清洁维护操作考核细则及评分标准

项目	分值	评分细则	扣分标准	扣分	得分
评估 (5分)	5	核对患者信息,评估患者病情、意识、自理能力、肢体挛缩部位及程度、个人卫生习惯及合作程度;环境适于操作	一项不符合扣2分		
操作前准备 (10分)	2	护士准备:着装整齐,洗手	一项不符合扣1分		
	3	用物准备:备齐用物	少一物扣1分,多一物扣0.5分		
	5	患者准备:向患者解释操作目的及配合要点,取得配合	一项做不到扣1分		
操作过程 (60分)	2	携用物至床旁,核对患者信息,解释操作目的	一项做不到扣1分		
	30	清洗挛缩上肢:将暖壶的热水倒入脸盆至2/3体积,放入小毛巾,协助患者取舒适体位,脱去挛缩一侧上肢的衣袖,铺一次性中单及对折大浴巾,一半垫于挛缩肢体下,另一半盖住肢体,开口朝向操作者;将湿毛巾包裹在右手上呈手套状,在手掌一侧毛巾上擦上适量的香皂,打开覆盖上肢的浴巾于患者身体上,由手背部向近心端顺着患者挛缩姿势的外侧螺旋式擦至肩膀;清洗毛巾,擦上香皂,左手抓住患者上肢的肘部轻轻顺着患者挛缩上肢的肌张力打开,尽量外展,以患者无不适为宜;右手包裹毛巾由手掌部向近心端顺着患者挛缩姿势的内侧螺旋式擦至腋窝;洗净毛巾皂沫,用湿毛巾再次擦洗上肢;用大浴巾擦干上肢并盖好;轻轻打开挛缩手指,用皂毛巾和湿毛巾两次尽可能地将能擦到的手掌、手指、指缝部位擦到,对于无法擦到的缝隙处用棉签处理;用浴巾擦干,涂抹护肤乳于手背及上肢,撤去浴巾及一次性中单,穿上衣袖,顺着挛缩姿势摆好上肢,在肘窝及腋窝放一棉布海绵衬垫,指缝用纱布缠绕隔开,盖好被子。如果对侧上肢也挛缩,同法清洗	一项不符合扣2分		

项目	分值	评分细则	扣分标准	扣分	得分
	30	清洗挛缩下肢：将暖壶的热水倒入盆至 2/3 体积，放入小毛巾；协助患者取健侧体位，脱去挛缩一侧下肢的裤子，铺一次性中单及对折大浴巾，一半垫于挛缩肢体下，另一半盖住肢体，开口朝向操作者；将湿毛巾包裹在右手上呈手套状，在手掌一侧毛巾上擦上适量的香皂，打开覆盖下肢的浴巾，由足背部向近心端顺着患者挛缩姿势的外侧螺旋式擦至髋部；清洗毛巾，擦上香皂，左手抓住膝盖轻轻顺着患者挛缩下肢的肌张力打开，足底撑于床面，尽量外展，以患者无不适为宜；右手包裹毛巾由脚踝部向近心端顺着患者挛缩姿势的内侧螺旋式擦至腹股沟；洗净毛巾皂沫，用湿毛巾再次擦洗下肢；用大浴巾擦干下肢并盖好，擦洗足底、足趾，对于无法擦到的足趾缝隙处用棉签处理，用浴巾擦干，涂抹护肤乳于足背及下肢；撤去浴巾及一次性中单，穿上裤子，顺着挛缩姿势摆好下肢，对于下肢屈曲明显，腘窝及腹股沟很紧的患者适当放一棉布海绵衬垫，足趾缝用纱布缠绕隔开，盖好被子。如果对侧下肢也挛缩，同法清洗	一项不符合扣 2 分		
	2	修剪指/趾甲	未做到不得分		
操作后处理（10 分）	4	整理用物，污物处理符合院感要求	一项做不到扣 2 分		
	2	洗手，必要时记录	一项不符合扣 1 分		
结果标准（15 分）	15	有爱伤观念；操作熟练，动作轻柔，程序流畅；患者舒适，肢体摆放得当；密切观察患者病情变化，及时发现异常	一项做不到扣 2 分		

31. 海姆立克急救手法操作流程

评估 { 患者评估:评估患者窒息原因,神志,状态,是否不能说话或呼吸,面、唇是否青紫,是否失去知觉;评估患者配合程度。

环境评估:安静、宽敞,便于操作。

准备 { 护士准备:着装整洁,态度庄重,反应敏捷。

用物准备:无。

患者准备:清醒患者站立;昏迷患者仰卧在坚实表面(地面或垫板)。

呼叫其他医务人员。

清除口腔异物。

操作过程 { 能站立患者:抢救者站在患者的背后,用两手臂环绕患者的腰部;一手握空心拳,拳眼(拇指侧)对准患者肚脐上两横指处,操作者将拳的拇指一侧放在患者胸廓下和脐上的腹部,嘱咐患者稍弯腰、抬头并张口;用另一手抓住握拳的手,快速向内、向上用力冲击腹部5次,冲击时动作要明显而分开,间隔清楚。不能用拳击和挤压,不要挤压胸廓,冲击力限于操作者的手上,不能用操作者的双臂加压。重复冲击直到异物排出。

昏迷患者:使患者仰平卧,抢救者面对患者,骑跨在患者的两大腿外侧;一手掌放在肚脐上两横指处,另一手放在定位手的手背上;两手掌根重叠,用操作者的身体重量,快速冲击压迫患者的腹部,两手用力向内、向上冲击腹部5次,冲击时动作要明显而分开,间隔清楚。重复冲击直到异物排出。

再次评估病情及时请专科会诊。

整理 { 整理用物,污物处理符合院感要求。

洗手,记录。

32. 海姆立克急救手法操作考核细则及评分标准

项目	分值			评分细则	扣分标准	扣分	得分
评估 (5分)	5			评估患者窒息原因,神志,状态,是否不能说话或呼吸,面、唇是否青紫,是否失去知觉;评估患者配合程度;环境适于操作	一项不符合扣2分		
操作前准备 (10分)	2			护士准备:着装整洁,态度庄重,反应敏捷	一项不符合扣1分		
	3			呼叫其他医务人员	未呼叫不得分		
	5			患者准备:向患者解释操作目的及配合要点,取得配合	一项不符合扣3分		
操作过程 (60分)	3			清除口腔异物	未做到不得分		
		能站立患者 (55分)	5	抢救者站在患者的背后,用两手臂环绕患者的腰部	一项不符合扣3分		
			20	一手握空心拳,拳眼(拇指侧)对准患者肚脐上两横指处,操作者将拳的拇指一侧放在患者胸廓下和脐上的腹部	一项不符合扣3分		
			10	嘱咐患者稍弯腰、抬头并张口	一项不符合扣2分		
			20	另一手抓住握拳的手,快速向内、向上用力冲击腹部5次,冲击时动作要明显而分开,间隔清楚。冲击力限于操作者的手上,不能用操作者的双臂加压。重复冲击直到异物排出	拳击和挤压方法错误扣5分,挤压胸廓扣3分,冲击力不在操作者的手上扣5分		
		昏迷患者 (55分)	15	使患者仰平卧,抢救者面对患者,骑跨在患者的两大腿外侧	一项不符合扣2分		
			15	一手掌根放在肚脐上两横指处,另一手放在定位手的手背上	一项不符合扣2分		
			25	两手掌根重叠,用操作者的身体重量,快速冲击压迫患者的腹部,两手用力向内、向上冲击腹部5次,冲击时动作要明显而分开,间隔清楚。重复冲击直到异物排出	冲击方法错误扣5分,冲击部位不正确扣5分,冲击时动作不间隔分开扣5分		
	2			再次评估患病情,及时请专科会诊	未做到不得分		
操作后处理 (10分)	8			整理用物,污物处理符合院感要求	一项不符合扣2分		
	2			洗手,记录	一项不符合扣1分		
结果标准 (15分)	15			操作程序流畅,动作轻柔,有爱伤观念;抢救成功,无并发症	一项不符合扣2分		

第二十一章　中医护理技术操作流程及评分标准

1. 艾条灸法操作流程

评估 {
　患者评估：核对患者信息（床号、姓名、腕带），评估患者当前的主要症状、临床表现、既往史、心理状态、体质、艾条施灸处的皮肤情况、是否有艾烟过敏史、对疼痛的耐受程度。
　环境评估：整洁、安静、安全、舒适，室温适宜，避开对流风。
}

准备 {
　护士准备：着装整齐，洗手，戴口罩。
　用物准备：治疗盘、艾条、点火器、弯盘、小口瓶，必要时备浴巾、屏风等。
　患者准备：向患者解释操作目的及配合要点，取得配合。
}

操作过程 {
　携用物至床旁，解释操作目的，核对医嘱。
　取合适体位，松解衣着，暴露施灸部位，注意保暖。遵医嘱确定施灸穴位及施灸方法。手持艾条，将点燃的一端对准施灸穴位，以使患者感到温热但无灼痛为度。随时弹去艾灰，灸至局部皮肤红晕。
　施灸部位，宜先上后下，先灸头顶、胸背，后灸腹部、四肢。
　在施灸过程中，随时询问患者有无灼痛感，调整距离，防止烧伤。
　观察病情变化及有无不适，观察局部皮肤变化，询问患者有无不适，防止艾灰脱落造成烧伤或毁坏衣物。
　施灸中应及时将艾灰弹入弯盘，防止灼伤皮肤。
　施灸完毕，立即将艾条插入小口瓶，熄灭艾火，清洁局部皮肤。
　协助患者穿衣，酌情开窗通风。
　协助患者取舒适体位，整理床单位。
}

整理 {
　整理清理用物，根据医嘱要求，详细记录艾条灸法治疗的客观情况。
　护士个人洗手。
　做好记录并签名。
}

2. 艾条灸法操作考核细则及评分标准

项目	分值	评分细则	扣分标准	扣分	得分
评估 (5分)	5	核对患者信息,评估患者病情及当前主要症状、临床表现、既往史、心理状态、体质、对疼痛的耐受程度、是否有艾烟过敏史、施灸穴位皮肤情况等;环境适于操作	一项不符合扣2分		
操作前准备 (10分)	2	护士准备:着装整齐,洗手,戴口罩	一项不符合扣1分		
	3	用物准备:备齐用物	少一物扣1分,多一物扣0.5分		
	5	患者准备:向患者解释操作目的及配合要点,取得配合	一项不符合扣1分		
操作过程 (60分)	5	将用物携至床旁,核对医嘱,向解释操作目的,取得配合,协助排便	一项不符合扣1分		
	10	遵医嘱选择施灸部位或穴位,安排合适体位,协助松解衣着,注意保暖	未安排合适体位扣3分		
	10	告知患者施灸过程中皮肤会出现烧灼、热烫的感觉,也有可能出现烫伤、水疱。艾条点燃后会出现较淡的中药燃烧气味	未告知扣5分,部分告知扣2分,其他酌情扣分		
	25	手持艾条,将点燃的一端对准施灸穴位,以患者感到温热但无灼痛为度,随时弹去艾灰至弯盘。灸至局部皮肤红晕。施灸部位宜先上后下,先灸头顶、胸背,后灸腹部、四肢	出现烫伤扣10分,灭火方法不正确扣2分,其他酌情扣分		
	10	随时询问患者有无灼痛感,并调整距离,防止烧伤。注意观察患者病情,如有水疱,能正确处理	未观察扣3分,时间不合理扣3分,穴位定位不准确扣2分,出现水疱处理方法不正确扣2分		
操作后处理 (10分)	8	灭艾火方法正确,交代注意事项,协助患者取舒适卧位,清洁局部皮肤	灭火方法不正确扣2分,未交代注意事项扣2分,未安排合适体位扣2分		
	2	洗手,记录	一项不符合扣1分		
结果标准 (15分)	15	操作熟练,动作敏捷,稳、准、快;患者无皮肤损伤,舒适,安全;用物、污物处置正确	一项不符合扣2分		

3. 拔罐法操作流程

评估 {

患者评估：核对患者信息（床号、姓名、腕带），评估患者当前的主要症状、临床表现、既往史、心理状态、体质、实施拔罐处的皮肤情况、对疼痛的耐受程度等。

环境评估：整洁、安静、安全、舒适，室温适宜，避开对流风。

准备 {

护士准备：着装整齐，洗手，戴口罩。

用物准备：治疗盘、火罐（玻璃罐）、血管钳、95％酒精棉球、点火器、小口瓶、大毛巾等。

患者准备：向患者解释操作目的及配合要点，取得配合。

操作过程 {

取合适体位，松解衣着，暴露拔罐部位，注意保暖。遵医嘱选择拔罐穴位及方法。点燃的酒精棉球在火罐内转动，使其罐内形成负压后并迅速扣至已经选择的拔罐穴位上，待火罐稳定后方可离开，防止火罐脱落，适时留罐。

选择肌肉较厚的部位，骨骼凹凸不平和毛发较多处不宜拔罐。

拔罐过程中要随时观察火罐吸附情况和皮肤颜色。拔罐时动作要稳、准、快，起罐时切勿强拉。起罐后，如局部出现小水疱，可不必处理，可自行吸收。如水疱较大，消毒局部皮肤后，用注射器吸出液体，覆盖消毒敷料。

操作完毕，协助患者穿衣，安排舒适体位，酌情开窗通风。

整理 {

清理用物，使用过的火罐，均应消毒后备用，根据医嘱要求，详细记录拔罐法治疗的客观情况，做好记录并签名。

4. 拔罐法操作考核细则及评分标准

项目	分值	评分细则	扣分标准	扣分	得分
评估 (5分)	5	核对患者信息,评估患者病情、当前主要症状、临床表现、既往史、心理状态、体质、对疼痛的耐受程度、拔罐部位皮肤情况等;环境适于操作	一项不符合扣2分		
操作前 准备 (10分)	2	护士准备:着装整齐,洗手,戴口罩	一项不符合扣1分		
	3	用物准备:备齐用物	少一物扣1分,多一物扣0.5分		
	5	患者准备:向患者解释操作目的及配合要点,取得配合	一项不符合扣1分		
操作 过程 (60分)	5	将用物携至床旁,核对医嘱,解释操作目的,取得配合,协助排便	一项不符合扣1分		
	10	遵医嘱选择拔罐部位或穴位,安排合适体位,协助松解衣着,注意保暖	未安排合适体位扣3分		
	10	告知患者拔罐过程中皮肤会出现紫红色瘀斑,也有可能出现小水疱,并告知处理方法。选择大小适宜的火罐,检查罐口有无损坏。酒精棉球干湿适当	未告知扣5分,部分告知扣2分,火罐大小不合适扣2分,未检查罐口扣2分,酒精棉球干湿度不适当扣2分		
	25	点燃的酒精棉球在罐内中下段环绕,使罐内形成负压后迅速扣至已经选择的拔罐穴位上,检查吸附力大小。火罐数量在5个以上。将燃烧的棉球置于小口瓶内熄灭,未出现烫伤	烧火方法不正确扣5分,吸附力不强扣5分,出现烫伤扣10分,灭火方法不正确扣2分		
	10	随时观察火罐吸附情况和皮肤颜色,若出现水疱应及时处理且方法正确。留罐时间合理,取穴准确,所选穴位与疾病相符	未观察扣3分,时间不合理扣3分,穴位定位不准确扣2分,出现水疱处理方法不正确扣2分		
操作后 处理 (10分)	8	起罐方法正确,交代注意事项,协助患者穿衣,取舒适卧位	起罐方法不正确扣2分,未交代注意事项扣2分,未安排合适体位扣2分		
	2	洗手,记录	一项不符合扣1分		
结果 标准 (15分)	15	操作熟练,动作敏捷,稳、准、快;患者无皮肤损伤,舒适,安全;用物、污物处置正确	一项不符合扣2分		

5. 中药熏洗法操作流程

评估
- 患者评估：核对患者信息（床号、姓名、腕带），评估患者当前的主要症状、临床表现、既往史、心理状态药物过敏史、体质、实施熏洗部位的皮肤情况；对于女性患者评估胎、产、经、带情况等。
- 环境评估：整洁、安静、安全、舒适，室温适宜，避开对流风。

准备
- 护士准备：着装整齐，洗手，戴口罩。
- 用物准备：治疗盘、药液、熏洗盆（根据熏洗部位的不同，也可用浴盆或治疗碗等）、水温计，必要时备屏风及换药用品。
- 患者准备：向患者解释操作目的及配合要点，取得配合。

操作过程
- 遵医嘱配制药液。
- 备齐用物，携至床旁，解释操作目的，核对医嘱。
- 根据熏洗部位安排患者体位，暴露熏洗部位，必要时用屏风遮挡，注意保暖。
- 将药液趁热倒入容器，根据不同部位按要求熏洗。药液偏凉时，随时更换。熏洗药温不宜过热，温度适宜，以防烫伤。在熏洗过程中，观察患者的反应，了解其生理和心理感受。若感到不适，应立即停止，协助患者卧床休息。对伤口部位进行熏洗时，按无菌技术操作进行；对包扎部位进行熏洗时，应揭去敷料，熏洗后，更换消毒敷料。
- 熏洗完毕，清洁局部皮肤，擦干，协助患者穿衣，安置舒适卧位，酌情开窗通风。

整理
- 清理用物，使用过的物品均应消毒后备用，根据医嘱，详细记录中药熏洗法治疗的客观情况，做好记录并签名。

6. 中药熏洗法操作考核细则及评分标准

项目	分值	评分细则	扣分标准	扣分	得分
评估 (5分)	5	核对患者信息,评估患者病情、当前主要症状、临床表现、既往史、药物过敏史、心理状态、体质、实施熏洗部位皮肤情况等;环境适于操作	一项不符合扣2分		
操作前 准备 (10分)	2	护士准备:着装整齐,洗手,戴口罩	一项不符合扣1分		
	3	用物准备:备齐用物	少一物扣1分,多一物扣0.5分		
	5	患者准备:向患者解释操作目的及配合要点,取得配合	一项不符合扣1分		
操作 过程 (60分)	5	将用物携至床旁,核对医嘱,解释操作目的,取得配合,协助排便	一项不符合扣1分		
	10	遵医嘱配制药液,选择熏洗部位,安排合适体位,协助松开衣着,注意保暖	未安排合适体位扣3分		
	10	再次核对,确定熏洗部位及手法。告知患者熏洗过程中皮肤会出现热烫的感觉,也有可能出现烫伤、水疱	未告知扣5分,部分告知扣2分,其他酌情扣分		
	25	药液温度适宜,药液量适宜,药液未沾湿患者衣裤、被单;熏洗时间适宜	出现烫伤扣10分,其他酌情扣分		
	10	观察药液温度及病情变化,询问患者有无不适。注意观察患者病情。如有水疱,能正确处理。清洁局部皮肤、擦干	未观察扣3分,定位不准确扣2分,出现水疱处理方法不正确扣2分		
操作后 处理 (10分)	8	协助患者穿衣,取舒适体位,交代注意事项。用物归还原处	未交代注意事项扣2分,未安排合适体位扣2分		
	2	洗手,记录	一项不符合扣1分		
结果 标准 (15分)	15	操作熟练,动作敏捷,稳、准;患者无皮肤损伤,舒适,安全;用物、污物处置正确	一项不符合扣2分		

7. 中药熏蒸疗法(电脑中药多功能治疗机式)操作流程

评估
- 患者评估:核对患者信息(床号、姓名、腕带等),评估患者年龄,病情,一般情况,用药过敏史,心理状态,配合程度,治疗部位的血流灌注情况,皮肤痛觉及温度感,皮肤完整性以及有无感染征象、皮炎、局部破损等病变。
- 环境评估:清洁、安静、安全,温度适宜。

准备
- 护士准备:着装整齐,洗手,戴口罩。
- 用物准备:电脑中药熏蒸多功能治疗机、治疗单、药袋(根据医嘱调配中药,将中药粉碎或研粉装袋)、电源插头、无毒薄塑料布、剪刀、枕头、毛巾被、温水(40—52℃)、脸盆、毛巾、踩凳、笔、手表、75%酒精、84消毒液等。
- 患者准备:向患者解释操作目的及配合要点,取得配合。

操作过程
- 携用物至熏蒸治疗室,按照医嘱将所备药袋放入治疗机内胆,加水至适当位置。
- 核对患者信息,解释操作目的,交代注意事项。
- 接通电源,预热,将踩凳放于合适位置,嘱患者排空大小便。
- 根据医嘱设置治疗模式。熏双下肢:打开腿部熏蒸箱,协作患者取合适体位平卧于熏蒸床上,将暴露的双腿放于箱内合适位置,放下箱盖。熏颈、肩、背、腰部,根据治疗部位不同将对应的充填块取出,并将无毒塑料布盖在熏蒸床面上,用剪刀剪成正向开口式样,协助患者暴露治疗部位,取合适体位平卧于熏蒸床上,使治疗部位与取下的填块部位吻合。
- 用毛巾被遮盖患者,记录治疗开始时间。
- 治疗过程中随时询问患者感受,及时擦干汗液,必要时饮用适量白开水,如有不适及时停止治疗,并报告医生。
- 治疗结束,记录停止时间,关闭电源,拔去插头。
- 协助患者擦干治疗部位,擦干汗液(必要时用温水擦浴),穿好衣服。
- 患者休息5—10 min,护送其回病房。

整理
- 清理用物,污物处理符合院感要求。
- 洗手,记录。

8. 中药熏蒸疗法（电脑中药多功能治疗机式）操作考核细则及评分标准

项目	分值	评分细则	扣分标准	扣分	得分
评估 （5分）	5	核对患者信息，评估患者病情及局部皮肤情况等；环境适于操作	一项不符合扣2分		
操作前 准备 （10分）	2	护士准备：着装整齐，洗手，戴口罩	一项不符合扣1分		
	3	用物准备：备齐用物	少一物扣1分，多一物扣0.5分		
	5	患者准备：向患者解释操作目的及配合要点，取得配合	一项不符合扣1分		
操作 过程 （60分）	5	按医嘱配置药液	药液不符合扣5分		
	10	加药加水至加热器内胆	水温过高或过低扣3分，加药或加水时未关闭电源扣3分，加热器内胆水位过高或过低扣4分		
	10	接通电源，预热，放踩凳，嘱患者排空大小便	未预热扣4分，踩凳位置不合适扣3分，未嘱患者排空大小便扣3分		
	10	根据医嘱设置治疗模式。暴露治疗部位，协助患者取合适体位	治疗模式设置错误扣5分，患者体位不舒适扣3分，治疗部位未暴露扣2分		
	5	无毒塑料布盖在熏蒸床面上	未做到不得分		
	5	用毛巾被遮盖患者	未做到不得分		
	5	治疗过程中观察患者面色、脉搏，随时询问患者感受，及时擦干汗液，必要时饮用适量白开水，如有不适及时停止治疗	一项不符合扣2分		
	5	准确把握并记录治疗开始和停止时间	一项不符合扣3分		
	5	治疗完毕，关闭电源，拔去插头，协助患者擦干治疗部位，擦干汗液（必要时温水擦浴），穿好衣服，休息5—10 min后送回病房	一项不符合扣2分		
操作后 处理 （10分）	8	整理用物，污物处置符合院感要求	一项不符合扣2分		
	2	洗手，观察并记录治疗效果	一项不符合扣1分		
结果 标准 （15分）	15	动作轻柔，有爱伤观念；配合熟练、默契，操作程序流畅；患者体位正确	一项不符合扣2分		

9. 火龙罐综合灸疗法操作流程

评估

患者评估：核对患者信息（床号、姓名、腕带），评估患者当前的主要症状、体质、临床表现、既往史、心理状态、是否对艾烟过敏、实施火龙罐综合灸处的皮肤情况、对疼痛的耐受程度等。

环境评估：整洁、安静、安全、舒适，室温适宜，避开对流风。

准备

护士准备：着装整齐，洗手，戴口罩。

用物准备：治疗盘、火龙罐、艾炷、白凡士林或刮痧油、点火器、小吹风机、血管钳、小口瓶、卫生纸、治疗巾、大毛巾、屏风、垫枕等。

患者准备：向患者解释操作目的及配合要点，取得配合。

操作过程

备齐用物，检查罐口周围是否光滑，有无裂痕，携用物至床旁，解释操作目的，核对医嘱。

取合适体位，松解衣着，暴露施罐部位，注意保暖。遵医嘱选择火龙罐罐灸穴位及方法。点燃的艾炷在火龙罐内燃烧，施罐穴位涂匀少量白凡士林或刮痧油，火龙罐扣放在已经选择的穴位上转动，转动力度适中，防止艾灰脱落造成烫伤。操作过程中要随时观察火龙罐罐体温度情况和患者施治穴位皮肤颜色。操作时动作要稳，速度、力度适中，运罐后，如局部出现小水疱，可不必处理，将自行被吸收。如水疱较大，消毒局部皮肤后，用注射器吸出液体，覆盖消毒敷料。

操作完毕，协助患者穿衣，安排舒适体位，酌情开窗通风。

整理

清理用物，使用过的火龙罐，均应消毒后备用，根据医嘱要求，详细记录火龙罐综合灸法治疗的客观情况，做好记录并签名。

10. 火龙罐综合灸疗法操作考核细则及评分标准

项目	分值	评分细则	扣分标准	扣分	得分
评估 (5分)	5	核对患者信息,评估患者病情、当前主要症状、临床表现、既往史、心理状态、体质、是否对艾烟过敏、对疼痛的耐受程度、运罐部位皮肤情况等;环境适于操作	一项不符合扣2分		
操作前准备 (10分)	2	护士准备:着装整齐,洗手,戴口罩	一项不符合扣1分		
	3	用物准备:备齐用物	少一物扣1分,多一物扣0.5分		
	5	患者准备:向患者解释操作目的及配合要点,取得配合	一项不符合扣1分		
操作过程 (60分)	5	将用物携至床旁,核对医嘱,解释操作目的,取得配合,协助排便	一项不符合扣1分		
	10	遵医嘱选择运罐部位或穴位,安排合适体位,协助松开衣着,注意保暖	未安排合适体位扣3分		
	10	告知患者运罐过程中皮肤会出现紫红色痧斑,也有可能出现小水疱,并告知处理方法。选择大小适宜的火龙灸罐,检查罐口有无损坏	未告知扣5分,部分告知扣2分,火龙灸罐大小不合适扣2分,未检查罐口扣2分		
	25	点燃的艾炷在罐内底座燃烧,使其罐内温热后扣放至已经选择的运罐穴位上。将燃烧后的艾炷置于小口瓶内熄灭,未出现烫伤	烧火方法不正确扣5分,出现烫伤扣10分,灭火方法不正确扣2分		
	10	随时观察火龙灸罐罐体温度情况和运罐穴位皮肤颜色,若出现水疱应及时处理且方法正确。运罐时间合理,取穴准确,所选穴位与疾病相符	未观察扣3分,时间不合理扣3分,穴位定位不准确扣2分,出现水疱处理方法不正确扣2分		
操作后处理 (10分)	8	运罐方法正确,交代注意事项,协助患者穿衣,取舒适卧位	运罐方法不正确扣2分,未交代注意事项扣2分,未安排合适体位扣2分		
	2	洗手,记录	一项不符合扣1分		
结果标准 (15分)	15	操作熟练,动作敏捷,稳、准;患者无皮肤损伤,舒适、安全;用物、污物处置正确	一项不符合扣2分		

11. 刮痧操作流程

评估
- 患者评估：核对患者信息（床号、姓名、腕带），评估患者当前的主要症状、临床表现、既往史、心理状态、患者体质、刮痧处的皮肤情况、对疼痛的耐受程度。
- 环境评估：整洁、安静、安全、舒适，室温适宜，避开对流风。

准备
- 护士准备：着装整齐，洗手，戴口罩。
- 用物准备：治疗盘、刮痧板、刮痧油、卫生纸、弯盘，必要时备浴巾、屏风等。
- 患者准备：向患者解释操作目的及配合要点，取得配合。

操作过程
- 携用物至床旁，解释操作目的，核对医嘱。
- 取合适体位，松解衣着，暴露刮痧部位，注意保暖。遵医嘱确定刮痧穴位及刮痧方法。手持刮痧板，刮拭对应穴位，使患者感到皮肤温热出痧为度。
- 刮痧部位，宜先上后下、先里后外、先左后右、先躯干后四肢。
- 在刮拭过程中，观察患者病情变化及有无不适，观察局部皮肤及出痧变化，询问患者有无不适，防止晕刮。刮拭完毕，将刮痧板放入弯盘，用卫生纸清洁局部皮肤。
- 协助患者穿衣，安置于舒适卧位，酌情开窗通风。

整理
- 整理清理用物，根据医嘱要求，详细记录刮痧法治疗的客观情况。
- 做好记录并签名。

12. 刮痧操作考核细则及评分标准

项目	分值	评分细则	扣分标准	扣分	得分
评估 (5分)	5	核对患者信息,评估患者病情及患者当前主要症状、临床表现、既往史、心理状态、体质、对疼痛的耐受程度、刮痧穴位皮肤情况等;环境适于操作	一项不符合扣2分		
操作前准备 (10分)	2	护士准备:着装整齐,洗手,戴口罩	一项不符合扣1分		
	3	用物准备:备齐用物	少一物扣1分,多一物扣0.5分		
	5	患者准备:向患者解释操作目的及配合要点,取得配合	一项不符合扣1分		
操作过程 (60分)	5	将用物携至床旁,核对医嘱,解释操作目的,取得配合,协助排便	一项不符合扣1分		
	10	遵医嘱选择刮痧部位或穴位,安排合适体位,协助松解衣着,注意保暖	未安排合理体位扣3分		
	10	告知患者刮痧过程中皮肤会出现发热的感觉,也有可能出痧、出血、出水疱	未告知扣5分,部分告知扣2分,其他酌情扣分		
	25	手持刮痧板,刮拭对应穴位,使患者感到局部发热、出痧、微汗为度,刮痧部位宜先上下、先里后外、先左后右、先躯干后四肢	出现皮肤刮破扣10分,刮痧方法不正确扣2分,其他酌情扣分		
	10	随时询问患者有无头晕等不适感,并调整刮痧力度和速度,防止刮破皮肤或晕刮。注意观察患者病情,如有水疱,能正确处理	未观察扣3分,时间不合理扣3分,穴位定位不准确扣2分,出现水疱处理方法不正确扣2分		
操作后处理 (10分)	8	刮痧方法正确,交代注意事项,协助患者取舒适卧位,清洁局部皮肤	刮痧方法不正确扣2分,未交代注意事项扣2分,未安排合适体位扣2分		
	2	洗手,记录	一项不符合扣1分		
结果标准 (15分)	15	操作熟练,动作敏捷、稳、准、快;患者无皮肤损伤,舒适,安全;用物、污物处置正确	一项不符合扣2分		

13. 中药坐浴操作流程

评估
- 患者评估：核对患者信息（床号、姓名、腕带、年龄等），评估患者生命体征、病情、治疗情况、肛周皮肤情况、切口情况、用药史、过敏史、禁忌证、皮肤痛觉、温度感、有无皮炎、当前心理状态、合作程度和对坐浴知识的了解和掌握程度。
- 环境评估：安静、舒适、隐蔽，温度适宜，易于操作。

准备
- 护士准备：着装整洁，洗手，戴口罩。
- 用物准备：治疗车、治疗盘、坐浴盆、配制好的药液（40—45 ℃）、水温计、纱布或干净的小毛巾，必要时准备屏风、坐浴椅。
- 患者准备：向患者解释操作目的及配合要点，取得配合。嘱患者排尿、排便。

操作过程
- 护士洗手、戴口罩，核对患者信息，向患者解释坐浴的目的和方法，嘱患者先排尿、排便，利于坐浴效果。
- 备齐用物至床旁，将坐浴盆放在便器或坐浴椅上，并把配好的药液倒入坐浴盆内，测量水温，调至 40—45 ℃，扶患者至坐浴盆旁，脱去内裤，揭去敷料，坐于坐浴盆上，熏 5—10 min。
- 水温在 40—45 ℃时，将臀部完全浸泡在药液中，必要时适当添加药液以保持温度，每次坐浴 10—20 min。
- 坐浴后，用毛巾擦干局部皮肤，注意避免受凉。
- 伤口部需换药者，将患者扶至换药室，按无菌操作进行换药，换清洁内裤。

整理
- 协助患者整理衣物，整理床单位，取舒适体位。
- 整理用物，污物处置符合院感要求。
- 洗手，记录。

14. 中药坐浴操作考核细则及评分标准

项目	分值	评分细则	扣分标准	扣分	得分
评估 (5分)	5	核对患者信息,评估患者病情及局部皮肤情况等;环境适于操作	一项不符合扣2分		
操作前 准备 (10分)	2	护士准备:着装整洁,洗手,戴口罩	一项不符合扣1分		
	3	用物准备:备齐用物	少一物扣1分,多一物扣0.5分		
	5	患者准备:向患者解释操作目的及配合要点,取得配合	一项做不到扣1分		
操作 过程 (60分)	10	备齐用物至床旁,将坐浴盆放在便器或坐浴椅上,按医嘱把配好的药液倒入坐浴盆内,测量水温,调至40—45 ℃	药液、温度一项不符合扣5分		
	10	扶患者至坐浴盆旁,脱去内裤,揭去敷料,坐于坐浴盆上,利用坐浴液的蒸汽先熏5—10 min	未做到不得分		
	10	水温在40—45 ℃时,将臀部完全浸泡在药液中,必要时适当添加药液以保持温度,每次坐浴15—20 min	温度、时间一项不符扣5分		
	15	坐浴过程中观察患者面色、脉搏,随时询问患者感受,防止烫伤,如有不适及时停止,并报告医生	一项不符合扣2分		
	5	坐浴后,用毛巾擦干局部皮肤,注意避免受凉	未做到不得分		
	5	伤口部需换药者,将患者扶至换药室,按无菌操作要求进行伤口换药	未做到不得分		
	5	协助更换清洁内裤,取舒适体位,整理床单元	一项不符合扣2分		
操作后 处理 (10分)	8	整理用物,污物处置符合院感要求	一项不符合扣3分		
	2	洗手,观察并记录治疗效果	一项不符合扣2分		
结果 标准 (15分)	15	动作轻柔,有爱伤观念,操作程序流畅;患者体位舒适,肛周皮肤完整	一项不符合扣3分,出现肛周皮肤烫伤不得分		

15. 耳穴埋籽操作流程

评估 {
患者评估：核对患者信息（床号、姓名、腕带、年龄等），评估患者症状、体征、体质、既往史、心理状态、合作程度和操作部位情况等。

环境评估：环境安全，光线明亮，温度适宜。
}

准备 {
护士准备：着装整洁，态度和蔼，与患者沟通良好，洗手，戴口罩。

用物准备：治疗盘、王不留行籽耳贴、75%酒精、棉签、镊子、探针、弯盘。

患者准备：向患者解释操作目的及配合要点，取得配合。嘱其排空大小便。
}

操作过程 {
洗手，戴口罩，携用物至床旁，核对患者信息，解释操作目的，选择舒适卧位。

定穴：操作者一手固定耳郭，另一手用探针由上而下在选区内寻找敏感点，即为耳穴。

用75%酒精清洁整个耳郭。

一手固定耳郭，另一手用镊子将粘有王不留行籽的耳贴固定于穴位上。按压后患者感到局部热、麻、胀、痛或感觉循经络放射传导为有效。

留籽、按压：嘱患者每天按压耳穴 2—3 次，每次 1—2 min，耳贴保留 2—3 天。如需继续，更换另一只耳。
}

整理 {
整理床单位，取舒适体位。

整理用物，污物处置符合要求洗手。

洗手，记录。
}

16. 耳穴埋籽操作考核细则及评分标准

项目	分值	评分细则	扣分标准	扣分	得分
评估 (5分)	5	核对患者信息,评估患者病情及操作部位情况等;环境适于操作	一项不符合扣2分		
操作前 准备 (10分)	2	护士准备:着装整洁,洗手,戴口罩	一项不符合扣1分		
	3	用物准备:备齐用物	少一物扣1分,多一物扣0.5分		
	5	患者准备:向患者解释操作目的及配合要点,取得配合	一项做不到扣2分		
操作 过程 (60分)	10	备齐用物至床旁,取舒适卧位,操作者一手固定耳郭,另一手持探针由上而下在选区寻找敏感点	一项做不到扣3分		
	10	用75%酒精清洁耳郭皮肤	未做到不得分		
	10	一手固定耳郭,一手用镊子将粘有王不留行籽的耳贴固定于穴位上。预防疼痛取穴,可取神门、心、皮质下、枕、交感、肛门、直肠等穴,根据临床症状辨证加减穴位	穴位选择不正确不得分		
	15	教会患者和家属用拇指、食指指腹按压穴位,每天按压穴位2—3次,每次1—2 min。患者有酸、胀、痛等"得气"感,症状缓解,根据需要留籽2—3天	一项不符合扣2分		
	5	撤除王不留行籽耳贴,观察局部皮肤有无红肿、破损	未做到不得分		
	10	选穴准确,动作轻巧。患者和家属理解耳穴埋籽的目的并主动配合,按压力度适中,使患者有"得气"的感觉	一项做不到扣3分		
操作后 处理 (10分)	8	整理用物,污物处置符合院感要求	一项不符合扣3分		
	2	洗手,观察并记录治疗效果	一项不符合扣2分		
结果 标准 (15分)	15	动作轻柔,有爱伤观念;患者和家属能演示按压的方法;操作程序流畅,耳郭皮肤完整	一项不符合扣5分		

第二十二章　居家护理技术操作流程及评分标准

1. 居家服务流程

计划
- 制订本次家访计划。
- 明确本次家访所需的人员和物品。
- 登记计划。
- 评估本次访视的安全性和患者/受访者配合程度。

准备
- 准备本次家庭访视的记录文书、出诊包以及访视所需的物品。
- 认真查阅患者/受访者的资料。
- 核对地址、联系电话等，致电患者/受访者或家属，约定服务时间。

实施

操作
- 按时上门，入室介绍，签署知情同意书，告知目的和服务内容。
- 与患者或家属访谈，收集相关信息（患者/受访者资料、家庭基本资料和家庭支持情况等）。
- 准备好检查或治疗的操作环境，保护患者/受访者隐私。
- 协助患者/受访者取正确的体位，并做简要解释操作目的。
- 进行相关操作（按规范进行检查或治疗）。
- 给予患者/受访者或家属进行健康教育。

整理
- 协助患者/受访者取合适体位。
- 恢复原来的环境。
- 正确处理医疗废弃物。

记录与总结
- 现场记录本次服务的主要内容，服务者、患者/受访者或家属签名确认。
- 向患者/受访者或家属总结本次家访的发现和需要患者和家属配合的工作。
- 完善访视记录（访视过程和相关特殊情况等）。

评价
- 家属、患者/受访者对居家服务内容进行评价。
- 预约下次居家服务时间、内容。

2. 居家女患者留置导尿术操作流程

评估 {

电话评估：评估患者的性别、病情、置管目的、会阴部情况、配合程度及有无禁忌证。

电话告知：告知家属留置尿管的风险、费用及相关注意事项，确定上门服务时间、地址、联系方式。

上门评估：家庭环境是否安静、整洁、光线充足，是否适合护理操作。床边评估患者病情、置管目的、会阴部情况、患者及家属配合程度以及有无禁忌证。

准备 {

上门准备：确定两名护士上门，了解电话评估的内容，确认上门服务患者的信息、时间、地址及联系方式。

护士准备：着装整洁，符合要求，洗手，戴口罩。

用物准备：出诊箱，内含留置导尿知情同意书、无菌导尿包（选择合适的导尿管）、30 mL 注射器、无菌手套、导尿固定贴、盘带、手电筒、黄色垃圾袋、一次性鞋套等。

患者准备：向患者解释操作目的及配合要点。

操作过程 {

操作前再次告知患者家属留置尿管的风险、费用，签署留置尿管知情同意书。

备齐用物至床边，核对患者信息，解释操作目的并取得配合。患者取屈膝仰卧位，两腿略外展，床旁置黄色垃圾袋。

初步消毒：脱去对侧裤腿盖于近侧腿部，对侧腿用盖被覆盖，暴露外阴，垫单，左手戴手套分开大阴唇，用消毒棉球擦洗外阴（自上而下，由外向内，最后擦洗肛门），撤弯盘于黄色垃圾袋。

消毒：置导尿包于两腿之间，按无菌技术操作打开导尿包。戴手套，铺洞巾（按操作顺序整理好用物），检查导尿管气囊，将导尿管末端与集尿袋的引流管接头处相连，润滑导尿管前端，左手分开并固定小阴唇，右手持镊用消毒液棉球消毒尿道口及小阴唇、尿道口（由内而外，自上而下），撤用物于床尾。

插管：左手继续固定小阴唇，右手用止血钳持导尿管，对准尿道口轻轻插入 4—6 cm，见尿液后再插入 1—2 cm，松开固定小阴唇的手固定导尿管。

气囊固定：按要求向气囊内注入无菌生理盐水 10—20 mL，轻拉导尿管有阻力感即可。

尿管固定：撕开洞巾，脱手套，在尿管的 10 cm 处用固定贴固定于大腿内侧，用盘带将集尿袋固定于一侧床栏。

协助患者穿好裤子，取舒适卧位。

整理 {

整理用物：将医疗废弃物放置于黄色垃圾袋，如数带回医院，按院感要求处理医疗废弃物。

告知留置尿管的注意事项。

洗手，建档，记录，收费。

预约下次随访及换管时间。

患者或家属评价。

3. 居家女患者留置导尿术操作考核细则及评分标准

项目	分值	评分细则	扣分标准	扣分	得分
评估 (10分)	3	电话评估:电话评估患者的性别、病情、置管目的、会阴部情况、配合程度以及有无禁忌证	一项不符合扣1分		
	2	电话告知:告知家属留置尿管的风险、费用及相关注意事项,确定上门服务时间、地址、联系方式	一项不符合扣0.5分		
	2	上门环境评估:整洁、安静、光线充足,便于操作	一项不符合扣0.5分		
	3	上门评估:床边评估患者病情、置管目的、会阴部情况、患者及家属配合程度以及有无禁忌症	一项不符合扣1分		
操作前准备 (10分)	3	上门准备:确定两名护士上门,了解电话评估的内容,确认上门服务患者的信息、时间、地址及联系方式	一项不符合扣1分		
	2	护士准备:着装整洁、符合要求,洗手、戴口罩	一项不符合扣1分		
	3	用物准备:备齐用物	少一物扣1分,多一物扣0.5分		
	2	患者准备:向患者解释操作目的及配合要点,取得配合	做不到扣2分		
操作过程 (60分)	5	操作前再次告知患者家属留置尿管的风险、费用,签署留置尿管知情同意书	一项不符合扣2分		
	2	备齐用物至床边,核对患者信息,解释操作目的并取得配合	一项做不到扣1分		
	2	患者取屈膝仰卧位,两腿略外展,床旁置黄色垃圾袋	一项做不到扣1分		
	3	脱去对侧裤腿盖于近侧腿部,对侧腿用盖被覆盖,暴露外阴,垫单	一项做不到扣1分		
	5	左手戴手套分开大阴唇,消毒棉球擦洗外阴(自上而下、由外向内,最后擦洗肛门),棉球每次只能用一次	顺序不当扣3分,棉球反复使用扣3分		
	2	撤弯盘于黄色垃圾袋内	未做到扣2分		
	5	戴手套方法正确,铺洞巾	无菌手套污染扣3分		
	5	按操作顺序整理好用物	用物摆放乱扣2分		
	4	检查导尿管气囊,将导尿管末端与集尿袋的引流管接头处相连	一项做不到扣2分		

项目	分值	评分细则	扣分标准	扣分	得分
	6	润滑导尿管前端,左手分开并固定小阴唇,右手持镊用消毒液棉球消毒尿道口及小阴唇、尿道口(由内而外,自上而下),棉球每次只能用一次	润滑尿管不符合扣2分,顺序错误扣3分,棉球反复使用扣3分		
	2	撤用物于床尾	一项不符合扣2分		
	5	左手继续固定小阴唇,右手用止血钳持导尿管,对准尿道口轻轻插入4—6 cm,见尿液后再插入1—2 cm,松开固定小阴唇的手固定导尿管	持管方法不当扣2分,污染尿管不得分,插错位置、深浅不当各扣2分		
	5	气囊固定:按要求向气囊内注入无菌生理盐水10—20 mL,轻拉导尿管有阻力感即可	一项不符合扣2分		
	4	尿管固定:撕开洞巾,脱手套,在尿管的10 cm处用固定贴固定于大腿内侧,用盘带将集尿袋固定于一侧床栏	一项不符合扣2分		
	5	协助患者穿好裤子,取舒适卧位	一项不符合扣2分		
操作后处理(10分)	2	将医疗废弃物放置于黄色垃圾袋,如数带回医院,按院感要求处理医疗废弃物	一项做不到扣1分		
	2	交代留置尿管的注意事项	做不到扣2分		
	2	洗手,建档,记录,收费	一项做不到扣1分		
	2	预约下次随访及换管时间	一项做不到扣1分		
	2	患者或家属评价	做不到扣2分		
结果标准(10分)	10	妥善固定,保持引流通畅;操作程序流畅,符合无菌原则;动作轻柔,有爱伤观念;患者体位适当,卧位舒适;床单位整齐、平整;患者或家属满意	一项做不到扣2分		

4. 居家皮下或肌肉注射法操作流程

评估

电话评估：评估患者用药目的、病情、过敏史、用药史（危险性较高的药物包括但不限于皮试类的药物，如青霉素类、强心药、止咳药等均不提供上门服务）、家族史、注射部位皮肤情况、配合程度等。

电话告知：告知家属注射的风险、费用及相关注意事项，确定上门服务时间、地址、联系方式。

上门评估：家庭环境是否安静、整洁，光线是否充足，是否适合护理操作。床边评估患者的病情、用药目的、过敏史、用药史、家族史、注射部位皮肤情况、配合程度等。

准备

上门准备：确定两名护士上门，了解电话评估的内容，确认上门服务患者的信息、时间、地址及联系方式。

护士准备：着装整洁、符合要求，洗手，戴口罩。

用物准备：出诊箱，内含皮下或肌肉注射知情同意书、0.1%盐酸肾上腺素1 mg、地塞米松5 mg、注射器（皮下注射：2 mL、5.5—6.0号针头；肌肉注射：5 mL、7号针头）、无菌棉签、0.5%碘伏、砂轮或启瓶器、黄色垃圾袋、一次性鞋套等。

患者准备：告知患者注射过程的配合及注意事项，取合适卧位，暴露注射部位。

操作过程

操作前再次告知患者或家属皮下注射或肌肉注射的风险、费用，签署皮下或肌肉注射知情同意书。

检查药物，正确配置药液，无菌技术规范。

携用物至床旁，核对患者信息，告知患者注意事项，遮挡患者，取得患者配合。

选择部位（根据皮下或肌肉注射选择定位）：协助患者取合适体位，根据注射目的选择注射部位。

避开瘢痕和血管处。常规消毒皮肤，消毒后待干。

再次核对患者信息，核对注射药物，排空空气，固定针头，以免针头脱落。

皮下注射法：左手绷紧皮肤，右手持注射器，以食指固定针栓，针尖斜面向上与皮肤成30°—40°角，快速刺入皮下至针梗的1/2—2/3处，以免进入肌层。松开绷皮肤的手，右手固定针栓，左手抽动活塞，如无回血，缓慢推注药液。注意观察患者反应。

肌肉注射方法：左手拇指、食指绷紧皮肤，右手持注射器，中指固定针栓，将针头快速、垂直刺入至针梗2/3处。松开绷紧皮肤的手，右手固定针栓，左手抽动活塞，如无回血，缓慢推注药液。注意观察患者反应。

注射做到两快一慢，即进针快、拔针快、推药慢。

注射毕，快速拔针，用无菌棉签按压进针点片刻。

再次核对相关信息，向患者或家属交代注意事项，协助患者取舒适体位，整理床单位。

整理

整理用物：将医疗废弃物放置于黄色垃圾袋，如数带回医院，按院感要求处理医疗废弃物。

交代皮下或肌肉注射的注意事项。

洗手，建档，记录，收费。

预约随访时间或下次注射时间。

患者或家属评价。

5. 居家皮下或肌肉注射法操作考核细则及评分标准

项目	分值	评分细则	扣分标准	扣分	得分
评估 (10分)	3	电话评估:患者用药目的、病情、过敏史、用药史、家族史、注射部位皮肤情况、配合程度等	一项不符合扣1分		
	2	电话告知:告知家属注射的风险、费用及相关注意事项,确定上门服务时间、地址、联系方式	一项不符合扣0.5分		
	3	上门评估:床边评估患者的病情、用药目的、过敏史、用药史、家族史、注射部位皮肤情况、配合程度等	一项不符合扣1分		
	2	上门环境评估:家庭环境是否安静、整洁,光线是否充足,是否适合护理操作	一项不符合扣0.5分		
操作前 准备 (10分)	3	上门准备:确定两名护士上门,了解电话评估的内容,确认上门服务患者的信息、时间、地址及联系方式	一项不符合扣1分		
	2	护士准备:着装整洁、符合要求,洗手,戴口罩	一项不符合扣1分		
	3	用物准备:备齐用物	少一物扣1分,多一物扣0.5分		
	2	患者准备:向患者解释操作目的及配合要点,取得配合	一项做不到扣1分		
操作 过程 (60分)	5	操作前再次告知患者或家属皮下注射或肌肉注射的风险、费用,签署皮下或肌肉注射知情同意书	一项不符合扣2分		
	5	检查药物,正确配置药液,无菌技术规范	一项做不到扣2分		
	5	携用物至床旁,核对患者信息,告知患者注意事项,遮挡患者,取得患者配合	一项做不到扣2分		
	5	选择注射部位正确,消毒皮肤范围正确	一项做不到扣2分		
	5	再次核对患者信息,核对注射药物,排空空气,固定针头,以免针头脱落	未核对、未固定针头,排气方法不正确、浪费药液各扣2分		
	10	绷紧皮肤,持针正确,进针角度深度适宜	一项做不到扣2分		
	10	右手固定针栓,注射前抽回血	一项做不到扣5分		
	5	缓慢注射药液,关爱患者,密切观察患者反应	推药过快扣2分,未观察患者反应扣2分		
	5	快速拔针,按压进针点	一项做不到扣2分		
	5	再次核对相关信息,向患者或家属交代注意事项,协助患者取舒适体位,整理床单元	一项做不到扣2分		
操作后 处理 (10分)	2	整理用物:将医疗废弃物放置于黄色垃圾袋,如数带回医院,按院感要求处理医疗废弃物	一项做不到扣1分		
	2	交代皮下或肌肉注射的注意事项	做不到扣2分		
	2	洗手,建档,记录,收费	一项做不到扣1分		
	2	预约随访时间或下次注射时间	一项做不到扣1分		
	2	患者或家属评价	做不到扣2分		
结果 标准 (10分)	10	患者卧位正确、舒适;做到无痛注射;护士操作熟练,动作轻稳,程序流畅;关爱患者;患者或家属满意	一项做不到扣2分		

6. 居家伤口或造口护理操作流程

评估 {
电话评估：评估患者病情、造口排便排气情况、伤口或造口局部及周围皮肤情况（必要时网传伤口或造口图片）、影响伤口愈合的全身相关因素、伤口或造口换药物品、准备情况、配合程度。

电话告知：告知家属伤口或造口护理的风险、费用及相关注意事项，确定上门服务时间、地址、联系方式。

上门评估：家庭环境是否安静、整洁，光线是否充足，是否适合护理操作。床边评估患者的病情、造口排便排气情况、伤口或造口局部及周围皮肤情况、影响伤口愈合的相关因素、伤口或造口换药用物准备情况、配合程度。
}

准备 {
上门准备：确定两名护士上门，了解电话评估的内容，确认上门服务患者的信息、时间、地址及联系方式。

护士准备：着装整洁、符合要求，洗手，戴口罩，必要时穿隔离衣。

用物准备：出诊箱内含伤口或造口护理知情同意书，并根据患者伤口或造口情况及换药物品的准备情况补充换药物品。

患者准备：向患者解释操作目的及配合要点，取得配合，嘱患者如厕，取舒适体位。
}

操作过程 {
操作前再次告知患者或家属伤口或造口护理的风险、费用，签署伤口或造口护理知情同意书。

携用物至床旁，核对患者信息，与其交流，缓解其紧张情绪，交代配合要点。

操作帮助患者取舒适体位，充分暴露伤口，造口者取平卧或患侧卧位，垫治疗巾，注意在操作过程中遮盖与保暖。

伤口：按伤口换药流程换药。造口：按造口换药流程换药。

向患者或家属交代注意事项，协助患者取舒适体位，整理床单元。
}

整理 {
整理用物：将医疗废弃物放置于黄色垃圾袋，如数带回医院，按院感要求处理医疗废弃物。

交代伤口或造口护理的相关注意事项。

洗手，建档，记录，收费。

预约下次随访时间及换药时间。

患者或家属评价。
}

7. 居家伤口或造口护理操作考核细则及评分标准

项目	分值	评分细则	扣分标准	扣分	得分
评估 (10分)	3	电话评估:评估患者病情、造口排便排气情况、伤口或造口局部及周围皮肤情况(必要时网传伤口或造口图片)、影响伤口愈合的全身相关因素、伤口或造口换药用物准备情况、配合程度	一项不符合扣1分		
	2	电话告知:告知家属伤口或造口护理的风险、费用及相关注意事项,确定上门服务时间、地址、联系方式	一项不符合扣0.5分		
	3	上门评估:床边评估患者的病情、造口排便排气情况、伤口或造口局部及周围皮肤情况、影响伤口愈合的全身相关因素、伤口或造口换药用物准备情况、患者及家属的配合程度	一项不符合扣1分,扣完3分为止		
	2	上门环境评估:家庭环境是否安静、整洁,光线充足是否充足,是否适合护理操作	一项不符合扣0.5分		
操作前准备 (10分)	3	上门准备:确定两名护士上门,了解电话评估的内容,确认上门服务患者的信息、时间、地址及联系方式	一项不符合扣1分		
	2	护士准备:着装整洁,符合要求,洗手、戴口罩,必要时穿隔离衣	一项不符合扣1分		
	3	用物准备:备齐用物	少1物扣1分,多一物扣0.5分		
	2	患者准备:向患者解释操作目的及配合要点,取得配合,嘱患者如厕,取舒适体位	一项做不到扣1分		
操作过程 (60分)	5	操作前再次告知患者或家属伤口或造口护理的风险、费用,签署伤口或造口护理知情同意书	一项不符合扣2分		
	2	携用物至床旁,核对患者信息,与其交流,缓解其紧张情绪,交代配合要点	一项做不到扣1分		
	8	帮助患者取舒适体位,充分暴露伤口,造口者取平卧或患侧卧位,垫治疗巾,注意遮盖与保暖	一项做不到扣2分		
	35	伤口按伤口换药流程换药,造口按造口流程换药	一项做不到扣5分		
	10	向患者或家属交代注意事项,协助患者取舒适体位,整理床单位	一项做不到扣3分		
操作后处理 (10分)	2	整理用物:将医疗废弃物放置于黄色垃圾袋,如数带回医院,按院感要求处理医疗废弃物	一项做不到扣1分		
	2	交代伤口或造口护理药预计周期、所需材料、费用及相关注意事项	一项做不到扣1分		
	2	洗手,建档,记录,收费	一项做不到扣1分		
	2	预约下次随访时间及换药时间	一项做不到扣1分		
	2	患者或家属评价	做不到扣2分		
结果标准 (10分)	10	患者卧位舒适,伤口护理符合要求;动作轻柔,有爱伤观念,无菌观念强;操作熟练,程序流畅;床单位整齐、平整;患者或家属满意	一项做不到扣2分		

8. 居家鼻饲操作流程

评估
- 电话评估:评估患者置管目的、病情、营养状况、吞咽功能、有无禁忌证、有无家庭急救设备、配合程度等。
- 电话告知:告知家属留置胃管的风险、费用及相关注意事项,确定上门服务时间、地址、联系方式。
- 上门评估:家庭环境是否安静、整洁,光线是否充足,是否适合护理操作。床边评估患者病情、营养状况、吞咽功能、有无禁忌证、有无家庭急救设备、配合程度等。

准备
- 上门准备:确定两名护士上门,了解电话评估的内容,确认上门服务患者的信息、时间、地址及联系方式。
- 护士准备:着装整洁、符合要求,洗手,戴口罩。
- 用物准备:出诊箱,内含留置胃管知情同意书、无菌胃管包、无菌手套、30 mL 注射器、无菌纱布、石蜡油纱布、压舌板、棉签、鼻贴、盘带、听诊器、手电筒、黄色垃圾袋、一次性鞋套等。
- 患者准备:向患者解释操作目的及配合要点。准备温开水、鼻饲流质饮食(38—40 ℃)。

操作过程
- 操作前再次告知患者家属留置胃管的风险、费用,签署留置胃管知情同意书。
- 备齐用物至床边,核对患者信息,解释操作目的并取得配合。协助患者取合适体位,病情允许取半卧位或坐位,床旁置黄色垃圾袋。
- 检查、清洁鼻腔,观察鼻腔是否通畅,打开无菌胃管包,戴无菌手套。
- 测量胃管插入的长度,做好标记,润滑胃管前端。左手托住胃管,右手持胃管前端,选定侧鼻孔轻轻插入。插入至 10—15 cm(咽喉部)时,对于清醒患者嘱其做吞咽动作;对于昏迷患者,嘱助手将患者头托起,使下颌骨靠近胸柄,缓缓插入胃管至预定长度(成人:45—55 cm,婴幼儿:14—18 cm)。
- 判断胃管位置:注射器连接胃管末端抽吸,有胃液抽出;置听诊器于胃部,用注射器从胃管快速注入 10 mL 空气,听到气过水声;将胃管末端置于水中,无气泡逸出。确认胃管在胃内,将胃管末端盖上塞子,用鼻贴固定胃管,再用盘带固定于头部,将胃管末端用别针固定在枕边、大单或患者衣领处。
- 测量鼻饲液温度(38—40 ℃)。注射器连接胃管末端进行抽吸,如有胃液,缓慢注入少量温开水,再缓慢注入鼻饲液或药液等。胃潴留时暂停鼻饲。
- 推注完毕后,再注入少量温开水(约 30 mL),将胃管末端盖上塞子,用别针固定在枕边、大单或患者衣领处。
- 拔管:铺治疗巾在患者颌下,松开别针,解开盘带,轻轻揭去固定的胶布,用纱布包裹近鼻孔处的胃管,嘱患者深呼吸,在患者呼气时拔管,到咽喉处快速拔出,边拔边用纱布擦胃管,将胃管放入黄色垃圾袋,移出患者视线,清洁患者口鼻、面部,去除胶布痕迹,协助患者漱口,整理床单位,取舒适卧位。

整理
- 整理用物:将医疗废弃物放置于黄色垃圾袋,如数带回医院,按院感要求处理医疗废弃物。
- 交代鼻饲注意事项。
- 洗手,建档,记录,收费。
- 预约下次随访及换管时间。
- 患者或家属评价。

9. 居家鼻饲操作考核细则及评分标准

项目	分值	评分细则	扣分标准	扣分	得分
评估 (10分)	3	电话评估:评估患者置管目的、病情、营养状况、吞咽功能、有无禁忌证、有无家庭急救设备、配合程度等	一项不符合扣1分		
	2	电话告知:告知家属留置胃管的风险、费用及相关注意事项,确定上门服务时间、地址、联系方式	一项不符合扣0.5分		
	3	上门评估:床边评估患者病情、营养状况、吞咽功能、有无禁忌证、有无家庭急救设备、配合程度	一项不符合扣1分		
	2	上门环境评估:家庭环境是否安静、整洁,光线是否充足,是否适合护理操作	一项不符合扣0.5分		
操作前准备 (10分)	3	上门准备:确定两名护士上门,了解电话评估的内容,确认上门服务患者的信息、时间、地址及联系方式	一项不符合扣1分		
	2	护士准备:着装整洁、符合要求,洗手,戴口罩	一项不符合扣1分		
	3	用物准备:备齐用物	少一物扣1分,多一物扣0.5分		
	2	患者准备:向患者解释操作目的及配合要点,取得配合	一项做不到扣0.5分		
操作过程 (60分)	5	操作前再次告知患者家属留置胃管的风险、费用,签署留置胃管知情同意书	一项不符合扣2分		
	2	备齐用物至床边,核对患者信息,解释操作目的,取得配合	一项做不到扣1分		
	2	协助患者取合适体位,病情允许取半卧位或坐位,床旁置黄色垃圾袋	一项做不到扣1分		
	3	检查、清洁鼻腔,观察鼻腔是否通畅,打开无菌胃管包,戴无菌手套	一项做不到扣1分,鼻腔未清洁扣3分		
	3	测量胃管插入的长度,做好标记,润滑胃管前端	一项做不到扣1分		
	5	左手托住胃管,右手持胃管前端,选定侧鼻孔轻轻插入	插管不畅、方法错误扣5分		
	3	插入至10—15 cm(咽喉部)时,对于清醒患者嘱其做吞咽动作	插管方法不正确扣3分		
	5	对于昏迷患者嘱助手将患者头托起,使下颌骨靠近胸骨柄,缓缓插入胃管至预定长度	插管方法不正确扣5分		
	9	判断胃管位置方法正确	未检查不得分,检查方法不正确扣5分		

项目	分值	评分细则	扣分标准	扣分	得分
	5	确认胃管在胃内,将胃管末端盖上塞子,用鼻贴固定胃管,再用盘带固定于头部,将胃管末端用别针固定在枕边、大单或患者衣领处	不固定扣3分;固定不牢固或方法不正确扣2分		
	1	测量鼻饲液温度(38—40 ℃)	注前不测试温度不得分		
	2	注射器连接胃管末端进行抽吸,确认有胃液	未抽吸扣2分		
	2	缓慢注入少量温开水,再缓慢注入鼻饲液或药液等	注入量过多、速度过快、温度不适各扣2分		
	2	注毕,注入少量温开水	灌注后不注入温开水扣2分		
	2	将胃管末端盖上塞子,用别针固定在枕边、大单或患者衣领处	胃管末端未盖上塞子、未固定各扣1分		
	6	拔除胃管方法正确	一项做不到扣2分		
	3	清洁患者口鼻、面部,去除胶布痕迹,协助患者漱口,整理床单位,取舒适卧位	一项做不到扣1分		
操作后处理(10分)	2	整理用物:将医疗废物放置于黄色垃圾袋,如数带回医院,按院感要求处理医疗废物	一项做不到扣1分		
	2	交代鼻饲注意事项	做不到扣2分		
	2	洗手,建档,记录,收费	一项做不到扣1分		
	2	预约下次随访及换管时间	一项做不到扣1分		
	2	患者或家属评价	做不到扣2分		
结果标准(10分)	10	动作轻柔,有爱伤观念;操作程序流畅;患者灌注食物后无返流,无并发症;患者体位适当,卧位舒适;床单位整齐、平整;患者或家属满意	一项做不到扣2分		

临床护理技术操作流程及考核指南

10. 居家静脉血液标本采集操作流程

评估
- 电话评估：评估患者病情、采血部位皮肤情况、肢体活动度、血管情况、意识及配合程度，了解采血项目、真空采血管及采血针头准备情况，须空腹者交代其空腹注意事项。
- 电话告知：告知家属采血的风险、费用及相关注意事项，确定上门服务时间、地址、联系方式。
- 上门评估：家庭环境是否安静、整洁，光线是否充足，是否适合护理操作。床边评估患者病情、采血部位皮肤情况、肢体活动度、血管情况、意识及配合程度，了解采血项目、真空采血管及采血针头准备情况，须空腹者了解其是否空腹。

准备
- 上门准备：确定两名护士上门，了解电话评估的内容，确认上门服务患者的信息、时间、地址及联系方式。
- 护士准备：着装整洁、符合要求，洗手，戴口罩。
- 用物准备：出诊箱，内含静脉采血知情同意书、无菌棉签、0.5%碘伏、止血带、利器盒、黄色垃圾袋、一次性鞋套等。
- 患者准备：核对患者信息，告知患者采血的目的、方法和注意事项。

操作过程
- 操作前再次告知患者或家属采血的风险、费用，签署静脉采血知情同意书。
- 携用物至床旁，核对患者信息，告知患者注意事项，取得患者配合。
- 协助患者取合适体位，暴露穿刺部位。
- 选择合适静脉，在穿刺点的上方约 6 cm 处系止血带，常规消毒皮肤，嘱患者握拳。
- 按静脉穿刺法穿刺血管，见回血后，将采血针头插入真空标本容器，抽取所需血量。
- 松开止血带，嘱患者松拳，迅速拔出针头。
- 用棉签按压穿刺点 3—5 min。
- 取下针头置于利器盒，根据采血目的，如需抗凝，须缓缓摇动试管。
- 再次核对相关信息。
- 协助患者穿好衣服并取舒适体位，整理床单元。向患者或家属交代血标本送检注意事项并及时送检。

整理
- 整理用物：将医疗废物放置于黄色垃圾袋，如数带回医院，按院感要求处理医疗废物。
- 洗手，建档，记录，收费。
- 预约随访时间或下次服务时间。
- 患者或家属评价。

11. 居家静脉血液标本采集操作考核细则及评分标准

项目	分值	评分细则	扣分标准	扣分	得分
评估 （10分）	3	电话评估：评估患者病情、采血部位皮肤情况、肢体活动度、血管情况、意识及配合程度，了解采血项目、真空采血管及采血针头准备情况，须空腹者交代其空腹注意事项	一项不符合扣1分，扣完3分为止		
	2	电话告知：告知家属采血的风险、费用及相关注意事项，确定上门服务时间、地址、联系方式	一项不符合扣0.5分，扣完2分为止		
	3	上门评估：床边评估患者病情、采血部位皮肤情况、肢体活动度、血管情况、意识及配合程度，了解采血项目、真空采血管及采血针头准备情况，须空腹者了解其是否空腹	一项不符合扣1分，扣完3分为止		
	2	上门环境评估：家庭环境是否安静、整洁，光线是否充足，是否适合护理操作	一项不符合扣0.5分，扣完2分为止		
操作前准备 （10分）	3	上门准备：确定两名护士上门，了解电话评估的内容，确认上门服务患者的信息、时间、地址及联系方式	一项不符合扣1分		
	2	护士准备：着装整洁、符合要求，洗手，戴口罩	一项不符合扣1分		
	3	用物准备：备齐用物	少一物扣1分，多一物扣0.5分		
	2	患者准备：向患者解释操作目的及配合要点，取得配合	一项做不到扣1分		
操作过程 （60分）	5	操作前再次告知患者家属采血的风险、费用，签署静脉采血知情同意书	一项不符合扣2分		
	5	携用物至床旁，核对患者信息，解释操作目的，取得配合	未核对、未解释扣3分		
	5	协助患者取合适体位，暴露穿刺部位	一项不符合扣2分		
	5	选择合适静脉，在穿刺点的上方约6 cm处系止血带，常规消毒皮肤，嘱患者握拳	止血带系法、部位不对扣3分		
	20	按静脉穿刺法穿刺血管，见回血后，将采血针头插入真空标本容器，抽取所需血量	未抽出扣5分，量和手法不对各扣3分		
	5	松开止血带，嘱患者松拳，迅速拔出针头	一项做不到扣2分		
	5	用棉签按压穿刺点3—5 min，取下针头置于利器盒，根据采血目的，如需抗凝，须缓缓摇动试管	一项做不到扣2分		
	5	再次核对相关信息，协助患者穿好衣服并取舒适体位，整理床单元	一项做不到扣2分		
	5	向患者或家属交代血标本送检注意事项并及时送检	一项做不到扣2分		

项目	分值	评分细则	扣分标准	扣分	得分
操作后处理（10分）	4	整理用物：将医疗废物放置于黄色垃圾袋，如数带回医院，按院感要求处理医疗废物	一项做不到扣2分		
	2	洗手，建档，记录，收费	一项做不到扣1分		
	2	预约随访时间或下次服务时间	一项做不到扣1分		
	2	患者或家属评价	做不到扣2分		
结果标准（10分）	10	患者卧位正确、舒适；做到无痛注射；护士操作熟练，动作轻稳，程序流畅；关爱患者；患者或家属满意	一项做不到扣2分		

第二十三章 康复护理操作流程及评分标准

1. 抗痉挛体位摆放技术(偏瘫)操作流程

评估
- 患者评估:核对患者信息,评估患者病情、意识状态、肢体运动功能状态、肌力、肌张力、关节活动度、生活自理能力、疼痛情况、皮肤、管道情况、心理状态、认知水平、有无骨折及外固定等。
- 环境评估:环境整洁、明亮、安全,温度适宜。

准备
- 护士准备:着装整齐,洗手,戴口罩,去除尖锐物品。
- 用物准备:病历,医嘱单,PDA,洗手液,大小适中、厚薄软硬适宜软枕及翻身枕若干,小软垫1个翻身卡。
- 患者准备:向患者讲解良肢位摆放的重要性及配合要点(注意事项),询问患者是否排便。

操作过程
- 携用物至床边,解释操作目的,取得配合。检查床闸,拉下近侧床栏,松开盖被,患者取仰卧位。
- 头部垫枕,从患侧肩胛下至上肢垫一长枕,上臂旋后,肘与腕均伸直。掌心向上,手指伸展,大拇指与其他四指垂直,整个上肢平放于枕上。在患侧髋下至大腿外侧放一软枕(保持膝关节微曲、踝关节中立位)。
- 患侧卧位(患侧在下,健侧在上):
- 协助患者向健侧平移,指导患者健侧下肢屈曲,足蹬于床面,运用 Bobath 握手技术翻至患侧。用楔形垫支撑后背,角度小于60°。患臂外展前伸(90°),患臂向前拉出,避免受压和后缩,前臂旋后,肘与腕均伸直,掌心向上,患侧下肢轻度屈曲位,患侧踝关节中立位。健腿屈髋、屈膝向前放于长枕上,呈迈步状。健侧上肢放松,放在胸前或躯干上。
- 健侧卧位(健侧在下,患侧在上):
- 协助患者向患侧平移,指导患者健侧下肢屈曲,足蹬于床面,运用 Bobath 握手技术翻至健侧。患臂充分前伸,患侧肘关节伸展,指关节伸展放在枕上,掌心向下。患侧下肢取轻度屈曲位放于长枕上,保持患侧踝关节中立位,防止足下垂。

整理
- 整理床单位。
- 洗手,记录(时间、体位、皮肤等情况)。

2. 抗痉挛体位摆放技术(偏瘫)操作考核细则及评分标准

项目	分值	评分细则	扣分标准	扣分	得分
评估 (10分)	10	核对患者信息,评估患者病情、意识状态、肢体运动功能状态、肌力、肌张力、关节活动度、生活自理能力、皮肤、管道情况、心理状态、认知水平、有无骨折及外固定等	一项不符合扣2分		
操作前准备 (6分)	2	护士准备:着装符合要求,洗手规范	一项不符合扣1分		
	2	用物准备:备齐用物	少一物扣1分,多一物扣0.5分		
	2	患者准备:向患者解释操作目的及配合要点,取得配合	一项不符合扣1分		
操作过程 (70分)	2	洗手,再次核对患者信息	一项不符合扣1分		
	20	仰卧位:拿软枕(Bobath 握手倾向健侧),患侧肩胛下至上肢垫一长枕头(肘与腕均伸直,掌心向上,手指伸展,整个上肢平放在枕头上),在患侧髋下至大腿外侧放一软枕(保持膝关节微曲、踝关节中立位)	一项不符合扣2分		
	24	患侧卧位:患侧在下,健侧在上。 先将身体移向健侧:健侧下肢屈曲,插入患膝下,下滑至足跟,抬起,移向健侧,健侧下肢屈曲,健肘撑床,用力移动臀部,将肩、头向同方向移动。 协助向患侧翻身:Bobath 握手(十指交叉,患侧手拇指在上),翻身→观察皮肤完好→拿三角枕垫后背。上肢:患侧肩向前拉出,避免受压和后缩,肘与腕均伸直,掌心向上,手指伸展。下肢:拿软枕→健侧腿屈髋、屈膝向前放于枕上→患侧腿轻度屈曲→踝关节中立位	一项不符合扣2分		
	24	健侧卧位:健侧在下,患侧在上。 先将身体移向患侧:健侧下肢屈曲,插入患膝下,下滑至足根,抬起,移向患侧,健侧下肢屈曲,健侧肘撑床,用力移动臀部,将肩、头向同方向移动。 向健侧翻身:左下肢屈曲,插入右膝下、下滑至足跟→Bobath 握手(十指交叉,患手拇指在上),翻身→观察皮肤完好。 上肢:患侧肩充分前伸,肘与腕均伸直,掌心向下,手指伸展。 下肢:患侧腿屈髋、屈膝向前放于枕上,踝关节中立位,避免悬挂枕头边缘	一项不符合扣2分		
操作后处理 (4分)	2	整理用物,污物处置符合院感要求	一项不符合扣1分		
	2	洗手,记录	一项不符合扣1分		
结果标准 (10分)	10	关爱患者,有效沟通,操作熟练,动作规范,交代注意事项及健康教育	一项不符合扣2分		

3. 抗痉挛体位摆放技术(截瘫)操作流程

评估 {
患者评估:核对患者信息,评估患者病情、意识状态、皮肤(Braden 评分量表)、管道情况、肌力、肌张力、关节活动度、生活自理能力、有无骨折及外固定等。

环境评估:根据季节调节室温,注意保暖。
}

准备 {
用物准备:病历、医嘱单、PDA、洗手液、各种翻身软枕 3—4 个、梯形垫、翻身卡。

护士准备:着装整齐,洗手,戴口罩。

患者准备:向患者讲解体位摆放的目的及配合要点。
}

操作过程 {
携用物至床边,向患者解释操作的目的及注意事项,检查床闸,拉下近侧床栏。

仰卧位:

双上肢自然放置身体两侧,护士拿软枕,指导患者用双手拉护栏将臀部抬起,垫枕;护士到患者左侧,拿软枕,用双手拉护栏将臀部抬起,垫枕。在双腿之间放梯形枕,踝关节处中立位。

侧卧位:

头部垫枕,上肢自然放置胸前,背后靠长枕,双下肢屈曲,将上侧下肢放于软枕上呈迈步状,踝关节处中立位,防止足下垂。
}

整理 {
整理床单位。

洗手,记录。
}

4. 抗痉挛体位摆放技术(截瘫)操作考核细则及评分标准

项目	分值	评分细则	扣分标准	扣分	得分
评估 (10分)	10	核对患者信息,评估患者病情、意识状态、配合能力、肌力、肌张力、关节活动度、皮肤、管道情况、心理、认知水平,有无骨折及外固定等;环境适于操作	一项不符合扣2分		
操作前准备 (6分)	2	护士准备:着装符合要求,洗手规范	一项不符合扣1分		
	2	用物准备:备齐用物	少一物扣1分,多一物扣0.5分		
	2	患者准备:向患者解释操作目的及配合要点,取得配合	一项不符合扣1分		
操作过程 (70分)	2	洗手,再次核对患者信息	一项不符合扣1分		
	34	仰卧位: 双上肢自然放置身体两侧,护士拿软枕,指导患者用双手拉护栏将臀部抬起,垫枕;在两腿之间护士到患者左侧,拿软枕,用双手拉护栏将臀部抬起,垫枕,放梯形枕,踝关节处中立位	一项不符合扣4分		
	34	侧卧位: 头部垫枕,上肢自然放置胸前,背后靠长枕,双下肢屈曲,将上侧下肢放于软枕上呈迈步状,踝关节处中立位,防止足下垂	一项不符合扣4分		
操作后处理 (4分)	2	整理用物,污物处置符合院感要求	一项不符合扣1分		
	2	洗手,记录	一项不符合扣1分		
结果标准 (10分)	10	关爱患者,有效沟通,操作熟练,动作规范,交代注意事项,开展健康教育	一项不符合扣2分		

5. 床上运动及体位转移技术(偏瘫)操作流程

评估 {
患者评估:核对患者信息,评估患者病情、意识状态、配合程度、皮肤、管道固定情况、偏瘫肢体活动能力、肌力、肌张力、自理能力、心理状态、有无伤口及引流管等。

环境评估:根据季节调节室温,注意保暖。
}

准备 {
护士准备:着装整齐,洗手,戴口罩。

用物准备:备齐用物。

患者准备:衣着宽松舒适,排空大小便;掌握翻身要领及重要性。
}

操作过程 {
携用物至床边,核对患者信息,向患者解释操作的目的及注意事项,操作者站于患者右侧,拉上左侧床栏。

床上运动操作技术:

床上左右移动:

移向左侧时:将健侧下肢屈曲、伸到患侧膝部下滑至足部,抬起移向左侧,健侧下肢屈曲,左手屈曲,用健侧足和肩支撑起臀部将上身移向左侧,协助患者将肩部及头移向左侧。

移向右侧时:将健侧下肢屈曲、伸到患侧膝部下滑至足部,抬起移向右侧,健侧下肢屈曲,左手屈曲,用健侧足和肩支撑起臀部将上身移向右侧,协助患者将肩部及头移向右侧。

转移技术:

床上卧位到坐位运动:

健侧下肢屈曲,指导患者 Bobath 握手,十指交叉,患肢拇指向上,钟摆样摆动,向患侧翻身,健侧足伸到患侧膝部下滑至足部移至床沿,健侧手从腋下支撑床面,协助坐起,协助穿鞋。

床上坐位到座椅转移:

健侧手撑床,左右移动身体将双足伸至地面,指导患者 Bobath 握手,绕过操作者头部,抱住肩膀,操作者双下肢屈曲,注意固定患者患肢,双手抱住患者腰臀部,协助站立、转身坐向座椅。

座椅到床上卧位转移:

指导患者 Bobath 握手,绕过操作者头部,抱住肩膀,操作者双下肢屈曲,注意固定患者患肢,双手抱住患者腰臀部,协助站起、转身坐向床面,健侧足勾住患侧足,健侧手从腋下支撑床面,协助平卧。
}

整理 {
整理患者衣裤及床单位,维持各体位的良肢位,使患者舒适。

洗手,必要时记录。
}

6. 床上运动及体位转移技术(偏瘫)操作考核细则及评分标准

项目	分值	评分细则	扣分标准	扣分	得分
评估 (10分)	10	核对患者信息、评估患者病情、意识状态、配合程度、皮肤、管道固定情况、偏瘫肢体活动能力、肌力、肌张力、自理能力、心理状态、有无伤口及引流管等;环境适于操作	一项不符合扣2分		
操作前 准备 (6分)	2	护士准备:着装符合要求、洗手规范	一项不符合扣1分		
	2	用物准备:备齐用物	少一物扣1分,多一物扣0.5分		
	2	患者准备:向患者解释操作目的及配合要点,取得配合	一项不符合扣1分		
操作 过程 (70分)	2	洗手,再次核对患者信息	一项不符合扣1分		
	18	床上左右移动: 移向左侧时:将健侧下肢屈曲、伸到患侧膝部下滑至足部,抬起移向左侧,健侧下肢屈曲,左手屈曲,用健侧足和肩支撑起臀部将上身移向左侧,协助患者将肩部及头移向左侧。 移向右侧时:将健侧下肢屈曲、伸到患侧膝部下滑至足部,抬起移向右侧,健侧下肢屈曲,左手屈曲,用健侧足和肩支撑起臀部将上身移向右侧,协助患者将肩部及头移向右侧	一项不符合扣2分		
	20	转移技术: 床上卧位到坐位运动:健侧下肢屈曲、指导患者Bobath握手,十指交叉,患肢拇指向上,钟摆样摆动,向患侧翻身、健侧足伸到患侧膝部下滑至足部移至床沿,健侧手从腋下支撑床面,协助坐起,协助穿鞋	一项不符合扣2分		
	20	床上坐位到座椅转移:健侧手撑床,左右移动身体将双足伸至地面,指导患者Bobath握手,绕过操作者头部,抱住肩膀,操作者双下肢屈曲,注意固定患者患肢,双手抱住患者腰臀部,协助站立、转身坐向座椅	一项不符合扣2分		
	10	座椅到床上卧位转移:指导患者Bobath握手,绕过操作者头部,抱住肩膀,操作者双下肢屈曲,注意固定患者患肢,双手抱住患者腰臀部,协助站起、转身坐向床面,健侧足勾住患侧足,健侧手从腋下支撑床面,协助平卧	一项不符合扣1分		
操作后 处理 (4分)	2	整理用物,污物处置符合院感要求	一项不符合扣1分		
	2	洗手,记录	一项不符合扣1分		
结果 标准 (10分)	10	关爱患者,有效沟通;操作熟练,动作规范;交代注意事项,开展健康教育	一项不符合扣2分		

7. 床上运动及体位转移技术(截瘫)操作流程

评估 {
患者评估:核对患者信息,评估患者病情、意识状态、生命体征、皮肤、上下肢肌力及关节活动度、管道固定情况、心理状态、配合程度、生活自理能力、有无伤口及引流管等

环境评估:根据季节调节室温注意保暖。
}

准备 {
护士准备:着装整齐,洗手,戴口罩。

用物准备:病历、医嘱单、PDA、洗手液。

患者准备:衣着宽松舒适,排空大小便,掌握体位转移要领及重要性。
}

操作过程 {
携用物至床边,核对患者信息,向患者解释操作的目的及注意事项,操作者站于患者右侧。

床上运动操作技术:

撑起运动:

指导患者手扶两侧护栏,坐起,患者肘关节伸直,握拳,双上肢用力撑起,使臀部离床面并向上抬起再放下。

左右前后移动:

患者肘关节伸直,用力撑起使臀部离床面并向上抬起至左侧,双手将双下肢移向左侧,患者肘关节伸直,用力撑起使臀部离床面并向上抬起至右侧,双手将双下肢移向右侧,同法向前、后移动。

转移技术:

床上坐位到床边坐位转移:

患者肘关节伸直,握拳,双上肢用力撑起,使身体缓慢转向操作者,操作者面向患者,协助穿鞋,指导患者左右移动身体至双足伸至地面,手扶患者肩膀,保护患者。

床边坐位到卧位转移:

患者肘关节伸直,握拳,双上肢用力撑起使身体向后坐,协助脱鞋,双上肢用力撑起使身体向床头侧移动,双手将双下肢抬至床面,手扶护栏,取卧位。
}

整理 {
整理患者衣裤及床单位,维持各体位的良肢位,使患者舒适。

洗手,必要时记录。
}

8. 床上运动及体位转移技术(截瘫)操作考核细则及评分标准

项目	分值	评分细则	扣分标准	扣分	得分
评估 (10分)	10	核对患者信息,评估患者病情、意识状态、生命体征、皮肤、上下肢肌力及关节活动度、管道固定情况、心理状态、配合程度、生活自理能力、有无伤口及引流管等;环境适于操作	一项不符合扣2分		
操作前 准备 (6分)	2	护士准备:着装符合要求、洗手规范	一项不符合扣1分		
	2	用物准备:备齐用物	少一物扣1分,多一物扣0.5分		
	2	患者准备:向患者解释操作目的及配合要点,取得配合	一项不符合扣1分		
操作 过程 (70分)	2	洗手,再次核对患者信息	一项不符合扣1分		
	18	撑起运动:指导患者手扶两侧护栏,坐起,患者肘关节伸直,握拳,双上肢用力撑起,使臀部离床面并向上抬起再放下,以上撑起运动进行两次	一项不符合扣2分		
	20	左右前后运动:患者肘关节伸直,用力撑起使臀部离床面并向上抬起至左侧,双手将双下肢移向左侧,患者肘关节伸直,用力撑起使臀部离床面并向上抬起至右侧,双手将双下肢移向右侧,同法向前、后移动	一项不符合扣2分		
	20	床上坐位到床边坐位转移:患者肘关节伸直,握拳,双上肢用力撑起,使身体缓慢转向操作者,操作者面向患者,协助穿鞋,指导患者左右移动身体至双足伸至地面,手扶患者肩膀,保护患者	一项不符合扣2分		
	10	床边坐位到卧位转移:患者肘关节伸直,握拳,双上肢用力撑起使身体向后坐,协助脱鞋,双上肢用力撑起使身体向床头侧移动,双手将双下肢抬至床面,手扶护栏,取卧位	一项不符合扣1分		
操作后 处理 (4分)	2	整理用物,污物处置符合院感要求	一项不符合扣1分		
	2	洗手,记录	一项不符合扣1分		
结果 标准 (10分)	10	关爱患者,有效沟通;操作熟练,动作规范;交代注意事项及健康教育	一项不符合扣2分		

9. 呼吸功能训练技术操作流程

评估
- 患者评估:核对患者信息,评估患者病情、意识状态、心理状态、双上肢肌力、肌张力、年龄、呼吸困难程度、进食时间、胸腹部有无伤口、配合程度。
- 环境评估:温湿度适宜,训练时间在两餐之间,病床处于固定状态。

准备
- 护士准备:着装整齐,洗手,戴口罩,去除尖锐物品。
- 用物准备:医嘱单、PDA、纸巾、沙袋、呼吸训练器、听诊器、速干手消毒液;视病情备枕头、血氧饱和度监测仪、吸痰装置。治疗车下层配黄、黑袋垃圾桶。
- 患者准备:向患者讲解呼吸功能训练技术的目的及配合要点,询问患者是否需要排便。

操作过程

携用物至床边,核对患者身份,解释操作目的,取得患者配合。

缩唇呼吸训练法:

体位取平卧或坐位,双手扶膝盖,放一软枕在腹部,口唇缩成吹口哨状,用鼻深吸气,吸气末屏气 1—2 s,呼气时口唇缩成吹口哨状,使气体通过缩窄的口唇用力呼出,每次呼气持续 4—6 s,吸气与呼气的时间比为 1∶1.5—1∶2,每天练习 2 次,每次 10—20 min。

腹式呼吸训练法:

体位取半卧位或坐位,也可采用前倾坐位,让患者正常鼓腮呼吸,尽量放松身体,先闭唇用鼻深吸气,腹部隆起,稍屏息 1—2 s 然后缩唇缓慢呼气,同时收缩腹肌,促进膈肌上抬,吹气持续 4—6 s,操作者指导患者一手放在胸前一手放在腹部,感受是腹部挺起而不是胸部挺起,每天练习 2 次,每次 10—20 min(注意:腹式呼吸训练 3—4 次后要正常呼吸,之后再进行下一次训练)。

吸气肌训练:体位取卧位或坐位,指导患者正确使用呼吸训练器,使患者在吸气时产生阻力,呼气时没有阻力,开始时训练 3—5 min,以后增加至 10—20 min,一天 3—5 次(观察肋骨变化,吸气时肋骨向外扩张,呼气时肋骨向内凹陷)。

腹肌训练:体位取仰卧位,上腹部放置 1—2 kg 的沙袋,每次练习 3—5 min,根据病情及耐受程度可逐渐增至 5—8 kg,时间延长至 5—8 min,吸气时肩和胸部保持不动,腹部膨起,呼气时腹部内陷,训练结束,操作者取下沙袋。

膈肌训练:体位取卧位或坐位,操作者将双手向患者腹部加压,促进膈肌上移,也可将双手置于肋弓下缘或胸廓下部,在呼气时加压缩小胸廓,促进气体排出。

整理
- 整理床单位,按院感要求处理用物。
- 洗手,记录。

10. 呼吸功能训练技术操作考核细则及评分标准

项目	分值	评分细则	扣分标准	扣分	得分
评估 (10分)	10	核对患者信息;评估患者病情、年龄、意识状态、心理状态、双上肢肌力、肌张力、呼吸困难程度、进食时间、配合程度、胸腹部有无伤口、挤出肺活量、呼吸模式;听诊双肺呼吸音;环境适于操作	一项不符合扣2分		
操作前 准备 (6分)	2	护士准备:着装符合要求、洗手规范	一项不符合扣1分		
	2	用物准备:备齐用物	少一物扣1分,多一物扣0.5分		
	2	患者准备:向患者解释操作目的及配合要点,取得配合	一项不符合扣1分		
操作 过程 (70分)	20	缩唇呼吸训练:患者体位摆放正确(坐位),指导患者缩唇呼吸口形正确,吸气及呼气时方法正确,操作者示范正确,患者反应良好、舒适,无不良反应	一项不符合扣2分		
	20	腹式呼吸训练:患者体位摆放正确(平卧,床头摇高),指导患者呼吸时方法正确。观察腹部变化:吸气时腹部隆起,呼气时腹部内收,操作者手法正确,观察有无不良反应	一项不符合扣2分		
	30	呼吸肌训练:患者体位摆放正确(平卧,床头摇高),吸气肌训练方法正确,腹肌训练方法正确(床头摇平),膈肌训练正确,两手摆放位置正确。观察肋骨变化:吸气时肋骨向外扩张,呼气时肋骨内收凹陷,操作者手法正确,观察有无不良反应	一项不符合扣2分		
操作后 处理 (4分)	2	整理用物,污物处置符合院感要求	一项不符合扣1分		
	2	洗手,记录	一项不符合扣1分		
结果 标准 (10分)	10	关爱患者,有效沟通;操作熟练,动作规范,操作时间不超过13 min	一项不符合扣2分		

11. 体位排痰及有效咳嗽训练操作流程

评估
- 患者评估:核对患者信息,评估患者生命特征、病情、年龄、呼吸状态、意识状态、配合程度、心理状态、自主咳痰能力、胸腹部有无伤口、管道情况、进食时间;用叩诊、听诊器听诊等方法判断患者肺部哪一段的痰液需要引流。
- 环境评估:温湿度适宜,训练时间在两餐之间,病床处于固定状态。

准备
- 护士准备:着装整齐,洗手,戴口罩,去除尖锐物品。
- 用物准备:医嘱单、速干手消毒液、PDA、纸巾一包、弯盘、水杯内放少量水、听诊器、软枕数个,必要时备负压吸引装置、振动排痰仪。治疗车下层配黄、黑袋垃圾桶。
- 患者准备:向患者解释操作目的及配合要点,取得配合。

操作过程
携用物至床边,核对患者,解释操作目的,取得患者配合。

有效咳嗽技术:患者取舒适或放松体位,指导患者使用腹式呼吸及缩唇呼吸技术行 5—6 次深呼吸后,指导患者缓慢深吸气,短暂闭气 1—2 s,腹肌用力并做爆破性咳嗽 2—3 声,咳嗽时身体前倾,停止咳嗽,缩唇将余气呼出,再缓慢深吸气,重复以上动作,连续做 2—3 次后,休息和正常呼吸几分钟,再重新开始,必要时结合拍背,患者排出痰液后操作者协助将痰液拭去,保持患者面部清洁、体位舒适,听诊肺部。

体位引流技术:根据病变部位胸部听诊,协助患者采取不同姿势做体位引流,左肺上叶尖后段、右肺上叶引流采取坐位或卧位,左肺上叶舌叶段、右肺中叶、右肺下叶采取头低足高侧卧位,左肺下叶采取头低足高俯卧位。

① 左肺上叶尖后段、右肺上叶引流:采取端坐位下抱枕头,身体略前倾,叩击到对面,叩击患侧。

② 左肺舌叶段:床尾摇高 35°,取右侧卧位(躯干中立位 90°)、头高足低位,身体下垫 3—4 个枕头。

③ 右肺中叶:躯干后倾,垫枕头支撑,身体下垫 3—4 个枕头,床尾摇高 35°。

④ 右肺下叶:直接将右肺中叶的体位调整成中立位,床尾摇高 45°。

⑤ 左肺下叶:取头低足高俯卧位,身体下垫枕头,足下垫枕,床尾抬高。

叩击震颤训练:

叩击:操作者站在患侧,手指指腹并拢,掌指关节屈曲 120°,使掌侧呈杯状,叩击时指腹与大小鱼际肌着落,至胸背部,按照从肺底到肺门的顺序,先后背再前胸,利用腕力轻柔迅速叩击,时间为 3—5 min。

震颤:双手交叉重叠,手掌紧贴后背胸壁部指导患者深吸气后缓慢呼气,在呼吸末做快速轻柔的抖动,连续 3—5 次。

左肺中叶体位引流:协助患者取坐位,尽量向床尾移动,在床中部向床头依次把高枕向低枕叠放,辅助患者躺下,翻身至侧卧位,头部取舒适位,摇高床尾至 35°,呈头低足高位,引流时结合叩击与震颤。

操作完毕,再次协助患者有效咳嗽,注意痰液的量、性质、气味,协助患者漱口、擦嘴,操作者洗手,评估引流过的部位:听诊呼吸音有无改变。再次监测患者血氧饱和度,观察治疗效果及患者主诉,协助患者取舒适卧位,必要时遵医嘱予氧气吸入。

整理
- 整理床单位,按院感要求处理用物。
- 洗手,记录(患者痰液颜色、性状、量)。

12. 体位排痰及有效咳嗽训练考核细则及评分标准

项目	分值	评分细则	扣分标准	扣分	得分
评估 (10分)	10	核对患者信息,评估患者病情、意识状态、配合程度、自主咳嗽能力、呼吸状态、心理、胸腹部有无伤口、进食时间、配合情况;用听诊器听诊等方法判断患者肺部哪一段的痰液需要引流;环境适于操作	一项不符合扣2分		
操作前准备 (6分)	2	护士准备:着装符合要求、洗手规范、去除尖锐物品	一项不符合扣1分		
	2	用物准备:备齐用物	少一物扣1分,多一物扣0.5分		
	2	患者准备:向患者解释操作目的及配合要点,取得配合	一项不符合扣1分		
操作过程 (70分)	20	有效呼吸咳嗽:指导缩唇呼吸方法正确,指导腹式呼吸方法正确,指导有效咳嗽方法正确	一项不符合扣2分		
	30	体位引流:根据病变部位采取不同姿势: ① 左肺上叶尖后段、右肺上叶引流:采取端坐位下抱枕头,身体略前倾,叩击到对面,叩击患侧。 ② 左肺舌叶段:床尾摇高35°,取右侧卧位(躯干中立位90°、头高足低位,身体下垫3—4个枕头。 ③ 右肺中叶:躯干后倾,垫枕头支撑,身体下垫3—4个枕头,床尾摇高35°。 ④ 右肺下叶:直接将右肺中叶的体位调整成中立位,床尾摇高45°。 ⑤ 左肺下叶:取头低足高俯卧位,身体下垫枕头,足下垫枕,床尾抬高。	一项不符合扣2分		
	20	叩击震颤:叩击手法正确(操作者站在患侧,手指指腹并拢,掌指关节屈曲120°,使掌侧呈杯状,利用腕力轻柔迅速叩击,时间为2—5 min,每分钟120—180次);震颤手法正确(双手交叉重叠,指导患者深吸气后缓慢呼气,在呼吸末做快速轻柔的抖动,连续3—5次);再次指导有效咳嗽	一项不符合扣2分		
操作后处理 (4分)	2	整理用物,污物处置符合院感要求	一项不符合扣1分		
	2	洗手,记录(痰液的颜色、性质、量、气味)	一项不符合扣1分		
结果标准 (10分)	10	关爱患者,有效沟通;操作熟练,动作规范,操作时间不超过15 min	一项不符合扣2分		

13. 清洁间歇导尿操作流程

评估
- 患者评估：核对患者信息，评估患者年龄、病情、意识状态、认知水平、自理能力、肌力及肌张力、既往排尿问题、间歇导尿的频次、饮水情况、饮水计划、膀胱充盈度、会阴部皮肤情况、心理状态、需求及配合程度。
- 环境评估：环境安静、安全、清洁、舒适；温度适宜。酌情关闭门窗，以屏风或围帘遮挡，保护患者隐私。

准备
- 护士准备：着装整齐、洗手、戴口罩，去除尖锐物。
- 用物准备：病历、医嘱单、一次性亲水性涂层间歇导尿管、生理盐水大棉签、一次性镊子、一次性换药碗、集尿器（尿壶）、薄膜手套、一次性垫单、弯盘、一次性使用速干手消毒液。治疗车下层配黄、黑袋垃圾桶。
- 患者准备：向患者解释操作目的及配合要点，取得配合。

操作过程
- 清洁间歇导尿：

  携用物至床边，核对患者信息，关闭门窗，并以屏风遮挡，保护患者隐私，操作者协助患者取半卧位，脱下对侧裤腿盖于近侧腿部，对侧腿以盖被遮盖，两腿间垫治疗巾放置集尿器，使用预润滑即取即用型亲水涂层导尿管，戴手套（接触患者皮肤的手），清洗会阴部，清洗尿道口和会阴：暴露尿道口，用生理盐水大头棉签或湿纸巾擦拭尿道口及周围皮肤。

  操作者再次洗手，戴手套，持导尿管外包装将导尿管插入尿道方法：倒掉润滑液，导尿管外包装凹槽向下，撕开尿管插入段，撕开约尿管长度的 2/3，将外包装还原至尿管长度的 1/2，手不可接触尿管。采用零接触方式插入导尿管。

  女性患者每次插入 2—3 cm，直到尿液开始流出再插入 1—2 cm，确保导尿管完全进入膀胱。

  男性患者握住阴茎使其与腹部成 60°角，手持导尿管的 1/2 处缓慢将导尿管插入尿道直到尿液开始流出，插入 18—20 cm 后再插入 2—3 cm 以确保完全进入膀胱，当尿液停止流出后可将尿管向外抽出 1 cm 确定是否有尿液流出，然后将导尿管或反折后水平或向上缓慢拔出，丢弃在医疗废弃物中。

  用纸巾擦拭尿道口周围皮肤，观察尿液颜色、性状、量。撤去治疗巾，整理患者衣物，盖好被子。洗手，记录日期和时间、尿液量，并报告在操作中遇到的问题。

- 安置患者：协助患者穿裤子、躺卧舒适，盖好被子，拉上床栏。做好宣教。

整理
- 整理床单位，按院感要求处理用物。
- 洗手，记录。

14. 清洁间歇导尿操作考核细则及评分标准

项目	分值	评分细则	扣分标准	扣分	得分
评估 (10分)	10	核对患者信息,评估患者年龄、病情、意识状态、认知水平、自理能力、肌力及肌张力、既往排尿问题间歇导尿的频次、饮水情况、饮水计划的依从性、膀胱充盈度、会阴部皮肤情况、心理状态、需求及配合程度;环境适于操作	一项不符合扣2分		
操作前准备 (6分)	2	护士准备:着装符合要求、洗手规范、去除尖锐物	一项不符合扣1分		
	2	用物准备:备齐用物	少一物扣1分,多一物扣0.5分		
	2	患者准备:向患者解释操作目的及配合要点,取得配合	一项不符合扣1分		
操作过程 (70分)	70	清洁间歇导尿指导训练:携用物至床旁,核对患者信息,解释操作目的,取得配合;协助患者取半卧位,脱下一边裤管,将两腿分开;铺一次性垫单,放尿壶;洗手,戴薄膜手套;清洁会阴部:用生理盐水大棉签擦拭,顺序(尿道口→龟头→冠状沟→尿道口及以下皮肤);脱手套,再次洗手,倒掉亲水涂层导尿管内的润滑液,左手戴上薄膜手套采用零接触的方式插入导尿管(男性患者持导尿管外包装将导尿管插入尿道)。 男性患者握住阴茎,使其与腹壁成60°角,慢慢将导尿管插入尿道口,直到尿液开始流出;当尿液停止流出时将尿管平行拔出1 cm以确定是否有尿液流出,若有尿液流出,稍作停留;若无尿液流出,将导尿管缓慢水平拉出,丢在医疗废弃物中;用生理盐水大棉签擦拭尿道口周围皮肤,观察尿液色、量、性状);撤去用物;脱手套,洗手;安置患者:协助穿裤子,躺卧舒适,盖好被子,拉上床栏,做好宣教	一项不符合扣2分		
操作后处理 (4分)	2	整理用物,污物处置符合院感要求	一项不符合扣1分		
	2	洗手,记录	一项不符合扣1分		
结果标准 (10分)	10	关爱患者,有效沟通;操作熟练,动作规范,操作时间不超过15 min;交代注意事项或健康宣教	一项不符合扣2分		

15. 日常生活活动能力指导训练技术操作流程

评估

患者评估：核对患者信息，评估患者意识状态、配合程度、病情、年龄、性别、肌力、肌张力、关节活动情况、皮肤、管道固定情况、吞咽、坐位平衡功能、站位平衡功能、心理状态、疼痛情况、认知水平、需求。

环境评估：安静、整洁，空间宽敞无障碍物，温湿度适宜。

准备

护士准备：着装整齐，洗手，戴口罩，去除尖锐物。

用物准备：治疗巾、开襟上衣、裤子、袜子、防滑鞋、梳子、水杯、吸盘碗、勺子、毛巾、快速手消毒液、PDA、纸巾、病历、枕头、医嘱单。治疗车下层备黄、黑袋垃圾桶。

患者准备：衣着宽松舒适，排空大小便，向患者讲解 ADL 训练的目的及配合要点。

操作过程

携用物至床边，核对患者信息，向患者解释操作目的并取得配合。

根据患者病情协助患者取坐位，放置餐板，将患侧手放在餐板上。

bobath 握手（十指交叉相握，患肢拇指向上），交叉的双手伸直举向健侧，带动上半身倾向健侧，患侧肩膀下垫一薄枕。

修饰训练：

① 梳头：将梳子绑或固定在患侧手间，健侧上肢固定患侧上肢，用健侧手臂带动患侧手臂上举完成操作。

② 洗脸：操作者将治疗巾垫于患者面颊下，用健侧手将毛巾包裹于患侧手，辅助完成洗脸动作，指导患者用健侧手擦拭患侧手，健侧手自行擦拭。

③ 漱口：面颊下垫毛巾，健侧上肢辅助患侧上肢拿杯子，将水送入口中，清洁口腔。

④ 刷牙：将牙刷放在湿毛巾上固定，健手打开牙膏盖，将牙膏挤在牙刷上，健侧手拿起牙刷刷牙（如患侧手有一定力量，尽量使用患侧手刷牙），放下牙刷，漱口。

⑤ 剃须：指导患者患侧手用剃须刀，健侧手臂带动患侧手臂上举，完成剃须。

进食训练：操作者将餐具置于餐桌板上，指导患者健侧手协助患侧手握取特制餐勺，健侧上肢辅助患侧上肢将食物送至口中，进餐毕，健侧手协助患侧手取下勺子。

饮水：健侧手辅助患侧手插入水杯杯柄中，患侧手呈"C"形环形握住杯身，健侧上肢辅助患侧上肢拿杯子，协助患侧手将水送入口中，健侧手取抽纸完成面部擦嘴动作，撤治疗巾。

操作过程

床椅之间的转移：操作者指导患者 Bobath 握手抬高双上肢，操作者将餐桌板取下并放至床尾，协助患者进行床椅转移，拉开近侧床栏，指导用健侧足勾住患侧足移至床沿，健侧手支撑床面臀部向床边移动，坐至床边，左右移动身体直至两足平放于地面，协助患者穿鞋，指导患者双足分开与肩同宽，患侧足稍后，行 Bobath 握手，肘关节伸直，双臂前伸，躯干前倾保持重心前移，当双臂前倾超过双膝位置时，抬臀，双臂保持伸直位调整重心上移，伸展膝关节，操作者协助患者缓慢站起，操作者一手拉住患者腰带，一手托住患者前臂，协助患者转身坐至椅上，嘱患者自行调整舒适体位。

穿衣裤鞋袜训练：穿前开襟的衣服时，先穿患侧后穿健侧。患者取坐位，操作者将上衣反铺于患者双膝，将患侧袖筒垂于患者双膝间，指导患者双手十指交叉，利用健侧手将患侧手臂放入袖筒内，由手、肘、肩的顺序穿上患侧肢体，健侧手拉衣领至健侧肩部斜上方，健侧上肢转至身后，穿入健侧袖筒，健侧手扣扣子，整理衣服。穿裤子时用健侧手从腘窝处将患侧腿抬起置于健侧腿上，操作者将患侧裤筒整理后递给患者，患者用健侧手为患侧足穿袜或鞋，放下患侧腿，再穿健侧腿，将裤子拉至膝关节以上，指导患者双足分开与肩同宽，行 Bobath 握手，肘关节伸直，双臂前伸，躯干前倾保持重心前移，当双臂前倾超过双膝位置时，抬臀，双臂保持伸直位调整重心上移，伸展膝关节，操作者协助患者缓慢站起，将裤子上提，最后坐下整理衣裤。

脱衣裤鞋袜训练：患者取坐位，将患侧衣领拉至肩部以下，先脱健侧后脱患侧，脱裤子时，先在座位上松开裤带，站起时裤子自然落下，协助坐下后将裤子、袜子脱掉。

整理

整理床单位。

洗手，记录。

16. 日常生活活动能力指导训练技术操作考核细则及评分标准

项目	分值	评分细则	扣分标准	扣分	得分
评估 (10分)	10	核对患者信息,评估患者病情、肌力、肌张力、肢体关节活动情况、皮肤、管道固定情况、吞咽、平衡功能情况、心理状态、配合程度、需求;环境适于操作	一项不符合扣2分		
操作前准备 (6分)	2	护士准备:着装符合要求,洗手规范	一项不符合扣1分		
	2	用物准备:备齐用物。	少一物扣1分,多一物扣0.5分		
	2	患者准备:向患者解释操作目的及配合要点,取得配合	一项不符合扣1分		
操作过程 (70分)	5	携用物至床旁,核对患者信息、解释操作目的,取得配合	一项不符合扣1分		
	15	修饰训练:根据患者病情协助患者取坐位,置餐板,妥善摆放患者患肢及患肩→正确指导患者洗脸→梳头→漱口→刷牙→剃须	一项不符合扣2分		
	20	进食训练:根据患者的肢体活动能力采取合适的方法协助患者进行床椅转移,取端坐位,根据需要为患者适用性辅助用具进食、饮水	一项不符合扣2分		
	30	穿脱衣训练: 先穿患侧,再穿健侧——用健侧手找到衣领,将衣领朝前平铺在双膝上,患侧袖子垂直于双腿之间,用健侧手协助患肢套进袖内并拉衣领至肩上,将另一侧衣袖拉到健侧斜上方,穿入健侧上肢,系好扣子并整理;用健侧手从腘窝处将患侧腿抬起放在健侧腿上,患侧腿呈屈髋、屈膝状;用健侧手穿患侧裤腿,拉至膝以上,用健侧手为患侧足穿袜后穿鞋,放下患侧腿;穿健侧裤腿,拉至膝上,用健侧手为健侧足穿袜后穿鞋,抬臀或站起向上拉至腰部,整理系紧。 先脱健侧,再脱患侧——用健侧手解开扣子,先用健手脱患侧至肩下,再脱健侧至肩下,然后两侧自然下滑脱出健侧手,再脱出患侧手。患者站立位,松开腰带,裤子自然下落,然后坐下,用健侧手脱下鞋袜,再抽出健侧腿,后抽出患侧腿,健侧腿从地上挑起裤子,整理好待用	一项不符合扣2分		
操作后处理 (4分)	2	整理用物,污物处置符合院感要求	一项不符合扣1分		
	2	洗手,记录	一项不符合扣1分		
结果标准 (10分)	10	关爱患者,有效沟通;操作熟练,动作规范;交代注意事项,开展健康教育	一项不符合扣2分		

17. 助行器应用指导训练操作流程

评估 {
　　患者评估:核对患者信息,评估患者病情、年龄、皮肤、伤口敷料、管道固定情况、患肢末梢血运、配合程度、心理状态、认知水平、肌力、肌张力、身高、疼痛情况、坐位平衡功能、站立平衡功能等。

　　环境评估:环境整洁、宽敞、安静、安全,地面干燥防滑,走道通畅。
}

准备 {
　　护士准备:着装整齐,洗手,戴口罩,去除尖锐物品。

　　用物准备:根据患者情况选择合适的步行器、腋杖、手杖、防滑鞋、洗手液、病历、医嘱单、PDA。

　　患者准备:向患者及家属说明使用助行器的目的、方式及注意事项,取得配合。询问是否使用便器。
}

操作过程 {
携用物至床边,核对患者信息,解释操作目的并取得配合。

拐杖使用指导:

1. 安全检查:螺丝是否上紧、有无防滑垫、连接紧密性、是否处于备用状态。

2. 腋杖高度选择:① 长度等于身高减去 41 cm;② 患者取直立位,将腋杖置于腋下,与腋窝保持 3—4 cm 距离,肘关节屈曲150°,腋杖底端支架垫正好在脚前侧和外侧各 15 cm 处,此时把手的高度与股骨大转子的位置相同。

3. 交替拖地步行:将一侧拐向前方伸出,再伸另一侧拐,双足同时拖地向前移动至拐脚附近。

4. 同时拖地步行:双拐同时向前方伸出,双足拖地移动至拐脚附近。

5. 摆至步:先将双拐同时向前方伸出,然后支撑身体重心前移,使双足离地,下肢同时摆动,将双足摆至双拐落地点的邻近着地。

6. 摆过步:先将双拐同时向前方伸出,然后支撑处身体中心前移,使双足离地,下肢同时向前摆动,将双足越过双拐落地点的前方并着地,再将双拐向前伸出以取得平衡。

7. 两点步:一侧拐与对侧拐同时迈出为第一落脚点,再将另一侧拐与其相对应的对侧足向前迈出作为第二落地点。

8. 三点步:先将双拐向前伸出支撑体重,迈出患侧下肢,最后迈出健侧下肢。

9. 四点步:步行顺序为伸左拐,迈右腿;伸右拐,迈左腿;每次移动一个点,保持四个点在地面,如此反复进行。
}

助行器使用指导：

操作过程

1. 安全性检查：螺丝是否上紧、有无防滑垫、连接紧密性、是否处于备用状态。

2. 器具选择：双肩放松，双肘微屈成 30°，手腕背屈，扶手架与患者股骨大转子在同一水平。

3. 站起：操作者将助行器打开，放于患者正前方，指导患者将健侧手放于助行器扶手上，患侧手放于床面或椅背上，将重心放于健侧腿上，两手及健侧腿三点用力，支撑身体，向前用力站起。

4. 坐下：助行器放于患者正前方，移动身体直至大腿紧贴床缘或椅子边缘，指导患者将健侧手放于助行器扶手上，患侧手放于床面或椅背上，健侧膝微屈，患肢伸前一步，双手扶稳床边缘，上身稍向前倾，慢慢坐下。

5. 行走：操作者指导患者起步时抬头、挺胸、收腹、双眼平视前方，双手同时将助行器提起向前移动一步，患者双手臂伸直，支撑身体，先迈出患肢，再迈出健肢，步伐不宜过大，以达到助行器的一半为宜，重复上述步骤。

6. 根据不同助行器的类型进行行走训练：

① 固定型：双手提起两侧扶手同时向前放于地面代替一足，然后健侧腿迈上。

② 交互型：双眼目视前方，先向前移动一侧，然后再向前移动另一侧，如此来回交替移动前进。

③ 前方有轮型：前轮着地，提起步行器后脚向前推即可。

整理

操作者在活动过程中密切观察患者肢体及局部情况，协助患者上床，取舒适体位。

整理用物，洗手，记录。

18. 助行器应用指导训练操作考核细则及评分标准

项目		分值	评分细则	扣分标准	扣分	得分
评估 (10分)		10	核对患者信息,评估患者病情、年龄、皮肤、伤口敷料、管道固定情况、患肢末梢血运、配合程度、心理状态、认知水平、肌力、肌张力、身高、疼痛程度、坐位平衡功能、站立平衡功能等;环境适于操作	一项不符合扣2分		
操作前 准备 (5分)		2	护士准备:着装符合要求,洗手规范	一项不符合扣1分		
		2	用物准备:备齐用物	少一物扣1分,多一物扣0.5分		
		1	患者准备:向患者解释操作目的及配合要点,取得配合	不符合扣1分		
操作过程 (70分)	拐杖的选择和使用流程	2	核对患者信息,解释操作目的,取得配合	一项不符合扣1分		
		3	根据患者情况选用适合患者使用的拐杖	不正确不得分		
		5	拐杖长度:患者穿鞋或下肢矫形器站立,肘关节屈曲30°,腕关节背伸,小趾前外侧15 cm处至背伸手掌面的距离为手杖长度;身高减去41 cm即为腋杖的长度	一项不符合扣2分		
		5	交替拖地步行:将一侧拐向前方伸出,再伸另一侧拐,双足同时拖地向前移动至拐脚附近	一项不符合扣2分		
		3	同时拖地步行:双拐同时向前方伸出,双足拖地移动至拐脚附近	一项不符合扣1分		
		5	摆至步:先将双拐同时向前方伸出,然后支撑身体重心前移,使双足离地,下肢同时摆动,将双足摆至双拐落地点的邻近着地	一项不符合扣2分		
		5	摆过步:先将双拐同时向前方伸出,然后支撑身体中心前移,使双足离地,下肢向前摆动,将双足越过双拐落地点的前方并着地,再将双拐向前伸出以取得平衡	一项不符合扣1分		
		5	两点步:一侧拐与对侧拐同时迈出为第一落脚点,再将另一侧拐与其相对应的对侧足向前迈出作为第二落地点	一项不符合扣2分		
		5	三点步:先将双拐向前伸出支撑体重,迈出患侧下肢;最后迈出健侧下肢	一项不符合扣2分		
		5	四点步:步行顺序为伸左拐,迈右腿;伸右拐,迈左腿;每次移动一个点,保持四个点在地面,如此反复进行。观察有无不良反应,注意保护患者安全	一项不符合扣1分		

临床护理技术操作流程及考核指南

项目		分值	评分细则	扣分标准	扣分	得分
助行器的选择和使用流程		3	检查助行器性能(橡皮垫、螺丝有无松动损坏等),连接紧密性,是否处于备用状态	一项不符合扣1分		
		3	详细介绍助行器的性能	未介绍不得分		
		4	根据患者的身高选择合适的助行器,操作者演示助行器的使用	一项不符合扣2分		
		4	协助患者站立,双手握住扶手,肘关节屈曲30°,手持助行器,使助行器高度与股骨大转子保持水平位置	一项不符合扣1分		
		10	根据不同助行器的类型进行行走训练: ① 固定型:双手提起两侧扶手同时向前放于地面代替一足,然后健侧腿迈上。 ② 交互型:双眼目视前方,先向前移动一侧,然后再向前移动另一侧,如此来回交替移动前进。 ③ 前方有轮型:前轮着地,提起步行器后脚向前推即可	一项不符合扣2分		
		3	协助患者坐下,收起助行器	一项不符合扣1分		
操作后处理 (5分)		3	整理用物,污物处置符合院感要求	一项不符合扣1分		
		2	洗手,记录	一项不符合扣1分		
结果标准 (10分)		10	关爱患者,有效沟通;操作熟练,动作规范,操作时间不超过10 min;交代注意事项及开展健康教育	一项不符合扣2分		

19. 轮椅应用指导训练技术(偏瘫)操作流程

评估 { 患者评估:核对患者信息,评估患者心理状态、配合程度、需求、肌力、肌张力、关节活动度、皮肤、管道固定情况、坐位平衡功能、站立平衡功能、体重。
环境评估:根据季节调节室温,注意保暖、安静、安全,移开障碍物。

准备 { 护士准备:着装整齐,洗手,戴口罩。
用物准备:病历、医嘱单、PDA、轮椅、速干手消毒液。
患者准备:向患者解释操作目的及配合要点,取得配合。

操作过程 {
携用物至床边,再次核对患者信息,操作者站于患者右侧向患者解释操作目的及注意事项,取得患者配合。

操作者将轮椅推至床旁,放置偏瘫侧,与床尾成 45°,固定轮椅,协助患者从卧位到床边坐位。检查轮椅的性能,介绍轮椅把手、扶手、手闸、脚托和脚踏板、安全带。进行轮椅打开与收起的指导:打开时,将手掌分别放在座位两边的横杆上(扶手下方),同时向下用力打开;收起时,先将脚踏板收起,然后双手握住坐垫中央两端,同时向上提拉。

完全帮助转移技术:侧移脚踏板或打开脚踏板,协助患者从仰卧位到床沿边坐位,双足平放在地面上,操作者面向患者站立,双膝微屈,腰背挺直,用膝部抵住患者患侧膝部,防止患侧膝部倒向外侧,患者双上肢 Bobath 握手,双臂抱住操作者颈部或双手放于操作者肩胛部,操作者双手托住患者臀部或拉住患者腰带,一起向前向上用力,完成抬臀动作,将患者放在紧贴轮椅靠背处坐下。

偏胖型患者转移方法:双手托住患者肩胛内缘,将患者向前上方拉起,患者双臂抱住操作者颈部或双手放于操作者肩胛部,与操作者一起向前向上用力完成抬臀,把患者放在紧贴轮椅靠背处坐下,放下脚踏板,系好安全带。由轮椅返回病床,反之。

协助转移技术:侧移脚踏板或打开脚踏板,操作者站在患者偏瘫侧,面向患者,用同侧手握住患侧手,另一手托住患者患侧肘部,患者患侧足位于健侧足稍后方,健侧手支撑于轮椅远侧扶手,同时患侧手拉住操作者的手站起,以健侧足为支点,协助患者臀部向后向下移动坐于轮椅中,健侧足勾下踏板,将患侧足勾至踏板上,健侧足放于踏板上,系好安全带。由轮椅向床转移,反之。

独立转移技术:

由床到轮椅的转移:将病床调节至与轮椅齐平的高度,使轮椅与床成 45°角,固定轮椅,侧移脚踏板或打开脚踏板,患者坐在床边,双足平放于地面上,患者健侧手支撑于轮椅远侧扶手,患侧手支撑于床面上,健侧手用力支撑坐于轮椅上,放下脚踏板,将双足放于脚踏板上,系好安全带。

由轮椅到床的转移:将病床调节至轮椅齐平的高度,使轮椅与床成 45°角,固定轮椅,侧移脚踏板或打开脚踏板,患者双足全脚掌着地,向前倾斜躯干,用健腿支撑,健侧手扶住近侧轮椅扶手站起,再用健侧手扶住床面维持平衡,以健侧腿为支轴转动身体,使臀部在床边缓慢坐下,调整患侧肢体,维持坐位平衡。

减压训练:指导患者每隔 15—20 min 抬起臀部减压,可将躯干倾斜,使一侧臀部离开坐垫,进行轮流减压。
}

整理 { 整理床单位。
洗手,记录。

20. 轮椅应用指导训练技术(偏瘫)操作考核细则及评分标准

项目	分值	评分细则	扣分标准	扣分	得分
评估 (11分)	11	核对患者信息,评估患者心理状态、配合程度、需求、肌力、肌张力、关节活动度、皮肤、管道固定情况、坐位平衡功能、站立平衡功能、体重;环境适于操作	一项不符合扣1分		
操作前准备 (9分)	3	护士准备:着装整齐、洗手,戴口罩	一项不符合扣1分		
	3	用物准备:轮椅、病历、PDA	少一物扣1分,多一物扣0.5分		
	3	环境准备:符合要求	未评估环境扣3分		
操作过程 (70分)	8	将轮椅推至床旁,核对患者信息,解释操作目的并取得配合。检查轮椅的性能,介绍轮椅把手、扶手、手闸、脚托、脚踏板、安全带等,开展轮椅打开及收起的指导训练	一项不符合扣1分		
	6	将轮椅放置偏瘫侧,与床尾成45°,扳手闸使轮椅制动,翻起脚踏板	一项不符合扣2分		
	8	双上肢Bobath握手,健侧下肢屈曲,交叉的双手伸直举向上方,做左右侧方摆动,借助摆动的惯性,使双上肢和躯干一起翻向患侧,健腿放置于患侧膝处,下滑至患侧足部,抬起患侧足至床沿	一项不符合扣2分		
	4	患者以健侧手掌自患侧腋下支撑床面,协助患者坐起	一项不符合扣2分		
	4	协助患者穿好鞋子,调整坐姿,保持坐位平衡	一项不符合扣2分		
	10	由坐位至轮椅的转移(三种方法选其一): (1)可完全帮助转移:嘱患者双手上指交叉置于护士肩上,抱住操作者的颈部,身体前倾,下巴放于护士肩上,操作者双手托住患者臀部或拉住腰带,操作者护住患者患侧膝部,两者一起向上用力,完成抬臀动作,把患者放在紧贴轮椅靠背处坐下 (2)协助转移技术:操作者站在患者的偏瘫侧,面向患者,用同侧手握住患者的患侧手,另一手托住患者的患侧肘部。患者患侧足立于健侧足稍后方,健侧手支撑于轮椅远侧扶手,同时患侧手拉住操作者的手站起,以健足为支撑点,协助患者臀部向后向下移动坐于轮椅中。 (3)独立转移技术:患者健侧手支撑轮椅远侧扶手,患侧手支撑于床,足立于健侧足稍后方,向前倾斜躯干,健侧手用力撑起,抬起臀部,以健侧足为轴慢慢旋转躯干,臀部正对轮椅坐下	一项不符合扣3分		

项目	分值	评分细则	扣分标准	扣分	得分
	6	协助放下脚踏板,健侧足勾住患侧足将患侧足放于脚踏板之上,系好安全带	一项不符合扣2分		
	6	减压训练:指导患者每隔15—20 min抬起臀部减压,可将躯干倾斜,使一侧臀部离开坐垫,进行轮流减压	一项不符合扣6分		
	10	由轮椅至床的转移(三种方法选其一) (1)完全帮助转移。 (2)协助转移技术。 (3)独立转移技术:患者双足全脚着地,向前倾斜躯,用健侧腿支撑,健侧手扶住近侧轮椅扶手站起,再用健侧手扶住床面维持平衡,以健侧腿为支轴转动身体,使臀部在床边缓慢坐下	一项不符合扣3分		
	8	协助患者脱去鞋子,协助患者卧于床上,保持患侧肢体良肢位,整理床单位,洗手,记录	一项不符合扣1分		
结果标准(10分)	3	操作熟练、动作规范	不符合要求扣3分		
	2	关爱患者,有效沟通	不符合要求扣2分		
	2	交代注意事项及开展健康宣教	不符合要求扣2分		
	3	无并发症发生,患者安全、舒适,操作时间不超过15 min	不符合要求扣3分		

21. 轮椅应用指导训练技术(截瘫)操作流程

评估
- 患者评估：核对患者信息，评估患者心理状态、合作程度、需求、肌力、肌张力、关节活动度、皮肤、管道情况、坐位平衡功能、站立平衡功能、体重。
- 环境评估：根据季节调节室温，注意保暖，安静、安全。

准备
- 护士准备：着装整齐，洗手，戴口罩。
- 用物准备：病历、医嘱单、PDA、轮椅、速干手消毒液。
- 患者准备：衣着宽松，排空大小便，向患者讲解轮椅使用的目的及配合要点。

操作过程
- 携用物至床边，核对患者信息，操作者站于患者右侧，向患者解释操作的目的及注意事项，取得患者配合。
- 操作者将轮椅推至床旁，协助患者从卧位到床边坐位。检查轮椅的性能，介绍轮椅把手、扶手、手闸、脚托、脚踏板、安全带。进行轮椅打开与收起的指导：打开时，将手掌分别放在座位两边的横杆上(扶手下方)，同时向下用力打开；收起时，先将脚踏板收起，然后双手握住坐垫中央两端，同时向上提拉。
- 由床到轮椅的垂直转移：操作者将轮椅推到床边便于转移的位置，抬起脚踏板，将病床调节至与轮椅齐平的高度，轮椅与床成直角，关闭手闸，协助患者双手多次撑起动作，将臀部移至床边，背向轮椅，将双手放在轮椅扶手两侧，撑起上身，使臀部向后坐于轮椅内，臀部紧贴轮椅靠背下侧，再打开手闸，将轮椅往后拉，直至足跟移近床沿，关闭手闸，移回脚踏板，将双足放于脚踏板上，向后移动身体，坐稳，系上安全带。
- 推进与后退训练：患者坐稳，身体保持平衡，指导患者推进，双眼注视前方，双臂向后伸，身体前倾，双臂同时用力，推动手推圈向前进，使轮椅前行。指导患者后退，患者双臂放于手推圈前方，身体微前倾，双臂同时用力，推动手推圈向后退，使轮椅缓慢后退。
- 转换方向训练(以转向右侧为例)：患者将右手置于手推圈的前方，左手置于手推圈的后方，向前向右移动，左侧反之。
- 减压训练：指导患者每隔15—20 min用双上肢支撑身体抬起臀部进行减压。不能用手支撑起身体者，可将躯干侧倾，交替使一侧臀部离开坐垫，进行轮流减压。
- 轮椅到床的侧方转移：患者将轮椅向床平行靠近，固定刹车，卸下靠床侧扶手，移开脚踏板，躯干前倾，双手各支撑床与轮椅，抬起上身，将臀部移至床上，用双手支撑床面，将身体移至床中间位置，用上肢帮助摆正下肢的位置，拉起床栏。

整理
- 整理床单位。
- 洗手，记录。

22. 轮椅应用指导训练技术(截瘫)操作考核细则及评分标准

项目	分值	评分细则	扣分标准	扣分	得分
评估 (10分)	10	核对患者信息,评估患者肢体的肌力、肌张力、肢体的关节活动情况、皮肤、管道固定情况、坐位平衡功能、站立平衡功能、体重、心理状态、合作程度、需求;环境适于操作	一项不符合扣2分		
操作前 准备 (6分)	2	护士准备:着装符合要求,洗手规范	一项不符合扣1分		
	2	用物准备:备齐用物	少一物扣1分,多一物扣0.5分		
	2	患者准备:向患者解释操作目的及配合要点,取得配合	一项不符合扣1分		
操作 过程 (70分)	2	洗手	未做到不得分		
	2	携用物至床旁,核对患者信息,解释操作目的,并取得配合	一项不符合扣2分		
	4	协助患者从卧位到床沿坐位	一项不符合扣2分		
	6	检查轮椅的性能,介绍轮椅把手、扶手、手闸、脚托、脚踏板、安全带	一项不符合扣2分		
	5	开展轮椅打开指导训练	未做到不得分		
	5	开展轮椅收起指导训练	未做到不得分		
	15	由床至轮椅的垂直转移:将病床调节至轮椅齐平的高度,轮椅与床成直角,患者以双手多次撑起动作将臀部移至床边背向轮椅,将双手放在轮椅扶手两侧,撑起上身,使臀部向后坐于轮椅内,臀部紧贴轮椅靠背下侧,再打开手闸,将轮椅移向后拉,直至足跟移近床沿,关闭手闸,移回脚踏板,将双足放于脚踏板上面,系上安全带	一项不符合扣5分		
	5	推进:患者坐稳,身体保持平衡,双眼注视前方,双臂向后伸,放在手推圈上,身体前倾,双臂同时用力向前推,使轮椅前行	一项不符合扣2分		
	5	后退:患者双臂放在手推圈的前方,身体微前倾,双臂同时用力向后推,缓慢后退	一项不符合扣2分		
	5	转换方向(以转向右侧为例):患者将右手置于手推圈的前方,左手放置于手推圈的后方,向前向右移动。左侧反之	一项不符合扣2分		
	5	减压训练:指导患者每隔15—20 min用双上肢支撑身体,抬起臀部减压;不能用手支撑起身体者,可将躯干侧倾,使一侧臀部离开坐垫,进行轮流减压	一项不符合扣2分		

项目	分值	评分细则	扣分标准	扣分	得分
	8	两种方法选其一： 轮椅至床的垂直转移： 患者将轮椅与床平行靠近,固定刹车,移开脚踏板,将双下肢抬到床上,躯干前倾,双手各支撑床与轮椅,抬起上身,将臀部移至床上,用双手支撑床面将身体移于床上中间位置,用上肢帮助摆正下肢的位置。 轮椅至床的侧方转移： 患者将轮椅和床平行靠近,固定刹车,卸下靠床侧的扶手,移开脚踏板,躯干前倾,双手各支撑床与轮椅,抬起上身,将臀部移至床上,用双手支撑床面将身体移于床上中间位置,用上肢帮助摆正下肢位置	一项不符合扣2分		
	3	调整患侧肢体,保持坐位平衡	一项不符合扣3分		
操作后处理（4分）	2	整理用物,污物处置符合院感要求	一项不符合扣1分		
	2	洗手,记录	一项不符合扣1分		
结果标准（10分）	10	关爱患者,有效沟通；操作熟练,动作规范；交代注意事项及开展健康教育,操作时间不超过15 min；无并发症发生,患者安全、舒适	一项不符合扣2分		

23. 红外线艾灸操作流程

评估
- 患者评估:核对患者信息,评估患者年龄,病情,一般情况,用药过敏史,体质,配合程度,治疗部位的血流灌注情况,皮肤痛觉及温度感,皮肤完整性以及有无感染征象、皮炎、局部破损等病变。
- 环境评估:环境安全,光线明亮,温度适宜。

准备
- 护士准备:洗手,戴口罩,着装整齐。
- 用物准备:红外线艾灸仪(开机调试运行良好)、治疗单、电源插头。
- 患者准备:向患者解释红外线艾灸的作用及配合要点,嘱患者排空大小便。

操作过程
- 护士洗手,戴口罩,携用物至床旁,核对患者信息,核对治疗部位及治疗参数。
- 打开机头后盖,加入艾饼,合上机盖并写上艾饼开始使用时间。
- 接通电源,遵医嘱调整参数,设定时间和温度,试机后待机。
- 向患者说明治疗作用及目的;协助患者取舒适体位,确认并暴露艾灸部位;予以屏风/隔帘遮挡。
- 再次确认患者艾灸部位,用布罩覆盖艾灸部位,按启动按钮。灸头与艾灸距离为 3—15 cm。
- 用手试温,调整至合适高度;交代患者注意事项,冬季注意保暖。
- 艾灸过程中,随时询问患者有无过热、灼痛感、心慌、头昏等感觉,观察患者局部皮肤情况,及时调整距离,防止烫伤。
- 艾灸结束,移开仪器,协助患者穿衣,安置舒适卧位,整理床单位,酌情开窗通风。
- 关闭红外线艾灸仪电源,整理电源线,仪器归位。

整理
- 整理用物,按院感要求终末处理。
- 洗手,记录艾灸治疗的客观情况。

24. 红外线艾灸操作考核细则及评分标准

项目	分值	评分细则	扣分标准	扣分	得分
评估 (10分)	8	核对患者信息,评估患者过敏史,体质,配合程度,治疗部位的血流灌注情况,皮肤痛觉及温度感,皮肤完整性以及有无感染征象、皮炎、局部破损等病变;环境适于操作	一项做不到扣3分		
	2	环境安全,温度适宜	一项做不到扣1分		
操作前准备 (10分)	2	护士准备:戴口罩,着装、仪容、手卫生符合要求	一项做不到扣1分		
	3	用物准备:备齐用物	少一物扣1分,多一物扣0.5分		
	5	患者准备:向患者解释操作目的及配合要点,取得配合	一项做不到扣1分		
操作步骤 (60分)	5	护士洗手、戴口罩,携用物到床边,核对医嘱及患者信息,核对治疗部位及治疗参数	一项做不到扣1分		
	10	打开机头后盖,加入艾饼,合上机盖并写上艾饼开启时间	一项不符合扣2分		
	5	接通电源,遵医嘱调整参数,设定时间和温度,开机试机	一项不符合扣3分		
	10	协助患者取舒适体位、确认并暴露艾灸部位;予以屏风/隔帘遮挡	一项不符合扣3分		
	10	再次确认艾灸部位,用布罩覆盖艾灸部位,按启动按钮;用手试温,调整到合适高度;灸头与艾灸距离为3—15 cm;交代患者注意事项,冬季注意保暖	一项不符合扣3分		
	10	艾灸过程中,随时询问患者有无过热、灼痛感、心慌、头昏等感觉,观察患者局部皮肤情况,及时调整距离,防止烫伤	一项不符合扣3分		
	5	艾灸结束,移开机器,协助患者穿衣,安置舒适卧位,整理床单位,酌情开窗通风	一项不符合扣2分		
	5	关闭红外线艾灸仪电源,整理电源线,仪器归位	一项不符合扣1分		
操作后处理 (10分)	5	整理用物,按院感要求终末处理	一项不符合扣2分,		
	5	洗手,记录	一项不符合扣2分。		
综合评价 (10分)	5	操作熟练,程序规范	一项不符合扣2分		
	5	患者无皮肤损伤	有皮肤损伤扣全部分值		

第二十四章　伤口、造口、失禁操作流程及评分标准

1. 大便失禁护理操作流程

评估
- 患者评估：核对患者信息（床号、姓名、腕带等），评估患者病情、大便失禁程度、肛周皮肤情况、有无肛门括约肌和盆底部肌肉组织损伤、自我照顾能力、认知情况等。
- 环境评估：安静、整洁、明亮，温度适宜，空气流通，私密性良好。

准备
- 护士准备：着装整齐，洗手，戴口罩。
- 用物准备：治疗盘内盛造口袋、便袋夹、剪刀、皮肤保护膜、手套、皮肤保护剂（湿润保护剂、皮肤保护粉或溃疡粉）、棉签、换药碗、棉球、镊子、弯盘、软卫生纸、清洁柔软棉质毛巾 2 条、专用小盆（内盛温水）、一次性垫巾、快速手消毒液，必要时备屏风遮挡。
- 患者准备：向患者解释操作目的及配合要点，取得配合。

操作过程
- 携用物至床边，核对患者信息，解释操作目的和意义，交代注意事项及配合要点。
- 帮助患者取侧卧位，遮挡患者，暴露肛周部位。
- 观察患者大便颜色、量、性状。
- 戴手套，用软卫生纸轻轻擦拭周围大便后，用温水轻拍肛周皮肤。
- 由外至内清洗肛周皮肤，再用清洁、柔软的棉质干毛巾抹干。
- 观察肛周皮肤情况，确定病因，辨别为化学性或物理性破损。
- 保护皮肤：皮肤未破损时，使用皮肤保护剂，皮肤呈现皮炎而未感染时，消毒、清洗后使用皮肤保护粉或溃疡粉等，再使用皮肤保护膜，涂三层，每层间隔 30 s，皮肤出现感染后，按伤口换药法处理。
- 根据患者病情及大便性状，个性化选择大便收集用具。如选用合适的造口袋，按照肛门大小剪裁造口袋黏胶中心孔，并放射状裁剪造口袋粘胶部位四周，对折造口袋，裁剪粘贴纸。一手轻轻地分开臀裂部位，另一只手将造口袋对准肛门，由肛门左右两侧先后粘贴，造口袋开口向下，轻轻紧密粘贴。撕除贴纸部分，再去除其余粘贴纸后平整紧密粘贴，并用手按压孔径周围 3—5 min，检查造口袋黏胶粘贴是否平整、牢固。再用便袋夹夹闭造口袋开口端。
- 观察病情变化，询问患者感受及需求。
- 协助患者取舒适体位，交代注意事项，开门窗通风。必要时喷洒清香剂。

整理
- 整理用物，处理排泄物。
- 洗手，记录。

2. 大便失禁护理操作考核细则及评分标准

项目	分值	评分细则	扣分标准	扣分	得分
评估 （5分）	5	核对患者信息，评估患者病情、营养状况、大便失禁时间、白天大便次数、既往治疗等；环境适于操作	一项不符合扣1分		
操作前准备 （10分）	2	护士准备：按要求着装，洗手，戴口罩	一项不符合扣1分		
	3	用物准备：备齐用物	少一物扣1分，多一物扣0.5分		
	5	患者准备：向患者解释操作目的及配合要点，取得配合	一项不符合扣1分		
操作过程 （60分）	2	携用物至床边，核对患者信息，解释操作目的和意义，交流并缓解患者紧张情绪	一项不符合扣1分		
	8	帮助患者取侧卧位，遮挡患者，暴露肛周部位	一项不符合扣4分		
	5	戴手套，用软卫生纸轻轻擦拭周围大便后，用温水以轻拍方式清洗肛周皮肤，再用清洁、柔软的棉质干毛巾抹干	一项不符合扣3分		
	10	观察肛周皮肤情况，确定病因	一项不符合扣2分		
	10	保护皮肤，针对皮肤未破损、破损、感染分别给予对症处理	一项不符合扣2分		
	5	选用合适的搜集大便的器具（如造口袋）及皮肤保护剂	一项不符合扣2分		
	10	合理使用搜集大便的器具，如造口袋，使用后检查粘贴是否平整牢固	一项不符合扣2分		
	8	询问患者感觉并交代注意事项	一项不符合扣2分		
	2	保持床单位清洁、干燥、平整，开窗通风。保持患者体位舒适	未做到不得分		
操作后处理 （10分）	8	正确处理用物：整理、消毒、归位	一项不符合扣2分		
	2	洗手，记录	一项不符合扣1分		
结果标准 （15分）	15	操作熟练，动作迅速，有爱伤观念，程序流畅	较熟练扣3分，不熟练扣5分，爱伤观念不强扣5分，无菌观念不强扣2分		

3. 小便失禁护理操作流程

评估 {
患者评估：核对患者信息（床号、姓名、腕带等），评估患者病情、尿失禁程度、会阴部皮肤情况、有无意识、有无尿道括约肌和骨盆底肌损伤、肢体活动度、自我照顾能力、认知情况、年龄、性别等。

环境评估：安静、清洁、明亮，温度适宜，空气流通，私密性良好。
}

准备 {
护士准备：着装整齐，洗手，戴口罩。

用物准备：治疗盘内盛皮肤保护膜、手套、备用皮肤保护剂（湿润保护剂、皮肤保护粉或溃疡粉）、棉签、清洁柔软棉质毛巾2条、换药碗、棉球、镊子、一次性垫巾、弯盘、软卫生纸、专用小盆内盛温水、快速手消毒液、尿液收集用具，必要时备屏风遮挡。

患者准备：向患者解释操作目的及配合要点，取得配合。
}

操作过程 {
携用物至床边，核对患者信息，解释操作目的和意义，交代注意事项及配合要点。

帮助患者取平卧位，使用隔帘或屏风遮挡患者，暴露会阴部位。

观察会阴部皮肤情况，观察皮肤有无受损症状。

戴手套，用软毛巾轻轻擦拭会阴部，以温水轻拍方式由清洁处至污染处清洗会阴部皮肤，再用清洁、柔软的棉质干毛巾抹干。

观察会阴部皮肤情况，确定病因，辨别为化学性或物理性破损。

保护皮肤：皮肤未破损时，使用皮肤保护剂；皮肤呈现皮炎而未感染时，消毒、清洗后使用皮肤保护粉或溃疡粉等，再使用皮肤保护膜，涂三层，每层间隔30 s，皮肤出现感染后，按伤口换药法处理。

根据患者病情，个性化选择尿液收集用具，如尿垫、尿裤、尿套、一次性保鲜袋等。随时更换脏污的尿布、看护垫或布中单，必要时行间歇性导尿术或留置导尿术。观察病情变化，询问患者感受及需求。

协助患者取舒适体位，交代注意事项，开门窗通风。
}

整理 {
整理用物，处理排泄物。

洗手，记录。
}

4. 小便失禁护理操作考核细则及评分标准

项目	分值	评分细则	扣分标准	扣分	得分
评估 (5分)	5	核对患者信息,评估患者病情、合作程度以及患者家属陪护护理技巧等;环境适于操作	一项不符合扣1分		
操作前准备 (10分)	2	护士准备:按要求着装,洗手,戴口罩	一项不符合扣1分		
	3	用物准备:备齐用物	少一物扣1分,多一物扣0.5分		
	5	患者准备:向患者解释操作目的及配合要点,取得配合	一项不符合扣1分		
操作过程 (60分)	2	携用物至床旁,核对患者信息,解释操作目的和意义,交流并缓解患者紧张情绪	一项不符合扣1分		
	8	帮助患者取平卧位,遮挡患者,暴露会阴部位	一项不符合扣4分		
	5	戴手套,以温水轻拍方式由清洁处至污染处清洗会阴部皮肤,再用柔软、清洁的棉质干毛巾抹干	一项不符合扣3分		
	10	观察会阴部皮肤情况,确定病因	一项不符合扣2分		
	10	保护皮肤,皮肤未破损、破损、感染分别给予对症处理	一项不符合扣2分		
	15	评估会阴部情况,个性化选择小便收集用品,注意观察效果	一项不符合扣5分		
	8	询问患者感觉并交代注意事项	一项不符合扣2分		
	2	干燥、平整,患者取舒适体位,开窗通风	未做到扣2分		
操作后处理 (10分)	8	正确处理用物:整理、消毒、归位	一项不符合扣2分		
	2	洗手,记录	一项不符合扣1分		
结果标准 (15分)	15	操作熟练,动作迅速,有爱伤观念,程序流畅	较熟练扣3分,不熟练扣5分,爱伤观念不强扣3分,无菌观念不强扣2分		

5. 肠造口护理操作流程

评估
- 患者评估：核对患者信息，评估患者造口和周围皮肤情况、自理能力、活动方式、配合情况造口排泄情况。
- 环境评估：清洁、整齐，光线适宜，空气流通，私密性良好。

准备
- 护士准备：着装清洁、整齐，洗手，戴口罩。
- 用物准备：治疗盘内盛治疗碗（内盛盐水棉球、镊子）、弯盘、剪刀、造口袋、造口尺、卫生纸、手套2副、棉签、治疗巾等，根据造口情况准备造口附件产品（如防漏膏、弹力胶圈、腰带、碳片等）、屏风。
- 患者准备：向患者解释操作目的（患者及家属掌握造口袋的更换技巧，能理解和懂得选择合适的造口用品），取得配合。

操作过程
- 携用物至床旁，核对患者信息，解释操作目的，交流并取得患者配合，帮助患者取舒适体位，暴露造口部位，垫治疗巾。放置弯盘至造口侧，注意保护患者隐私。
- 戴手套，检查造口袋是否渗漏，揭除造口袋（从上向下，注意保护造口周围皮肤），评估造口底盘的渗漏情况及范围。观察排泄物的性状、颜色、量，用软卫生纸或湿巾轻轻擦去造口周围及表面粪便。去手套，重新戴手套，用生理盐水棉球清洗造口及周围皮肤（由外向内），观察造口颜色，有无水肿、回缩及狭窄，造口周围皮肤有无湿疹、浸渍、破溃等。
- 测量造口大小，根据造口及周围皮肤情况选择合适的造口袋及附件产品（擦干造口及造口周围皮肤，将造口护肤粉喷洒在造口周围皮肤，用棉签扫均匀，距离造口20 cm处喷洒皮肤保护膜，根据情况沿造口周边使用防漏膏或防漏贴环），裁剪造口袋底盘内径（口径比造口大1—2 mm），揭除造口袋背衬，将造口袋对准造口，由上而下贴紧于腹部皮肤，按压孔径周围1—2 min，检查造口袋粘贴是否平整，排除袋内空气，夹好尾夹，标注更换时间。
- 协助患者取舒适体位，交代注意事项。切勿用消毒液清洁造口及周围皮肤。造口底盘开口裁剪不宜过大或过小。太大则皮肤外露，排泄物容易损伤皮肤，太小则紧扣造口，影响其血液循环。回肠造口一般于饭前或饭后2—4 h更换，此时排泄量较少，比较容易更换，造口底盘约5—7天更换1次。

处理
- 污物处置符合院感要求。
- 洗手，正确记录。记录造口及周围皮肤情况，排泄物的量、性状，更换时间。

6. 肠造口护理操作考核细则及评分标准

项目	分值	评分细则	扣分标准	扣分	得分
评估 (5分)	5	核对患者信息,评估患者造口及周围皮肤情况、排便及排气情况、自理能力、活动方式、配合情况;环境适于操作	一项不符合扣2分		
操作前准备 (10分)	3	护士准备:着装整洁、整齐,符合要求,洗手,戴口罩	一项不符合扣1分		
	2	用物准备:备齐用物	少一物扣1分,多一物扣0.5分		
	5	患者准备:向患者解释操作目的及配合要点,取得配合	一项不符合扣2分		
操作过程 (60分)	5	携用物至床边,核对患者信息,与患者交流	一项不符合扣1分		
	5	取正确卧位,遮挡患者,暴露造口部位,垫治疗巾,放置弯盘于造口侧	一项不符合扣2分		
	20	戴手套,检查造口袋是否渗漏。揭除造口袋,评估造口底盘的渗漏情况及范围。观察排泄物的性状、颜色、量,用软卫生纸轻轻擦去造口周围及表面粪便。用生理盐水棉球清洗造口及周围皮肤(由外向内),观察造口颜色,有无水肿、回缩及狭窄,造口周围皮肤有无湿疹、浸渍、破溃等	一项不符合扣3分		
	20	测量造口大小,根据造口及周围皮肤情况选择合适的造口袋及附件产品,裁剪造口袋底盘内径(口径比造口大1—2 mm),揭除造口袋背衬,将造口袋对准造口,由上而下贴紧于腹部皮肤,按压孔径周围1—2 min,检查造口袋粘贴是否平整,排除袋内空气,夹好尾夹。标注更换时间	一项不符合扣2分		
	10	协助患者取舒适体位,整理床单位,交代注意事项	一项不符合扣2分		
操作后处理 (10分)	8	整理用物	一项不符合扣2分		
	2	洗手,记录	一项不符合扣2分		
结果标准 (15分)	15	操作熟练,动作轻柔,程序流畅,爱伤观念强	较熟练扣3分,不熟练扣5分,爱伤观念不强扣3分		

7. 清洁伤口换药操作流程

评估
- 患者评估：核对患者信息，评估患者伤口情况、合作程度。
- 环境评估：环境安全、清洁、安静，换药前半小时应停止清扫工作，符合伤口护理要求。

准备
- 护士准备：着装整齐，洗手，戴口罩、帽子，必要时穿隔离衣、戴手套。
- 用物准备：无菌盘内置纱布、消毒换药碗（2—3 把持物钳或镊子、0.5%碘伏棉球、0.9%生盐水棉球数个）、绷带、疗巾、弯盘、胶布、棉签，根据伤口情况选择引流用物、传统敷料及新型敷料，必要时备探针、剪刀、屏风等。
- 患者准备：向患者解释换药目的（评估伤口情况、更换伤口敷料、保持伤口清洁、预防和控制感染、促进伤口愈合）及配合要点，取得配合，嘱患者如厕，取舒适体位。

操作过程
- 携用物到床边，核对患者信息，与其交流，缓解其紧张情绪。
- 帮助患者取合适体位，充分暴露伤口，垫治疗巾，注意遮盖与保暖，必要时使用屏风。揭开绷带、胶布及外层敷料，用镊子或戴手套取下内层敷料（如敷料与创面粘连应用盐水棉球浸湿后轻柔揭去）。腹部切口的敷料应沿由上而下的长轴揭下，以免伤口裂开或出血。取下的敷料，内面向上，置于弯盘内，评估伤口气味、渗液性质。
- 双手各持一把镊子，左手镊子夹持无菌物品传递给右手镊子，右手镊子用以接触伤口。
- 两把镊子不可触碰，右手夹持碘伏棉球由内向外环形或"Z"字形擦拭伤口及周围皮肤 2 遍，消毒范围为创缘外 3—5 cm（有皮肤黏膜暴露的清洁伤口周围皮肤，用碘伏棉球由内向外消毒 2 遍，再用生理盐水棉球清洗或冲洗伤口）。用无菌纱布擦干，评估伤口床、伤口边缘及周围皮肤，根据伤口情况，选择合适的敷料，妥善包扎、固定。如需用绷带者，注意松紧要适度。正确的胶布粘贴方向应与肢体纵轴垂直。
- 交代注意事项。保持伤口外敷料清洁干燥，注意患肢功能位置及血液循环。

整理
- 处理用物，污物处置符合院感要求。
- 洗手，记录（伤口有无红肿疼痛，渗液性状、量等）。

8. 清洁伤口换药操作考核细则及评分标准

项目	分值	评分细则	扣分标准	扣分	得分
评估 (5分)	5	核对患者信息,评估患者病情、伤口情况、合作程度、既往治疗情况;环境适于操作	一项不符合扣2分		
操作前准备 (10分)	2	护士准备:着装整齐,洗手,戴口罩、帽子,必要时穿隔离衣,戴手套	一项不符合扣1分		
	3	用物准备:备齐用物	少一物扣1分,多一物扣0.5分		
	5	患者准备:向患者解释操作目的及配合要点,取得配合	一项不符合扣1分		
操作过程 (60分)	5	携用物至床边,核对患者信息,与患者交流	一项不符合扣1分		
	5	取合适体位,充分暴露伤口,垫治疗巾	一项不符合扣2分		
	5	正确去除内外层敷料,取下的敷料,内面向上,置于弯盘内	一项不符合扣2分		
	20	右手夹持碘伏棉球由内向外环形或"Z"字形擦拭伤口及周围皮肤2遍,消毒范围为创缘外3—5 cm(有皮肤黏膜暴露的清洁伤口周围皮肤,用碘伏棉球由内向外消毒2遍,再用生理盐水棉球清洗伤口)。用无菌纱布擦干,评估伤口床、伤口边缘及周围皮肤	一项不符合扣3分		
	20	根据伤口情况及渗液量选用合适的敷料,严格无菌操作,妥善包扎固定。胶布粘贴方向应与肢体纵轴垂直。如需用绷带者,注意松紧要适度	一项不符合扣3分		
	5	协助患者取合适体位,整理床单位,交代注意事项	一项不符合扣1分		
操作后处理 (10分)	8	用物处置符合院感要求	一项不符合扣2分		
	2	洗手,记录	一项不符合扣2分		
结果标准 (15分)	15	操作熟练,动作轻柔,程序流畅,爱伤观念强	较熟练扣3分,不熟练扣5分,爱伤观念不强扣3分		

9. 污染伤口换药操作流程

评估 { 患者评估：核对患者信息，评估患者伤口情况、合作程度。

环境评估：环境安全、清洁、安静，换药前半小时应停止清扫工作，符合伤口护理要求。

准备 {

护士准备：着装整齐，洗手，戴口罩、帽子，必要时穿隔离衣、戴手套。

用物准备：无菌盘内置纱布、消毒换药碗（2—3 把持物钳或镊子、0.5％碘伏棉球、0.9％生盐水棉球数个）、绷带、疗巾、弯盘、胶布、棉签，根据伤口情况选择引流用物、传统敷料及新型敷料，必要时备探针、剪刀、屏风等。

患者准备：向患者解释换药目的（评估伤口情况、更换伤口敷料、保持伤口清洁、预防和控制感染、促进伤口愈合），取得配合，嘱患者如厕，取舒适体位。

操作过程 {

携用物到床边，核对患者信息，与其交流，缓解其紧张情绪。

帮助患者取合适体位，充分暴露伤口，垫治疗巾，注意遮盖与保暖，必要时使用屏风。揭开绷带、胶布及外层敷料，用镊子或戴手套取下内层敷料（如敷料与创面粘连应用盐水棉球浸湿后轻柔揭去）。腹部切口的敷料应沿由上而下的长轴揭下，以免伤口裂开或出血。取下的敷料，内面向上，置于弯盘内，评估伤口气味、渗液性质。

双手各持一把镊子，左手镊子夹持无菌物品传递给右手镊子，右手镊子用以接触伤口。

两把镊子原则上不可触碰，右手夹持碘伏棉球由外向内环形擦拭伤口周围皮肤 2 遍，消毒范围为创缘外 3—5 cm。伤口用碘伏棉球由外向内消毒 2 遍，再用生理盐水棉球清洗伤口，用无菌纱布擦干，评估伤口床、伤口边缘及周围皮肤，根据伤口情况，选择合适的敷料，妥善包扎、固定。如需用绷带者，注意松紧要适度。正确的胶布粘贴方向应与肢体纵轴垂直。交代注意事项（保持伤口外敷料清洁、干燥，注意患肢功能位置及血液循环）。

整理 {

处理用物，污物处置符合院感要求。

洗手，记录（伤口有无红肿疼痛，渗液性状、量等）。

10. 污染伤口换药操作考核细则及评分标准

项目	分值	评分细则	扣分标准	扣分	得分
评估 (5分)	5	核对患者信息,评估患者病情、伤口情况、合作程度、既往治疗情况;环境适于操作	一项不符合扣2分		
操作前 准备 (10分)	2	护士准备:着装整齐,洗手,戴口罩、帽子,必要时穿隔离衣戴手套	一项不符合扣1分		
	3	用物准备:备齐用物	少一物扣1分,多一物扣0.5分		
	5	患者准备:向患者解释操作目的及配合要点,取得配合	一项不符合扣1分		
操作 过程 (60分)	5	携用物至床边,核对患者信息,与患者交流	一项不符合扣1分		
	5	取合适体位,充分暴露伤口,垫治疗巾	一项不符合扣2分		
	5	正确去除内外层敷料,取下的敷料,内面向上,置于弯盘内	一项不符合扣2分		
	20	右手夹持碘伏棉球由外向内环形擦拭伤口周围皮肤2遍,消毒范围为创缘外3—5 cm。伤口用碘伏棉球由外向内消毒2遍,再用生理盐水棉球清洗伤口。用无菌纱布或棉签擦干伤口及周围皮肤,评估伤口床、伤口边缘及周围皮肤	一项不符合扣3分		
	20	根据伤口情况及渗液量选用合适的敷料,严格无菌操作,妥善包扎固定。胶布粘贴方向应与肢体纵轴垂直。如需用绷带者,注意松紧要适度	一项不符合扣3分		
	5	协助患者取合适体位,整理床单位,交代注意事项	一项不符合扣1分		
操作后 处理 (10分)	8	用物处置符合院感要求	一项不符合扣2分		
	2	洗手,记录	一项不符合扣2分		
结果 标准 (15分)	15	操作熟练,动作轻柔,程序流畅,爱伤观念强	较熟练扣3分,不熟练扣5分,爱伤观念不强扣3分		

11. 失禁性皮炎护理操作流程

评估
- 患者评估：核对患者信息（床号、姓名、腕带等）；评估患者病情，失禁类型、程度，失禁性皮炎分级情况、心理状态、配合程度。
- 环境评估：安静、清洁、明亮，温度适宜，空气流通，私密性良好。

准备
- 护士准备：着装整齐，洗手，戴口罩。
- 用物准备：治疗盘内盛小便或大便收集用具、皮炎分级对症治疗的伤口用品、手套、棉签、换药碗、棉球、镊子、弯盘、软卫生纸、清洁柔软的棉质毛巾2条、专用小盆内盛温水、一次性垫巾、快速手消毒液，必要时备屏风。
- 患者准备：向患者解释操作目的及配合要点，取得配合。

准备
- 携用物至床边，核对患者信息，与患者交流，解释操作的目的和意义，交代注意事项及配合要点。
- 帮助患者按皮炎部位要求取卧位，遮挡患者，暴露皮炎部位。
- 观察患者失禁类型及尿便颜色、量、性状。
- 戴手套，用软卫生纸轻轻擦拭大小便后，以温水轻拍方式由外至内清洗肛周皮肤，再用清洁柔软的棉质干毛巾抹干。
- 观察肛周皮肤情况，再次确定失禁性皮炎的分级。
- 用0.5％碘伏消毒，用0.9％氯化钠溶液清洗皮炎处，用无菌纱布抹干皮肤。
- 根据失禁性皮炎分级对症处理：IAD高危患者可使用皮肤保护剂；轻度IAD患者，清洗会阴部皮肤后将造口护肤粉均匀喷洒在局部，再喷洒皮肤保护膜；中度IAD患者，粘贴超薄性水胶体敷料，2—3天更换1次，直至创面愈合；重度IAD患者，对有较多渗液或出血的皮肤破损创面内层选用藻酸盐敷料，外层用泡沫敷料，根据渗液多少决定更换敷料的时间，直至创面愈合；真菌性皮疹，咨询医生使用抗真菌药膏涂抹局部皮肤，每天2—3次，直至皮疹消退，症状缓解。
- 根据患者病情及失禁类型、程度，个性化选择小便或大便的收集用具。观察病情变化，询问患者感受及需求。
- 协助患者取舒适体位，整理床单，交代注意事项，开门窗通风。必要时喷洒清香剂。

整理
- 整理用物，处理排泄物。
- 洗手，记录。

12. 失禁性皮炎护理操作考核细则及评分标准

项目	分值	评分细则	扣分标准	扣分	得分
评估 (5分)	5	核对患者信息,评估患者病情、营养状况、白天大小便次数、收集大小便方法等;环境适于操作	一项不符合扣1分		
操作前准备 (10分)	2	护士准备:按要求着装,洗手,戴口罩	一项不符合扣1分		
	3	用物准备:备齐用物	少一物扣1分,多一物扣0.5分		
	5	患者准备:向患者解释操作目的及配合要点,取得配合	一项不符合扣1分		
操作过程 (60分)	2	携用物至床边,核对患者信息,解释操作目的和意义,与患者交流,缓解其紧张情绪	一项不符合扣1分		
	8	帮助患者按皮炎部位要求取卧位,遮挡患者,暴露皮炎部位	一项不符合扣4分		
	5	戴手套,用软卫生纸轻轻擦拭大小便后,用温水轻拍方式清洗肛周皮肤	一项不符合扣3分		
	5	用0.5%碘伏消毒,用0.9%氯化钠溶液清洗皮炎处,用无菌纱布抹干皮肤	一项不符合扣2分		
	10	观察皮肤情况,再次确定失禁性皮炎的分级	一项不符合扣2分		
	10	根据失禁性皮炎分级正确对症处理	一项不符合扣2分		
	10	根据患者病情及失禁类型、程度,个性化选择小便或大便收集用具	一项不符合扣2分		
	8	询问患者感觉并交代注意事项	一项不符合扣2分		
	2	保持床单位清洁、干燥、平整,开窗通风。保持患者体位舒适	未做到不得分		
操作后处理 (10分)	8	正确处理用物:整理、消毒、归位	一项不符合扣2分		
	2	洗手,记录	一项不符合扣1分		
结果标准 (15分)	15	操作熟练,动作迅速,有爱伤观念;程序流畅	较熟练扣3分,不熟练扣5分,爱伤观念不强扣3分,无菌观念不强扣2分		

13. 糖尿病足换药操作流程

评估
- 患者评估：核对患者信息，评估患者伤口情况、影响伤口的愈合因素、合作程度、认知程度、心理状态。
- 环境评估：环境安全、清洁、安静，换药前 30 min 应停止清扫工作，符合伤口护理要求。

准备
- 护士准备：着装整齐，洗手，戴口罩、帽子，必要时穿隔离衣、戴手套。
- 用物准备：根据情况准备新型敷料、无菌纱布、无菌手套、消毒换药碗(2—3 把镊子或持物钳，0.5%碘伏棉球、生理盐水棉球数个)、弯盘、治疗巾、棉签、胶布、绷带，必要时备探针、剪刀、培养试管。
- 患者准备：向患者解释换药目的(评估伤口情况、更换伤口敷料、保持伤口清洁、预防和控制感染、促进伤口愈合)，取得配合，嘱患者如厕。

操作过程
- 携用物到床边，核对患者信息，与其交流，取得患者配合。帮助患者取合适体位，充分暴露伤口，垫治疗巾，注意遮盖与保暖，必要时使用屏风。
- 揭开外层敷料，用镊子或戴手套取下内层敷料(如敷料与创面粘连应用盐水棉球浸湿后轻柔揭去)。取下的敷料，内层向上，置弯盘内，评估伤口颜色、大小、渗出物性质等。
- 双手各持一把镊子，左手镊子用以夹持无菌物品传递给右手，右手镊子用以接触伤口。两把镊子不可触碰，右手夹持碘伏棉球由外向内(污染伤口)环形擦拭伤口周围皮肤 2 遍，消毒范围为创缘外 3—5 cm，伤口用碘伏棉球由外向内消毒 2 遍。再用生理盐水棉球清洗或冲洗伤口，用纱布擦干。
- 评估伤口床、伤口边缘、周围皮肤、足背动脉搏动、疼痛及伤口感染程度等。需做清创处理的伤口，根据糖尿病足分级和病情选择适宜清创方法，注意保护重要的肌腱及血管。根据血管闭塞程度及伤口情况，选择抗感染、血管重建、控制血糖等联合治疗。局部选择合适的敷料，妥善包扎、固定。交代注意事项，控制血糖，指导患者自我观察及护理足部，定期复查，预防复发。

整理
- 整理用物，污物处置符合院感要求。
- 洗手，记录。

14. 糖尿病足换药操作考核细则及评分标准

项目	分值	评分细则	扣分标准	扣分	得分
评估 (15分)	15	核对患者信息,评估患者伤口情况、影响伤口愈合的因素、合作程度、认知程度、心理状态;环境适于操作	一项不符合扣2分		
操作前准备 (10分)	2	护士准备:着装整洁、整齐,符合要求,洗手,戴口罩。必要时穿隔离衣、戴手套	一项不符合扣1分		
	3	用物准备:备齐用物	少一物扣1分,多一物扣0.5分		
	5	患者准备:向患者解释操作目的及配合要点,取得配合	一项不符合扣1分		
操作过程 (60分)	5	携用物到床边,核对患者信息,与其交流,取得患者配合	一项不符合扣1分		
	5	协助患者取合适体位,暴露伤口部位,垫治疗巾	一项不符合扣1分		
	10	揭开外层敷料,用镊子或戴手套取下内层敷料。取下的敷料,内层向上,置弯盘内。评估伤口颜色、大小、渗出物性质、伤口床、伤口边缘、周围皮肤、足背动脉搏动、疼痛及伤口感染程度等	一项不符合扣2分		
	10	碘伏棉球由外向内(污染伤口)环形擦拭伤口周围皮肤2遍,消毒范围为创缘外3—5 cm。伤口用碘伏棉球由外向内消毒2遍。再用生理盐水棉球擦洗伤口,用纱布擦干(必要时用生理盐水冲洗后擦洗)	一项不符合扣2分		
	10	需做清创处理的伤口,根据糖尿病足分级和病情选择适宜清创方法,注意保护重要的肌腱及血管	一项不符不扣2分		
	20	根据血管闭塞程度及伤口情况,选择抗感染、血管重建、控制血糖等联合治疗方法。局部选择合适的敷料,妥善包扎、固定。指导患者自我观察及护理足部,定期复查,预防复发	一项不符不扣2分		
操作后处理 (10分)	8	整理用物,污物处置符合院感要求	一项不符合扣2分		
	2	洗手,记录	一项不符合扣1分		
结果标准 (15分)	15	动作轻稳,有爱伤观念,程序流畅,无菌观念强	一项不符合扣2分		

15. 压力性损伤预防及护理操作流程

评估

患者评估:核对患者信息,评估患者全身皮肤状态,应用 Braden 量表评估压力性损伤风险因素;应用 Push 量表进行 2 期及以上压力性损伤创面评估。Braden 评分≤12 分患者均需从电脑信息系统填写《压力性损伤风险高危患者上报评估追踪表》。对于院外带入及院内发生的压力性损伤患者均应填写《压力性损伤上报评估跟踪表》。酌情关闭门窗,以屏风遮挡,注意保暖。

环境评估:环境安全、清洁、安静。酌情关闭门窗,以屏风遮挡,注意保暖。

准备

护士准备:着装整齐,洗手,戴口罩。

用物准备:根据情况准备敷料、无菌纱布、无菌手套、消毒换药碗(2—3 把镊子或持物钳,0.5%碘伏棉球、生理盐水棉球数个)、翻身卡、伤口尺、软枕或楔形枕、治疗巾、棉签、胶布、无菌注射器等。

患者准备:向患者解释换药目的(评估伤口情况、更换伤口敷料、保持伤口清洁、预防和控制感染、促进伤口愈合),取得配合,取合适体位。

操作过程

携用物到床边,核对患者信息,与其交流,取得患者配合。帮助患者取合适体位,充分暴露伤口,垫治疗巾于伤口下,注意遮盖与保暖,必要时使用屏风。

1 期压力性损伤的护理:防止继续受压,创造适宜微环境,加强翻身,重新分布压力、剪切力,减少摩擦力,以防止继续受压,局部可使用液体敷料、水胶体敷料、半透膜敷料或泡沫敷料,加强观察,如有破损、脱落应及时更换。

2 期压力性损伤的护理:防止继续受压,针对少量渗液进行管理。未破的小水疱(直径小于 0.5 cm)可自行吸收,减少摩擦,防感染;也可用无菌注射器抽出水疱内液体后覆盖水胶体敷料,如透明贴等。大水疱(直径大于 0.5 cm)用无菌刀片或注射器针头划开切口,充分引流,局部可使用藻酸盐敷料吸收渗液,再覆盖水胶体或泡沫敷料,促进上皮组织修复。加强观察,如有破损、脱落或渗液多时应及时更换。

3、4 期压力性损伤处理:依据 TIME 原则进行处理,即伤口存在腐肉或坏死组织时联合清创,局部感染时使用伤口杀菌剂或银离子敷料处理伤口,全身感染时使用抗生素治疗。干燥伤口,建议使用水凝胶类敷料或密闭敷料包扎伤口,保持伤口呈湿润状态;对于少量渗出液,可用水胶体敷料;对于中量渗出液,建议使用亲水性纤维敷料、藻酸盐类敷料或泡沫敷料等;对于大量渗出液,可选用亲水性纤维敷料、藻酸盐类敷料或泡沫敷料。另外,可以应用负压创面治疗技术控制渗出液。为促进伤口边缘聚拢,可使用超声波、电刺液、生长因子、皮肤移植等手段干预以促进上皮移行。根据渗液量及时更换敷料。

操作过程

不可分期压力性损伤处理:根据患者病情及治疗需要进行清创以确定分期,其余处理可以参照3、4期压力性损伤处理方法。在对下肢严重压力性损伤进行清创前,需进行全面的血管评估,排除动脉供血不足。足跟部稳定的焦痂(干燥、附着紧密、完整且无红肿或波动感)相当于机体天然的生物覆盖物,不应该被清除。

深部组织损伤期压力性损伤处理:避免局部皮肤继续受压,避免剪切力和摩擦力的发生,密切观察局部皮肤的变化情况。局部皮肤完整时需加以保护,可给予赛肤润液体敷料或水胶体敷料改善局部血液循环,促进组织修复,避免按摩。

整理床单位:建立翻身卡。

预防指导:进行结构化风险评估,告知患者与其家属压力性损伤的风险。根据个体情况选择合适支撑面(各种气垫床),使用30°倾斜侧卧位(右侧、仰卧、左侧交替进行),床头抬高角度限制于30°内,至少每2 h协助其改变体位,尽量避免使红斑区域受压,定期评估患者皮肤情况和总体舒适度。失禁患者排便后及时清洗皮肤,使用润肤剂来保护干燥皮肤。筛查营养不良风险患者,全面改善营养。考虑使用医疗器械的成人与儿童存在压力性损伤的风险,做好防护。

整理

处理用物,污物处置符合院感要求。

记录:Braden分值、Push分值(伤口面积、组织类型、渗液量)、护理方案。

16. 压力性损伤预防及护理操作考核细则及评分标准

项目	分值	评分细则	扣分标准	扣分	得分
评估 (15分)	15	核对患者信息,评估患者病情、营养状况、伤口局部情况、合作程度;环境适于操作	一项不符合扣2分		
操作前 准备 (10分)	2	护士准备:着装整洁、整齐,符合要求,洗手,戴口罩	一项不符合扣1分		
	3	用物准备:备齐用物	少一物扣1分,多一物扣0.5分		
	5	患者准备:向患者解释操作目的及配合要点,取得配合	一项不符合扣1分		
操作 过程 (60分)	4	携用物到床边,核对患者信息,与其交流,取得患者配合	一项不符合扣1分		
	6	协助患者取合适体位,暴露压力性损伤部位,垫治疗巾	一项不符合扣2分		
	10	正确揭除伤口外敷料和内敷料,评估压力性损伤面积、渗液、组织类型等情况	一项不符合扣2分		
	20	1期压力性损伤的护理:可使用液体敷料、水胶体敷料、半透膜敷料及泡沫敷料,加强观察,如有破损、脱落应及时更换。 2期压力性损伤的护理:未破的小水疱(直径小于0.5 cm)可自行吸收,减少摩擦,防感染;也可用无菌注射器抽出水疱内液体后覆盖水胶体透明贴。大水疱(直径大于0.5 cm)用无菌刀片或注射器针头划开切口,充分引流,局部可使用藻酸盐敷料吸收渗液,再覆盖水胶体或泡沫敷料,促进上皮组织修复。加强观察,如有破损、脱落或渗液多时应及时更换。 3、4期压力性损伤处理:伤口存在腐肉或坏死组织时联合清创,局部感染时使用伤口杀菌剂或银离子敷料,全身感染时使用抗生素治疗。干燥伤口,建议使用水凝胶类敷料或密闭敷料包扎伤口,保持伤口呈湿润状态;对于少量渗出液,可用水胶体敷料;对于中量渗出液,建议使用亲水性纤维敷料、藻酸盐类敷料或泡沫敷料;对于大量渗出液,可选用亲水性纤维敷料、藻酸盐类敷料或泡沫敷料,根据渗液量及时更换敷料。 不可分期压力性损伤处理:根据患者病情及治疗需要进行清创以确定分期,其余处理可以参照3、4期压力性损伤处理方法。 深部组织损伤期压力性损伤处理:避免局部皮肤继续受压,避免剪切力和摩擦力的发生,密切观察局部皮肤的变化情况。局部皮肤完整时需加以保护,给予赛肤润液体敷料或水胶敷料改善局部血液循环,促进组织修复,避免按摩。 整理床单位:建立翻身卡。悬挂防压力性损伤标识。	一项不符合扣2分		

临床护理技术操作流程及考核指南

项目	分值	评分细则	扣分标准	扣分	得分
	20	预防指导:进行结构化风险评估,告知患者与其家属压力性损伤的风险。根据个体情况选择合适支撑面(各种气垫床),使用30°倾斜侧卧位(右侧、仰卧、左侧交替进行),床头抬高角度限制于30°内,至少每2 h协助其改变体位,尽量避免使红斑区域受压,定期评估患者皮肤情况和总体舒适度。失禁患者排便后及时清洗皮肤,使用润肤剂来保护干燥皮肤。筛查营养不良风险患者,全面改善营养。考虑使用医疗器械的成人与儿童存在压力性损伤的风险,做好防护	一项不符合扣2分		
操作后处理(10分)	8	整理用物,污物处置符合院感要求	一项不符合扣2分		
	2	洗手,记录	一项不符合扣1分		
结果标准(15分)	15	动作轻稳,有爱伤观念,程序流畅,无菌观念强	一项不符合扣2分		

评估
患者评估:核对患者信息,评估患者拟手术方式及手术切口位置、病情、意识、合作程度、家庭支持程度、视力、手的灵活度、工作特点、衣着习惯、腹部外形及皮肤情况,有无皱褶、陈旧的手术瘢痕等。
环境评估:环境安静、安全,温度适宜,私密性好。

准备
护士准备:着装整齐,洗手,戴口罩。
用物准备:量尺、不同规格的造口底盘或模型、手术记号笔。
患者准备:向患者解释定位目的、过程及配合要点,嘱患者取合适体位,按需排大小便。

操作过程
携用物到床边,核对患者信息,与其交流,取得患者配合。
协助患者平卧,暴露腹部皮肤,注意保护患者的隐私及保暖。
嘱患者全身放松,观察胸部和腹部轮廓,注意避开陈旧性瘢痕、皮肤褶皱、脐部、腰部、髂骨、耻骨、手术切口等。
寻找腹直肌边缘:协助患者去枕平卧,一手托着患者的头部,嘱患者眼看脚尖,以便使腹直肌收缩,另一手触诊寻找腹直肌边缘;用记号笔/油性笔以虚线标出腹直肌的边缘。
初步确定并标出恰当造口位置:① 乙状结肠造口,在左下腹脐部与髂前上棘连线的内上 1/3 腹直肌内选择平坦合适的造口位置。② 回肠造口和泌尿造口,在右下腹脐部与髂前上棘连线的内上 1/3 腹直肌内选择平坦合适的造口位置。③ 横结肠造口,在左或右上腹以脐部和肋缘分别作一水平线,在两线之间腹直肌内的区域选择造口位置。④ 三角定位法,肚脐、髂嵴最高点、耻骨联合三点连线,形成等腰三角形。三点到对侧线中点连线,交叉的点即造口定位处。⑤ 选择一款造口产品进行试戴,观察造口产品与腹部体表标志、瘢痕、褶皱、骨隆突等处的关系,初步选定好位置后用记号笔作"X"或"O"标记。确认并标出最佳的造口位置——协助患者坐位和站立体位,分别评估患者能否看清楚造口定位标记,并注意观察确定的造口位置是否在皮肤皱褶的部位,必要时做相应的调整,直至满意为止,最后用记号笔在确定的造口位置上圈涂直径约 2 cm 的实心圈,用透明薄膜敷料覆盖。
特殊患者需考虑其个性化因素:① 身体肥胖腹部隆突明显者:造口位置需上移抬高。② 坐轮椅者:坐轮椅上进行定位。③ 穿戴义肢、上肢功能不全者:穿戴好辅助器材进行定位。④ 婴幼儿:综合考虑生长发育对造口位置的影响,新生儿需避免脐带污染,位置勿过低。⑤ 有腹部皮肤疾病者:综合考虑皮肤科医师的建议。⑥ 腹部开放性损伤者:由手术医师酌情选定。⑦ 同时需做两个造口者:间距尽量大,泌尿造口位置尽量高于结肠造口位置。

整理
处理用物,污物处置符合院感要求。
洗手,记录。

18. 造口定位操作考核细则及评分标准

项目	分值	评分细则	扣分标准	扣分	得分
评估 (5分)	5	核对患者信息,评估患者拟手术方式及手术切口位置、病情、意识、合作程度、家庭支持程度、视力、手的灵活度、工作特点、衣着习惯、腹部外形及皮肤情况,有无皱褶、陈旧的手术瘢痕等;环境适于操作	一项不符合扣2分		
操作前准备 (10分)	2	护士准备:着装整洁、整齐,符合要求,洗手,戴口罩	一项不符合扣1分		
	3	用物准备:备齐用物	少一物扣1分,多一物扣0.5分		
	5	患者准备:向患者解释操作目的及配合要点,取得配合	一项不符合扣1分		
操作过程 (60分)	10	携用物到床边,核对患者信息,向患者解释操作目的和意义,缓解紧张情绪,取得患者配合	一项不符合扣2分		
	5	帮助患者取平卧位,遮挡患者,暴露腹部	一项不符合扣2分		
	10	观察胸部和腹部轮廓,记录陈旧瘢痕、皮肤皱褶、肚脐、腰围线和骨头边缘位置	一项不符合扣2分		
	5	操作者根据造口类型选择站立位置	一项不符合扣5分		
	5	嘱患者平卧,寻找腹直肌,标出腹直肌的边缘	一项不符合扣5分		
	10	拟定并标出恰当造口位置:脐与髂前上棘连线内1/3的区域(或三角定位方法)	一项不符合扣2分		
	10	确认最佳的造口位置,协助患者取卧位、坐位和站立体位分别评估患者能否看清楚造口定位标记,并注意观察拟定的造口位置是否在皮肤皱褶的部位,必要时作相应的调整,直至满意为止	一项不符合扣2分		
	5	标出造口位置:选择好位置后用油性笔作"X"或"O"标记	一项不符合扣2分		
操作后处理 (10分)	8	询问患者,并交代注意事项	一项不符合扣2		
	2	洗手,记录	一项不符合扣1分		
结果标准 (15分)	15	动作轻稳,有爱伤观念,程序流畅	一项不符合扣2分		

19. 泌尿造口护理操作流程

评估
- 患者评估：核对患者信息，评估患者造口位置，造口袋粘贴的稳固性，排泄物的量、颜色，造口周围皮肤情况、配合情况。
- 环境评估：清洁，整齐，光线、温度适宜，空气流通，私密性良好。

准备
- 护士准备：着装清洁、整齐，洗手，戴口罩。
- 用物准备：治疗盘内盛治疗碗（内盛盐水棉球、镊子）、弯盘、剪刀、造口尺、卫生纸、手套、棉签、治疗巾，根据造口情况选择合适造口产品及附件产品，如腰带、造口护肤粉，保护膜、防漏膜，必要时备屏风。
- 患者准备：向清醒患者或家属解释操作目的（患者及家属掌握造口袋的更换技巧，择合适的造口用品），取得配合。

操作过程
- 携用物至床旁，核对患者信息，解释操作目的，与患者交流，取得患者配合，协助患者取舒适体位，暴露造口部位。同时注意保护患者隐私，根据情况以屏风遮挡患者，垫一次性中单，放置弯盘，放置方便袋或垃圾筒于治疗车下方。
- 除下造口袋。
- 造口周围检查：检查造口袋是否渗漏，洗手，戴手套，按压膀胱，揭除造口袋（从上向下，注意保护造口周围皮肤），评估造口底盘的渗漏情况及范围。把撕下的造口袋置于治疗车下层垃圾桶中，观察排泄物的性状、颜色、量，用湿巾或盐水棉球轻轻擦去造口周围及表面排泄物，用纱布擦干造口及周围皮肤，脱手套。封闭盆中垃圾袋口，戴手套，放置弯盘，用生理盐水棉球清洗造口及周围皮肤（由外向内），观察造口颜色，有无狭窄、水肿、回缩等，造口周围皮肤有无湿疹、皮炎、浸渍、破溃等，擦干造口及周围皮肤，撤离弯盘于治疗车下方，脱手套。
- 测量造口大小，根据造口及周围皮肤情况选择合适的造口袋及造口附件产品，裁剪造口袋底盘内径（口径比造口大 1—2 mm），揭除造口袋背面粘贴纸，在底盘的开口边缘涂防漏膏。绷紧造口周围皮肤，将造口袋对准造口，由下而上贴紧于腹部皮肤，并用手按压造口周围 1—2 min，检查造口周围皮肤粘贴是否平整。粘贴造口底盘时动作要迅速，换袋过程如有尿液排出，应及时擦掉，必要时以干棉球堵塞。
- 协助患者取舒适体位，交代注意事项。

整理
- 整理用物，污物处理符合院感要求。
- 洗手，正确记录（造口及周围皮肤情况、排泄物的量及性状、更换时间）。

20. 泌尿造口护理操作与考核细则及评分标准

项目	分值	评分细则	扣分标准	扣分	得分
评估 (5分)	5	核对患者信息,评估患者造口及其周围皮肤情况;环境适于操作,隐私保护	一项不符合扣2分		
操作前准备 (10分)	2	护士准备:着装整齐,洗手,戴口罩	一项不符合扣1分		
	3	用物准备:备齐用物	少一物扣1分,多一物扣0.5分		
	5	患者准备:向患者解释操作目的及配合要点,取得配合	一项不符合扣1分		
操作过程 (60分)	2	携用物至床边,核对患者信息,与患者交流	一项不符合扣1分		
	10	取正确卧位,遮挡患者,暴露造口部位,放置弯盘于造口袋开口下方	一项不符合扣2分		
	5	检查造口袋是否完好,评估造口及其排泄物情况,戴手套	一项不符合扣2分		
	20	撕造口袋时动作轻柔,方法正确,用物处理正确,造口清洗方法正确,观察造口颜色、水肿、回缩等,观察造口周围皮肤有无并发症(如皮炎、增生等),询问患者感受,脱手套	一项不符合扣3分		
	20	正确测量造口大小,根据情况选择造口附件,造口袋裁剪大小合适,防漏膏应用正确,粘贴造口袋方法正确	一项不符合扣4分		
	3	协助患者取舒适体位,整理床单位,交代注意事项	一项不符合扣1分		
操作后处理 (10分)	8	正确处理用物、排泄物	一项不符合扣2分		
	2	洗手,记录	一项不符合扣1分		
结果标准 (15分)	15	操作熟练,动作轻稳,程序流畅,爱伤观念强	一项不符合扣2分		

21. 急性伤口护理操作流程

评估
- 患者评估：核对患者信息，评估患者伤口情况、合作程度。
- 环境评估：环境安全、清洁、安静，符合伤口处理要求，温度适宜，私密性良好。

准备
- 护士准备：着装整齐，洗手，戴口罩、帽子、手套。
- 用物准备：无菌盘内置纱布、消毒换药碗（2—3 把持物钳或镊子、碘伏、75％酒精及盐水棉球数个）、绷带、引流用物、敷料、胶布、棉签，根据伤口情况选择所用药物，另备弯盘 1 只，必要时备一次性中单、无菌剪刀、屏风等。
- 患者准备：向清醒患者解释操作目的，取得配合。嘱患者如厕，取舒适体位。

操作过程
- 携用物到床边，核对患者信息，与其交流，缓解其紧张情绪。
- 帮助患者取合适体位，充分暴露伤口，垫治疗巾于伤口下，注意遮盖与保暖，必要时使用屏风。
- 揭开绷带、胶布或外层敷料（如粘在毛发上可用酒精轻擦取下），以镊子或戴手套取下内层敷料（如敷料与创面粘连，应用盐水棉球浸湿后轻柔揭去），腹部切口的敷料应沿由上而下的长轴揭下，以免伤口裂开或出血。取下的敷料，有渗液的一面向上，置弯盘内。
- 洗手，戴无菌手套。
- 评估伤口：伤口部位、大小、基底部颜色、渗液、周围皮肤情况、疼痛情况。
- 用双手持镊法夹取碘伏或酒精棉球（清洁伤口由内向外，污染伤口由外向内）环形擦拭伤口周围皮肤 2—3 遍，消毒范围为创缘外半径 2 cm。
- 用生理盐水清洗伤口，用纱布擦干，评估伤口情况，选择合适的敷料。
- 根据伤口深度及创面情况必要时置入引流物。
- 妥善包扎、固定，交代注意事项。

整理
- 整理用物，污物处理符合院感要求。
- 洗手，记录。

22. 急性伤口护理操作考核细则及评分标准

项目	分值	评分细则	扣分标准	扣分	得分
评估 (5分)	5	核对患者信息,评估患者伤口情况、合作程度;环境适于操作	一项不符合扣2分		
操作前准备 (10分)	2	护士准备:着装整齐,洗手、戴口罩、手套、帽子	一项不符合扣1分		
	3	用物准备:备齐用物	少一物扣1分,多一物扣0.5分		
	5	患者准备:向患者解释操作目的及配合要点,取得配合	一项不符合扣1分		
操作过程 (60分)	2	携用物到床边,核对患者信息,与其交流,缓解其紧张情绪	一项不符合扣1分		
	8	协助取合适体位,充分暴露伤口,注意遮盖与保暖	一项不符合扣2分		
	10	垫治疗巾,正确去除内外层敷料。敷料内面向上放置弯盘内	一项不符合扣2分		
	15	评估伤口大小、基底部、渗液及周围皮肤等情况	一项不符合扣4分		
	15	正确消毒伤口(清洁伤口由内向外,污染伤口由外向内),正确处理创面	一项不符合扣2分		
	5	根据伤口情况及分泌物的量选用合适的敷料,严格执行无菌操作,妥善固定包扎	一项不符合扣2分		
	5	进行卫生宣教,讲解注意事项,根据伤口所在部位情况给予制动或保持功能位置,整理衣物及床单位	一项不符合扣2分		
操作后处理 (10分)	8	正确处理用物	一项不符合扣2分		
	2	洗手,记录	一项不符合扣1分		
结果标准 (15分)	10	操作熟练,动作轻稳定,有爱伤观念,程序流畅,无菌观念强	一项不符合扣2分		

23. 慢性伤口护理操作流程

评估 {
患者评估:核对患者信息,评估患者伤口情况、合作程度,了解伤口形成的原因、持续时间、影响伤口愈合的局部因素和全身因素。

环境评估:环境安全、清洁、安静,符合伤口处理要求,私密性良好,温度适宜。
}

准备 {
护士准备:着装整齐,洗手,戴口罩、帽子,必要时穿隔离衣、戴手套。

用物准备:无菌盘内置纱布、消毒换药碗(2—3 把持物钳或镊子、75％酒精及盐水棉球数个)、绷带、引流用物、敷料、胶布、棉签,另备弯盘 1 只,根据伤口情况选择所用药物,必要时备伤口尺、一次性中单、探针、剪刀、屏风等。

患者准备:向患者解释操作目的,取得配合,嘱患者如厕,取舒适体位。
}

操作过程 {
携用物到床边,核对患者信息,与清醒患者交流,告知换药目的及配合事项,缓解其紧张情绪。

帮助患者取合适体位,充分暴露伤口,垫治疗巾于伤口下或置弯盘于伤口下方,注意遮盖与保暖,必要时使用屏风遮挡。

揭开绷带、胶布或外层敷料(如粘在毛发上可用酒精轻擦取下),以镊子或戴手套取下内层敷料(如敷料与创面粘连,应用盐水棉球浸湿后轻柔揭去)。腹部切口的敷料应沿由上而下的长轴揭下,以免伤口裂开或出血。取下的敷料,有渗液的一面向上,置弯盘内,观察伤口分泌物颜色及气味。

评估伤口情况,包括伤口的部位、气味、大小(长、宽、深)、潜行、组织形态、渗出液的量和颜色、感染情况及伤口周围皮肤或组织状况。

用双手持镊法夹取酒精棉球由外向内环形擦拭伤口周围皮肤 2—3 遍,避免拭入伤口内,消毒范围为创缘外半径 2 cm。有坏死组织的伤口,根据伤口情况,可采用外科清创或自溶清创等方式清除坏死组织后,选用适宜的清洗液清洗伤口,再用生理盐水清洗伤口,用无菌纱布擦干,评估伤口情况,选择合适的敷料。用胶布固定或酌情用绷带妥善包扎、固定,交代注意事项。
}

整理 {
整理用物,污物处理符合院感要求。

洗手,记录。
}

24. 慢性伤口处理操作考核细则及评分标准

项目	分值	评分细则	扣分标准	扣分	得分
评估 (5分)	5	核对患者信息,评估患者伤口情况、配合程度;环境适于操作	一项不符合扣2分		
操作前准备 (10分)	2	护士准备:着装整齐,洗手,戴口罩,必要时穿隔离衣、戴手套	一项不符合扣1分		
	3	用物准备:备齐用物	少一物扣1分,多物扣0.5分		
	5	患者准备:向患者解释操作目的及配合要点,取得配合	一项不符合扣1分		
操作过程 (60分)	2	携用物到床边,核对患者信息,与清醒患者交流,缓解其紧张情绪	一项不符合扣1分		
	8	协助患者取合适体位,充分暴露伤口,注意遮盖与保暖,垫一次性中单或放置产盘	一项不符合扣2分		
	10	正确去除内外层敷料	一项不符合扣2分		
	15	正确评估伤口	一项不符合扣4分		
	10	消毒伤口方向由外向内,有坏死组织的伤口,根据伤口情况,可采用外科清创或自溶清创等方法清除坏死组织后,选用合适的清洗液清洗伤口,再用生理盐水清洗伤口,用无菌纱布擦干	一项不符合扣2分		
	10	根据伤口情况及分泌物的量正确选用敷料,严格执行无菌操作,妥善固定包扎	一项不符合扣2分		
	5	进行卫生宣教,讲解注意事项,根据伤口所在部位情况给予制动或保持功能位置,整理衣物及床单位	一项不符合扣2分		
操作后处理 (10分)	8	特殊感染伤口的敷料焚烧,器械先消毒,后洗涤,再灭菌,备用	一项不符合扣2分		
	2	洗手,记录	一项不符合扣1分		
结果标准 (15分)	10	操作熟练,动作轻稳,有爱伤观念,无菌观念强	一项不符合扣2分		

第二十五章 消毒供应中心(CSSD) 操作流程及评分标准

1. 回收操作流程

评估 {

物品评估：回收污染物品的回收车、箱等专用用具处于备用状态。

核对回收污染物品密闭箱所属科室以及有无特殊回收器械标识。

环境评估：安全,污物运输通道通畅。

准备 {

人员准备：着装整齐、戴圆帽。

用物准备：污染回收车、密闭箱、快速手消毒液。

操作过程 {

使用者将可重复使用的诊疗器械、器具和物品根据需要做保湿处理,置于封闭的容器内。

被朊毒体、气性坏疽、突发原因不明的传染病病原体污染的诊疗器械、器具和物品双层封闭包装并标明感染性疾病名称,由 CSSD 单独回收处理。

使用科室正确填写消毒灭菌申请单。

下收人员根据申请单的时间、路线和回收区域集中进行污染物品回收,接触污染物品密闭箱后及时进行手卫生。

消毒供应中心去污区工作人员根据申请单做好核对交接工作。

整理 {

回收后的污染回收车、密闭箱使用后及时清洗、消毒、干燥。

洗手,记录。

2. 回收操作考核细则及评分标准

项目	分值	评分细则	扣分标准	扣分	得分
评估 （5分）	5	回收污染物品的回收车、箱等专用用具处于备用状态；核对回收污染物品密闭箱所属科室以及有无特殊回收器械标识	一项不符合扣1分		
操作前准备 （10分）	5	人员准备：着装整齐，戴圆帽、口罩，洗手或手消毒，修剪指甲	一项不符合扣1分		
	5	用物准备：备齐用物	少一物扣1分，多一物扣0.5分		
操作过程 （60分）	15	使用者将预处理后的器械放在科室污染物品密闭箱中，密闭保存，精密器械做好保护措施，并正确填写消毒灭菌申请单。由回收人员密闭回收。不应在诊疗场所清点、核对污染物	未密闭回收扣2分，在诊疗场所清点、核对污染物扣5分		
	15	下收人员按照规定的时间、路线和回收区域集中进行污染物品回收。接触污染物品密闭箱后及时进行手卫生	未按时回收扣2分，未进行手卫生扣3分		
	10	根据申请单携带清洁的污物密闭箱与临床的污物密闭箱进行交换	未做到扣5分		
	10	对于朊毒体、气性坏疽、突发原因不明感染的器械，使用后进行双层密闭封装并注明感染性疾病名称，单独回收	未单独回收扣5分		
	10	消毒供应中心去污区工作人员根据申请单进行清点、核查、记录	清点回收不正确扣2分		
操作后处理 （10分）	8	回收后的污染回收车、密闭箱使用后及时清洗、消毒和干燥	一项做不到扣2分		
	2	洗手，记录	一项做不到扣2分		
结果标准 （15分）	15	熟悉回收路线，动作轻柔，程序流畅，操作熟练；有爱护器械观念	一项做不到扣2分		

3. 分类操作流程

评估
- 物品评估：评估物品的材质与结构、污染程度。
- 环境评估：安全、整洁，温湿度及照明符合规范要求。

准备
- 人员准备：着装整齐，戴圆帽、口罩、面罩、手套，更换防护服、防护鞋。
- 用物准备：分类操作台、清洗篮筐、带光源放大镜、分类标识、清点单、利器盒。

操作过程
- 确认回收物品归属科室标识。
- 核对科室清点单上器械的种类、数量及功能。
- 根据器械的材质、结构、污染程度等分类，如金属类、塑胶类、管腔类、精密器械类等。
- 根据评估分类结果，选择正确的清洗方式，包括机械清洗和手工清洗。
- 器械的轴节应充分打开，均匀摆放在清洗篮筐内，不叠放，将可拆卸的零部件拆卸到最小化，并放置于带盖精密篮筐内。
- 精密器械单独使用专用清洗篮筐，并使用器械硅胶垫。

整理
- 使用后的分类操作台、污物密闭箱及时清洗、消毒干燥，利器盒日产日清。
- 洗手，记录。

4. 分类操作考核细则及评分标准

项目	分值	评分细则	扣分标准	扣分	得分
评估 （5分）	5	评估物品的材质与结构、污染程度，环境适于操作	一项不符合扣1分		
操作前 准备 （10分）	5	人员准备：着装整齐、戴圆帽、口罩、面罩、手套，更换防护服、防护鞋	一项不符合扣1分		
	5	用物准备：分类操作台、清洗篮筐、带光源放大镜、分类标识、清点单、利器盒	少一物扣1分，多一物扣0.5分		
操作 过程 （60分）	10	确认回收物品归属科室标识。根据科室清点单核对器械的种类、数量及功能	未核对扣3分，标识错误扣2分		
	10	根据器械的材质、结构、污染程度等分为金属类、塑胶类、管腔类、精密器械类等	分类不正确扣2分		
	15	根据评估分类结果，选择正确的清洗方式，包括机械清洗和手工清洗	流程选择错误扣3分		
	10	器械的轴节应充分打开，均匀摆放在清洗篮筐内，将可拆卸的零部件拆卸到最小化，不叠放，并放于带盖精密篮筐内	一项不符合扣2分		
	15	精密器械单独使用专用清洗篮筐，并使用器械硅胶垫	一项不符合扣2分		
操作后 处理 （10分）	8	清理工作环境及杂物，物品存放架清洁，各类物品规范摆放	一项不符合扣2分		
	2	洗手，记录	一项不符合扣1分		
结果 标准 （15分）	15	熟悉器械、器具、物品的性能；程序流畅，操作熟练	较熟练扣3分，不熟练扣5分		

5. 清洗(手工)操作流程

评估
- 物品评估：评估物品的结构、材质及污染程度，根据器械厂家说明书选择清洗方法和操作程序，确认是否可水洗。
- 评估清洗剂的种类、配置比例及温度。
- 仪器设备功能完好，处于备用状态。水枪功能良好。
- 环境评估：安全、整洁，温湿度及照明符合规范要求。

准备
- 人员准备：着装整齐，戴圆帽、口罩、面罩、手套，更换防护服、防护鞋。
- 用物准备：操作台、转运车、器械清洗篮筐、清洗剂、清洗刷、记录本、笔、温度计、量杯。

操作过程
- 冲洗：将污染器械、器具或物品置于流动水下冲洗，初步去除污染物。
- 洗涤：冲洗后，使用酶清洁剂或其他清洁剂浸泡，在水面下进行刷洗操作，有锈迹时，予以除锈，管腔器械选用合适的清洗刷清洗内腔，再用压力水枪进行冲洗，精密器械根据生产厂家使用说明和指导手册进行清洗。
- 漂洗：用流动水对洗涤后的器械进行冲洗，以去除残留物。
- 终末漂洗：使用电导率≤15 μs/cm²(25 ℃)的流动水进行冲洗。

整理
- 整理用物，清洗消毒清洗池、清洗用具。
- 洗手，记录。

6. 清洗(手工)操作考核细则及评分标准

项目	分值	评分细则	扣分标准	扣分	得分
评估 (5分)	5	评估器械结构、材质及污染程度,选择清洗方法和操作程序,确认是否可水洗;环境适于操作	一项不符合扣1分		
操作前准备 (10分)	5	人员准备:着装整齐、戴圆帽、口罩、面罩、手套,更换防护服、防护鞋	一项不符合扣1分		
	5	用物准备:备齐用物	少一物扣1分,多一物扣0.5分		
操作过程 (60分)	15	冲洗:将污染器械、器具或物品置于流动水下冲洗,初步去除污染物	未冲洗不得分		
	15	洗涤:冲洗后,使用酶清洁剂或其他清洁剂浸泡,在水面下进行刷洗操作,有锈迹时,予以除锈,管腔器械选用合适的清洗刷清洗内腔,再用压力水枪进行冲洗,精密器械根据生产厂家使用说明和指导手册进行清洗	一项不符合扣2分		
	15	漂洗:用流动水对洗涤后的器械进行冲洗或刷洗,以去除脱落的污渍和清洗剂	未做到不得分		
	15	终末漂洗:使用电导率≤15 μs/cm^2(25 ℃)的流动水进行冲洗	未做到不得分		
操作后处理 (10分)	8	整理用物,清洗消毒清洗池、清洗用具	一项做不到扣2分		
	2	洗手、记录	一项做不到扣1分		
结果标准 (15分)	15	熟悉器械、器具、物品的性能;程序流畅,操作熟练	较熟练扣3分,不熟练扣5分		

7. 消毒操作流程

评估
- 化学消毒：评估器械的材质，消毒剂的种类、浓度以及相关指标。
- 湿热消毒：评估器械的材质，清洗消毒器功能完好，处于备用状态。
- 环境评估：安全、整洁，温湿度及照明符合规范要求。

准备
- 人员准备：着装整齐，戴圆帽、口罩、面罩、手套，穿防护服、防护鞋。
- 用物准备：操作台、转运车、器械清洗篮筐、化学消毒剂/清洗消毒器、擦拭布/清洗架、注射器、记录本、笔。

操作过程
- 化学消毒：手工清洗后的待消毒物品完全浸泡于消毒剂液面下，关节充分打开；管腔类物品，借助注射器使腔内注满消毒液，消毒时间达到标准。使用酸性氧化电位水流动冲洗或浸泡消毒 2 min，净水冲洗 30 s。酸性氧化电位水对光敏感，应现配现用，并保持有效浓度。
- 对于导线类禁水物品，采用含有 75％乙醇的擦拭布进行擦拭消毒。
- 湿热消毒：对于耐湿、耐高温的器械、器具和物品首选机械湿热消毒，湿热消毒方法的温度、时间符合规范要求。
- 消毒后直接使用的诊疗器械、器具和物品，湿热消毒温度应≥90 ℃，时间≥5 min、AO 值≥3000。
- 消毒后继续灭菌处理的，其湿热消毒温度应≥90 ℃、时间≥1 min、或 AO 值≥600。

整理
- 整理用物。
- 洗手，记录。

8. 消毒操作考核细则及评分标准

项目	分值	评分细则	扣分标准	扣分	得分
评估 （5分）	5	化学消毒：评估器械的材质，消毒剂的种类、浓度及相关指标。湿热消毒：评估器械的材质，清洗消毒器功能完好，处于备用状态；环境适于操作	一项不符合扣1分		
操作前准备 （10分）	5	人员准备：着装整齐，戴圆帽、口罩、面罩、手套，穿防护服、防护鞋	一项不符合扣1分		
	5	用物准备：备齐用物	少一物扣1分，多一物扣0.5分		
操作过程 （60分）	15	对于耐湿、耐高温的器械、器具和物品首选湿热消毒；对于不耐受湿热的器械、器具和物品选用化学消毒法	清洗方法不正确不得分		
	10	消毒后直接使用的诊疗器械、器具和物品，湿热消毒温度应≥90 ℃、时间≥5 min、AO值≥3000	参数不正确扣10分		
	10	消毒后继续灭菌处理的，其湿热消毒温度应≥90 ℃、时间≥1 min、AO值≥600	参数不正确扣10分		
	15	手工清洗后的待消毒物品完全浸泡于消毒剂液面下，关节充分打开，管腔类物品借助注射器使腔内注满消毒液，消毒时间达到标准	未完全浸没扣5分，未充分打开关节扣5分		
	10	使用酸性氧化电位水流动冲洗或浸泡消毒2 min，净水冲洗30 s。酸性氧化电位水对光敏感，应现配现用，并保持有效浓度。 对于导线类禁水物品，采用含有75％乙醇的擦拭布进行擦拭消毒。	消毒剂选择错误不得分，浸泡时间不正确扣5分		
操作后处理 （10分）	8	整理用物	一项不符合扣2分		
	2	洗手，记录，与包装班做好交接	一项未做到扣1分		
结果标准 （15分）	15	熟悉器械、器具、物品的材质及相适宜的消毒方法；程序流畅，操作熟练	较熟练扣3分，不熟练扣5分		

9. 干燥操作流程

评估 {
物品评估：评估物品的材质、结构、清洁度。

评估清洗消毒器、干燥柜的功能，电源通畅，处于备用状态。

环境评估：安全、整洁，温湿度符合规范要求。
}

准备 {
人员准备：着装整齐，戴圆帽、口罩、面罩、手套，更换防护服、防护鞋。

用物准备：清洁篮筐、干燥柜、专用消毒低纤维絮擦布、压力气枪或 95%
酒精。
}

操作
过程 {
根据器械材质、结构进行分类：

耐湿热的器械、器具和物品采用清洗消毒器进行干燥处理。耐热不耐湿的
器械、器具和物应采用干燥柜进行干燥处理。

① 打开干燥柜电源开关，物品放入干燥柜。

② 根据器械材质选择适宜的干燥温度，金属类干燥温度为 70—90 ℃，塑胶
类干燥温度为 65—75 ℃。

③ 干燥程序完成，待物品冷却，进行手卫生后取出物品。

④ 关闭电源开关。

不耐湿热的器械、器具和物品采用消毒的低纤维絮擦布进行干燥处理。

穿刺针、手术吸引头等管腔器械，采用压力气枪或 95%酒精进行干燥
处理。
}

整理 {
使用后的干燥设备根据厂家说明进行维护保养，及时清洁处理，备用。

洗手，记录。
}

10. 干燥操作考核细则及评分标准

项目	分值	评分细则	扣分标准	扣分	得分
评估 (5分)	5	评估物品的材质、结构、清洁度,评估消毒清洗器、干燥柜的功能;电源通畅,处于备用状态;环境适于操作	一项不符合扣1分		
操作前 准备 (10分)	5	人员准备:着装整齐,戴圆帽、口罩、面罩、手套,更换防护服、防护鞋	一项不符合扣1分		
	5	用物准备:备齐用物	少一物扣1分,多一物扣0.5分		
操作 过程 (60分)	10	根据器械材质、结构进行分类	分类不正确不得分		
	10	耐湿热的器械器具和物品应采用清洗消毒器进行干燥处理	选择不正确不得分		
	10	耐热不耐湿的器械、器具和物品采用干燥柜进行干燥处理。根据器械材质选择适宜的干燥温度,金属类干燥温度为70—90 ℃,塑胶类干燥温度为65—75 ℃	温度选择错误不得分		
	5	干燥程序完成,待物品冷却后,进行手卫生后取出物品	未冷却扣5分,未进行手卫生不得分		
	5	关闭电源开关	电源未关闭扣5分		
	10	不耐湿热的器械、器具和物品采用消毒的低纤维絮擦布进行干燥处理	未按要求操作不得分		
	10	穿刺针、手术吸引头等管腔器械,采用压力气枪或95%酒精进行干燥处理	未使用压力气枪或95%酒精不得分		
操作后 处理 (10分)	8	使用后的干燥设备根据厂家说明进行维护保养,及时清洁处理,备用	一项不符合扣2分		
	2	洗手,记录,与包装班做好交接	一项不符合扣1分		
结果 标准 (15分)	15	熟悉器械、器具、物品的材质及适宜的干燥方式;程序流畅,操作熟练	较熟练扣3分,不熟练扣5分		

11. 器械检查与保养操作流程

评估 { 物品评估：评估器械的清洁度、功能，带光源放大镜、绝缘检测仪、压力气枪功能良好，处于备用状态。

环境评估：安全、整洁、温湿度及照明符合规范要求，台面无杂物。

准备 { 人员准备：穿工作服，着装整齐，戴圆帽，换室内工作鞋，洗手或手消毒，修剪指甲。

用物准备：操作台、带光源放大镜、水溶性润滑剂、绝缘检测仪、低纤维絮擦布。

操作过程 {

通过目测或使用带光源放大镜对干燥后的每件器械、器具和物品进行检查，对器械的清洗质量进行检查：① 器械表面，咬合面、关节面、锁扣、组合连接部、齿牙处、关节处应光洁；② 无污渍、血渍、水垢等残留物质和锈斑。

清洗质量不合格返回去污区重新清洗，有锈迹者应进行除锈处理。

对器械的功能及完好性进行检查：

① 结构完整、无变形；

② 咬合面锯齿完整，对合整齐；

③ 关节灵活；

④ 锁扣固定良好，张力适当；

⑤ 管腔器械及穿刺针通畅。

带电源器械应进行绝缘性能等安全性检查。

器械功能损毁或锈蚀严重，应及时维修或报废。

根据器械种类选择专用润滑剂进行保养。

整理 { 包装完成后，清理工作环境及杂物，包装台清洁、整齐，各类物品规范摆放。

洗手，记录。

12. 器械检查与保养操作考核细则及评分标准

项目	分值	评分细则	扣分标准	扣分	得分
评估 （5分）	5	评估器械的清洁度、功能,带光源放大镜、绝缘检测仪、压力气枪功能良好,处于备用状态;环境适于操作	一项不符合扣1分		
操作前 准备 （10分）	5	人员准备:着装整齐,戴圆帽,换室内工作鞋,洗手或手消毒,修剪指甲	一项不符合扣1分		
	5	用物准备:备齐用物	少一物扣1分,多一物扣0.5分		
操作 过程 （60分）	20	通过目测或使用带光源放大镜对干燥后的每件器械、器具和物品进行器检查,对器械的清洗质量进行检查:① 器械表面、咬合面、关节面、锁扣、组合连接部、齿牙处、关节处光洁;② 无污渍、血渍、水垢等残留物质和锈斑	一项不符合扣5分		
	5	清洗质量不合格,返回去污区重新清洗;有锈迹者,进行除锈	未做到不得分		
	20	对器械的功能及完好性进行检查: ① 结构完整、无变形; ② 咬合面锯齿完整,对合整齐; ③ 关节灵活; ④ 锁扣固定良好,张力适当; ⑤ 管腔器械及穿刺针通畅	一项不符合扣5分		
	5	器械功能损毁或锈蚀严重,应及时维修或报废	未及时维修或报废不得分		
	10	带电源器械应进行绝缘性能等安全性检查,根据器械种类选择专用润滑剂进行保养	未检查绝缘性能扣5分,润滑不当扣3分		
操作后 处理 （10分）	8	包装完成后,清理工作环境及杂物,包装台清洁、整齐,各类物品规范摆放	一项不符合扣2分		
	2	洗手,记录,与包装班做好交接	一项不符合扣1分		
结果 标准 （15分）	15	熟悉器械、器具、物品的性能;程序流畅,操作熟练	较熟练扣3分,不熟练扣5分		

13. 包装(闭合式)操作流程

评估
物品评估：评估器械的数量、种类、形状、材质、精密程度，评估包装材料的规格、清洁度及完好性，与灭菌方式相适宜。带光源放大镜功能良好，处于备用状态。

环境评估：安全、整洁，温湿度及照明符合规范要求，台面无杂物。

准备
人员准备：穿工作服，着装整齐，戴圆帽，换室内工作鞋，洗手或手消毒，修剪指甲。

用物准备：包装操作台、包装材料、锐利器械保护套、化学指示物、带光源放大镜、清点交接单、笔等。

操作过程
按照器械明细的种类、规格、数量或图示核对器械，拆卸的器械应进行组装。

手术器械应摆放在篮筐或有孔的盘中，可使用 U 形串整理器械，按使用先后顺序摆放。

精细器械或锐利器械加保护套。

剪刀和血管钳等轴节类器械不应完全锁扣。

有盖的器皿应开盖，摆放的器皿间应用吸湿布、纱布或医用吸水纸隔开。

管腔类物品应盘绕放置，保持管腔通畅。

盘、盆、碗等器皿，宜单独包装。

根据灭菌程序选用相应的指示物，放置包内化学指示卡于最难以灭菌部位，填写包外化学指示标签。器械包外标识齐全、书写清晰，注明器械名称、包装者、灭菌日期、失效日期，灭菌前注明锅号、锅次。

包装：由两层包装材料分两次包装：内层以对折式包装，外层以信封式包装，包装材料大小能覆盖被包装的物品，包装松紧适宜，体积与重量应符合要求。器械包重量≤7 kg，敷料包重量≤5 kg。

封包：封包严密，用化学指示胶带或专用封包胶带封包，封包胶带长度与包的大小、体积相适宜。

整理
包装完成后，清理工作环境及杂物，包装台清洁、整齐，各类物品规范摆放。

洗手，记录。

14. 包装(闭合式)操作考核细则及评分标准

项目	分值	评分细则	扣分标准	扣分	得分
评估 (5分)	5	评估器械的数量、种类、形状、材质、精密程度,评估包装材料的规格、清洁度及完好性,与灭菌方式相适宜,带光源放大镜功能良好,处于备用状态;环境适于操作	一项不符合扣1分		
操作前 准备 (10分)	5	人员准备:穿工作服,着装整齐,戴圆帽,换室内工作鞋,洗手或手消毒,修剪指甲	一项不符合扣1分		
	5	用物准备:备齐用物	少一物扣1分,多一物扣0.5分		
操作 过程 (60分)	15	按照器械明细的种类、规格、数量或图示核对器械,拆卸的器械应进行组装; 手术器械应摆放在篮筐或有孔的盘中,可使用U形串整理器械,按使用先后顺序摆放; 精细器械或锐利器械加保护套	一项不符合扣1分		
	15	剪刀和血管钳等轴节类器械不应完全锁扣; 有盖的器皿开盖放置,摆放的器皿间用吸湿布、纱布或医用吸水纸隔开; 管腔类物品盘绕放置,保持管腔通畅; 盘、盆、碗等器皿,单独包装	一项不符合扣1分		
	10	根据灭菌程序选用相应的指示物,放置包内化学指示卡于最难以灭菌部位,填写包外化学指示标签。器械包外标识齐全、书写清晰,注明器械名称、包装者、灭菌日期、失效日期,灭菌前注明锅号、锅次	一项不符合扣1分		
	10	包装:由两层包装材料分两次包装,内层以对折式包装,外层以信封式包装,包装材料大小能覆盖被包装的物品,包装松紧适宜,体积与重量应符合要求	一项不符合扣2分		
	10	封包:封包严密,用化学指示胶带或专用封包胶带封包,封包胶带长度与包的大小、体积相适宜	未做到不得分		
操作后 处理 (10分)	8	整理用物,清理环境	一项不符合扣2分		
	2	洗手,记录,与灭菌班做好交接	一项不符合扣1分		
结果 标准 (15分)	15	熟悉器械、器具、物品的性能;程序流畅,操作熟练	较熟练扣3分,不熟练扣5分		

15. 灭菌(压力蒸汽)操作流程

评估 { 物品评估:评估灭菌器的性能,电源通畅,记录打印装置及灭菌器处于备用状态。灭菌器、专用装载架及装载篮筐清洁、干燥,无杂物,轨道灵活。

环境评估:安全、整洁、通风,温湿度及照明符合规范要求。

准备 { 人员准备:穿工作服,着装整齐、戴圆帽,换室内工作鞋,洗手或手消毒、修剪指甲。

用物准备:载物篮筐、专用灭菌架、快速手消毒液、记录本、笔、打印纸等。

操作
过程 {

根据待灭菌物品的性质和类别选择适宜的灭菌程序。灭菌前应按要求进行设备运行前的清洁和安全检查,对灭菌器进行预热。

预真空或脉动真空压力蒸汽灭菌器应在每日灭菌运行前进行空载 B-D 试验。按照灭菌装载物品的种类选择适宜的 PCD 放置于灭菌器最难以灭菌部位。

待灭菌物品装载与摆放应符合标准。装载应使用专用灭菌架或篮筐,各类物品应按要求摆放,包之间应留空隙,不可直接接触灭菌器的内壁和门。将同类材质的器械、器具和物品,置于同一批次进行灭菌,材质不相同时,纺织物品放置于上层且竖放,金属器械类放置于下层。灭菌操作时应观察并记录灭菌时的温度、压力、时间等参数及设备运行状况。结果应符合灭菌要求。

外来器械首选压力蒸汽灭菌,硬质容器和超重的手术器械,应由供应商提供灭菌参数,并进行验证,确保灭菌质量。

灭菌物品卸载应符合规范要求,对灭菌质量进行确认,检查监测结果,以及有无湿包现象,并检查包装完好性等。

整理 { 清理工作环境,清洁专用装载架或篮筐,规范摆放。
洗手,记录。

16. 灭菌(压力蒸汽)操作考核细则及评分标准

项目	分值	评分细则	扣分标准	扣分	得分
评估 (5分)	5	评估灭菌器的性能,电源通畅,记录打印装置及灭菌器处于备用状态;灭菌器专用装载架及装载篮框清洁、干燥,无杂物,轨道灵活;环境适于操作	一项不符合扣1分		
操作前准备 (10分)	5	人员准备:穿工作服,着装整齐,戴圆帽,换室内工作鞋,洗手或手消毒,修剪指甲	一项不符合扣1分		
	5	用物准备:备齐用物	少一物扣1分,多一物扣0.5分		
操作过程 (60分)	10	根据待灭菌物品的类别选择适宜的灭菌程序。灭菌前按要求进行设备运行前的安全检查。对灭菌器进行预热	一项不符合扣5分		
	5	选择适宜的PCD放置于灭菌器最难以灭菌部位	未放置或放置部位错误不得分		
	15	待灭菌物品按要求摆放,包之间留有空隙。将同类材质的器械、器具和物品,置于同一批次进行灭菌;材质不相同时,纺织类物品放置于上层且竖放,金属器械类放置于下层	一项不符合扣3分		
	10	手术器械包、硬式容器平放;盆、盘、碗类物品斜放;玻璃瓶等底部无孔的器皿类物品倒立或侧放;纸袋、纸塑包装侧放	一项不符合要求扣3分		
	10	灭菌操作时应观察并记录灭菌时的温度、压力、时间等参数及设备运行状况。结果应符合灭菌要求	未观察和记录参数不得分		
	10	灭菌完成后,从灭菌器卸载取出的物品,冷却时间>30 min,对灭菌质量进行确认,检查监测结果,以及有无湿包现象,并检查包装完好性等	一项不符合扣3分		
操作后处理 (10分)	8	清理工作环境,清洁专用装载架或篮筐,规范摆放	一项不符合扣2分		
	2	洗手,记录,与发放班做好交接	一项不符合扣1分		
结果标准 (15分)	15	熟悉灭菌器的性能;程序流畅,操作熟练	轻熟练扣3分,不熟练扣5分		

17. 储存操作流程

评估
- 物品评估：评估消毒物品、无菌物品外包装是否清洁、干燥，有无污染，标识是否变色，填写是否清晰、完整。物品存放架清洁、干燥，无杂物，摆放符合要求。
- 环境评估：安全、整洁、通风，温湿度及照明符合规范要求。

准备
- 人员准备：穿工作服，着装整齐、戴圆帽，换室内工作鞋，洗手或手消毒，修剪指甲。
- 用物准备：载物篮筐、物品存放架、标识、快速手消毒液、清点交接单、笔等。

操作过程

灭菌后的物品：

① 检查包外化学指示物是否变色、合格，包装应清洁、无污渍；

② 确认冷却，无湿包；

③ 包装完好，松紧适宜；

④ 有标识，标签粘贴牢固，标识项目完整，效期准确，字迹清晰。

一次性无菌物品去除外包装后，进入存放区存放。消毒后直接使用的物品干燥，专架存放。

按照物品的种类、名称、型号、灭菌日期先后顺序分类、分架存放，设置标识。

存放架应符合规范要求：距地面高度≥20 cm，距离墙≥5 cm，距天花板≥50 cm。

整理
- 清理工作环境及杂物，物品存放架清洁，各类物品规范摆放。
- 洗手，记录。

18. 储存操作考核细则及评分标准

项目	分值	评分细则	扣分标准	扣分	得分
评估 (5分)	5	评估消毒物品、无菌物品外包装以及物品存放架是否符合要求;环境适于操作	一项不符合扣1分		
操作前 准备 (10分)	5	人员准备:穿工作服,着装整齐,戴圆帽,换室内工作鞋,洗手或手消毒、修剪指甲	一项不符合扣1分		
	5	用物准备:备齐用物	少一物扣1分,多一物扣0.5分		
操作 过程 (60分)	20	灭菌后的物品: 检查包外化学指示物是否变色、合格,包装应清洁,无污渍; 确认冷却,无湿包; 包装完好,松紧适宜; 有标识,标签粘贴牢固,标识项目完整,效期准确,字迹清晰	一项不符合扣5分		
	15	消毒后直接使用的物品干燥,专架存放; 一次性无菌物品去除外包装后,进入存放区存放	未做到不得分		
	15	按照物品的种类、名称、型号、灭菌日期先后顺序分类、分架存放,设置标识	一项不符合扣3分		
	10	存放架距地面高度≥20 cm,距离墙≥5 cm,距天花板≥50 cm`	一项不符合扣5分		
操作后 处理 (10分)	8	清理工作环境及杂物,物品存放架清洁,各类物品规范摆放	一项不符合扣2分		
	2	洗手,记录,与发放班做好交接	一项不符合扣1分		
结果 标准 (15分)	15	无过期物品,消毒与灭菌物品放置符合要求,程序流畅,操作熟练	一项不符合扣2分		

19. 发放操作流程

评估
- 物品评估:评估消毒及无菌物品外包装是否清洁、干燥、无污染;包外标识填写是否清晰、完整。物品发放台面、传递窗、无菌物品转运箱及密闭车是否清洁、干燥、无杂物、无尘埃。
- 环境评估:安全、整洁、通风,温湿度及照明符合规范要求。

准备
- 人员准备:穿工作服,着装整齐、戴圆帽,换室内工作鞋,洗手或手消毒,修剪指甲。
- 用物准备:无菌物品转运箱、密闭车、快速手消毒液、发放交接单、笔等。

操作过程
- 发放者接触无菌物品前洗手或手消毒。
- 发放前应检查确认包装严密、无破损,清洁干燥,包外标识变色合格,字迹清晰、正确,在有效期内。
- 与下送人员正确交接,发放时轻拿轻放,避免挤压。
- 记录无菌物品发放日期、名称、数量、物品领用科室、灭菌日期等。
- 发放时遵循先进先出的原则,发放正确,交接清楚。
- 植入物在生物监测合格后发放。

整理
- 清理工作环境及杂物,物品规范摆放。使用后的无菌物品转运箱、密闭车及时清洁、消毒处理,干燥存放。
- 洗手,记录。

20. 发放操作考核细则及评分标准

项目	分值	评分细则	扣分标准	扣分	得分
评估 (5分)	5	评估消毒及无菌物品外包装是否符合要求；物品发放台面、传递窗、无菌物品转运箱及密闭车是否清洁、干燥、无杂物；环境适于操作	一项不符合扣1分		
操作前准备 (10分)	5	人员准备：穿工作服，着装整齐，戴圆帽，换室内工作鞋，洗手或手消毒，修剪指甲	一项不符合扣1分		
	5	用物准备：备齐用物	少一物扣1分，多一物扣0.5分		
操作过程 (60分)	15	发放者接触无菌物品前洗手或手消毒；发放前应检查包装严密、无破损，清洁干燥，包外标识变色合格，字迹清晰、正确，在有效期内	一项不符合扣5分		
	10	与下送人员正确交接，发放时轻拿轻放，避免挤压	一项未做到扣5分		
	15	记录无菌物品发放日期、名称、数量、物品领用科室、灭菌日期等	一项未做到扣5分		
	10	发放时遵循先进先出的原则，发放正确，交接清楚	未做到不得分		
	10	植入物在生物监测合格后发放	未做到不得分		
操作后处理 (10分)	8	清理工作环境及杂物，物品规范摆放。使用后的无菌物品转运箱、密闭车及时清洁、消毒处理，干燥存放	一项不符合扣2分		
	2	洗手，记录，与下送人员班做好交接	一项不符合扣1分		
结果标准 (15分)	15	熟悉发放原则；程序流畅，操作熟练	一项不符合扣5分		

参 考 文 献

［ 1 ］ 金大鹏.临床医疗护理常规[M].北京:中国协和医科大学出版社,2002.

［ 2 ］ 于卫华.最新临床护护理技术操作流程及考核指南[M].合肥:合肥工业大学出版社,2012.

［ 3 ］ 于卫华.护理常规[M].合肥:合肥工业大学出版社,2006.

［ 4 ］ 王志红,周兰妹.急重症护理学[M].北京:人民军医出版社,2009.

［ 5 ］ 林惠风.实用血液净化护理[M].上海:上海科学技术出版社,2005.

［ 6 ］ 李小寒,尚少梅.基础护理学[M].北京:人民卫生出版社,2006.

［ 7 ］ 曹伟新,李乐之.外科护理学[M].北京:人民卫生出版社,2006.

［ 8 ］ 吴新娟.临床护理技术操作并发症与应急处理[M].北京:人民卫生出版社,2011.

［ 9 ］ 周立.危重症急救护理程序[M].北京:人民军医出版社,2008.

［10］ 殷磊.老年护理学[M].北京:人民卫生出版社,2000.

［11］ 胡雁,李晓玲.询证护理的理论与实践[M].上海:复旦大学出版社,2007.

［12］ 肖玉萍,王桂兰.介入治疗与护理[M].北京:中国协和医科大学出版社,2005.

［13］ 刘淑媛,陈永强.危重症护理专业规范化培训教程[M].北京:人民军医出版社,2006.

［14］ 李小妹.护理学导论[M].北京:人民卫生出版社,2006.

［15］ 吕青,刘珊,霍丽莉.现代急重症护理学[M].北京:人民军医出版地,2007.

［16］ 黄艺仪,张美芬,李欣.现代急诊急救护理学[M].北京:人民军医出版社,2008.

［17］ 董继俊,赵瑞霞,郝敏.新编护理操作常规[M].济南:山东科学技术出版社,2002.

［18］ 付菊芳.常用护理技术操作指南[M].西安:第四军医大学出版社,2008.

［19］ 杨晓霞,赵光红.临床管道护理学[M].北京:人民卫生出版社,2006.

［20］ 曹力,周丽娟,刘新民.临床护理操作失误防范[M].北京:人民军医出版社,2012.

［21］ 刘雪琴,彭刚艺.临床护理技术规范:基础篇[M].广州:广东科技出版社,2012.

［22］ 王建荣.输液治疗护理实践指南与实施细则[M].北京:人民军医出版社,2012.

［23］ 蔡文智,李亚洁.内科新技术护理必读[M].北京:人民军医出版社,2008.

［24］ 吴惠平,罗伟香.护理技术操作并发症及处理[M].北京:中国医药科技出版社,2004.

［25］ 中华医学会.临术技术操作规范:护理分册[M].北京:人民军医出版社,2006.

［26］ 王宇,张琤.手术室护理技术手册[M].北京:人民军医出版社,2006.

［27］ 罗凯燕,喻娇花.骨科护理学[M].北京:中国协和医科大学出版社,2005.

［28］ 郑修霞.妇产科护理学[M].北京:人民卫生出版社,2006.

［29］ 崔焱.儿科护理学[M].北京:人民卫生出版社,2006.

664

[30] 中华人民共和国卫生行业标准:义务人员手卫生规范(WS/T 313—2019)[S].2019.

[31] 中华护理学会.成人有创机械通过创道内吸引技术操作:T/CNAS 10—2020[S].2020.

[33] 李小寒,尚少梅,等.基础护理学[M].6版.北京:人民卫生出版社,2017.

[34] 丁炎明,张大双.临床基础护理技术操作规范[M].北京:人民卫生出版社,2017.

[35] 中国静脉介入联盟,中国医师协会介入医师分会外国血管介入专业委员会.抗凝剂皮下注的护理规范专家共识[J].介入放射学杂志,2019,28(3):709-716.

[36] 扎依拉·哈米提,外念.新的尸体料理理念和方法以更适应逝者家属的心理需求研究[J].临床医药文献杂志,2017,4(31):6116.

[37] 中华护理学会团体标准.成人经口引管插管机械通气患者口腔护理[S].

[38] 中华护理学会团体标准.成人肠内营养支持的护理[S].

[39] 于卫华,戴夫,潘爱红,等.医养结合老年护理实践指南[M].合肥:中国科学技术大学出版社,2018,165-262.

[40] 谢幸,孔北华,段涛.妇产科学[M].9版.北京:人民卫生出版社,2018.

[41] 中国妇幼保健协会助产士分会,中国妇幼保健协会促进自然分娩专业委员会.正常分娩临床实践指南[J].中华妇产科杂志,2020,55(6):371-375.

[42] 中华医学会妇产科学分会产科学组.中华医学会围产医学分会正常分娩指南[J].中华围产医学杂志,2020,23(6):361-370.

[43] 郑修霞,安力彬,陆虹.妇产科护理学[M].6版.北京:人民卫生出版社,2017.

[44] 姜梅,庞汝彦.助产士规范化培训教材[M].北京:人民卫生出版社,2018.

[45] 郑修霞.妇产科护理学[M].北京:人民卫生出版社,2017.

[46] 谢幸,孔北华,段涛.妇产科学[M].9版.北京:科学出版社,2014.

[47] 刘兴会,贺晶,漆洪波.助产学[M].北京:人民卫生出版社,2018.

[48] 李颖川,黄亚娟.产科危重症监护胶护理[M].北京:人民卫生出版社,2014:60-68.

[49] 张文武.急诊内科学[M].4版.北京:人民卫生出版社,2019.

[50] 青香莲.25例狂犬病临床护理及职业防护探讨[J].保健文汇,2021.22(11).

[51] 吴秀芹,李国宏,徐义霞,徐钰柳狂犬病暴露者健康护理效果研究[J].中国继续医学教育,2017,9(17).

[52] 何亚荣.2020年美国心脏协会心肺复苏和心血管急救指南解读:成人基础/高级生命支持[J].华西医学,2020.35(11).

[53] 周艳,李熙鸿.2019年美国心脏协会儿童及新生儿心肺复苏与心血管急救指南更新解读[J].华西医学.2019.34(11).

[54] 李乐之,路浅.外科护理学[M].6版.北京:人民卫生出版社,2017.

[55] 周春美,陈焕芬.基础护理技术[M].北京:人民卫生出版,2016.

[56] 葛均波,许永健,王辰.内科学[M].9版.北京:人民卫生出版社,2019-452.

[57] 王卫庆,王桂侠,母义明,等.克莱恩费尔特综合征诊断治疗的专家共识[J].中华内分泌代谢性杂志,2021,37(2):94-99.

[58] 蔡玲莉,周健,贾伟平.瞬感扫描式葡萄糖监测系统的临床研究进展[J].中华内科杂志,2018,57(11):858-861.

临床护理技术操作流程及考核指南

[59] 纪立农,郭晓蕙,黄金,等.中国糖尿病药物注射技术指南:2016年版[J].中华糖尿病杂志,2017,9(2):79-105.

[60] 王红岩,韩柳,李桂,等.糖尿病患者胰岛素规范化注射及管理的最佳证据总结[J].中华现代护理杂志,2019/25(36).

[61] 吴欣娟.神经内科护理工作指南[M].北京:人民卫生出版社,2016.

[62] 谢家兴,陈霞,脑卒中康复护理技术操作规程[M].合肥:中国科学技术大学出版社,2021.

[63] 李婉玲,兰红珍,孔婵.Bobath技术在脑卒中后偏瘫患者体位转移中的应用[J].护理学报,2018,25(1):53-55.

[64] 高蓓蓓,张霞.脑卒中吞咽障碍病人冷热交替冲洗式口腔护理的效果观察[J].护理研究,2018,32(18):2962-2964.

[65] 王前伟,李春民.压力治疗在下肢深静脉血栓防治中的应用[J].中国医药,2018(10):1589-1592.

[66] 吴玉芬,杨巧芳.静脉输液治疗专科护士培训教材[M].北京:人民卫生出版社,2018.